《典藏版》

百|部|国|学|传|世|经|典

中华国学经典盛宴／获取先贤核心智慧

黄帝内经

史靖妍／主编

漓江出版社

图书在版编目(CIP)数据

黄帝内经/史靖妍主编. --桂林:漓江出版社,
2017.9
(百部国学传世经典)
ISBN 978-7-5407-8288-7

Ⅰ.①黄… Ⅱ.①史… Ⅲ.①《内径》 Ⅳ.①R221

中国版本图书馆 CIP 数据核字(2017)第 236575 号

黄帝内经 HUANGDI NEIJING

主　　编　史靖妍

策划统筹　陈植武　林晓鸿
责任编辑　李浩清

出 版 人　刘迪才
出版发行　漓江出版社
社　　址　广西桂林市南环路 22 号
邮　　编　541002
网　　址　www.lijiangbooks.com
印　　制　北京飞达印刷有限责任公司
开　　本　710 mm×1000 mm　1/16
印　　张　30
字　　数　590 千字
版　　次　2017 年 9 月第 1 版
印　　次　2024 年 8 月第 5 次印刷
书　　号　ISBN 978-7-5407-8288-7
定　　价　45.00 元

前言

　　中华民族有着数千年的文明历史，创造了光辉灿烂的古代文化，其中中国传统国学是我国辉煌灿烂的文化典籍的核心部分，它博大精深、源远流长，显示出中华文化的深厚根基，给人类留下了丰富的精神财富。它是我们炎黄子孙的文化精髓，它塑造了我们中华民族的民族精神，是培育民族精神的重要资源。它开启心智，滋润生命，陶冶人格，塑造灵魂。

　　开卷有益，忙碌的人们闲暇之时，应该用传统国学来陶冶自己的情操，开阔自己的心胸，提高自己的人文修养，用先人的哲思来涤荡自己忙碌的心灵。我们应该坚持阅读的爱好，在潮流文化的强大攻势下，让传统文化永驻我们的心田。"复兴国学，从根本上讲，是复兴中华民族的自尊心、自信心。"我们要甄选传世经典著作中最经典的部分来读，要以开放的胸襟和燃烧的激情去承接古人的经典大论与哲思华章，以自豪而不狂妄、执着而不僵化的精神风貌来直面当今社会的竞争与挑战。

　　为了弘扬中国传统文化，帮助读者深刻了解我们的历史与文化，用经典历史文学知识陶冶情操、提高文化修养，同时使国学得到承传，得以弘扬光大，我们精心编排了本书。为了便于读者理解和领会古代先贤的思想与精神，我们在文章中选取了与正文相契合的插画，将插画与正文有机地结合在一起，可大大增加读者的阅读趣味。

本书选取了国学经典著作中很多优秀的作品及资料，博采各类经典作品的长处，并有所创新，以使得本书风格迥异、卓然超群，相信会给读者带来全新的感受。

由于时间仓促，书中难免有不尽之处，恳请读者朋友们提出宝贵意见，在此深表谢意。

目录

黄帝内经·素问

黄帝内经·灵枢

国学经典

黄帝内经

黄帝内经·素问

上古天真论篇第一

昔在黄帝，生而神灵，弱而能言，幼而徇齐，长而敦敏，成而登天①。乃问于天师曰：余闻上古之人，春秋皆度百岁，而动作不衰；今时之人，年半百而动作皆衰者。时世异耶？人将失之耶？

岐伯对曰：上古之人，其知道者，法于阴阳，知于术数②，食饮有节，起居有常，不妄作劳，故能形与神俱，而尽终其天年，度百岁乃去。今时之人不然也，以酒为浆，以妄为常，醉以入房，以欲竭其精，以耗散其真③。不知持满④，不时御神⑤，务快其心，逆于生乐，起居无节，故半百而衰也。

夫上古圣人之教下也，皆谓之虚邪贼风⑥，避之有时，恬惔⑦虚无，真气从之，精神内守，病安从来？是以志闲而少欲，心安而不惧，形劳而不倦。气从以顺，各从其欲，皆得所愿。故美其食，任其服，乐其俗，高下不相慕，其民故曰朴。是以嗜欲不能劳其目，淫邪不能惑其心。愚智贤不肖，不惧于物，故合于道。所以能年皆度百岁而动作不衰者，以其德全不危故也。

帝曰：人年老而无子者，材力尽耶？将天数然也？

岐伯曰：女子七岁，肾气实⑧，齿更发长。二七而天癸⑨至，任脉⑩通，太冲脉⑪盛，月事以时下，故有子；三七，肾气平均，故真牙生而长极;四七,筋骨坚,发长极,身体盛壮;五七,阳明脉[12]衰,面始焦,发始堕;六七,三阳脉[13]衰于上,面皆焦,发始白;七七,任脉虚,太冲脉衰少,天癸竭,地道不通,故形坏而无子也。丈夫八岁,肾气实,发长齿更;二八,肾气盛,天癸至,精气溢泻,阴阳和,故能有子;三八,肾气平均,筋骨劲强,故真牙生而

肾的位置和毗邻器官

长极;四八,筋骨隆盛,肌肉满壮;五八,肾气衰,发堕齿槁;六八,阳气衰竭于上,面焦,发鬓颁白;七八,肝气衰,筋不能动;八八,天癸竭,精少,肾脏衰,则齿发去;形体皆极。肾主水,受五脏六腑之精而藏之,故五脏盛,乃能泻。今五脏皆衰,筋骨解堕,天癸尽矣,故发鬓白,身体重,行步不正,而无子耳。

帝曰:有其年已老而有子者,何也?

岐伯曰:此其天寿过度,气脉常通,而肾气有余也。此虽有子,男不过尽八八,女不过尽七七,而天地之精气皆竭矣。

帝曰:夫道者,年皆百数,能有子乎?

岐伯曰:夫道者,能却老而全形,身年虽寿,能生子也。

黄帝曰:余闻上古有真人者,提挈天地,把握阴阳,呼吸精气,独立守神,肌肉若一。故能寿敝天地,无有终时。此其道生。中古之时,有至人者,淳德全道,和于阴阳,调于四时,去世离俗。积精全神,游行天地之间,视听八达之外。此盖益其寿命而强者也。亦归于真人。其次有圣人者,处天地之和,从八风之理,适嗜欲于世俗之间,无恚嗔之心。行不欲离于世,被服章,举不欲观于俗,外不劳形于事,内无思想之患,以恬愉为务,以自得为功,形体不敝,精神不散,亦可以百数。其次有贤人者,法则天地,象似日月,辩列星辰,逆从阴阳,分别四时,将从上古。合同于道,亦可使益寿而有极时。

注释

①登天：登天子之位，就是当了皇帝。②术数：大自然和人体的变化规律的调节法则，也就是调养精气的方法。③真：天真之气，也就是先天的元气。④持满：意思是说保护天真之气，应当像拿着盛满东西的器皿一样的小心谨慎。⑤御神：就是动脑筋。⑥虚邪贼风：虚邪是乘虚而入的邪气；贼风是乘虚而伤人的风。⑦恬憺：就是清静的意思。⑧肾气实：中医以"肾"为先天之本，拿它当作生命的源泉看待。所以肾气实就是指机体趋向成熟而言。古人认为女子七岁，男子八岁是肾气盛的时候。这是因为女子属阴，阴中必有阳，阳数为七；男子属阳，阳中必有阴，阴数为八。故以七数和八数来说明男女发育的时期。⑨天癸：又称元阴。人在初生的时候，此气尚微，必须发育至一定阶段始能充实。一般说男子在二八(十六岁)，女子在二七(十四岁)，天癸开始充盛。天癸充盛之后女子始有月经，男子始有精液。⑩任脉：也是奇经八脉之一。起于胞中，循腹上行，主胎胞。⑪太冲脉：系中医经络学说中奇经八脉之一。起于胞中，上行循脊里，为经络之海。⑫阳明脉：阳明经脉之气荣于面部而循行于发部。⑬三阳脉：指太阳、阳明、少阳而言。该三阳脉均行于头部。

背部肌肉

译文

从前，有一位叫黄帝的人，生下来就显得与众不同，十分聪明灵慧。他三岁时已经能说会道，十岁时对周围事物有很强的理解力，长大后诚朴又敏达，到成年时当上天子。他向天师岐伯求教道：我听说上古时代的人，年龄都能活到一百岁，而且行动还没有衰老现象；现在的人，年龄才到五十岁，行动就已经衰老了，这是因为岁月的轮转呢？还是现在人违背了养生规律造成的呢？

岐伯这样回答他说：上古时代的人，大都比较了解养生的学问，因此能效法于阴阳之道，并采用各种养生方法来保养自己的身体，在饮食上有节制，而且作息有常规，不轻易使身心受到损害，因而能够使形体和精神协调，活到他们应该到的寿数，到一百岁以后才去世。现在的人就不同了，很多人纸醉金迷纵欲无度，不少人沉迷于无聊和荒淫的生活中，尤其是有的人乘着酒兴纵意房事，因过度色欲而耗竭精气，造成真元败散。正是由于不懂得要保持旺盛的精气，经常过分使用自己的精力，贪图一时的快意，背弃了养生的乐趣，生活全无规律，所以才到五十岁就衰老了。

上古的圣人经常教导老百姓：对一年四季中的各种病邪，要根据节气的变化而谨慎躲避；同时在思想上要安闲清静，不贪不求，使体内真气和顺，精神内守，这样，疾病又怎么会侵袭你呢？所以那时的人都能心态安闲少欲望，心境安定不忧惧，形体劳动而不疲倦，真气从容而顺调，每个人都感到自己的愿望得到了满足，所以都能以自己所食用的食物为甘美，所穿着的衣服为舒适，所处的环境为安乐，不因地位的尊卑而羡慕嫉妒，这样的人民才称得上是朴实。对这些朴实的人民来讲，嗜欲又怎能干扰他们的视听，淫乱邪论也不能扰乱他们的心态，无论是愚笨的、聪明的，或者是有才能的、能力差的，都能追求内心的安定，而不汲汲于外物的获得或丧失，所以能符合养生之道。因此，年龄都超过一百岁，但行动不显衰老，是因为他们熟练掌握了养生之道，才是他们避免了身体受到伤害的原因啊。

黄帝问：人年纪老了就不能生育，这是因为精力枯竭了呢？还是自然生长发育规律的必要结果呢？

岐伯说：人的生理要经历这样的过程：女子到七岁，肾气已经充盛，牙齿更换，头发生长；十四岁，天癸发育成熟，任脉通畅，太冲脉旺盛，月经按时行动，所以能怀孕生育；二十一岁，肾气充满，智齿长出，生长发育期结束；二十八岁，这是身体最强壮的阶段，筋肉骨骼强健坚固，头发长到极点；到了三十五岁，身体开始衰老，首先是阳明脉衰退，面容开始枯焦，头发也会脱落；四十二岁，上部的三阳脉衰退，面容枯焦槁悴，头发开始变白；到了七七四十九岁，任脉空虚，太冲脉衰微，天癸枯竭，月经断绝，所以形体衰老，不再有生育能力。男子到八岁，肾气充实起来，头发开始茂盛，乳齿也更换了；十六岁时，肾气旺盛，天癸产生，精气充盈而开始排精，两性交合，就能生育子女；二十四岁，肾气充满，筋肉骨骼强劲，真牙生出，牙齿长全，生长发育期结束；三十二岁，这是身体最强壮的阶段，筋骨粗壮，肌肉丰富；到了四十岁，肾气开始衰退，头发脱落，牙齿开始干枯；四十八岁，人体上部阳明经衰竭，面容枯焦，发鬓斑白；五十六岁，肝气衰，筋脉活动不便，天癸枯竭，精气少，肾脏衰退，形体衰惫；到了六十四岁，牙齿和头发脱落。肾是人体中主管水的脏器,能接受五脏六腑的精气而贮藏起来,所以只有五脏旺盛,肾脏才有精气排泄。如果年纪大了,五脏都已衰退,筋骨懈怠无力,天癸也完全枯竭,所以发鬓斑白,身体沉重,步态不稳,不再有生育的能力。

黄帝又问:有的人年纪已经很大,但仍然还能生育子女,这是什么道理呢?

岐伯说:这是因为他先天有超常的禀性,气血经脉能保持通畅,而且肾气有余的缘故。不过,这种人虽然能较长时间保持生育能力,但一般男子不会超过六十四岁,女子不会超过四十九岁。到这个时候,天地所赋予的精气都已竭尽,也就不再有生育能力了。

黄帝说:那些掌握了养生之道的,年龄超过一百岁,还能不能有生育能力呢?

岐伯回答说:掌握了养生之道的人能延缓衰老,保持肌体的旺盛,年寿虽然已高,仍然有生育能力。

黄帝说:我听说上古时代有一种叫真人的,他能把握天地自然变化之机,掌握阴阳消长之要,吐故纳新,保养精气,精神内守,超然独立,肌肉形体,永远不变,所以能与天地同寿,永无终结。这是因为契合养生之

足太阳膀胱经

道,因而能够长生。中古时代有一种叫至人的,他们有淳厚的道德,并懂得一套完整的养生方法,能应和于阴阳的变化,调适于四时气候的递迁,远离世俗的纷扰,聚精会神,悠游于天地之间,视听所及,达于八荒之外。这是一类能增益寿命而自强不息的人,可以归属于真人。其次有称作圣人的,安处于天地间的和气,顺合于八风的变化,让自己的嗜欲喜好同于世俗,也就不会产生恼恨的情绪,日常生活不背离世俗的一般要求,穿只有普通纹彩的衣服,举止却也不受世俗牵制。在外不使形体过度劳累,在内不让思想有所负担,务求精神安逸愉悦,以悠然自得为己功,形体不会衰惫,精神不会耗散,也可以活到一百岁。另外有称作贤人的,他以天地为法则,观察日月的运行,分辨星辰的位置,顺从阴阳的消长,根据四时气候的变化来调养身体。大家应该学习过去的人们,寻找并确定自己的养生方法,那样就能够把自己的生命延长到理想的地步了。

四气调神大论篇第二

春三月，此谓发陈①，天地俱生，万物以荣，夜卧早起，广步于庭，被发缓形，以使志生，生而勿杀，予而勿夺，赏而勿罚，此春气之应，养生之道也。逆之则伤肝，夏为寒变，奉长者少。

夏三月，此谓蕃秀②，天地气交，万物华实，夜卧早起，无厌于日，使志无怒，使华英成秀，使气得泄，若所爱在外，此

肾经的胸部穴位

夏气之应，养长之道也。逆之则伤心，秋为痎疟③，奉收者少，冬至重病④。

秋三月，此谓容平⑤，天气以急，地气以明，早卧早起，与鸡俱兴，使志安宁，以缓秋刑，收敛神气，使秋气平，无外其志，使肺气清，此秋气之应，养收之道也。逆之则伤肺，冬为飧泄，奉藏者少。

冬三月，此谓闭藏，水冰地坼⑥，无扰乎阳，早卧晚起，必待日光，使志若伏若匿，若有私意，若已有得，去寒就温，无泄皮肤，使气亟夺，此冬气之应，养藏之道也。逆之则伤肾，春为痿厥⑦，奉生者少。

天气，清净光明者也，藏德不止，故不下也。天明则日月不明，邪害空窍。阳气者闭塞，地气者冒明，云雾不精，则上应白露不下，交通不表，万物命故不施，不施则名木⑧多死。恶气不发，风雨不节，白露

不下,则菀槁⑨不荣。贼风数至,暴雨数起,天地四时不相保,与道相失,则未央⑩绝灭。唯圣人从之,故身无奇病,万物不失,生气不竭。

逆春气,则少阳不生,肝气内变。逆夏气,则太阳不长,心气内洞。逆秋气,则少阴不收,肺气焦满。逆冬气,则太阴不藏,肾气独沉。

夫四时阴阳者,万物之根本也。所以圣人春夏养阳,秋冬养阴,以从其根,故与万物沉浮于生长之门。逆其根,则伐其本,坏其真矣。

故阴阳四时者,万物之终始也,死生之本也,逆之则灾害生,从之则苛疾不起,是谓得道。道者,圣人行之,愚者佩之⑪。从阴阳则生,逆之则死。从之则治,逆之则乱。反顺为逆,是谓内格。是故圣人不治已病治未病,不治已乱治未乱,此之谓也。夫病已成而后药之,乱已成而后治之,譬犹渴而穿井,斗而铸兵,不亦晚乎?

注释

①发陈:就是生发陈布的意思。②蕃秀:茂盛秀丽的意思。③痎疟:疟疾的总称。④冬至重病:至,到,来临。重病:别的病。⑤容平:平定的意思。⑥坼:音 chè,地裂的意思。⑦痿厥:四肢痿弱无力。⑧名木:作大树解。⑨菀槁:抑郁枯槁的意思。⑩未央:未及一半的意思。⑪佩之:古佩、背通用。

译文

尺骨

春季的正月、二月和三月,是万物更新,生命萌发的时候。大地回春一切都显得朝气蓬勃,一片欣欣向荣的景象。此时,人们应该晚睡早起,放松头发,松解衣带,尽量把自己的形体放松和舒展,要常常散步,多在外面呼吸新鲜空气,使精神愉快,胸怀开畅,保持万物的生机。不要杀生和暴戾,多去做些好事情,少敛夺,多奖励,少惩罚,这是适应春季的时令,保养生发之气的方法。如果违逆了春生之气,便会损伤肝脏,使提供给夏长之气的条件不足,到夏季就会发生寒性病变。

夏季的四月、五月和六月这三个月,谓之蕃秀,是鲜花招展绿树成荫的时令。此时,天气下降,地气上腾,天地之气相交,植物开花结实,长势旺盛,人们应该晚睡早起,不要厌恶长日,情志应保持愉快,切勿发怒,使气色焕发光彩,使气机宣畅,通泄自如,精神外向,对外界事物有浓厚的兴趣。这是适应夏天的气候,保护身体机能旺盛滋长的法则。违背了这一法则就会损伤心脏,使提供给秋收之气的条件不足,到秋天容易发生疟疾,到了冬天,还会再导致别的疾病发生。

秋季的七月、八月和九月这三个月,谓之容平,自然界景象因万物成熟而平定收敛。此时,天高风急,地气清肃,人应早睡早起,和鸡的活动时间相仿,以保持神志的安宁,减缓秋季肃杀之气对人体的影响;收敛神气,以适应秋季容平的特征,不使神思外驰,以保持肺气的清肃功能,这就是适应秋令的特点而保养人体收敛之气的方法。若违逆了秋收之气,就会伤及肺脏,使提供给冬季闭藏之气的能力减弱,冬天就要发生飧泄病。

大敦

大敦穴

冬天的十月、十一月和十二月这三个月,谓之闭藏,是生机潜伏、万物蛰藏的时令。当此时节,冰天雪地寒风刺骨,人应该早睡晚起,待到日光照耀时起床才好,不要轻易地扰动阳气,妄事操劳,要使神志深藏于内,安静自若,这就像一个人把一种秘密悄悄地深藏不露一般,又像得到了一件少有的宝贝,要把他密藏起来一样;要躲避寒冷,求取温暖,不要使皮肤开泄出汗而令阳气不断地损失,这是适应冬季的气候而保养人体闭藏机能的方法。违逆了冬令的闭藏之气,就要损伤肾脏,使提供给春生之气的条件不足,春天就会发生痿厥之疾。

天气是清净光明的,蕴藏其德,运行不止,由于天不暴露自己的光明德泽,所以永远保持它内涵的力量而不会下泄。如果天气阴霾晦暗,就会出现日月昏暗,阴霾邪气侵害山川,阳气闭塞不通,大地昏蒙不明,云雾弥漫,日色无光,相应的雨露不能下降。天地之气不交,万物的生命就不能绵延。生命不能绵延,自然界高大的树木也会死亡。恶劣的气候发作,风雨无时,雨露当降而不降,草木不得滋润,生机郁塞,茂盛的禾苗也会枯槁不荣。贼风频频而至,暴雨屡屡突降,天地四时的变化失去了秩序,违背了正常的规律,致使万物的生命未及一半就夭折了。只有圣人能适应自然变化,注重养生之道,所以身无大病,因不背离自然万物的发展规律,而生机不会竭绝。

假如违背了春天的生气的话,少阳就不会生发,以致肝气内郁而发生病变。违逆了夏长之气,太阳就不能盛长,以致心气内虚。违逆了秋收之气,太阴就不能收敛,以致肺热叶焦而胀满。违逆了冬藏之气,少阴就不能潜藏,以致肾气不蓄,出现注泻等疾病。

四时阴阳的变化是万物生命的根本,所以圣人在春夏季节保养阳气以适应生长的需要,在秋冬季节保养阴气以适应收藏的需要,顺从了生命发展的根本规律,就能与万物一样,在生、长、收、藏的生命过程中运动发展。如果违逆了这个规律,就会摧残人体的本元,毁坏人的身体。

肾俞

背部肾俞位置

因此,阴阳四时是万物的终结,是盛衰存亡的根本,违逆了它,就会产生灾害,顺从了它,就不会发生重病,这样便可谓懂得了养生之道。对于养生之道,圣人能够加以实行,愚人则时常有所违背。顺应阴阳的规律来安排就能生存,违逆了就会死亡。顺从了它,就会正常;违逆了它,就会乖乱。相反,如背道而行,就会使机体与自然环境相格拒。所以圣人不等病已经发生再去治疗,而是治疗在疾病发生之前,如同不等到乱事已经发生再去治理,而是治理在它发生之前。假如在发生了疾病之后再去想到治疗,问题就已经产生了。这时候犹如口渴了想到需要挖一口井,战场上感到兵器短了就想到要重新制造兵器,一切不是就显得太晚了吗?

生气通天论篇第三

国学经典 黄帝内经

原文

黄帝曰：夫自古通天者，生之本，本于阴阳。天地之间，六合①之内，其气九州②、九窍③、五脏④、十二节⑤，皆通乎天气。其生五，其气三，数犯此者，则邪气伤人，此寿命之本也。

苍天之气，清净则志意治，顺之则阳气固，虽有贼邪，弗能害也。故圣人传精神，服天气而通神明。失之则内闭九窍，外壅肌肉，卫气散解，此谓自伤，气之削也。

阳气者，若天与日，失其所，则折寿而不彰，故天运当以日光明。是故阳因而上，卫外者也。

因于寒，欲如运枢，起居如惊，神气乃浮。因于暑，汗烦则喘喝，静则多言，体若燔炭，汗出乃散。因于湿，首如裹，湿热不攘，大筋緛短，小筋弛长，緛短为拘，弛长为痿。因于气，为肿，四维相代⑥，阳气乃竭。

神门穴

左心经　　　右心经

手部经络穴位图之一

阳气者，烦劳则张，精绝，辟积于夏，使人煎厥。目盲不可以视，耳闭不可以听，溃溃乎若坏都⑦，汩汩⑧乎不可止。阳气者，大怒则形气绝，而血菀于上，使人薄厥⑨。有伤于筋，纵，其若不容，汗出偏沮，使人偏枯⑩。汗出见湿，乃生痤疿⑪。高梁⑫之变，足生大疔，受如持虚。劳汗当风，寒薄为皶⑬，郁乃痤。

阳气者，精则养神，柔则养筋。开阖不得，寒气从之，乃生大偻⑭。

营气不从,逆于肉理,乃生痈肿。陷脉为瘘⑮。流连肉腠,俞气⑯化薄,传为善畏,及为惊骇。魄汗⑰未尽,形弱而气烁,穴俞以闭,发为风疟⑱。

故风者,百病之始也,清静则肉腠闭阳气拒,虽有大风苛毒⑲,弗之能害,此因时之序也。

左小肠经　　　　右小肠经

手部经络穴位图之二

故病久则传化,上下不并⑳,良医弗为。故阳蓄积病死,而阳气当隔㉑,隔者当泻,不亟正治,粗乃败亡。

故阳气者,一日而主外,平旦㉒阳气生,日中而阳气隆,日西而阳气已虚,气门乃闭。是故暮而收拒,无扰筋骨,无见雾露,反此三时,形乃困薄。

岐伯曰:阴者,藏精而起亟㉓也,阳者,卫外而为固也。阴不胜其阳,则脉流薄疾,并乃狂。阳不胜其阴,则五脏气争,九窍不通。是以圣人陈阴阳,筋脉和同,骨髓坚固,气血皆从。如是则内外调和,邪不能害,耳目聪明,气立如故。

风客淫气,精乃亡,邪伤肝也。因而饱食,筋脉横解㉔,肠澼㉕为痔。因而大饮,则气逆。因而强力,肾气乃伤,高骨㉖乃坏。

凡阴阳之要,阳密乃固,两者不和,若春无秋,若冬无夏,因而和之,是谓圣度。故阳强不能密,阴气乃绝,阴平阳秘,精神乃治,阴阳离决,精气乃绝。

因于露风,乃生寒热。是

前头点　头顶点　呃逆点　急救点
退热点　　　　　　　　　　　偏头点
颈项点　　　　　　　　　　　会阴点
落枕点　　　　　　　　　　　后头点
肩点　　　　　　　　　　　　咽喉点
眼点　　　　　　　　　　　坐骨神经点
鼻出血点　　　　　　　　　脊柱点
安眠点　　　　　　　　　痉挛刺激点
止痛点　　　　　　　　　　腹泻点
踝点　　　　　　　　　　腰腿痛点
腰脊点　　　　　　　　　　止痒点
疟疾点　　　　　　　　　　升压点

手背部经穴位图

黄帝内经

以春伤于风,邪气留连,夏乃为洞泄[27],夏伤于暑,秋为痎疟。秋伤于湿,冬逆而咳,发为痿厥。冬伤于寒,春必病温。四时之气,更伤五脏。

阴之所生,本在五味,阴之五宫,伤在五味。是故味过于酸,肝气以津,脾气乃绝;味过于咸,大骨气劳,短肌,心气抑;味过于甘,心气喘满,色黑,肾气不衡;味过于苦,脾气濡,胃气乃厚;味过于辛,筋脉沮驰,精神乃央。是故谨和五味,骨正筋柔,气血以流,腠理以密,如是则骨气以精。谨道如法,长有天命。

手穴胸肩穴位图

注释

①六合:东南西北上下这六个方位之间的范围。②九州:就是冀、兖、青、徐、扬、荆、豫、梁、雍等州。③九窍:人体的七阳窍(耳二、目二、鼻二、口一),二阴窍(前后阴)。④五脏:是指人体的五神脏说的,就是肝藏魂、心藏神、脾藏意、肺藏魄、肾藏志。⑤十二节:指人体左右两侧的肩、肘、髋、膝、踝十二个大关节。⑥四维相代:指风、寒、暑、湿四种邪气更替伤人。⑦都:防水堤。⑧汨汨:汨音gǔ。水流状。⑨薄厥:古病名。薄通"暴",突然。厥,因气逆而造成的昏厥。指因大怒气血上逆,脏腑经脉之气阻绝不通而导致的昏厥病证。⑩偏枯:半身不遂。⑪痤痱:痤音cuó,痱音fèi。痤是小疖,痱是热疹。⑫高梁:高通"膏",指肥腻之物。梁通"粱",指精细的食物。⑬皶:音渣。俗名粉刺。⑭偻:音lóu。大偻是背部屈曲。⑮瘘:音lòu。鼠疮之类。⑯俞气:俞音shù。俞气指全身经络之气。⑰魄汗:肺藏魄,外主皮毛,所以把出汗叫做魄汗。⑱风疟:疟,虐也,比喻寒热交迫的症状。风疟,就是因风邪引起的寒热交迫的病症。⑲苛毒:指剧毒。⑳上下不并:上指阳,下指阴;阴中有阳,阳中有阴叫做并。不并就是阴阳不相交的意思。㉑当隔:当作档讲。㉒平旦:是太阳初出的时候。㉓起亟:起而应之的意思。㉔筋脉横解:指筋脉因人饱食后肠胃横满而弛纵不收。横,放纵也。解,通"懈",松弛也。㉕肠澼:痢疾或便血沫,统称肠澼。㉖高骨:指腰脊椎骨。㉗洞泄:消化不良的腹泻。

译文

黄帝指出：自古以来，无数事实证明，人与天地自然是否息息相通并保持和谐统一，是生命长短的根本问题。而这一根本的根本，乃是阴阳。天地之间，四方上下之内，无论是世上的万物，还是人的九窍、五脏、十二关节，都与天地自然之气息息相通。阴阳之道，化生出木、火、土、金、水五行，体现为天、地、人三气。人如果常常违背这些，就会被邪气所伤。所以说，阴阳乃是寿命的根本之根本。

苍天之气清净，人的精神就相应地顺畅平和，顺应天气的变化，就会阳气固密，虽有贼风邪气，也不能加害于人，这是适应时序阴阳变化的结果。所以圣人能够专心致志，顺应天气，而通达阴阳变化之理。如果违逆了适应天气的原则，就会内使九窍不通，外使肌肉壅塞，卫气涣散不固，这是由于人们不能适应自然变化所致，称为自伤，阳气会因此而受到削弱。

人体穴位简图

人身的阳气，如天上的太阳一样重要，假若阳气失去了正常的位次而不能发挥其重要作用，人就会减损寿命或夭折，生命机能亦暗弱不足。所以天体的正常运行，是因太阳的光明普照而显现出来，而人的阳气也应遵循同样的规律而向上运行，并起到保护身体，抵御外邪的作用。

由于寒，阳气应如门轴在门臼中运转一样活动于体内。若起居猝急，扰动阳气，则易使神气外越。由于暑，则汗多烦躁，喝喝而喘，安静时多言多语。若身体发高热，则像炭火烧灼一样，一经出汗，热邪就能散去。由于湿，头部像有物蒙裹一样沉重。若湿热相兼而不得排除，则伤害大小诸筋，而出现短缩或弛纵，短缩的造成拘挛，弛纵的造成痿弱。由于风，可致浮肿。以上四种邪气维系缠绵不离，相互更代伤人，就会使阳气倾竭。

在人体烦劳过度时，阳气就会亢盛而外张，使阴精逐渐耗竭。如此多次重复,阳愈盛而阴愈亏,到夏季暑热之时,便易使人发生煎厥病,发作的时候眼睛昏蒙看不见东西,耳朵闭塞听不到声音,混乱之时就像都城崩毁,急流奔泻一样不可收拾。人的阳气,在大怒时就会上逆,血随气生而淤积于上,与身体其他部位阻隔不通,使人发生气逆昏厥的病症。若伤及诸筋,使筋弛纵不收,而不能随意运动。经常半身出汗,可以演变为半身不遂。出汗的时候,遇到湿邪阻遏就容易发生小的疮疖和痱子。经常吃肥肉精米厚味,足以导致发生疔疮,患病很容易,就像以空的容器接受东西一样。在劳动出汗时遇到风寒之邪,邪气就会侵入皮肤,使人长出粉刺;其邪郁结日久,则会使人生出痤疮。

　　人的阳气,既能养神而使精神慧爽,又能养筋而使诸筋柔韧。汗孔的开闭调节失常,寒气就会随之侵入,损伤阳气,以致筋失所养,造成身体俯曲不伸。寒气深陷脉中,流连肉体之间,气血不通而郁积,久而成为疮瘘。从腧穴侵入的寒气内传而迫及五脏,损伤神志,就会出现恐惧和惊骇的症象。由于寒气的稽留,营气不能顺利地运行,阻逆于肌肉之间,就会发生痈肿。汗出未止的时候,形体与阳气都受到一定的削弱,若风寒内侵,腧穴闭阻,就会发生风疟。

督脉图

　　风是引起各种疾病的始因,而只要人体保持精神的安定和劳逸适度等养生的原则,那么,肌肉腠理就会密闭而有抗拒外邪的能力,虽有大风苛毒的浸染,也不能伤害,这正是循着时序的变化规律保养生气的结果。

　　病邪在人体内留滞日久,就会向内发展而造成进一步的病变。如果造成阴阳之气发生壅塞阻隔而不能互相交通的情况,就是良医也不能治疗了。所以说,阳气蓄积过多,也会使人病重以至死亡。因为阳气蓄积过多,会造成气机壅阻,而气机壅阻,自然应当疏散并使之和顺;如果不赶快用正确的方法进行治疗,而是粗心大意,浅薄从事,就会使阳气衰败而致人死亡。

　　人体的阳气,在白天主要发挥卫护肌表的作用。每天太阳刚刚出来的时候,人体的阳气也开始活动;到了中午,人体的阳气也达到了最盛的程度;夕阳西下的时候,人体的阳气就随之虚弱了,汗孔也随之闭合起来。因此天黑以后,人就应当停止活动而去休息,以养护阳气、防御外邪;也不要扰动筋骨,不要接触雾露。谁要是违背了一天之内的早晨、中午和日暮之后这三个时段应当遵循的动静规律,身体就会日趋困顿虚弱。

岐伯说:阴是藏精于内不断地扶持阳气的,阳是卫护于外使体表固密的。如果阴不胜阳,阳气亢盛,就使血脉流动急促,若再受热邪,阳气更盛就会发为狂症。如果阳不胜阴,阴气亢盛,就会使五脏之气不调,以致九窍不通。所以圣人才注重调适阴阳,以使筋脉调和,骨髓坚固,血气畅顺。这样,则会内外调和,邪气不能侵害,耳目聪明,气机正常运行。

风邪侵犯人体,伤及阳气,并逐步侵入内脏,阴精也就日渐消亡,这是由于邪气伤肝所致。若饮食过饱,阻碍升降之机,会发生筋脉弛纵、肠澼及痔疮等病症。若饮酒过量,会造成气机上逆。若过度用力,会损伤肾气,腰部脊骨也会受到损伤。

大凡阴阳的关键,以阳气的致密最为重要。阳气致密,阴气就能固守于内。阴阳二者不协调,就像一年之中,只有春天而没有秋天,只有冬天而没有夏天一样。因此,阴阳的协调配合,相互为用,是维持正常生理状态的最高标准。所以阳气亢盛,不能固密,阴气就会竭绝。阴气和平,阳气固密,人的精神才会正常。如果阴阳分离决绝,人的精气就会随之而竭绝。

由于雾露风寒之邪的侵犯,就会发生寒热。春天伤于风邪,留而不去,会发生急骤的泄泻。夏天伤于暑邪,到秋天会发生疟疾病。秋天伤于湿邪,邪气上逆,会发生咳嗽,并且可能发展为痿厥病。冬天伤于寒气,到来年的春天,就要发生温病。四时的邪气,交替伤害人的五脏。

人体阴精化生的来源,主要是饮食五味;而藏纳精气的五脏,又常常被饮食五味所伤。因此过多进用酸味的饮食,由它滋养的肝气就会太盛,脾气也就会随之衰竭;过多进用咸味的饮食,大的骨骼就会受到损伤,从而使肌肉萎缩,使心气抑郁无力;过多进用苦味的饮食,就会使心跳加速、胸口满闷、面色发黑、肾气失去平衡;过多进用甘味的饮食,脾气就会受到损伤、失去健运之力而造成湿邪凝滞,胃气也就随之虚弱而使得胃部胀

十二经络血流注

满;过多进用辛味的饮食,筋脉就会衰败废弛,同时精神也会受到损伤。因此,要审慎地合理调配饮食五味,以使骨骼坚正、筋脉柔韧、气血通畅、肤腠固密。这样,饮食水谷就能够谐调地化生精血了。总之,只要能够谨遵养生之道,按照养生的方法去做,就能够健康长寿,享尽天年。

金匮真言论篇第四

黄帝问曰:天有八风,经有五风,何谓?

岐伯对曰:八风发邪,以为经风,触五脏,邪气发病。所谓得四时之胜者,春胜长夏,长夏胜冬,冬胜夏,夏胜秋,秋胜春,所谓四时之胜也。

东风生于春,病在肝,俞①在颈项;南风生于夏,病在心,俞在胸胁;西风生于秋,病在肺,俞在肩背;北风生于冬,病在肾,俞在腰股;中央为土,病在脾,俞在脊。故春气者病在头;夏气者病在脏;秋气者病在肩背;冬气者病在四支。②

故春善病鼽衄③,仲夏善病胸胁,长夏善病洞泄寒中,秋善病风疟,冬善病痹厥。

故冬不按𫏋④,春不鼽衄,春不病颈项,仲夏不病胸胁,长夏不病洞泄寒中,秋不病风疟,冬不病痹厥,飧泄⑤而汗出也。

夫精者,身之本也。故藏于精者,春不病温。夏暑汗不出者,秋成风疟。

故曰:阴中有阴,阳中有阳。平旦至日中,天之阳,阳中之阳也;日中至黄昏,天之阳,阳中之阴也;合夜至鸡鸣,天之阴,阴中之阴也;鸡鸣至平旦,天之阴,阴中之阳也。故人亦应之。夫言人之阴阳,则外为阳,内为阴。言人身之阴阳,则背为阳,腹为阴。言人身之脏腑中阴阳,则脏者为阴,腑者为阳。肝、心、脾、肺、肾五脏皆为阴。胆、胃、大肠、小肠、膀胱、三焦,六腑皆为阳。所以欲知阴中之阴,阳中之阳者,何也? 为冬病在阴,夏病在阳,春病在阴,秋病在阳,皆视其所在,为施针石也。故背为阳,阳中

承山穴 昆仑穴

承山穴与昆仑穴

之阳,心也;背为阳,阳中之阴,肺也;腹为阴,阴中之阴,肾也;腹为阴,阴中之阳,肝也;腹为阴,阴中之至阴,脾也。此皆阴阳表里内外雌雄相输应也,故以应天之阴阳也。

帝曰:五脏应四时,各有攸受乎?

岐伯曰:有。东方青色,入通于肝,开窍于目,藏精于肝,故病在头,其味酸,其类草木,其畜鸡,其谷麦。其应四时,上为岁星,是以知病之在筋也。其音角,其数八,其臭臊。

南方赤色,入通于心,开窍于舌,藏精于心,故病在五脏,其味苦,其类火,其畜羊,其谷黍。其应四时,上为荧惑星,是以知病之在脉也。其音徵,其数七,其臭焦。

中央黄色,入通于脾,开窍于口,藏精于脾,故病在脊,其味甘,其类土,其畜牛,其谷稷。其应四时,上为镇星,是以知病之在肉也。其音宫,其数五,其臭香。

西方白色,入通于肺,开窍于鼻,藏精于肺,故病在背,其味辛,其类金,其畜马,其谷稻。其应四时,上为太白星,是以知病之在皮毛也。其音商,其数九,其臭腥。

北方黑色,入通于肾,开窍于二阴,藏精于肾,故病在谿,其味咸,其类水,其畜彘[6],其谷豆。其应四时,上为辰星,是以知病之在骨也。其音羽,其数六,其臭腐。

故善为脉者,谨察五脏六腑,逆从阴阳表里雌雄之纪,藏之心意,合心于精。非其人勿教,非其真勿授,是谓得道。

注释

①俞：同输，当输转讲，也当经穴讲。②按：第一节说的因不正的邪风使人五脏受病，此节说的是四时的正气之风亦可因人的五脏偏盛偏衰而致病，偏盛的就使气病，偏衰的就使脏病。风气侵入人体的途径是由俞至经，最后至脏。③鼽衄：鼽音 qiú，为鼻流涕。衄，为鼻出血。④按跻：指按摩、导引之类的活动，此指扰动筋骨。⑤飧泄：泄泻。⑥彘：音 zhì，猪也。

译文

黄帝问：为何天有八方之风，人的经脉又有五脏之风呢？

岐伯回答说：八方之风会产生八种不同的邪风，中伤人体的经脉，循经脉触动五脏，造成不同的疾病。所说的感受四时气候相互克制的关系，是指春季属木，克制长夏；长夏属土，克制冬水；冬季属水，克制夏火；夏季属火，克制秋金；秋季属金，克制春木，这就是四时气候相互克制的关系。

东风生于春季，春季属木，位于东方，因此春季多东风，病变常发生在肝，病邪常从俞穴侵于颈项。南风生于夏季，夏季属火，因此夏季多南风，引起心的病变，病邪常从俞穴侵于胸胁。西风生于秋季，秋季属金，位于西方，因此秋天多西风，病变常发生在肺，病邪常从俞穴侵于肩背。北风生于冬季，病变多发生在肾，病邪常从俞穴侵于腰股。长夏属土，土位于中央，病变多发生在脾，病邪常从俞穴侵于背脊。

因此春季病邪之气伤人，疾病表现在头部；夏季病邪之气伤人，多病在心；秋季病邪之气伤人，多病在肩背；冬季病邪之气伤人，多病在四肢。

春天多发生鼻出血等症，夏天多发生胸胁不舒等疾患，长夏季节多发脾胃虚寒症，秋天多发生风

人体左侧穴位图

疟,冬天多发生四肢痹厥。

如果冬天不去扰动筋骨而注意保养闭藏的阳气,来年春天就不会发生鼽衄和颈项部位的疾病,夏天就不会发生胸胁不舒的疾患,长夏季节就不会发生脾胃虚寒的洞泄病症,秋天就不会发生风疟疾,冬天也不会发生四肢厥冷、飧泄、汗出过多等病症。

精是人体的根本,所以阴精内藏而不妄泄,春天就不会罹患温热病。夏暑阳盛,人体腠理开疏,如不能排汗散热,就会造成暑湿内伏,到秋天便酿成风疟疾。这是诊察普通人四时发病的诊脉法。

女性膀胱体示意图

（图注：膀胱尖、膀胱体、膀胱三角、膀胱底、膀胱颈、肌织膜、阴道口、小阴唇、组织膜、粘膜下层、粘膜、粘膜襞、输尿管口、尿道内口、尿道嵴、尿道外口）

阴阳对立又互相维系,二者不可割离。阴中有阳,阳中有阴,阴中有阴,阳中有阳。白昼属阳,清晨到中午,阳气由初生到旺盛,为阳中之阳;中午到傍晚,阳气由旺盛到衰弱,则属阳中之阴;天黑到夜半之后,阴气由初生到狂盛,是为阴中之阴;夜半过后到日出,阴气由旺盛到衰弱,则属阴中之阳。人身中的阴阳也与此相应。就人体阴阳而论,外部属阳,内部属阴。就身体的部位来分阴阳,则背部为阳,腹部为阴。从脏腑的阴阳划分来说,则脏属阴,腑属阳,肝、心、脾、肺、肾五脏都属阴,胆、胃、大肠、小肠、膀胱、三焦,六腑都属阳。了解阴阳之中复有阴阳的道理是什么呢?这是要分析四时疾病的在阴在阳,以作为治疗的依据,如冬病在阴,夏病在阳,春病在阴,秋病在阳,都要根据疾病的部位来施用针刺和砭石的疗法。此外,背为阳,阳中之阳为心,阳中之阴为肺。腹为阴,阴中之阴为肾,阴中之阳为肝,阴中的至阴为脾。以上这些都是人体阴阳表里、内外雌雄相互联系又相互对应的例证,所以人与自然界的阴阳是相应的。

黄帝询问:五脏除与四时相应外,它们各自还有相类似的事物可以总结起来吗?

岐伯说:当然有。就像东方青色,与肝相通,肝开窍于目,经气内藏于肝,发病常表现为惊骇,在五味为酸,与草木同类,在五畜为鸡,在五谷为麦,与四时中的夏季相应,在天体为岁星,春天阳气上升,所以其气在头。在五音为角,其成

足三里

足三里穴位

数为八,因肝主筋,所以它的疾病多发生在筋。此外,
其气味为腥臊。

血海穴

三阴交穴位

南方赤色,与心相通,心开窍于舌,经气内藏于心,在五味为苦,与火同类,在五畜为羊,在五谷为黍,与四时中的夏季相应,在天体为荧惑星。它的疾病多发生在脉和五脏。在五音为徵,其成数为七,其气味为焦味。

中央黄色,与脾相通,脾开窍于口,精气内藏于脾,在五味为甘,与土同类,在五畜为牛,在五谷为稷,与四时中的长夏相应,在天体为土星。它的疾病多发生在舌根和肌肉。在五音为宫,其成数为五,其气味为香气。

西方白色,与肺相通,肺开窍于鼻,精气内藏于肺,在五味为辛,与金同类,在五畜为马,在五谷为稻,与四时中的秋季相应,在天体为金星。它的疾病多发生在背部和皮毛。在五音为商,其成数为九,其气味为腥气。

北方黑色,与肾相通,肾开窍于前后二阴,精气内藏于肾,在五味为咸,与水同类,在五畜为猪,在五谷为豆,与四时中的冬季相应,在天体为水星。它的疾病多发生在骨质。在五音为羽,其成数为六,其气味为腐气。

所以善于诊脉的医生,能够谨慎细心地审查五脏六腑的变化,了解其顺逆的情况,把阴阳、表里、雌雄的对应和联系,纲目分明地加以归纳,并把这些精深的道理,深深地记在心中。这些经验都是非常珍贵的东西,所以,只有兢兢业业的学习者和敬业者,才懂得重视和发扬这门学问。

阴阳应象大论篇第五

黄帝曰:阴阳者,天地之道也,万物之纲纪①,变化之父母,生杀之本始,神明之府也。治病必求于本。故积阳为天,积阴为地。阴静阳躁,阳生阴长,阳杀阴藏。阳化气,阴成形。寒极生热,热极生寒。寒气生浊,热气生清。清气在下,则生飧泄;浊气在上,则生䐜胀②。此阴阳反作,病之逆从也。

故清阳为天,浊阴为地;地气上为云,天气下为雨;雨出地气,云出天气。故清阳出上窍,浊阴出下窍;清阳发腠理,浊阴走五脏;清阳实四肢,浊阴归六腑。

水为阴,火为阳,阳为气,阴为味。味归形,形归气,气归精,精归化,精食气,形食味,化生精,气生形,味伤形,气伤精,精化为气,气伤于味。

阴味出下窍,阳气出上窍。味厚者为阴,薄为阴之阳。气厚者为阳,薄为阳之阴。味厚则泄,薄则通。气薄则发泄,厚则发热。壮火之气衰,少火之气壮。壮火食气,气食少火。壮火散气,少火生气。气味,辛甘发散为阳,酸苦涌泄③为阴。

阴胜则阳病,阳胜则阴病。阳胜则热,阴胜则寒。重寒则热,重热则寒。寒伤形,热伤气。气伤痛,形伤肿。故先痛而后肿者,气伤形也;先肿而后痛者,形伤气也。风胜则动,热胜则肿,燥胜则干,寒胜则浮,湿胜则濡泻④。

天有四时五行,以生长收藏,以生寒暑燥湿风。人有五脏化五气,以生喜怒悲忧恐。故喜怒伤气,寒暑伤形。暴怒伤阴,暴喜伤阳。厥气上行,满脉去形。喜怒不节,寒暑过度,生乃不固。故重阴必阳,重阳必阴。

故曰：冬伤于寒，春必温病；春伤于风，夏生飧泄；夏伤于暑，秋必痎疟；秋伤于湿，冬生咳嗽。

帝曰：余闻上古圣人，论理人形，列别脏腑，端络经脉，会通六合⑤，各从其经，气穴所发，各有处名，谿谷⑥属骨，皆有所起，分部逆从，各有条理，四时阴阳，尽有经纪⑦，外内之应，皆有表里，其信然乎？

耳朵经络图

岐伯对曰：东方生风，风生木，木生酸，酸生肝，肝生筋，筋生心，肝主目。其在天为玄，在人为道，在地为化。化生五味，道生智，玄生神，神在天为风，在地为木，在体为筋，在藏为肝，在色为苍，在音为角，在声为呼，在变动为握，在窍为目，在味为酸，在志为怒。怒伤肝，悲胜怒；风伤筋，燥胜风；酸伤筋，辛胜酸。

南方生热，热生火，火生苦，苦生心，心生血，血生脾，心主舌。其在天为热，在地为火，在体为脉，在脏为心，在色为赤，在音为徵，在声为笑，在变动为忧，在窍为舌，在味为苦，在志为喜。喜伤心，恐胜喜；热伤气，寒胜热，苦伤气，咸胜苦。

中央生湿，湿生土，土生甘，甘生脾，脾生肉，肉生肺，脾主口。其在天为湿，在地为土，在体为肉，在藏为脾，在色为黄，在音为宫，在声为歌，在变动为哕⑧，在窍为口，在味为甘，在志为思。思伤脾，怒胜思；湿伤肉，风胜湿；甘伤肉，酸胜甘。

西方生燥，燥生金，金生辛，辛生肺，肺生皮毛，皮毛生肾，肺主鼻。其在天为燥，在地为金，在体为皮毛，在脏为肺，在色为白，在音为商，在声为哭，在变动为咳，在窍为鼻，在味为辛，在志为忧。忧伤肺，喜胜忧；热伤皮毛，寒胜热；辛伤皮毛，苦胜辛。

北方生寒，寒生水，水生咸，咸生肾，肾生骨髓，髓生肝，肾主耳。其在天为寒，在地为水，在体为骨，在脏为肾，在色为黑，在音为羽，在声为呻,在变动为栗,在窍为耳,在味为咸,在志为恐。恐伤肾,思胜恐;寒伤血,燥胜寒;咸伤血,甘胜咸。

故曰:天地者,万物之上下也;阴阳者,血气之男女也;左右者,阴阳之道路也;水火者,阴阳之征兆也;阴阳者,万物之能始也。故曰:阴在内,阳之守也;阳在外,阴之使也。

帝曰:法阴阳奈何?

岐伯曰:阳胜则身热,腠理闭,喘粗为之俯仰,汗不出而热,齿干以烦冤,腹满死,能冬不能夏。阴胜则身寒,汗出,身常清,数栗而寒,寒则厥,厥则腹满死,能夏不能冬。此阴阳更胜之变,病之形能也。

帝曰:调此二者奈何?

岐伯曰:能知七损八益^⑨,则二者可调,不知用此,则早衰也。年四十,而阴气自半也,起居衰矣。年五十,体重,耳目不聪明矣。年六十,阴痿,气大衰,九窍不利,下虚上实,涕泣俱出矣。故曰:知之则强,不知则老,故同出而名异耳。智者察同,愚者察异,愚者不足,智者有余,有余则耳目聪明,身体轻强,老者复壮,壮者益治。是以圣人为无为之事,乐恬愉之能,从欲快志于虚无之守,故寿命无穷,与天地终,此圣人之治身也。

天不足西北,故西北方阴也,而人右耳目不如左明也。地不满东南,故东南方阳也,而人左手足不如右强也。

帝曰:何以然?

岐伯曰:东方阳也,阳者其精并于上,并于上则上明而下虚,故使耳目聪明,而手足不便也。西方阴也,阴者其精并于下,并于下则下盛而上虚,故其耳目不聪明,而手足便也。故俱感于邪,其在上则右甚,在下则左甚,此天地阴阳所不能全也,故邪居之。

故天有精,地有形,天有八纪^⑩,地有五里^⑪,故能为万物之父母。清阳上天,浊阴归地,是故天地之动静,神明为之纲纪,故能以生长收藏,终而复始。惟贤人上配天以养头,下象地以养足,中傍人事以养五脏。天地通于肺,地气通于嗌^⑫,风气通于肝,雷气通于心,谷气通于脾,雨气通于肾。六经为川,肠胃为海,九窍为水注之气。以天地为之阴阳,人之汗,以天地之雨名之;人之气,以天地之疾风名之。暴气象雷,逆气象阳。故治不法天之纪,不用地之理,则灾害至矣。

故邪风之至,疾如风雨,故善治者治皮毛,其次治肌肤,其次治筋脉,其次治六腑,其次治五脏。治五脏者,半死半生也。故天之邪气,感则害人五脏;水谷之寒热,感则害于六腑;地之湿气,感则害皮肉筋脉。

故善用针者,从阴引阳,从阳引阴,以右治左,以左治右,以我知彼,以表知里,以观过与不及之理,见微得过,用之不殆。善诊者,察色按脉,先别阴阳;审清浊,而知部分;视喘息,听音声,而知所苦;观权衡规矩⑬,而知病所主。按尺寸,观浮沉滑涩,而知病所生;以治无过,以诊则不失矣。

故曰:病之始起也,可刺而已;其盛,可待衰而已。故因其轻而扬之,因其重而减之,因其衰而彰之。形不足者,温之以气;精不足者,补之以味。其高者,因而越之;其下者,引而竭之;中满者,泻之于内;其有邪者,渍形以为汗;其在皮者,汗而发之;其慓悍者,按而收之;其实者,散而泻之。审其阴阳,以别柔刚,阳病治阴,阴病治阳,定其血气,各守其乡,血实宜决之,气虚宜掣引之。

注释

①纲纪:总的为纲,分支为纪。②䐜胀:䐜音 chēn。䐜胀,是胸膈间胀闷。③涌泄:吐泻。④濡泻:泄泻。⑤六合:十二经分为六个表里关系,如少阴与太阳合,太阴与阳明合,厥阴与少阳合,手足各三,共成六合。⑥谿谷:人体肌肉之间相互接触的缝隙或凹陷部位。其中大的称"谷"或"大谷",小的称"谿"或"小谿"。泛指肌肉。⑦经纪:规律。⑧哕:音 yuě。呕吐时嘴里发出的声音。⑨七损八益:就是上古天真论中所说的女子七七中的五七至七七为三损,男子八八中的五八至八八为四损,合为七损;女子一七至四七为四益,男子一八至四八为四益,合为八益。七损八益是说明男女在生理发育中的盛衰时期。⑩八纪:八节,为立春、春分、立夏、夏至、立秋、秋分、立冬、冬至。⑪五里:古里与理通用,即五行的条理。⑫嗌:食道的上口。⑬权衡规矩:象征着冬石(权)、秋毛(衡)、春弦(规)、夏洪(矩)的四时脉象。

译文

黄帝这样说：在宇宙之中，阴阳的规律变化关系到事物的发展和结局，许许多多的哲理蕴含其中。因此医治病患，必须求得病情变化的根本，而道理也同样来源于阴阳二字。拿自然界变化来比喻，清阳之气聚于上，而成为天，浊阴之气积于下，而成为地。阴是比较静止的，阳是比较躁动的；阳主生成，阴主成长；阳主肃杀，阴主收藏。阳能化生力量，阴能构成形体。寒到极点会生热，热到极点会生寒；寒气能产生浊阴，热气能产生清阳；清阳之气居

手的第二掌骨全息穴位图

下而不升，就会发生泄泻之病。浊阴之气居上而不降，就会发生胀满之病。这就是阴阳的正常和反常变化，因此疾病也就有逆证和顺证的分别。

所以天地的清阳之气上升为天，浊阴之气下降为地。地气蒸发上升为云，天气凝聚下降为雨；雨是地气上升之云转变而成的，云是由于天上的热气蒸发而成的。人体的变化也是这样，清阳之气出于上窍，浊阴之气出于下窍；清阳发泄于腠理，浊阴内注于五脏；清阳充实于四肢，浊阴内走于六腑。

以水火分阴阳，则水属阴，火属阳。就人体来说，功能属阳，饮食物属阴。饮食物可以滋养形体，而形体的生成又须赖气化的功能，功能是由精所产生的，就是精可以化生功能。而精又是由气化而产生的，所以形体的滋养全靠饮食物，饮食物经过生化作用而产生精，再经过气化作用滋养形体。如果饮食不节，反能损伤形体，机能活动太过，亦可以使经气耗伤，精可以产生功能，但功能也可以因为饮食不节而受损伤。

味属于阴，所以趋向下窍，气属于阳，所以趋向上窍。味厚的属纯阴，味薄的属于阴中之阳；气厚的属纯阳，气薄的属于阳中之阴。味厚的有泻下的作用，味薄的有疏通的作用；气薄的能向外发泄，气厚的能助阳生热。阳气太过，能使元气衰弱，阳气正常，能使元气旺盛，因为过度亢奋的阳气会损害元气，而元气却依赖正常的阳气，所以过度旺盛的阳气能耗散元气，正常的阳气能增强元气。凡气味辛甘而有发散功用的属于阳，气味酸苦而有通泄功用的属于阴。

人体的阴阳是相对平衡的，如果阴气偏盛，则阳气受损而为病，阳气盛，则阴气耗损而为病。阳偏盛则表现为热性病症，阴偏盛则表现为寒性病症。寒到

极点,会表现热象。寒能伤形体,热能伤气分;气分受伤,可以产生疼痛;形体受伤,可以发生肿胀。所以先痛而后肿的,是气分先伤而后及于形体;先肿而后痛的,是形体先病而后及于气分。风邪太过,则能发生痉挛动摇;热邪太过,则能发生红肿;燥气太过,则能发生干枯;寒气太过,则能发生浮肿;湿气太过,则能发生濡泻。

手的第五掌骨全息穴位图

宇宙的变化,出现了春、夏、秋、冬四时的交替,有木、火、土、金、水五行的变化,因此,产生了寒、暑、燥、湿、风的气候,它影响了自然界的万物,形成了生、长、化、收、藏的规律。人有肝、心、脾、肺、肾五脏,五脏之气化生五志,产生了喜、怒、悲、忧、恐五种不同的情志活动。喜怒等情绪变化,可以伤气,寒暑外侵,可以伤形。突然大怒,会损伤阴气;突然大喜,会损伤阳气。气逆上行,充满经脉,则神气浮越,离去形体了。所以喜怒不加以节制,寒暑不善于调适,生命就不能牢固。阴极可以转化为阳,阳极可以转化为阴。

所以冬季受了寒气的伤害,春天就容易发生温病;春天受了风气的伤害,夏季就容易发生飧泄;夏季受了暑气的伤害,秋天就容易发生疟疾;秋季受了湿气的伤害,冬天就容易发生咳嗽。

黄帝问道:我听说上古时代的圣人,讲求人体的形态,分辨内在的脏腑,了解经脉的分布,交会、贯通有六合,各依其经之循行路线;气穴之处,各有名称;肌肉空隙以及关节,各有其起点;分属部位的或逆或顺,各有条理;天之四时阴阳都有一定的规律;外面的环境与人体内部相关联,都有表有里。这些说法是否是

腹部脏器

正确的呢?

岐伯回答说:春主东方,阳气这时上扬而日暖风和,草木生发,木气能生酸味,酸味能滋养肝气,肝气又能滋养筋脉,筋脉柔和则又能生养于心,肝气关联于目。春气在天上是一切起始的动力,在人体表现为认识生命及其变化的思维活动,在地上表现为化生万物的功用。化生的功用能够生成不同味道的万物,认识生命及其变化的思维活动能够增长人的智慧。宇宙间的深远微妙是变化莫测的,变化在天空中为风气,在地面上为木气,在人体为筋,在五脏为肝,在五色为苍,在五音为角,在五声为呼,在病变的表现为握,在七窍为目,在五味为酸,在情志的变动为怒。怒气能伤肝,悲能够抑制怒;风气能伤筋,燥能够抑制风;过食酸味能伤筋,辛味能抑制酸味。

南方应夏,阳气盛而生热,热甚则生火,火气能产生苦味,苦味能滋长心气,心气能化生血气,血气充足,则又能生脾,心气关联于舌。它的变化在天为热气,在地为火气,在人体为血脉,在五脏为心,在五色为赤,在五音为徵,在五声为笑,在病变的表现为忧,在窍为舌,在五味为苦,在情志的变动为喜。喜能伤心,以恐惧抑制喜;热能伤气,以寒气抑制热;苦能伤气,咸味能抑制苦味。

中央应长夏,长夏生湿,湿与土气相应,土气能产生甘味,甘味能滋养脾气,脾气能滋养肌肉,肌肉丰满,则又能养肺,脾气关联于口。它的变化在天为湿气,在地为土气,在人体为肌肉,在五脏为脾,在五色为黄,在五音为宫,在五声为歌,在病变的表现为哕,在窍为口,在五味为甘,在情志的变动为思。思虑伤脾,以怒气抑制思虑;湿气能伤肌肉,以风气抑制湿气;甘味能伤肌肉,酸味能抑制甘味。

西方应秋,秋天天气急而生燥,燥与金气相应,金能产生辛味,辛味能滋养肺气,肺气能滋养皮毛,皮毛润泽则又能养肾,肺气关联于鼻。它的变化在天为燥气,在地为金气,在人体为皮毛,在五脏为肺,在五色为白,在五音为商,在五声为哭,在病变的表现为咳,在窍为鼻,在无味为辛,在情致的变动为忧。忧能伤肺,以喜抑制忧;热能伤皮毛,寒能抑制热;辛味能伤皮毛,苦味能抑制辛味。

北方应冬,冬天生寒,寒气与水气相应,水气能产生咸味,咸味能滋养肾气,肾气能滋长骨髓,骨髓充实,则又能养肝,肾气关联于耳。它的变化在天为寒气,在地为水气,在人体为骨髓,在五脏为肾,在五色为黑,在五音为羽,在五声为呻,在病变的表现为战栗,在窍为耳,在五味为咸,在情志的变动为恐。恐能伤肾,思能够抑制恐;寒能伤血,燥(湿)能够抑制寒;咸能伤血,甘味能抑制咸味。

所以说:天地是在万物的上下;阴阳,在人就是有血有气的男男女女;左右为阴阳运行不息的道路;水性寒,火性热,是阴阳的象征;阴阳的变化,是万物生长的原始能力。所以说:阴阳是互相为用的,阴在内,为阳之镇守;阳在外,为阴之役使。

黄帝道:阴阳的法则怎样运用于医学上呢?

岐伯回答说:如阳气太过,则身体发热,腠理紧闭,气粗喘促,呼吸困难,身体亦为之俯仰摆动,无汗发热,牙齿干燥,烦闷,如见腹部胀满,是死症,这是属于阳性之病,所以冬天尚能支持,夏天就不能耐受了。阴气盛则身发寒而汗多,或身体常觉冷而不时战栗发寒,甚至手足厥逆,如见手足厥逆而腹部胀满的,是死症,这是属于阴性的病,所以夏天尚能支持,冬天就不能耐受了。这就是阴阳交替盛衰造成的病变及其症候表现。

黄帝问道:那么怎样调摄体内的阴阳呢?

岐伯说:如果懂得了七损八益的养生之道,则人身的阴阳就可以调摄,如其不懂得这些道理,就会发生早衰现象。一般的人,年到四十,阴气已经自然地衰减一半了,其起居动作,亦渐渐衰退;到了五十岁,身体觉得沉重,耳目也不够聪明了;到了六十岁,阴气萎弱,肾气大衰,九窍不能通利,出现下虚上实的现象,会常常流着眼泪鼻涕。所以说:知道调摄的人身体就强健,不知道调摄的人身体就容易衰老;本来是同样的身体,结果却出现了强弱不同的两种情况。懂得养生之道的人,能够注意共有的健康本能;不懂得养生之道的人,只知道强弱异形。不善于调摄的人,常感不足,而重视调摄的人,就常能有余;有余则耳目聪明,身体轻强,即使已经年老,亦可以身体强壮,当然本来强壮的就更好了。所以圣人不做勉强的事情,不胡思乱想,有乐观愉快的旨趣,常使心态平和,保持着安逸的生活,就能够增加自己的寿命到一个理想的年龄,这些都是前人养身的宝贵经验。

天气是不足于西北方的,所以西北方属阴,而人的右耳也不及左边的聪明;地气是不足于东南方的,所以东南方属阳,而人的左手足也不及右边的强。

黄帝问道:这是什么道理?

岐伯说:东方属阳,阳性向上,所以人体的精神集合于下部,集合于下部则下部强盛而上部虚弱,所以耳目不聪明而手足便利。因此同样是感受了外邪,如果是在上部则身体的右侧较重,在下部则身体的左侧较重,这是由于天地阴阳之气不能处处均衡,而人的身体也有阴阳盛虚的区别,所以邪气就能乘虚侵袭人体。

由于天上有无形的精气,地上有有形的物质,天上有八节之气的有序更替,地上有五方之土的分布、作用,所以天地才能够成为万物的起源。无形的清阳之气上归于天，有形的浊阴之气下归于地，所以天地的运动与静止，是以阴阳的神妙变化为纲纪，而使万物春生、夏长、秋收、冬藏，终而复始，循环不休。懂得这些道理的人，他把人体上部的头来比天，下部的足来比地，中部的五脏来比人事以调养身体。天的轻清之气通于肺，地的水谷之气通于嗌，风木之气通于肝，雷火之气通于心，谿谷之气通于脾，雨水之气通于肾。六经犹如河流，肠胃犹如大海，上下九窍以水津之气贯注。如以天地间的事物来比喻说明阴阳的表现，则阳气发泄的汗，像天地之间的雨水；人身的阳气，像天地疾风。人的暴怒之气，像天有雷霆；逆上之气，像阳热的火。因此修身养性假如不取法于自然的道理，那么疾病就要发生了。因此外感致病因素伤害人体，急如疾风暴雨。善于治病的医生，于邪在皮毛的时候，就给予治疗；技术较差的，至邪在肌肤才治疗；又更差的，至邪在五脏才治疗。假如病邪传入到五脏，就非常严重，这时的治疗就如同生死各半，难以料定。

面部穴位对应图

所以自然界中的邪气，侵袭了人体就能伤害五脏；饮食之或寒或热，就会损害人的六腑；地之湿气，感受了就能损害皮肉筋脉。

所以善于运针法的，病在阳，从阴以诱导之，病在阴，从阳以诱导之；取右边以治疗左边的病，取左边以治疗右边的病；以自己的正常状态来比较病人的异常状态，以在表的症状，了解里面的病变；并且判断太过或不及，就能在疾病初起的时候，便知道病邪之所在，此时进行治疗，不致使病情发展到危险的地步。因此那些高明富有经验的医生，都要先去诊察病人的颜色和经脉，查看病症的属阴属阳；审察五色的浮泽或重浊，而知道病的部位；观察呼吸，听病人发出的声音，可以得知所患的痛苦；诊察四时色脉的正常与否，来分析为何脏何腑的病，诊察寸口的脉，从它的浮、沉、滑、涩，来了解疾病所产生之原因。这样在诊断上就不会有差错,治疗也没有过失了。

因此说:在疾病刚刚萌芽的时候,可用刺法而愈;及其病势正盛,必须待其稍微衰退,然后刺之而愈。所以病轻的,使用发散轻扬之法治之;病重的,使用消减之法治之;其气血衰弱的,应用补益之法治之。形体虚弱的,当以温补其气;精气不足的,当补之以厚味。如病在上的,可用吐法;病在下的,可用疏导之法;病在中为胀满的,可用泻下之法;其邪在外表,可用汤药浸渍以使出汗;邪在皮肤,可用发汗,使其外泄;病势急暴的,先要用药抑制病邪,使其暂时减退,并使病情得到缓解,然后再作进一步治疗;实证,则用散法或泻法。观察病的在阴在阳,以辨别其刚柔,阳病应当治阴,阴病应当治阳;一定要注意防止病根伤及气血,尤其是勿使血病伤及人的气,反之就会使血轮回受害,因此血最好采用泄血的方法,气则可以采用导引的办法来解决。

阴阳离合论篇第六

黄帝问曰:余闻天为阳,地为阴,日为阳,月为阴,大小月三百六十日成一岁,人亦应之。今三阴三阳,不应阴阳,其故何也?

岐伯对曰:阴阳者,数之可十,推之可百,数之可千,推之可万,万之大不可胜数,然其要一也。天覆地载,万物方生,未出地者,命曰阴处,名曰阴中之阴;则出地者,命曰阴中之阳。阳予之正,阴为之主。故生因春,长因夏,收因秋,藏因冬,失常则天地四塞。阴阳之变,其在人者,亦数之可数。

帝曰:愿闻三阴三阳之离合①也。

岐伯曰:圣人南面而立,前曰广明②,后曰太冲,太冲③之地,名曰少阴,少阴之上,名曰太阳,太阳根起于至阴,结于命门,名曰阴中之阳。中身而上,名曰广明,广明之下,名曰太阴,太阴之前,名曰阳明,阳明根起于厉兑,名曰阴中之阳。厥阴之表,名曰少阳,少阳根起于窍阴,名曰阴中之少阳。是故三阳之离合也,太阳为开,阳明为阖,少阳为枢。三经者,不得相失也,搏而勿浮,名曰一阳。

帝曰:愿闻三阴。

岐伯曰:外者为阳,内者为阴,然则中为阴,其冲在下,名曰太阴,太阴根起于隐白,名曰阴中之阴。太阴之后,名曰少阴,少阴根起于涌泉,名曰阴中之少阴。少阴之前,名曰厥阴,厥阴根起于大敦,阴之绝阳,名曰阴之绝阴。是故三阴之离合也,太阴为开,厥阴为阖,少阴为枢。三经者,不得相失也。搏而勿沉,名曰一阴。阴阳𩅲𩅲④,积传为一周,气里形表而为相成也。

①离合:离,是各行其是;合,是互相为用。②广明:古人以阳为明,广明是阳盛的意思。以身体的前后来说,则前为广明;以身体的上下来说,则半身以上为广明。③太冲:太冲脉。在本篇指部位而言,位居下焦,上循背里。④𩅲𩅲:音zhōng。阴阳之气往来的意思。

译文

黄帝问道:我听说天属阳,地属阴,日属阳,月属阴,这样大月和小月合起来,一共是三百六十天,就叫做一年,人体也是如此大致相同。如今听说人体的三阴三阳,和天地阴阳之数不相符合,这是什么道理?

岐伯回答说:天地阴阳的范围,很是复杂多变的,在具体运用时,经过进一步推演,则可以由十到百,由百到千,由千到万,再演绎下去,甚至是数不尽的,然而其总的原则仍不外乎对立统一的阴阳道理。天地之间,万物初生,未长出地面的时候,叫做居于阴处,称之为阴中之阴;若已长出地面的,就叫做阴中之阳。有阳气,万物才能生长,有阴气,万物才能成形。所以万物的发生,因于春气的温暖;万物的生长,因于夏气的炎热;万物的收成,因于秋气的清凉;万物的闭藏,因于冬气的寒冷。如果四时阴阳失序,气候无常,天地间的生长收藏的变化就要失去正常。这种阴阳变化的道理,就人而讲,还是有其规律可循的,而且是能够提前预知的。

黄帝说:我真是希望听你讲讲三阴三阳的离合情况。

岐伯说：圣人面向南方站立，前方名叫广明，后方名叫太冲，行于太冲部位的经脉，叫做少阴。在少阴经上面的经脉，名叫太阳，太阳经的下端起于足小趾外侧的至阴穴，其上端结于睛明穴，因太阳为少阴之表，故称为阴中之阳。再以人身上下而言，上半身属于阳，称为广明，广明之下称为太阴，太阴前面的经脉，名叫阳明，阳明经的下端起于足大趾侧次趾之端的历兑穴，因阴阳是太阴之表，故称为阴中之阳。厥阴为里，少阳为表，故厥阴经之表，为少阳经，少阳经下端起于窍阴穴，因少阳居厥阴之表，故称为阴中之少阳。因此，三阳经的离合，分开来说，太阳主表为开，阴明主里为阖，少阳介于表里之间为枢。但三者之间，不是各自为政，而是相互紧密联系着的，所以合起来称为一阳。

黄帝说：请你详细再讲讲三阴的离合情况。

岐伯说：在外的为阳，在内的为阴，所以在里的经脉称为阴经，行于少阴前面的称为太阴，太阴经的根起于足大趾之端的隐白穴，称为阴中之阴。太阴的后面，称为少阴，少阴经的根起于足心的涌泉穴，称为阴中之少阴。少阴的前面，称为厥阴，厥阴经的根起于足大趾之端的大敦穴，由于两阴相合而无阳，厥阴又位于最里，所以称之为阴之绝阴。因此，三阴经之离合，分开来说，太阴为三阴之表为开，厥阴为主阴之里为阖，少阴位于太、厥表里之间为枢。但三者之间，不能各自为政，而是相互协调紧密联系着的，所以合起来称为一阴。宇宙的阴阳之气，无穷无尽，周而复始运行于人的身上，气在内循环，外形上也得到一定的体现。所以说是阴阳离合表里相成，就是说这样的道理了。

阴阳别论篇第七

黄帝问曰：人有四经十二从，何谓？

岐伯对曰：四经应四时，十二从应十二月，十二月应十二脉。脉有阴阳，知阳者知阴，知阴者知阳。凡阳有五，五五二十五阳。所谓阴者，真脏也，见则为败，败必死也；所谓阳者，胃脘之阳也。别于阳者,知病处也;别于阴者,知死生之期。三阳在头,三阴在手,所谓一也。别于阳者,知病忌时;别于阴者,知死生之期。谨熟阴阳,无与众谋。所谓阴阳者,去者为阴,至者为阳;静者为阴,动者为阳;迟者为阴,数者为阳。凡持真脉之脏脉者,肝至悬绝急,十八日死;心至悬绝,九日死;肺至悬绝,十二日死;肾至悬绝,七日死;脾至悬绝,四日死。

膈肌

肝脏体表投影

胃

结肠

胆囊

肝脏图

曰:二阳之病发心脾,有不得隐曲,女子不月;其传为风消①,其传为息贲②者,死不治。

曰:三阳为病,发寒热,下为痈肿,及为痿厥、腨痛③;其传为索泽④,其传为颓疝⑤。

曰:一阳发病,少气善咳善泄;其传为心掣,其传为隔。

二阳一阴发病,主惊骇背痛,善噫善欠,名曰风厥。

二阴一阳发病,善胀心满善气。

三阳三阴发病,为偏枯痿易⑥,四支不举。

鼓⑦一阳曰钩,鼓一阴曰毛,⑧鼓阳胜急曰弦,鼓阳至而绝曰石,阴阳相过曰溜⑨。

阴争于内,阳扰于外,魄汗未藏,四逆而起,起则熏肺,使人喘鸣。阴之所生,和本曰和。是故刚与刚,阳气破散,阴气乃消亡。淖⑩则刚柔不和,经气乃绝。

死阴之属,不过三日而死;生阳之属,不过四日而已。所谓生阳死阴者,肝之心,谓之生阳。心之肺,谓之死阴。肺之肾,谓之重阴。肾之脾,谓之辟阴,死不治。

结阳者,肿四支。结阴者便血一升,再结二升,三结三升。阴阳结斜⑪，多阴少阳曰石水⑫，少腹肿。二阳结谓之消⑬，三阳结谓之隔，三阴结谓之水，一阴一阳结谓之喉痹。阴搏阳别谓之有子。阴阳虚肠辟死。阳加于阴谓之汗。阴虚阳搏谓之崩。

三阴俱搏，二十日夜半死。二阴俱搏，十三日夕时死。一阴俱搏，十日死。三阳俱搏且鼓，三日死。三阴三阳俱搏，心腹满，发尽不得隐曲，五日死。二阳俱搏，其病温，死不治，不过十日死。

注释

①风消：肌肉消瘦。②息贲：喘息气逆。③腨痟：腨音 shuàn。是腓肠肌。痟音 yuān。当酸痛讲。④索泽：是皮肤甲错（粗糙燥裂）。⑤颓疝：阴囊肿大。⑥痿易：筋痿无力。⑦鼓：当动讲。⑧一阳、一阴：在本篇中指脉象。一阳是微有力的形象，一阴是微无力的形象。⑨溜：同流。⑩淖：音 nào。阴气太过。⑪斜：同邪。⑫石水：腹水的一种。⑬消：消渴、消瘅，相当于糖尿病。

译文

黄帝问道：为什么人会有四经十二从呢？请讲讲其中的含义。

岐伯回答说：四经，是指一个人与四时相对应的正常脉象，十二从，是指与十二个月相对应的十二条经脉。脉有阴有阳，能了解什么是阳脉，就能知道什么是阴脉，能了解什么是阴脉，就能知道什么是阳脉。阳脉有五种，就是春微弦，夏微钩，长夏微缓，秋微毛，冬微石。五时各有五脏的阳脉，所以五时配合五脏，则为二十五种阳脉。所谓阴脉，就是脉没有胃气，称为真脏脉象。真脏脉是胃气已经败坏的象征，败象已见，就可以断其必死。所谓阳脉，就是指有胃气之脉。辨别阳脉的情况，就可以知道病变的所在；辨别真脏脉的情况，就可以知道死亡的时期。三阳经脉的诊察部位，在结喉两旁的人迎穴，三阴经脉的诊察部位，在手鱼际之后的寸口。一般在健康状态之下，人迎与寸口的脉象是一致的。辨别属阳的胃脉，能知道时令气候和疾病的宜忌；辨别属阴的真脏脉，能知道病人的死期。临证时应谨慎而熟练地辨别阴脉与阳脉，就不致疑惑不决而众议纷纭了。凡诊得无胃气的真脏脉，例如：肝脉来的形象，如一线孤悬，似断似绝，或者来得弦急而硬，十八日当死；心脉来时，孤悬断绝，九日当死；肺脉来时，孤悬断绝，十二日当死；肾脉来时，孤悬断绝，七日当死；脾脉来时，孤悬断绝，四日当死。

一般地说:胃肠有病,则可影响心脾,病人往往有难以告人的隐情,如果是女子就会月经不调,甚至闭经。若病久传变,或者形体逐渐消瘦,成为"风消",或者呼吸短促,气息上逆,成为"息贲",就不可治疗了。

一般地说:太阳经发病,多有寒热的症状,或者下部发生痛肿,或者两足萎弱无力而逆冷,腿肚酸痛。若病久传化,或为皮肤干燥而不润泽,或变为颓疝。

一般地说:少阳经发病,生发之气即减少,或易患咳嗽,或易患泄泻。若病久传变,或为心虚掣痛,或为饮食不下,阻塞不通。

阳明与厥阴发病,主病惊骇,背痛,常常嗳气、呵欠,名曰风厥。

少阴和少阳发病,腹部作胀,心下满闷,时欲叹气。

太阳和太阴发病,则为半身不遂的偏枯症,或者筋骨懈息、萎弱无力,或者四肢不能举动。

商阳
少商
合谷
阳溪
阳池
支沟
四渎
手三里
曲池

肩髃
曲垣
肩髎
肩贞
臂臑
消泺
清冷渊
天井

人体穴位对应图之一

脉搏鼓动于指下,来时有力,去时力衰,叫做钩脉;稍无力,来势轻虚而浮,叫做毛脉;有力而紧张,如按琴瑟的弦,叫做弦脉;有力而必须重按,轻按不足,叫做石脉;既非无力,又不过于有力,一来一去,脉象和缓,流通平顺,叫做滑脉。

阴阳失去平衡,以致阴气争胜于内,阳气扰乱于外,汗出不止,四肢厥冷,下厥上逆,浮阳熏肺,发生喘鸣。阴之所以不能生化,由于阴阳的平衡,是谓正常。如果阳脉旺之又旺,人体的阳气就会盛极而衰,散乱散失,阴气亦必随之消亡;如果是阴脉过盛而无序,人体的阴阳就不能平衡和谐,经脉气血也就会随之衰竭。

属于死阴的病,不过三日就要死;属于生阳的病,不过四天就会痊愈。所谓"生阳"与"死阴"的具体情况,例如:肝病传心,为木生火,得其生气,叫做生阳;心病传肺,为火克金,金被火消亡,叫做死阴;肺病传肾,以阴传阴,无阳之候,叫做重阴;肾病传脾,水反侮土,叫做辟阴,是不治的死症。

邪气郁结于阳经,则四肢浮肿,以四肢为诸阳之本;邪气郁结于阴经,则大

便下血,以阴络伤则血下溢,初结一升,再结二升,三
结三升;阴经阳经都有邪气郁结,而偏重于阴经方面
的,就会发生"石水"之病,少腹肿胀;邪气郁结于二
阳(足阳明胃、手阳明大肠),则肠胃俱热,多为消渴
之症;邪气郁结于三阳(足太阳膀胱、手太阳小肠),
则多为上下不通的隔症;邪气郁结于三阴(足太阴
脾、手太阴肺),多为水肿膨胀的病;邪气郁结于一阴
一阳(指厥阴和少阳),多为喉痹之病。阴脉搏动有
力,与阳脉有明显的区别,这是怀孕的现象;阴阳脉
(尺脉、寸脉)俱虚而患痢疾的,是为死症;阳脉加倍
于阴脉,当有汗出,阴脉虚而阳脉搏击,火迫血行,在
妇人为血崩。

伏兔
阴市
梁丘
犊鼻
足三里
上巨虚
条口
丰隆
下巨虚
解溪
冲阳
陷谷
内庭

三阴(指手太阴肺、足太阴脾)之脉,俱搏击于
指下,大约到二十天半夜时死亡;二阴(指手少阴心、
足少阴肾)之脉俱搏击于指下,大约到十三天傍晚时
死亡;一阴(指手厥阴心包经络、足厥阴肝)之脉俱
搏击于指下,而鼓动过甚的,三天就要死亡;三阴三

人体穴位对应图之二

阳之脉俱搏,心腹胀满,阴阳之气发泄已尽,因此大小便导致不通畅,这样就活
不到五天;三阳(指足阳明胃、手阳明大肠)之脉俱搏击到了指头下的时候,就算
是患有温病的了,这样的情况根本无法再治疗,一般在十天就要去世。

灵兰秘典论篇第八

黄帝问曰:愿闻十二脏之相使,贵贱何如?

岐伯对曰:悉乎哉问也,请遂言之。心者,君主之官也,神明出
焉。肺者,相傅①之官,治节出焉。肝者,将军之官,谋虑出焉。胆者,

中正之官,决断出焉。膻中②者,臣使之官,喜乐出焉。脾胃者,仓廪之官,五味出焉。大肠者,传道③之官,变化出焉。小肠者,受盛之官,化物出焉。肾者,作强之官④,伎巧出焉。三焦者,决渎⑤之官,水道出焉。膀胱者,州都之官,津液藏焉,气化则能出矣。凡此十二官者,不得相失也。故主明则下安,以此养生则寿,殁世不殆,以为天下则大昌。主不明则十二官危,使道闭塞而不通,形乃大伤,以此养生则殃,以为天下者,其宗大危,戒之戒之。至道在微,变化无穷,孰知其原;窘⑥乎哉,消⑦者瞿瞿⑧,孰知其要;闵闵⑨之当,孰者为良。恍惚⑩之数,生于毫氂,毫氂之数,起于度量,千之万之,可以益大,推之大之,其形乃制。

黄帝曰:善哉!余闻精光之道,大圣之业,而宣明大道,非斋戒择吉日,不敢受也。黄帝乃择吉日良兆,而藏灵兰之室,以传保焉。

①相傅:就是古代宰相。②膻中:有两个意义,广义的指胸腔,狭义的指心包。③传道:道与导同,即传导糟粕的意思。④作强之官:肾是人的先天之本,所以肾气充盛,则身体强健,所以叫作"作强之官"。⑤决渎:疏通水道。⑥窘:困难的意思。⑦消:消息也。就是研究的意思。⑧瞿瞿:焦思苦虑而不得其所以然的意思。⑨闵闵:忧愁的意思。⑩恍惚:就是最微小的物体。

译文

黄帝问道:希望你给我讲一讲,一个人五脏六腑的各个器官之间是什么关系,它们真的有贵贱之分和巨大差别吗?

岐伯回答说:你这个真是问得详细啊!我现在就给你谈谈这个问题。心,主宰全身,是君主之官,人的精神意识思维活动都由此而出。肺,是相傅之官,犹如相傅辅佐着君主,因主一身之气而调节全身的活动。肝,主怒,像将军一样勇武,称为将军之官,谋略由此而出。胆腑对于人体来说,犹如考察评判人才的中正之官,主管人的决断能力。膻中,维护着心而接受其命令,是臣使之官,心志的喜乐靠它传布出来。脾和胃司饮食的受纳和布化,是仓廪之官,五味的阴阳靠它们的作用而得以消化、吸收和运输。大肠是传导之官,它能传送食物的糟粕,使其变化为粪便排出体外。小肠是受盛之官,它承受胃中下行的食物而进一步分化清浊。肾,是作强之官,它能够使人发挥强力而产生各种技巧。三焦,是决渎之官,它能够通行水道。膀胱是州都之官,蓄藏津液,通过气化作用,方能排除尿液。以上这十二官,虽有分工,但其作用应该协调而不能相互脱节。所以君主如果明智顺达,则下属也会安定正常,用这样的道理来养生,就可以使人长寿,终生不会发生危殆,用来治理天下,就会使国家昌盛繁荣。君主如果不明智顺达,那么,包括其本身在内的十二官就都要发生危险,各器官发挥正常作用的途径闭塞不通,形体就要受到严重伤害。在这种情况下,谈养生续命是不可能的,只会面临巨大的灾难,使生命早早夭折。如同这个道理一样,假如让一个昏君统治天下,当然百姓遭殃政权不稳定。这是国家治理者必须认真谨慎的事情!医术至深的道理是微渺难测的,其变化也没有穷尽,谁能清楚地知道它的本源!实在是困难得很呀!有学问的人勤勤恳恳地探讨研究,可是谁能知道它的要妙之处!那些道理暗昧难明,就像被遮蔽着,怎能了解到它的精华是什么!那似有若无的数量,是产生于毫釐也是起于更小的度量,只不过把它们千万倍地积累扩大,集思广益,逐渐发展成为种种科学道理,装扮这个复杂的世间。

黄帝说:真是有幸啊!我知道了这些让人心惠智明的理论,这肯定将成为圣人做出巨大事业的基点,面对这些富有意义的道理和宏论,不经过斋戒静心,选择良辰吉日,就不能接受。黄帝于是立即选择最好的日子,将这些宝贵的资料和心得放到灵台兰室用心收藏,以备未来的后世流传和实践。

六节脏象论篇第九

黄帝问曰:余闻天以六六之节,以成一岁,地以九九制会,计人亦有三百六十五节,以为天地久矣,不知其所谓也。

岐伯对曰:昭乎哉问也,请遂言之。夫六六之节,九九制会者,所以正天之度、气之数也。天度者,所以制日月之行也;气数者,所以纪化生之用也。天为阳,地为阴;日为阳,月为阴。行有分纪,周有道理,日行一度,月行十三度而有奇^①焉,故大小月三百六十五日而成岁,积气余而盈闰矣。立端于始,表正于中,推余于终,而天度毕矣。

帝曰:余已闻天度矣,愿闻气数何以合之?

岐伯曰:天以六六为节,地以九九制会,天有十日,日六竟而周甲,甲六复而终岁,三百六十日法也。夫自古通天者,生之本,本于阴阳。其气九州九窍,皆通乎天气。故其生五,其气三,三而成天,三而成地,三而成人,三而三之,合则为九,九分为九野,九野为九脏,故形脏四,神脏五,合为九脏以应之也。

箕门
环跳
血海
阴谷
风市
阴陵泉
中渎
膝阳关
地机
阳陵泉
足三里
漏谷
三阴交
三阳交
阳辅
悬钟
复溜
太溪
照海
公孙

人体穴位对应图之三

帝曰:余已闻六六九九之会也,夫子言积气盈闰,愿闻何谓气? 请夫子发蒙解惑焉。

岐伯曰:此上帝所秘,先师传之也。

帝曰:请遂闻之。

岐伯曰:五日谓之候,三候谓之气,六气谓之时,四时谓之岁,而各从其主治焉。五运相袭,而皆治之,终朞^②之日,周而复始,时立气布,如环无端,候亦同法。故曰:不知年之所加,气之盛衰,虚实之所起,不可以为工矣。

帝曰:五运始终,如环无端,其太过不及何如?

岐伯曰:五气更立,各有所胜,盛虚之变,此其常也。

帝曰:平气何如?

岐伯曰:无过者也。

帝曰:太过不及奈何?

岐伯曰:在经有也。

帝曰:何谓所胜?

岐伯曰:春胜长夏,长夏胜冬,冬胜夏,夏胜秋,秋胜春,所谓得五行时之胜,各以其气命其脏。

帝曰:何以知其胜?

岐伯曰:求其至也,皆归始春,未至而至,此谓太过,则薄所不胜,而乘所胜也,命曰气淫。不分邪僻内生,工不能禁。至而不至,此谓不及,则所胜妄行,而所生受病,所不胜薄之也,命曰气迫。所谓求其至者,气至之时也。谨候其时,气可与期,失时反候,五治不分,邪僻内生,工不能禁也。

帝曰:有不袭乎?

岐伯曰:苍天之气,不得无常也。气之不袭,是谓非常,非常则变矣。

帝曰:非常而变奈何?

岐伯曰:变至则病,所胜则微,所不胜则甚,因而重感于邪,则死矣。故非其时则微,当其时则甚也。

人体穴位对应图之四

涌泉
丘墟
解溪
中封
冲阳
足临泣
陷谷
太冲
内庭
行间
侠溪
历兑

帝曰:善。余闻气合而有形,因变以正名。天地之运,阴阳之化,其于万物,孰多孰少,可得闻乎?

岐伯曰:悉乎哉问也,天至广不可度,地至大不可量,大神灵问,请陈其方。草生五色,五色之变,不可胜视,草生五味,五味之美,不可胜极,嗜欲不同,各有所通。天食人以五气,地食人以五味。五气入鼻,藏于心肺,上使五色修明,音声能彰。五味入口,藏于肠胃,味有所藏,以养五气,气和而生,津液相成,神乃自生。

帝曰:脏象何如?

岐伯曰:心者,生之本,神之处也,其华在面,其充在血脉,为阳中之太阳,通于夏气。肺者,气之本,魄之处也,其华在毛,其充在皮,为阳中之太阴,通于秋气。肾者,主蛰,封藏之本,精之处也,其华在发,其充在骨,为阴中之太阴,通于冬气。肝者,罢③极之本,魂之居也,其华在爪,其充在筋,以生血气,其味酸,其色苍,此为阴中之少阳,通于春气。脾、胃、大肠、小肠、三焦、膀胱者,仓廪之本,营之居也,名曰器,能化糟粕,转味而入出者也,其华在唇四白,其充在肌,其味甘,其色黄,此至阴之类,通于土气。凡十一脏取决于胆也。

人体解剖之颞骨

故人迎一盛,病在少阳,二盛病在太阳,三盛病在阳明,四盛已上为格阳。寸口一盛,病在厥阴,二盛病在少阴,三盛病在太阴,四盛已上为关阴。人迎与寸口俱盛四倍已上为关格,关格之脉赢④,不能极于天地之精气,则死矣。

注 释

①奇:当单数讲,在本篇当余数讲。②朞:音jī,一周年。③罢:音pí。当疲劳讲。④赢:古与盈通用,当盛极讲。

译 文

黄帝问道:甲、乙、丙、丁、戊、己、庚、辛、壬、癸这十干与子、丑、寅、卯、辰、巳、午、未、申、酉、戌、亥十二地支,它们排列组合成纪年、纪月、纪日,这六十日就是一个周,也叫一"节"。我听说过天体的运行是以六个甲子构成一年的,地则以九九极数的变化来配合天道的准度,况且人也有三百六十五穴,这正好与天地相对称,这种认识,已听到很久了,只是希望你告知其中的原因。

岐伯答道:你提的问题很高明啊!请让我就此问题谈谈看法。六六之节和九九制会,是用来确定天度和气数的。天度,是计算日月行程的。气数,是标志万物化生之用的。天属阳,地属阴,日属阳,月属阴。它们的运行有一定的部位和秩序,其环周也有一定的道路。每一昼夜,日行一度,月行十三度有余,所以大月、小月合起来三百六十五天成一年,由于月份的不足,节气有盈余,于是产生了闰月。确定了岁首冬至并以此为开始,用圭表的日影以推测中气的时间,随着日月的运行而推算节气的盈余,直到岁尾,整个天度的变化就可以完全计算出来了。

黄帝说:我已经明白了天度,还想知道气数是怎样与天度配合的?

岐伯说:天以六六为节制,地以九九之数,配合天道的准度,天有十干,代表十日,十干循环六次而成一个周甲,周甲重复六次而一年终了,这是三百六十日的计算方法。自古以来,精通天道运行的人,都知道生命的根本,而这个根本不外天之阴阳。地的九州,人的九窍,都与天气相通,天衍生五行,而阴阳又依盛衰消长而各分为三。三气合而成天,三气合而成地,三气合而成人,三三而合成九气,在地分为九野,在人体分为九脏,形脏四,神脏五,合成九脏,以应天气。

黄帝说:我已经明白了六六九九配合的道理,先生说气的盈余积累成为闰月,我想听您讲一下是什么气?请您来启发我的蒙昧,解释我的疑惑!

岐伯说:这是上帝秘而不宣的理论,先师传授给我的。

黄帝说:就请全部讲给我听。

岐伯说:五日称为候,三候称为气,六气称为时,四时称为岁,一年四时,各随其五行的配合而分别当旺。木、火、土、金、水五行随时间的变化而递相承袭,各有当旺之时,到一年终结时,再从头开始循环。一年分立四时,四时分布节气,逐步推移,如环无端,节气中再分候,也是这样的推移下去。所以说,不知当年气的盛衰、虚实的起因等情况,就不能做个好医生。

黄帝说:五行的推移,周而复始,如环无端,它的太过与不及是怎样的呢?

岐伯说:五行之气更迭主时,互有胜克,从而有盛衰的变化,这是正常的现象。

黄帝说:平气是怎样的呢?

岐伯说:这是没有太过和不及。

黄帝说:太过和不及的情况怎样呢?

岐伯说:这些情况在经书中已有记载。

黄帝说:什么叫做所胜?

岐伯说:春胜长夏,长夏胜冬,冬胜夏,夏胜秋,秋胜春,这就是时令根据五行规律而互相胜负的情况。同时,时令又依其五行之气的属性来分别影响各脏。

黄帝说:怎样知道它们之间的相胜情况呢?

岐伯说:首先要推求气候到来的时间,一般从立春开始向下推算。如果时令未到而气候先期来过,称为太过,某气太过就会侵侮所不胜之气,欺凌其所胜之气,这就叫做气淫;时令已到而气候未到,称为不及,某气不及,则其所胜之气因缺乏制约而妄行,其所生之气因缺乏资助而困弱,其所不胜则更会加以侵迫,这就叫做气迫。所谓求其至,就是要根据时令推求气候到来的早晚,要谨慎地等候时令的变化,气候的到来是可以预期的。如果搞错了时令或违反了时令与气候相合的关系,以至于分不出五行之气当旺的时间,那么,当邪气内扰,病及于人的时候,好的医生也不能控制了。

黄帝说:五行之气有不相承袭的吗?

岐伯说:天的五行之气,在四时中的分布不能没有常规。如果五行之气不按规律依次相承,就是反常的现象,反常就会使人发生病变,如在某一时令出现反常气候,为当旺之气之所胜者,则其病轻微,若为当旺之气之所不胜者,则其病深重,而若同时感受其他邪气,就会造成死亡。所以反常气候的出现,不在其所克制的某气当旺之时令,病就轻微,若恰在其所克制的某气当旺之时令发病,则病深重。

黄帝说:好。我听说由于天地之气的化合而有万物的形体,又由于其变化多端以至万物形态差异而定有不同的名称。天地的气运,阴阳的变化,它们对于万物的生成,就其作用而言,哪个多,哪个少,可以听你讲一讲吗?

岐伯说:问得实在详细呀!天极其广阔,不可测度,地极其博大,也很难计量,像您这样伟大神灵的圣主既然发问,就请让我陈述一下其中的道理吧。草木显现五色,而五色的变化,是看也看不尽的;草木产生五味,而五味的醇美,是尝也尝不完的。由于习性与要求不同,对于美妙的五味不同的人各有所好。天用五时之气养人,地用五味饮食养育人。五时之气由鼻吸入,贮藏于心肺,其气上升,使面部五色明润,声音洪亮。五味入于口中,贮藏于肠胃,经消化吸收,五味精微内注五脏以养五脏之气,脏气和谐而保有生化机能,津液随之生成,神气也就在此基础上自然产生了。

定喘
肩中俞
肩外俞
肩井
秉风
天宗
臑俞
膈俞
魂门
脾俞
京门
三焦俞
气海俞
关元俞
膀胱俞
秩边
白环俞
会阳

人体穴位对应图之五

黄帝说:脏象是怎样的呢?

岐伯说：心，是生命的根本，为神所居之处，其荣华表现于面部，其充养的组织在血脉，为阳中的太阳，与夏气相通。肺是气的根本，为魄所居之处，其荣华表现在毫毛，其充养的组织在皮肤，是阳中的太阴，与秋气相通。肾主蛰伏，是封藏经气的根本，为精所居之处，其荣华表现在头发，其充养的组织在骨，为阴中之太阴，

寰 椎

与冬气相通。肝，是罢极之本，为魄所居之处，其荣华表现在爪甲，其充养的组织在筋，可以生养血气，其味酸，其色苍青，为阴中之少阳，与春气相通。脾、胃、大肠、小肠、三焦、膀胱，是仓廪之本，为营气所居之处，因其功能像是盛贮食物的器皿，故称为器，它们能吸收水谷精微，化生为糟粕，管理饮食五味的转化、吸收和排泄，其荣华在口唇四旁的白肉，其充养的组织在肌肉，其味甘，其色黄，属于至阴之类，与土气相通。以上十一脏功能的发挥，都取决于胆气的升发。

人迎脉大于平时一倍，病在少阳；大两倍，病在太阳；大三倍，病在阳明；大四倍以上，为阳气太过，阴无以通，是为格阳。寸口脉大于平时一倍，病在厥阴；大两倍，病在少阴；大三倍，病在太阴；大四倍以上，为阴气太过，阳无以交，是为关阴。若人迎脉与寸口脉俱大于常时四倍以上，为阴阳气俱盛，不得相荣，是为关格。关格之脉盈盛太过，标志着阴阳极亢，也就失去了天地阴阳经气的平衡，这样的生命肯定不长久。

五脏生成论篇第十

原 文

心之合脉也，其荣色也，其主肾也。肺之合皮也，其荣毛也，其主心也。肝之合筋也，其荣爪也，其主肺也。脾之合肉也，其荣唇也，其主肝也。肾之合骨也，其荣发也，其主脾也。是故多食咸，则脉凝

泣①而变色；多食苦，则皮槁而毛拔；多食辛，则筋急而爪枯；多食酸，则肉胝䐃②而唇揭；多食甘，则骨痛而发落。此五味之所伤也。故心欲苦，肺欲辛，肝欲酸，脾欲甘，肾欲咸，此五味之所合五脏之气也。五脏之气，故色见青如草兹者死，黄如枳实者死，黑如炲③者死，赤如衃④血者死，白如枯骨者死，此五色之见死也。青如翠羽者生，赤如鸡冠者生，黄如蟹腹者生，白如豕膏者生，黑如乌羽者生，此五色之见生也。生于心，如以缟裹朱；生于肺，如以缟裹红；生于肝，如以缟裹绀⑤；生于脾，如以缟裹栝楼实，生于肾，如以缟裹紫，此五脏所生之外荣也。

色味当五脏⑥，白当肺，辛，赤当心，苦，青当肝，酸，黄当脾，甘，黑当肾，咸，故白当皮，赤当脉，青当筋，黄当肉，黑当骨。

诸脉者皆属于目，诸髓者皆属于脑，诸筋者皆属于节，诸血者皆属于心，诸气者皆属于肺，此四肢⑦八谿⑧之朝夕也。故人卧，血归于肝，目受血而能视，足受血而能步，掌受血而能握，指受血而能摄。卧出而风吹之，血凝于肤者为痹，凝于脉者为泣，凝于足者为厥。此三者，血行而不得反其空，故为痹厥也。人有大谷⑨十二分，小谿⑩三百五十四名，少十二俞，此皆卫气之所留止，邪气之所客也，针石缘而去之。

诊病之始五决为纪，欲知其始，先建其母⑪，所谓五决者五脉⑫也。是以头痛巅疾，下虚上实，过在足少阴，巨阳，甚则入肾。徇蒙招尤⑬，目冥耳聋，下实上虚，过在足少阳、厥阴，甚则入肝。腹满䐜胀，支鬲胠胁⑭，下厥上冒，过在足太阴，阳明。

咳嗽上气，厥在胸中，过在手阳明，太阴。心烦头痛，病在鬲中，过在手巨阳，少阴。夫脉之小大滑涩浮沉，可以指别；五脏之象，可以类推；五脏相音，可以意识；五色微诊，可以目察。能合脉色，可以万全。赤脉之至也，喘而坚，诊曰有积气在中，时害于食，名曰心痹，得之外疾，思虑而心虚，故邪从之。白脉之至也，喘而浮，上虚下实，惊，有积气在胸中，喘而虚，名曰肺痹寒热，得之醉而使内也。青脉之至也，长而左右弹，有积气在心下支胠，名曰肝痹，得之寒湿，与疝同法，腰痛足清头痛。黄脉之至也大而虚，有积气在腹中，有厥气名曰厥疝，女子同法，得之疾使四肢，汗出当风。黑脉之至也，下坚而大，有积气在小腹与阴，名曰肾痹，得之沐浴清水而卧。

凡相五色之奇脉，面黄目青，面黄目赤，面黄目白，面黄目黑者，皆不死也。面青目赤，面赤目白，面青目黑，面黑目白，面赤目青，皆死也。

①泣：与涩同。②胝膲：音 zhī zhòu，胝是皮肤厚，膲是敛缩，胝膲是皮肤皱缩而厚的意思。③炲：音 tái，当黑色讲。④衃：音 pēi，即败血凝结后之赤黑色。⑤绀：音 gàn，即红青色，俗称天青色。⑥色味当五脏：当，作合字讲。⑦四肢：两手两足。⑧八谿：手的腋与肘和足的腘与胯叫做八谿。⑨大谷：手部的肩、肘、腕和足部的腘、膝、腕，四肢各有三处，合为十二处。⑩小谿：为骨的小关节。⑪母：指胃气说的。⑫五脉：指五脏之脉说的。⑬徇蒙招尤：徇音 xùn，目动叫徇；蒙是目半合貌，招尤是摇动不定的意思。徇蒙招尤，是描写病人患眩晕时候的形象。⑭胠胁：胠音 qū，是胁的上部。

译文

心脏与脉象结合，其荣华就体现在面部，因为肾属水，心属于火，因此心脏要受到肾脏的影响、支配。肺脏配合的是皮，它的光华表现于毫毛，制衡肺脏的是心。肝脏配合的是筋，它的光华表现于爪甲，制衡肝脏的是肺。脾脏配合的是肉，它的光华表现于口唇，制衡脾脏的是肝。与肾脏配合的是骨，它的光华表现于发，制衡肾脏的是脾。假如长期食用过咸的话，则使血脉凝塞不畅，而颜面色泽发生变化。过食苦味，则使皮肤枯槁而毫毛脱落。过食辛味，则使筋脉劲急而爪甲枯干。过食酸味，则使肌肉粗厚皱缩而口唇掀揭。过食甘味，则使骨骼疼痛而头发脱落。这是偏食五味所造成的损害。所以心欲得苦味，肺欲得辛味，肝欲得酸味，脾欲得甘味，肾欲得咸味，这是五味分别与五脏之气相合的对应关系。面色出现青如死草，枯暗无华的，为死症。出现黄如积实的，为死症；出现黑如烟灰的，为死症；出现红如凝血的，为死症；出现白如枯骨的，为死症；这是五色中表现为死症的情况。面色青如翠鸟的羽毛，主生；红如鸡冠的，主生；黄如蟹腹的，主生；白如猪脂的，主生；黑如乌鸦毛的，主生。这是五色中表现有生机而预后良好的情况。心有生机,面色就像细白的薄绢裹着朱砂;肺有生机,面色就像细白的薄绢裹着粉红色的丝绸;肝有生机,面色就像细白的薄绢裹着天青色的丝绸;脾有生机,面色就像细白的薄绢裹着栝楼之实;肾有生机,面色就像细白的薄绢裹着天紫色的丝绸。这些都是五脏的生机显露于外的荣华。

色、味与五脏相应:白色和辛味应于肺,赤色和苦味应于心,青色和酸味应于肝,黄色和甘味应于脾,黑色和咸味应于肾。因五脏外合五体,所以白色应于皮,赤色应于脉,青色应于筋,黄色应于肉,黑色应于骨。

各条脉络都属于目,而诸髓都属于脑,诸筋都属于骨节,诸血都属于心,诸气都属于肺。同时,气血的运行则朝夕来往,不离于四肢八豀的部位。所以当人睡眠时,血归藏于肝,肝得血而濡养于目,则能视物;足得血之濡养,就能行走;手掌得血之濡,就能握物;手指得血之濡养就能拿取。如果刚刚睡醒就外出受风,血液的循环就要凝滞,凝于肌肤的,发生痹症;凝于经脉的,发生气血运行的滞涩;凝于足部的,该部发生厥冷。这三种情况,都是由于气血运行不能返回组织间隙的孔穴之处,所以造成痹厥等症。全身有大谷

合谷穴

合谷穴

十二处,小豀三百五十四处,这里面减除了十二脏腑各自的腧穴数目。这些都是卫气留止的地方,也是邪气客居之所。治病时,可循着这些部位施以针石,以祛除邪气。

诊病的根本,要以五决为纲纪。想要了解疾病的关键,必先确定病变的原因。所谓五决,就是五脏之脉,以此诊病,即可决断病本的所在。比如头痛等巅顶部位的疾患,属于下虚上实的,病变在足少阴和足太阳经,病甚的,可内传于肾。头晕眼花,身体摇动,目暗耳聋,属下实上虚的,病变在足少阳和足厥阴经,病甚的,可内传于肝。腹满膜胀,支持胸膈胁肋,于下部逆气上犯的,病变在足太阴和足阳明经。咳嗽气喘,气机逆乱于胸中,病变在手阳明和手太阳经。心烦头痛,胸膈不适的,病变在手太阳和手少阴经。脉象的小、大、滑、浮、沉等,可以通过医生的手指加以鉴别;五脏功能表现于外,可以通过相类事物的比象加以推测;五脏各自的声音,可以凭意会而识别;五色的微小变化,可以用眼睛来观察。诊病时,如能将色、脉两者合在一起进行分析,就可以万无一失了。外现赤色,脉来急疾而坚实的,可诊为邪气积聚于中脘,常表现为妨害饮食,病名叫

做心痹。这种病得之于外邪的侵袭,是由于思虑过度以至心气虚弱,邪气才随之而入的。外现白色,脉来急疾而浮,这是上虚下实,故常出现惊骇,病邪积聚于胸中,迫肺而作喘,但肺气本身是虚弱的,这种病的病名叫做肺痹,它有时发寒热,常因醉后行房而诱发。青色外现,脉来长而左右搏击手指,这是病邪积聚于心下,支撑胁肋,这种病的病名叫做肝痹,多因受寒湿而得,与疝的病理相同,它的症状有腰痛、足冷、头痛等。外现黄色,而脉来虚大的,这是病邪积聚在腹中,有逆气产生,病名叫做厥疝,女子也有这种情况,多由四肢剧烈的活动,汗出当风所诱发。外现黑色,脉搏坚劲洪大,这是病邪积聚在小腹与前阴,病名叫做肾痹,多因冷水沐浴后睡卧受凉所引起。

大凡观察五色,面黄目青、面黄目赤、面黄目白、面黄目黑的皆为不死,因面带黄色,证明尚有胃气存在。如见面青目赤、面赤目白、面青目黑、面黑目白、面赤目青的,证明胃气已经衰竭,当然是死亡的症状。

五脏别论篇第十一

黄帝问曰:余闻方士①,或以脑髓为脏,或以肠胃为脏,或以为腑,敢问更相反,皆自谓是,不知其道,愿闻其说。

岐伯对曰:脑、髓、骨、脉、胆、女子胞,此六者地气之所生也,皆藏于阴而象于地,故藏而不泻,名曰奇恒之腑②。夫胃大肠小肠三焦膀胱,此五者,天气之所生也,其气象天,故泻而不藏,此受五脏浊气,名曰传化之腑,此不能久留,输泻者也。魄门③亦为五脏使,水谷不得久藏。所谓五脏者,藏精气而不泻也,故满而不能实。六腑者,传化物而不藏,故实而不能满也。所以然者,水谷入口,则胃实而肠虚;食下,则肠实而胃虚。故曰,实而不满,满而不实也。

帝曰:气口何以独为五脏主?

岐伯曰:胃者,水谷之海,六腑之大源也。五味入口,藏于胃,以养五脏气,气口亦太阴也。是以五脏六腑之气味,皆出于胃,变见于气口。故五气入鼻,藏于心肺,心肺有病,而鼻为之不利也。凡治病必察其下,适其脉,观其志意与其病也。拘于鬼神者,不可与言至德。恶于针石者,不可与言至巧。病不许治者,病必不治,治之无功矣。

①方士:懂得方术的人,在本文中是指医生。②奇恒之腑:就是异于恒常之腑。由于脑、髓、骨、脉、胆、女子胞,此六者在作用上是藏精气以濡养机体而不泄于体外的,它们的功能不同于传化之腑的转化而不藏,所以叫做奇恒之腑。③魄门:古魄与粕通用,魄门就是肛门。

译文

黄帝问道:我听说在医药界的人士当中,对脏腑的观点也不尽相同。有人以脑髓为脏,有人以肠胃为脏,也有的把这些都称为腑,如果向他们提出相反的意见,却又都坚持自己的看法,不知哪种理论是对的,希望你谈一谈这个问题。

岐伯回答说:脑、髓、骨、脉、胆、女子胞,这六种是秉承地气而生的,都能贮藏阴质,就像大地包藏万物一样,所以它们的作用是藏而不泻,叫做奇恒之腑。胃、大肠、小肠、三焦、膀胱,这五者是秉承天气所生的,它们的作用,像天一样健运周转,所以是泻而不藏的,它们受纳五脏的浊气,所以称为传化之腑。这是因为浊气不能久停其间,而必须及时转输和

人体背部穴位图

排泄的缘故。此外,肛门也为五脏输泻浊气,这样,水谷的糟粕就不会久留于体

内了。所谓五脏，它的功能是贮藏精气而不向外发泄的，所以它经常地保持精神饱满，而不是一时地得到充实。六腑，它的功能是将水谷加以传化，而不是加以贮藏，所以它有时显得充实，但却不能永远保持盛满。所以出现这种情况，是因为水谷入口下行，胃充实了，但肠中还是空虚的，食物再下行，肠充实了，而胃中就空虚了，这样依次传递。所以说六腑是一时的充实，而不是持续的盛满，五脏则是持续盛满而不是一时的充实。

黄帝问道：按照道理，十二经脉的脉动部位是不少的，可是为什么只有从气口脉才能够看清五脏的病变呢？

岐伯说：通常说胃是水谷之海，它装着人的饮食，为六腑的泉源，饮食五味入口，留在胃中，经足太阴脾的运化输转，而能充养五脏之气。脾为太阴经，主输布津液，气口为手太阴肺经过之处，也属太阴经脉，主朝百脉，所以五脏六腑的水谷精微，都出自胃，反映于气口。而五气入鼻，藏留于心肺，所以心肺有了病变，则鼻为之不利。凡治病并观察其上下的变化，审视其脉候的虚实，查看其情志精神的状态以及痴情的表现。对那些信守鬼神迷信观念的人，是不能与其谈论至深的医学理论的，对那些讨厌针石治疗的人，也不可能和他们讲什么医疗技巧。同样那些有了病却不愿意治疗的人，其病也是无法治疗的，就是去治疗的话，也未必会有奇迹出现。

异法方宜论篇第十二

黄帝问曰：医之治病也，一病而治各不同，皆愈何也？

岐伯对曰：地势使然也。故东方之域，天地之所始生也，鱼盐之地，海滨傍水，其民食鱼而嗜咸，皆安其处，美其食，鱼者使人热中，盐者胜血①，故其民皆黑色疏理，其病皆为痈疡，其治宜砭石，故砭石②者，亦从东方来。

西方者，金玉之域，沙石之处，天地之所收引也，其民陵居③而多风,水土刚强,其民不衣而褐荐④,其民华食而脂肥,故邪不能伤其形体,其病生于内,其治宜毒药,故毒药者,亦从西方来。

北方者,天地所闭藏之域也,其地高陵居,风寒冰冽,其民乐野处而乳食,脏寒生满病,其治宜灸焫⑤,故灸焫者,亦从北方来。

南方者,天地所长养,阳之所盛处也,其地下,水土弱,雾露之所聚也,其民嗜酸而食胕⑥,故其民皆致理而赤色,其病挛痹,其治宜微针,故九针者⑦,亦从南方来。

中央者,其地平以湿,天地所以生万物也众,其民食杂而不劳,故其病多痿厥寒热,其治宜导引按跷,故导引按跷者,亦从中央出也。

故圣人杂合以治,各得其所宜,故治所以异而病皆愈者,得病之情,知治之大体也。

注释

①盐者胜血:这是说盐之味咸,咸为肾味,多食咸就能益肾水而制心火,心主血脉,所以说盐能胜血。②砭石:古人用以刺病的一种石类医疗器械,其作用相当于现在针灸疗法中的刺法。③陵居:依山陵而居,可能就是现在我国西北一带居民所住的窑洞。④褐荐:褐是毛布,荐是草席。⑤灸焫:焫音 ruò,灸焫是以艾灼烧皮肤治病,就是现在的灸法。⑥食胕:胕音 fǔ,食胕,就是经过人工制成的糜烂的鱼肉类食物。⑦微针、九针:微针就是现在针灸疗法中所使用的毫针。九针,是针刺疗法所常备的九种针。

译文

黄帝问道:对于同样的一种病,不同的医生有不同的治疗方法,采取各种不同的治疗措施,但结果都能痊愈,这是什么道理?

岐伯回答说:这是因为地理形式不同,而治法各有所宜的缘故。例如东方得天地始生之气,气候温和,是出产鱼和盐的地方。由于地处海滨而接近于水,所以该地方的人们多吃鱼类而喜欢咸味,他们安居在这个地方,以鱼盐为美食。但由于多吃鱼类,鱼性属火会使人热积于中,过多地吃盐,因为咸能走血,又会耗伤血液,所以该地的人们,大都皮肤色黑,肌理疏松,该地多发痈疡之类的疾病。对其治疗,大都宜用砭石刺法。因此,砭石的治病方法,也是从东方传来的。

西方地区,是多山旷野,盛产金玉,遍地沙石,这里的自然环境,像秋令之气,有一种收敛引急的现象。该地的人们,依山陵而住,其地多风,水土的性质又属刚强,而他们的生活,不甚考究衣服,穿毛巾,睡草席,但饮食都是鲜美酥酪骨肉之类,因此体肥,外邪不容易侵犯他们的形体,他们发病,大都属于内伤类疾病。对其治疗,宜用药物。所以药物疗法,是从西方传来的。

筋膜鞘

北方地区,自然气候如同冬天的闭藏气象,地形较高。人们依山陵而居住,经常处在风寒冰冽的环境中。该地的人们,喜好游牧生活,四野临时住宿,吃的是牛羊乳汁,因此内脏受寒,易生胀满的疾病。对其治疗,宜用艾火灸灼。所以艾火灸灼的治疗方法,是从北方传来的。

南方是天地长养之气产生的地区,也是阳气最盛的所在。那里地势低下,水土薄弱,因此雾露经常聚集。该地的人们,喜欢吃酸类和腐熟的食品,其皮肤腠理致密而带红色,易发生筋脉拘急、麻木不仁等疾病。对其治疗,宜用微针针刺。所以九针的治病方法,是从南方传来的。

中央之地,地形平坦而多潮湿,物产丰富,所以人们的食物种类很多,生活比较安逸,这里发生的疾病,多是痿弱、厥逆、寒热等病,这些病的治疗,宜用导引按跷的方法。所以导引按跷的治法,是从中央地区推广出去的。

从以上情况来看,一个高明的医生,是能够将这许多治病方法综合起来,根据具体情况,随机应变,灵活运用,使患者得到适宜治疗。所以治法尽管各有不同,而结果是疾病都能痊愈。这是由于医生能够了解病情,并掌握了治疗大法的缘故。

移精变气论篇第十三

原文

黄帝问曰：余闻古之治病，惟其移精变气，可祝由①而已。今世治病，毒药治其内，针石治其外，或愈或不愈，何也？

岐伯对曰：往古人居禽兽之间，动作以避寒，阴居以避暑，内无眷慕之累，外无伸宦②之形，此恬憺之世，邪不能深入也。故毒药不能治其内，针石不能治其外，故可移精变气，祝由而已。当今之世不然，忧患缘其内，苦形伤其外，又失四时之从，逆寒暑之宜，贼风数至，虚邪朝夕，内至五脏骨髓，外伤空窍肌肤，所以小病必甚，大病必死，故祝由不能已也。

帝曰：善。余欲临病人，观死生，决嫌疑，欲知其要，如日月光，可得闻乎？

岐伯曰：色脉者，上帝之所贵也，先师之所传也。上古使僦贷季③，理色脉而通神明，合之金木水火土四时八风六合，不离其常，变化相移，以观其妙，以知其要，欲知其要，则色脉是矣。色以应日，脉以应月，常求其要，则其要也。夫色之变化，以应四时之脉，此上帝之所贵，以合于神明也，所以远死而近生。生道以长，命曰圣王。

中古之治病，至而治之，汤液十日，以去八风五痹④之病，十日不已，治以草苏草荄⑤之枝，本末为助，标本已得，邪气乃服。暮世之治病也，则不然，治不本四时，不知日月，不审逆从，病形已成，乃欲微针治其外，汤液⑥治其内，粗工凶凶，以为可攻，故病未已，新病复起。

帝曰：愿闻要道。

岐伯曰：治之要极，无失色脉，用之不惑，治之大则。逆从倒行，标本不得，亡神失国。去故就新，乃得真人。

帝曰：余闻其要于夫子矣，夫子言不离色脉，此余之所知也。

岐伯曰：治之极于一。

帝曰：何谓一？

岐伯曰：一者因问而得之。

帝曰：奈何？

岐伯曰：闭户塞牖，系之病者，数问其情，以从其意，得神者昌，失神者亡。

帝曰：善。

注释

①祝由：对神祷告。这是古人治病的一种方法。②伸宦：追求利禄的意思。③僦贷季：僦音jiù，古人名。④五痹：五脏之痹。⑤草苏、草荄：草苏即草茎，草荄即草根。⑥汤液：清酒之类。

译文

黄帝问道：我听说古时治病，只要对病人移易精神并改变气的运行，用一种"祝由"的方法，病就可以好了。现在医病，要用药物治其内，针石治其外，疾病还是有好、有不好，这是什么缘故呢？

岐伯回答说：古时候的人们，生活简单，巢穴居处，在禽兽之间追逐生存，寒冷到了，利用活动以除寒冷，暑热来了，就到阴凉的地方避免暑气，在内没有眷恋羡慕的情志牵挂，在外没有奔走求官的劳累形役，处在一个安静淡薄、不谋势利、精神内守的意境里，邪气是不可能深入侵犯的。所以既不需要药物治其内，也不需要针石治其外。即使有疾病发生，亦只要对病人移易精神，改变气的运行，用一种祝由的方法，病就可以好了。现在内则为忧患所牵累，外则为劳苦所形役，又不能顺从四时气候的变化，常常遭受到"虚邪贼风"的侵袭，正气先馁，外邪乘虚而入袭之，内犯五脏骨髓，外伤孔窍肌肤，这样轻病必重，重病必死，所以用祝由的方法就不能医好疾病了。

黄帝道：很好！我想在为病人治病时，能察出病人的死生，明辨疾病的疑似，如果掌握了这个要领，心中就像有日月照耀一样明朗，你能把这种诊法说给我听吗？

岐伯曰：在诊法上，色和脉的诊察方法是上帝所珍重，先师所传授的。上古有位名医叫僦贷季，他研究色和脉的道理，通达神明，能够联系到金木水火土以及四时、八风、六合，从正常的规律和异常的变化来综合分析，观察它的变化奥妙，从而知道其中的要领。我们如果要能懂得这些要领，就只有研究色脉。气色像太阳而有阴晴，脉息像月亮而有盈亏，从色脉中得其要领，正是诊病的关键。而气色的变化，与四时的脉象是相应的，这是上古帝王所十分珍重的，若能明白原理，心领神会，便可运用无穷。所以若能从这些观察中间掌握情况，知道去回避死亡而达到生命的安全，要能够做到这样就可以长寿，而人们亦将称奉你为"圣王"了。

中古时候的医生治病，多在疾病一发生就能及时治疗，先用汤液十天，以祛除"八风""五痹"的病邪。如果十天不愈，再用草药治疗。医生还能掌握病情，处理得当，所以邪气就被征服，疾病也就痊愈。至于后世的医生治病，就不是这样了，治病不能根据四时的变化，不知道阴阳色脉的关系，也不能够辨别病情的顺逆，等到疾病已经形成了，才想用微针治其外，汤液治其内。医术浅薄、工作粗枝大叶的医生，还认为可以用攻法，不知病已形成，非攻可愈，以致原来的疾病没有痊愈，又因为治疗的错误产生了新的疾病。

黄帝道：我愿听听有关临证方面的重要道理。

岐伯说：诊治疾病极重要的关键在于不要搞错色脉，能够运用色脉而没有丝毫疑惑，这是诊断疾病的最大原则。假使色脉的诊法未能掌握，则对病情的顺逆无从理解，而处理亦将有倒行逆施的危险。医生的认识与病情不能取得一致，这样去治病，会损害病人的精神，若用以治国，是要使国家灭亡的！因此暮世的医生，赶快去掉旧习的简陋知识，对崭新的色脉学问要钻研，努力进取，是可以达到上古真人的地步的。

黄帝道：我已听到你讲的这些重要道理，你说的主要精神是不离色脉，这是我已知道的。

岐伯说：诊治疾病的关键问题还有一个。

黄帝道：是一个什么关键？

岐伯说：一个关键就是从与病人接触中问得病情。

黄帝道：怎样问法？

岐伯说：选择一个安静的环境，关好门窗，与病人取得密切联系，耐心细致地询问病情，务使病人毫无顾虑，尽情倾诉，从而得知其中的真情，并观察病人的神色。有神气的，预后良好；没有神气的，预后不良。

黄帝说：讲得很好。

黄帝内经

汤液醪醴论篇第十四

 原文

黄帝问曰:为五谷汤液及醪醴①,奈何?

岐伯对曰:必以稻米,炊之稻薪,稻米者完,稻薪者坚。

帝曰:何以然?

岐伯曰:此得天地之和,高下之宜,故能至完,伐取得时,故能至坚也。

帝曰:上古圣人作汤液醪醴,为而不用,何也?

岐伯曰:自古圣人之作汤液醪醴者,以为备耳,夫上古作汤液,故为而弗服也。中古之世,道德稍衰,邪气时至,服之万全。

帝曰:今之世不必已,何也。

岐伯曰:当今之世,必齐毒药攻其中,镵石②针艾治其外也。

帝曰:形弊血尽而功不立者何?

岐伯曰:神不使也。

帝曰:何谓神不使?

岐伯曰:针石道也。精神不进,志意不治,故病不可愈。今精坏神去,荣卫不可复收。何者?嗜欲无穷,而忧患不止,精气弛坏,荣泣卫除,故神去之而病不愈也。

帝曰:夫病之始生也,极微极精,必先入结于皮肤。今良工皆称曰病成,名曰逆,则针石不能治,良药不能及也。今良工皆得其法,守其数,亲戚兄弟远近音声日闻于耳,五色日见于目,而病不愈者,亦何暇不早乎。

岐伯曰:病为本,工为标,标本不得,邪气不服,此之谓也。

帝曰:其有不从毫毛而生,五脏阳以竭也,津液充郭,其魄③独居,孤精④于内,气耗于外,形不可与衣相保,此四极⑤急而动中,是气拒于内,而形施于外,治之奈何?

岐伯曰:平治于权衡,去宛陈莝⑥,微动四极,温衣缪刺其处,以复其形。开鬼门,洁净府⑦,精以时服,五阳已布,疏涤五脏,故精自生,形自盛,骨肉相保,巨气乃平。

帝曰:善。

①醪醴:醪音 láo,浊酒叫醪,浊酒味甘谓之醴。②镵石:就是尖锐的石针。③魄:在本篇是指阴气说的。④孤精:有阴无阳叫做孤精。⑤四极:指四肢说的。⑥去宛陈莝:宛与苑通用,音 yù,莝音 cuò。宛当积讲,陈当久讲,莝当斩讲。去宛陈莝,就是排除郁积的腐败物质的意思。⑦鬼门,净府:鬼门就是汗孔,净府就是膀胱。

译文

黄帝问道:怎样用五谷来制作清酒、醪酒及醴酒这些用于治病的酒类呢?

岐伯回答说:必须要用稻米做原料,以稻秆作燃料来制作,品质才会最好。因为稻米之气完备,稻秆又很坚劲。

黄帝问道:何以见得?

岐伯说:稻禀天地之和气,生长于高下适宜的地方,所以得气最完备;收割在秋时,故其秆坚实。

黄帝道:上古时代有学问的医生,制成清酒与醪酒、醴酒,虽然制好,却备在那里不用,这是什么道理?

岐伯说:古代有学问的医生,他做好的清酒与醪酒、醴酒,是以备万一的,因为上古太和之世,人们身心康泰,很少有疾病,所以虽制成了清酒与醪酒、醴酒,还是放在那里不用的。到了中古时代,养生之道稍衰,人们的身心比较虚弱,因此外界邪气时常能够乘虚伤人,但只要服些清酒与醪酒、醴酒,病就可以好了。

黄帝道:现在的人,虽然服了清酒与醪酒、醴酒,而病不一定好,这是什么缘故呢?

岐伯说:现在的人和中古时代又不同了,一有疾病,必定要用药物内服,砭石、针灸外治，其病才能痊愈。

黄帝道：病情发展到形体弊坏、气血竭尽的地步，治疗就没有办法见效，这里有什么道理？

岐伯说：这是因为病人的神气，已经不能发挥应有作用的关系。

黄帝道：神气不能发挥应有的作用是怎样的情况呢？

岐伯说：针石治病，这不过是一种方法而已。现在病人的神气已经散越，意志已经散乱，纵然有好的方法，神气不起应有的作用，而病不能好。况且病人的严重情况，是已经达到精神败坏，神气离去，荣卫不可以再恢复的地步了。为什么病情会发展到这样的地步呢？由于不懂得养生之道，嗜好欲望没有穷尽，忧愁患难又没有止境，以至于一个人的经气败坏，荣血枯涩，卫气作用消失，所以神气失去应有的作用，对治疗上的方法失却反应，当然他的病就不会好。

黄帝道：凡病初起，固然是精微难测，但大致情况，是必先侵袭于皮肤，所谓表症。现在经过医生一看，都说是病已经成，而且发展和预后很不好，用针石不能治愈，吃汤药亦无法奏效了。要是高明的医生都懂得治病的道理，能够运用他们的医术，与病人像亲戚兄弟一样亲近，声音的变化每日都能听到，五色的变化每日都能看到，然而病却医不好，这是不是治疗得不够早呢？

岐伯说：这是因为病人为本，医生为标，病人与医生不能很好合作，病邪就不能制服，道理就在这里。

黄帝道：有的病不是从外表毫毛而生的，是由于五脏的阳气衰竭，以致水气充满于皮肤，而阴气独盛，阴气独居于内，则阳气更耗于外，形体浮肿，不能穿原来的衣服，四肢肿急而影响到内脏，这是阴气格拒于内，而水气弛张于外，对这种病采取怎样的治疗方法呢？

岐伯说：要平复水气，当根据病情，衡量轻重，驱除体内的积水，并叫病人四肢做些轻微运动，令阳气渐次宣行，穿衣服温暖一些，助其肌表之阳，而阴凝易散。用缪刺方法，针刺肿处，去水以恢复原来的形态。用发汗和利小便的方法，开汗孔，泻膀胱，使阴精归于平复，五脏阳气输布，以疏通五脏的郁积。这样，经气自会生成，形体也强盛，骨骼与肌肉保持着常态，正气也就恢复正常了。

黄帝道：讲得很好。

玉版论要篇第十五

黄帝问曰:余闻揆度奇恒,所指不同,用之奈何?

岐伯对曰:揆度者,度病之浅深也。奇恒者,言奇病也。请言道之至数①,五色脉变,揆度奇恒,道在于一。神转不回②,回则不转,乃失其机,至数之要,迫近以微,著之玉版③,命曰合玉机④。

容色见上下左右,各在其要。其色见浅者,汤液主治,十日已。其见深者,必齐主治⑤,二十一日已。其见大深者,醪酒主治,百日已。色夭面脱不治,百日尽已。脉短气绝死,病温虚甚死。色见上下左右,各在其要。上为逆,下为从。女子右为逆,左为从;男子左为逆,右为从。易⑥,重阳死,重阴死。阴阳反他,治在权衡相夺,奇恒事也,揆度事也。

搏脉痹躄⑦,寒热之交。脉孤为消气,虚泄为夺血。孤为逆,虚为从。行奇恒之法,以太阴始。行所不胜曰逆,逆则死;行所胜曰从,从则活。八风四时之胜,终而复始,逆行一过,不复可数,论要毕矣。

①道之至数:就是主要道理的意思。在本篇说的是生理病理的主要道理。
②神转不回:神,指人体生理机能而言。回,是逆行或邪僻的意思。神转不回,就是说人的生理机能应当在正常状态下不停地发挥作用,不应当发生变化和障碍。③玉版:古时帝王,把好的政策写在竹板上以纪其事,就叫玉版。本篇用以表示重视的意思。④玉机:就是璇玑玉衡,是古时测量天文的一种仪器。因为玉机能测知天文,以喻就本篇文字也可以测知人体的病理,所以说它是"合玉

机"。⑤必齐主治:就是用药物治疗的意思。汤液醪醴论说"必齐毒药攻其中"即此意。⑥易:当变换讲。⑦痹躄:躄音 bì,两足不能行也。臂不用为痹,足不用为躄。

译 文

黄帝问道:我听说揆度、奇恒所指的内容各不相同,应当怎样运用呢?

岐伯回答说:揆度是权衡和度量疾病的深浅的。奇恒是说明异常疾病的。请允许我谈谈其中最重要的道理,五色、脉变、揆度虽然所指不同,但道理只有一个,就是观察色脉之间有无神气。人体神机的运转是不回折的,若回折就不能运转,人也就失去了生生之机!这个道理是极其重要的,色脉的诊察虽然浅近,而微妙之处却在于察神机。把它记录在玉版上,以便与《玉机真脏论》参考应用。

面色的变化,表现在上下左右不同的部位,应分别审察其主病的要领。若病色浅的,说明病情尚轻,可用五谷汤液调治,十天可以治愈;若病色深的,说明病情较重,须用药剂治疗,二十一天可以治愈;若病色过深的,说明病情更重,必须用药酒治疗,一百天才能治愈;若面色枯槁不泽、颜面瘦削,为不治之症,到一百天就要死亡。若脉象短促而阳气虚脱的,是死证。温热病而正气极虚的,也是死证。病色表现在面部上下左右不同的部位,应分别审察其主病的要领。病色上移为逆,下移为顺;女子病色在右侧的为逆,在左侧的为顺;男子病色在左侧的为逆,在右侧的为顺。如果病色变更,变顺为逆,在男子则为重阳,是死证,在女子则为重阴,也是死证。若阴阳相反,应尽快权衡病情的轻重,采取适当的治疗措施,使阴阳趋于平衡,这就是奇恒、揆度的目的。

脉象强劲搏指有力,肢体疼痛沉重,或痿软不能行走,这是寒热之邪侵犯人体、邪气亢盛所致。脉孤而无胃气说明阳气内损;脉见虚弱而又兼泄利,为阴血损伤。凡脉见孤绝为逆,脉见虚弱为顺。运用奇恒的方法,从手太阴肺经寸口脉来研究,出现"所不胜"的脉象叫做逆,预后多不良;出现"所胜"的脉象叫做从,预后良好。自然界八风、四时之间的相互胜复,是循环无端、终而复始的,一旦失常,就不能用常理来推断了。至此,则揆度、奇恒的要点都论述完毕了。

诊要经终论篇第十六

黄帝问曰：诊要何如？

岐伯对曰：正月二月，天气始方，地气始发，人气在肝。三月四月，天气正方，地气定发，人气在脾。五月六月，天气盛，地气高，人气在头。七月八月，阴气始杀，人气在肺。九月十月，阴气始冰，地气始闭，人气在心。十一月十二月，冰复①，地气合，人气在肾。

故春刺散俞②，及与分理③，血出而止，甚者传气，间者环也。夏刺络俞④，见血而止，尽气闭环，痛病必下。秋刺皮肤，循理，上下同法，神变而止。冬刺俞窍于分理，甚者直下，间⑤者散下⑥。春夏秋冬，各有所刺，法其所在。

盲肠与阑尾

春刺夏分，脉乱气微，入淫骨髓，病不能愈，令人不嗜食，又且少气。春刺秋分，筋挛逆气，环为咳嗽，病不愈，令人时惊，又且哭。春刺冬分，邪气著脏，令人胀，病不愈，又且欲言语。

夏刺春分，病不愈，令人解堕⑦，夏刺秋分，病不愈，令人心中欲无言，惕惕⑧如人将捕之。夏刺冬分，病不愈，令人少气，时欲怒。

秋刺春分，病不已，令人惕然，欲有所为，起而忘之。秋刺夏分，病不已，令人益嗜卧，又且善梦。秋刺冬分，病不已，令人洒洒⑨时寒。

冬刺春分，病不已，令人欲卧不能眠，眠而有见。冬刺夏分，病不愈,气上,发为诸痹。冬刺秋分,病不已,令人善渴。

凡刺胸腹者,必避五脏。中心者,环死;中脾者,五日死;中肾者,七日死;中肺者,五日死;中鬲者,皆为伤中,其病虽愈,不过一岁必死。刺避五脏者,知逆从也。所谓从者,鬲与脾肾之处,不知者反之。刺胸腹者,必以布憿著⑩之,乃从单布上刺,刺之不愈,复刺。刺针必肃,刺肿摇针,经刺勿摇,此刺之道也。

帝曰:愿闻十二经脉之终,奈何?

岐伯曰:太阳之脉,其终也,戴眼⑪反折,瘛疭⑫,其色白,绝汗乃出,出则死矣。少阳终者,耳聋,百节皆纵,目睘⑬绝系,绝系一日半死,其死也,色先青白,乃死矣。阳明终者,口目动作,善惊妄言,色黄,其上下经盛,不仁,则终矣。少阴终者,面黑齿长而垢,腹胀闭,上下不通而终矣。太阴终者,腹胀闭不得息,善噫善呕,呕则逆,逆则面赤,不逆则上下不通,不通则面黑,皮毛焦而终矣。厥阴终者,中热嗌干,善溺心烦,甚则舌卷卵上缩而终矣。此十二经之所败也。

注释

①冰复:复,重复,言冰而复冰,形容很冷的意思。②散俞:各经分散的孔穴。③分理:指分肉和腠理而言。分肉,皮内近骨之肉与骨相分处,在肌肉的内层。腠理,皮肤内层的纹理。分肉与腠理互相贯通,故曰分理。分理外可达于皮肤,内可入于筋骨。春刺取分理,是结合时令使气外达于皮肤,冬刺取分理,也是结合时令使气内至筋骨。所以春冬都可刺分理。④络俞:属于络脉的孔穴。⑤间:当病轻讲。⑥散下:扎针时以手按之散其卫气,而后下针,以免伤其卫气。⑦解堕:同懈惰。⑧惕惕:恐惧貌。⑨洒洒:恶寒貌。⑩憿著:清·于鬯:"'憿',当读为缴(即通'缴'),有'缠'义。'憿著',谓以布缴着于胸腹也。作'憿'者,借字。"⑪戴眼:目睛上窜,不能转动的现象。⑫瘛疭:音 chì zòng,牵引拘急的意思。⑬目睘:睘音 qióng,直视如惊的现象。

译文

黄帝问：什么是诊治疾病的要点？

岐伯答：要点在于掌握天地自然之气的变化规律及其与人体脏腑经脉之气的相应关系。如正月和二月，天气开始有一种升华的气象，地气也开始萌动，人体中的肝脏之气与它相应；三月和四月，天气虽旺而尚未盛极，地气也正在上升，人体中的脾脏之气与它相应；五月和六月，正是夏暑季节，天之阳气旺盛，地上的火热之气上升，人体的头脑之气与它相应；七月和八月，这时阳气开始下降，阴气开始上升，天地之气清凉敛降，人体中的肺脏之气与它相应；九月和十月，阴气渐盛而凝聚，地气开始闭藏，阳气藏于里，人体中的心脏之气与它相应；十一月和十二月，阴气盛极，阳气密藏，冰封大地，人体中的肾脏之气与它相应。

因为人体的五脏之气和天地的阴阳之气的升降相应，所以在春天应该针刺经脉散腧穴，深度要达到分肉腠理的部位，见血就止针，假如病情比较严重，留针的时间要长一些，等到经气传布以后再出针，病情较轻的也可以留针，但时间要短，等经气循行一周后即可出针。在夏天，应当针刺孙络的腧穴，见血就止针，泻尽邪气后，用手指按闭针孔，等经气循环一周后，病痛即可消除。在秋天，应当针刺皮肤，顺着肌肤的纹理针刺，不论针刺上部还是下部，都用此法，针刺时要观察病人的神色，直到有所转变后即可停止。在冬天，应当针刺位于肌腠深处的腧穴，如果病情较重，应当将针直着深深刺入腧穴，病情较轻的可以向上下左右不同方向针刺，而且进针要缓慢。春夏秋冬，各有所宜的刺法，须根据气之所在而确定刺的部位。

如果春天刺了夏天的部位，伤了心气，可使脉乱而气微弱，邪气反而深入，浸淫于骨髓之间的病就很难治愈，心火微弱，火不生土，使人不思饮食，正气不足；春天刺了秋天的部位，伤了肺气，春病在肝，发为痉挛，邪气因误刺而环周于肺，则又发为咳嗽，病不能愈，肝气伤，将使人时常惊骇，肺气伤，且又使人欲哭；春天刺了冬天的部位，伤了肾气，以致邪气深着于内脏，使人胀满，其病不但不愈，肝气日伤，而且使人多欲言语。

夏天刺了春天的部位，伤了肝气，病不能愈，反而使人精力倦怠；夏天刺了秋天的部位，伤了肺气，病不能愈，反而使人肺气伤而声不出，心中不欲言，肺金受伤，肾失其母，故虚而自恐，惕惕然好像被逮捕的样子；夏天刺了冬天的部位，伤了肾气，病不能愈，反而使精不化气而少气，水不涵木而时常要发怒。

秋天刺了春天的部位，伤了肝气，病不能愈，反而使人血气上逆，惕然不宁，且又善忘;秋天刺了夏天的部位,伤了心气,病不能愈,心气伤,火不生土,反而使人嗜卧,心不藏神,而且多梦;秋天刺了冬天的部位,伤了肾气,病不能愈,反而使人肾不闭藏,血气内散,时时发冷。

冬天刺了春天的部位,伤了肝气,病不能愈,肝气少,魂不藏,使人困倦而又不得安眠,即便得眠,睡中如见怪异等物;冬天刺了夏天的部位,伤了心气,病不能愈,反使人脉气发泄,而邪气闭痹于脉,发为诸痹;冬天刺了秋天的部位,伤了肺气,病不能愈,化源受伤,反而使人常常感到口渴。

凡于胸腹之间用针刺,必须注意避免刺伤了五脏。假如中伤了心脏,经气环身一周便死;假如中伤了脾脏,五日便死;假如中伤了肾脏,七日便死;假如中伤了肺脏,五日便死;假如中伤隔膜的,皆为伤中,当时病虽然似乎好些,但不过一年其人必死。刺胸腹注意避免中伤五脏,主要是要知道下针的逆从。所谓从,就是要明白膈和脾肾等处,应该避开;如不知其部位不能避开,就会刺伤五脏,那就是逆了。凡刺胸腹部位,应先用布巾覆盖其处,然后从单布上进刺。如果刺之不愈,可以再刺,这样就不会把五脏刺伤了。在用针刺治病的时候,必须注意安静严肃,以候其气;如刺脓肿的病,可以用摇针手法以出脓血;如刺经脉的病,就不要摇针。这是刺法的一般规矩。

黄帝问:请告诉我十二经气绝时的情形是什么样子?

岐伯答:太阳经脉之气败绝时,患者便会出现两目上视,眼睛不能转动,角弓反疾,手足抽搐,面色苍白等症状。如果汗出如油,叫绝汗,这种绝汗一出,人很快就会死亡;少阳经脉之气败绝时,患者就会出现耳聋,全身骨节松懈无力,两眼直视的症状,如同突然受惊那样,这是因为眼与脑相连的"目系"败坏了。目系败坏后一天半,人就会死亡。当患者面色出现青白色,这就是快要死了;阳明经脉之气败绝的时候,患者就会发生眼颤动的现象,容易惊恐,胡言乱语,面色发黄,上部的"人迎"脉和下部的"趺阳"脉的脉象,都躁疾盛大而不和缓。当发展到肌肉麻木不仁的时候,人很快就要死亡了;少阴经脉之气败绝的时候,患者就会出现面色发黑,牙齿松动好像变长了似的,并且齿上积满污垢,腹部胀满等症状,假如再出现大小便闭塞不通,就要死亡了;太阴经脉之气败绝的时候,患者就会腹部胀满,大便秘结,呼吸困难,并且不断嗳气,时常呕吐,呕吐就会使气上逆,气上逆就引起面色发红。假若气不上过,而人体的上下之气又阻膈不通,就会出现面色发黑的现象,当发展到皮肤毫毛干枯的时候,人就会死亡了;厥阴经脉之气绝的时候,患者就会感到胸中发热,咽喉干燥,小便频数,心烦,病重时甚至还会出现舌体卷曲,睾丸上缩的情况,那样就要死亡了。这些都是十二经脉之气败绝时呈现出来的症状。

脉要精微论篇第十七

黄帝问曰:诊法何如?

岐伯对曰:诊法常以平旦,阴气未动,阳气未散,饮食未进,经脉未盛,络脉调匀,气血未乱,故乃可诊有过之脉。切脉动静而视精明①,察五色,观五脏有余不足,六腑强弱,形之盛衰,以此参伍,决死生之分。

夫脉者,血之府也,长则气治,短则气病,数则烦心,大则病进,上盛则气高,下盛则气胀,代则气衰,细则气少,涩则心痛,浑浑②革③至如涌泉,病进而危弊,绵绵④其去如弦绝,死。

夫精明五色者,气之华也。赤欲如白裹朱,不欲如赭;白欲如鹅羽,不欲如盐;青欲如苍璧之泽,不欲如蓝;黄欲如罗裹雄黄,不欲如黄土;黑欲如重漆色,不欲如地苍。五色精微象见矣,其寿不久也。夫精明者,所以视万物,别白黑,审短长。以长为短,以白为黑,如是则精衰矣。

五脏者,中之守也,中盛藏满,气胜伤恐⑤者,声如从室中言,是中气之湿也。言而微,终日乃复言者,此夺气也。衣被不敛,言语善恶,不避亲疏者,此神明之乱也。仓廪不藏⑥者,是门户不要⑦也。水泉不

神经系统

神经系统图标注:
尾状核
终纹
松果体
内侧膝状体
滑车神经
正中沟
界沟
舌下神经三角
迷走神经三角
薄束结节

内囊
背侧丘脑
第三脑室
上丘
下丘
小脑上脚
蓝斑
面神经丘
髓纹
小脑下脚
楔束结节
后正中沟

国学经典

黄帝内经

止者,是膀胱不藏也。得守者生,失守者死。夫五府者,身之强也,头者精明之府,头倾视深⑧,精神将夺矣。背者胸中之府⑨,背曲肩随⑩,府将坏矣。腰者肾之府,转摇不能,肾将惫矣。膝者筋之府,屈伸不能,行则偻附⑪,筋将惫矣。骨者髓之府,不能久立,行则振掉,骨将惫矣。得强则生,失⑫强则死。

岐伯曰:反四时者,有余为精,不足为消。应太过,不足为精;应不足,有余为消。阴阳不相应,病名曰关格。

帝曰:脉其四时动奈何? 知病之所在奈何? 知病之所变奈何? 知病乍在内奈何? 知病乍在外奈何? 请问此五者,可得闻乎?

岐伯曰:请言其与天运转也。万物之外,六合之内,天地之变,阴阳之应,彼春之暖,为夏之暑,彼秋之忿,为冬之怒,四变之动,脉与之上下,以春应中规,夏应中矩,秋应中衡,冬应中权。是故冬至四十五日,阳气微上,阴气微下;夏至四十五日,阴气微上,阳气微下。阴阳有时,与脉为期,期而相失,知脉所分⑬,分之有期,故知死时。微妙在脉,不可不察,察之有纪,从阴阳始,始之有经,从五行生,生之有度,四时为宜,补泻勿失,与天地如一,得一之情⑭,以知死生。是故声合五音,色合五行,脉合阴阳。

是知阴盛则梦涉大水恐惧,阳盛则梦大火燔灼,阴阳俱盛则梦相杀毁伤;上盛则梦飞,下盛则梦堕;甚饱则梦予,甚饥则梦取;肝气盛则梦怒,肺气盛则梦哭;短虫多则梦聚众,长虫多则梦相击毁伤。是故持脉有道,虚静为保。春日浮,如鱼之游在波;夏日在肤,泛泛乎⑮万物有余;秋日下肤,蛰虫将去;冬日在骨,蛰虫周密,君子居室。故曰:知内者按而纪之,知外者终而始之。此六者,持脉之大法。

心脉搏坚而长,当病舌卷不能言;其耎而散者,当消环⑯自已。肺脉搏坚而长,当病唾血;其耎而散者,当病灌汗,至今不复散发也。肝脉搏坚而长,色不青,当病坠若搏,因血在胁下,令人喘逆;其耎而散色泽者,当病溢饮,溢饮者渴暴多饮,而易入肌皮肠胃之外也。胃脉搏坚而长,其色赤,当病折髀⑰;其耎而散者,当病食痹⑱。脾脉搏坚而长,其色黄,当病少气;其耎而散色不泽者,当病足胻⑲肿,若水状也。肾脉搏坚而长,其色黄而赤者,当病折腰;其耎而散者,当病少血,至令不复也。

帝曰：诊得心脉而急，此为何病，病形何如？

岐伯曰：病名心疝，少腹当有形也。

帝曰：何以言之。

岐伯曰：心为牡脏[20]，小肠为之使，故曰少腹当有形也。

帝曰：诊得胃脉，病形何如？

岐伯曰：胃脉实则胀，虚则泄。

帝曰：病成而变何谓？

岐伯曰：风成为寒热，瘅成为消中，厥成为巅疾，久风为飧泄，脉风成为疠[21]，病之变化，不可胜数。

帝曰：诸痈肿筋挛骨痛，此皆安生？

岐伯曰：此寒气之钟，八风之变也。

帝曰：治之奈何？

岐伯曰：此四时之病，以其胜治之，愈也。

帝曰：有故病五脏发动，因伤脉色，各何以知其久暴之病乎？

岐伯曰：悉乎哉问也。征其脉小色不夺者，新病也；征其脉不夺其色夺者，此久病也；征其脉与五色俱夺者，此久病也；征其脉与五色俱不夺者，新病也。肝与肾脉并至，其色苍赤，当病毁伤，不见血，已见血，湿若中水也。

尺内两傍，则季胁也，尺外以候肾，尺里以候腹。中附上，左外以候肝，内以候鬲；右外以候胃，内以候脾。上附上，右外以候肺，内以候胸中；左外以候心，内以候膻中。前以候前，后以候后。上竟上者，胸喉中事也；下竟下者，少腹腰股膝胫足中事也。

粗大者，阴不足阳有余，为热中也。来疾去徐，上实下虚，为厥巅疾；来徐去疾，上虚下实，为恶风也。故中恶风者，阳气受也。有脉俱沉细数者，少阴厥也；沉细数散者，寒热也；浮而散者为眴仆[22]。诸浮不躁者皆在阳，则为热，其有躁者在手。诸细而沉者皆在阴，则为骨痛；其有静者在足。数动一代者，病在阳之脉也，泄及便脓血。诸过者，切之，涩者阳气有余也，滑者阴气有余也。阳气有余，为身热无汗，阴气有余，为多汗身寒，阴阳有余，则无汗而寒。推[23]而外之，内而不外^㉔,有心腹积也。推而内之,外而不内,身有热也。推而上之,上而不下^㉕,腰足清也。推而下之,下而不上,头项痛也。按之至骨,脉气少者,腰脊痛而身有痹也。

注释

①精明:目之精光。②浑浑:是泉水涌出很盛的样子。③革:形容脉体坚硬如皮革。④绵绵:形容脉象软弱无力。⑤伤恐:恐是肾志,伤恐就是伤肾。⑥仓廪不藏:仓廪是指脾胃说的,脾胃主运化水谷,不藏是不能运化水谷而泄泻。⑦门户不要:要,当约束讲。门户是指幽门、阑门、肛门说的。⑧视深:目陷无光。⑨胸中之府:胸中,在本文是指的五脏。胸中之府,就是五脏之府。⑩肩随:楼氏纲目作肩垂,是肩随背曲的意思。⑪行则偻附:曲腰扶杖行路的形象。⑫失:是脉不应四时。⑬分:是五脏脉象的分别。⑭得一之情:就是脉象与四时配合如一的道理。⑮泛泛乎:是众盛貌,在本篇是形容脉来满而盈指的形象。⑯消环:消是消耗。环是循环。⑰髀:音 bì,即股骨。⑱食痹:就是食积而痹痛。⑲骱:音 héng,即胫骨。⑳牡脏:牡为阳,心属火而居膈上,所以叫牡脏。㉑疬:音 lì,是一种皮肤病,颇似近代的麻风症。㉒眴仆:眴同眩,头眩不能站立而跌倒的意思。㉓推:当求讲。㉔外、内:外代表浮脉,内代表沉脉。㉕上、下:上是寸脉,下是尺脉。

黄帝问道:诊脉的方法是怎样的呢?

岐伯回答说:诊脉通常是以清晨的时间为最好,此时人还没有劳于事,阴气未被扰动,阳气尚未耗散,饮食也未曾进过,经脉之气尚未充盛,络脉之气也很匀静,气血未受到扰乱,因而可以诊察出有病的脉象。在诊察脉搏动静变化的同时,还应观察目之精明,以候神气,诊察五色的变化,以审脏腑之强弱虚实及形体的盛衰,相互参合比较,以判断疾病的吉凶转归。

脉是血液汇聚的所在。长脉为气血流畅和平,故为气治;短脉为气不足,故为气病;数脉为热,热则心烦;大脉为邪气方张,病势正在向前发展;上部脉盛,为邪壅于上,可见呼吸急促,喘满之症;下部脉盛,是邪滞于下,可见胀满之病;代脉为元气衰弱;细脉为正气衰少;涩脉为血少气滞,主心痛之症。脉来大而急速如泉水上涌者,为病势正在进展,且有危险;脉来隐约不现,微细无力,或如弓弦猝然断绝而去,为气血已绝,生机已断,故主死。

精明现于目,五色现于面,这都是内脏的精气所表现出来的光华。赤色应该像帛裹朱砂一样,红润而不显露,不应该像砂石那样,色赤带紫,没有光泽;白色应该像鹅的羽毛,白而光泽,不应该像盐那样白而带灰暗色;青色应该青而明润如璧玉,不应该像蓝色那样青而带沉暗色;黄色应该像丝包着雄黄一样,黄而明润,不应该像黄土那样,枯暗无华;黑色应该像重漆之色,光彩而润,不应该像地苍那样,枯暗如尘。假如五脏真色暴露于外,这是真气外脱的现象,人的寿命也就不长了。目之精明是观察万物,分别黑白,审察长短的,若长短不明,黑白不清,这是精气衰竭的现象。

五脏的主要功能是藏精守内,它们在体内各有其职守。如果邪盛于腹中,脏气壅满,气盛而喘,容易惊恐,讲话声音重浊不清,如在室中说话一样,这是中气失权而有湿邪所致。语音低微而气不连接,语言不能相继者,这是正气被劫夺所致。衣服不知敛盖,言语不知善恶,不辨亲疏远近的,这是神明错乱的现象。脾胃不能藏纳水谷精气而泄利不止的,是中气失守,肛门不能约束的缘故。小便失禁的,是膀胱不能闭藏的缘故。若五脏功能正常,得其职守者则生;若五脏精气不能固藏,失其职守则死。五府精气充足,为身体强健之本。头为精明之府,若见到头部低垂,目陷无光的,是精神将要衰败。背悬五脏,为胸中之府,若见到背部弯曲,肩部下垂,表明胸中的脏气将要衰败。肾位于腰际,因此腰是肾之府,如果腰部不能运转扭动,是肾气要衰绝的征象。膝是筋汇聚的地方,所以膝为筋之府,若屈伸不能,行路要曲身附物,这是筋的功能将要衰惫。骨为髓之府,不能久立,行则震颤摇摆,这是髓虚,骨的功能将要衰惫。若脏气能够恢复强健,则虽病可以复生;若脏气不能复强,则病情不能挽回,人也就死了。

岐伯说:脉气与四时阴阳之气相反的,如相反的形象为有余,皆为邪气盛于正气,相反的形象为不足,为血气先已消损。根据时令变化,脏气当旺,脉气应有余,却反见不足的,这是邪气盛于正气;脉气应不足,却反见有余的,这是正不胜邪,邪气盛,而血气消损。这种阴阳不相顺从,气血不相营运,邪正不相适应而发生的疾病名叫关格。

黄帝问道:脉象是怎样应四时的变化而变动的呢?怎样从脉诊上知道病变的所在呢?怎样从脉诊上知道疾病的变化呢?怎样从脉诊上知道病忽然发生在内部呢?怎样从脉诊上知道病忽然发生在外部呢?请问这五个问题,可以讲给我听吗?

岐伯说:让我讲一讲人体的阴阳升降与天运之环转相适应的情况。万物之外,六合之内,天地间的变化,阴阳四时与之相应。如春天的气候温暖,发展为夏天的气候暑热,秋天的劲急之气,发展为冬天的寒杀之气,这种四时气候的变化,人体的脉象也随着变化而升降浮沉。春脉如规之象,夏脉如矩之象,秋脉如秤衡之象,冬脉如秤权之象。四时阴阳的情况也是这样,冬至到立春的四十五天,阳气微升,阴气微降;夏至到立秋的四十五天,阴气微升,阳气微降。四时阴阳的升降是有一定的时间和规律的,人体脉象的变化亦与之相应,脉象变化与四时阴阳不相适应即是病态,根据脉象的异常变化就可以知道病属何脏,再根据脏气的盛衰和四时衰旺的时期,就可以判断出疾病和死亡的时间。四时阴阳变化之微妙,都是从辨别阴阳开始,结合人体十二经脉进行分析研究,而十二经脉应五行而有生生之机;观测生生之机的尺度,则是以四时阴阳为准则;遵循四时阴阳的变化规律,不使有失,则人体就能保持相对平衡,并与天地之阴阳相互统一;知道了天人统一的道理,就可以预决死生。所以五声是和五音相应合的,五色是和五行相应合的,脉象是和阴阳相应合的。

阴气盛则梦见渡大水而恐惧;阳气盛则梦见大火烧灼;阴阳俱盛则梦见相互残杀毁伤;上部盛则梦飞腾;下部盛则梦下坠;吃得过饱的时候,就会梦见送食物给人;饥饿时就会梦见去取食物;肝气盛,则做梦好发怒气,肺气盛则做梦悲哀啼哭;腹内短虫多,则梦众人集聚;腹内长虫多,则梦打架损伤。所以诊脉是有一定的方法和要求的,必须虚心静气,才能保证诊断的正确。春天的脉应该浮而在外,好像鱼浮游于水波之中;夏天的脉在肤,洪大而浮,泛泛然充满于指下,就像夏天万物生长的茂盛状态;秋天的脉处于皮肤之下,就像蛰虫将要伏藏;冬天的脉沉在骨,就像冬眠之虫闭藏不出,人们也都深居简出一样。因此说:要知道内脏的情况,可以从脉象上区别出来;要知道外部经气的情况,可以从经脉循行的经络上诊察而知其终始。春、夏、秋、冬、内、外这六个方面,乃是诊脉的大法。

心脉坚而长,搏击指下,为心经邪盛,火盛气浮,当病舌卷而不能言语;其脉软而散的,当病消渴,待其胃气来复,病自痊愈。肺脉坚而长,搏击指下,为火邪犯肺,当病痰中带血;其脉软而散的,为肺脉不足,当病汗出不止,在这种情况下,不可再用发散的方法治疗。肝脉坚而长,搏击指下,其面色当青,今反不青,知其病非由内生,当为跌坠或搏击所伤,因瘀血积于胁下,阻碍肺气升降,所以使人喘逆;如其脉软而散,加之面目颜色鲜泽的,当发溢饮病,溢饮病口渴暴饮,因水不化气,而水气容易流入肌肉皮肤之间、肠胃之外所引起。胃脉坚而长,搏击指下,面色赤,当病髀痛如折;如其脉软而散的,则胃气不足,当病食痹。脾脉坚而长,搏击指下,面部色黄,乃脾气不运,当病少气;如其脉软而散,面色不泽,为脾虚,不能运化水湿,当病足胫浮肿如水状。肾脉坚长,搏击指下,面部黄而带赤,是心脾之邪盛侵犯于肾,肾受邪伤,当病腰痛如折;如其脉软而散者,当病精血虚少,使身体不能恢复健康。

黄帝说:诊脉时,其心脉劲急,这是什么病?病的症状是怎样的呢?

岐伯说:这种病名叫心疝,少腹部位一定有形征出现。

黄帝说:诊察到胃脉有病,会出现什么病变呢?

岐伯说:胃脉实则邪气有余,将出现腹胀满病;胃脉虚则胃气不足,将出现泄泻病。

黄帝说:疾病的形成及其发展变化又是怎样的呢?

岐伯说:因于风邪,可变为寒热病;瘅热既久,可成为消中病;气逆上而不已,可成为癫痫病;风气通于肝,风邪经久不愈,木邪欺土,可成为飧泄病;风邪客于脉,留而不去则成为疠风病;疾病的发展变化是不能够数清的。

黄帝说:各种痈肿、痉挛、骨痛的病变是怎样产生的呢?

岐伯说:这都是因为寒气聚集和八风邪气侵犯人体后而发生的变化。

黄帝说:怎样进行治疗呢?

岐伯说:由于四时偏胜之邪气所引起的病变,根据五行相胜的规律确定治则去治疗就会痊愈。

黄帝说:有旧病从五脏发动,都会影响到脉色而发生变化,怎样区别是久病还是新病呢?

岐伯说:你问得很详细啊!只要验看脉色就可以区别开来:如脉虽小而气色不失于正常的,乃是久病;如脉象与气色均失于正常状态的,也是久病;如脉象与面色都不失于正常的,乃是新病。脉见沉弦,是肝脉与肾脉并致,而外部没有血,或外部已见血,其经脉必滞,血气必凝,血凝经滞,形体必肿,症状如同因湿邪引起的水肿。

迟脉两旁的内侧候于季胁部,外侧候于肾脏,中间候于腹部。尺肤部的中段,左臂的外侧候于肝脏,内侧候于膈部;右臂的外侧候于胃腑,内侧候于脾脏。尺肤部的上段,右臂外侧候于肺脏,内侧候于胸中;左臂外侧候于心脏,内侧候于膻中。尺肤部的前面,候身前即胸腹部;后面,后身候即背部。从尺肤上段直达鱼际处,主胸部与喉中的疾病;从尺肤上段处,主少腹、腰、股、膝、胫、足等处的疾病。

脉象洪大的,是由于阴精不足而阳有余,故发为热中之病。脉象来时急疾而去时徐缓,这是由于上部实而下部虚,气逆于上,多好发癫仆一类的疾病。脉象来时徐缓而去时急疾,这是由于上部虚而下部实,多好发疠风之病。患这种病的原因,是因为阳气虚而失去捍卫的功能,所以才感受邪气而发病。有两手脉均见沉细数的,沉细为肾之脉体,数为热,故发为少阴之阳厥;如见脉沉细数散,为阴血亏损,多发为阴虚阳亢之虚劳寒热病。脉浮而散,好发为眩晕仆倒之病。凡见浮脉而不躁急,其病在阳分,则出现发热的症状,病在足三阴经;如浮而躁急的,则病在手三阳经。凡见细脉而沉,其病在阴分,发为骨节疼痛,病在手三阴经;如果脉细沉而静,其病在足三阴经。脉动过速而时有中止的脉象,是病在阳经,会出现泄利或大便带脓血的疾病。诊察到各种有病的脉象而切按时,如见涩脉是阳气有余则多汗而身寒,阴气阳气均有余,则无汗而身寒。按脉浮取不见,沉取则脉沉迟不浮,是病在内而非在外,故知其心腹有积聚病。按脉沉取不显,浮取则脉浮数不沉,是病在外而不在内,当有深发热之症。凡诊脉推求于上部,只见于上部,下部脉弱的,这是上实下虚,故出现腰足清冷之症。凡诊脉推求于下部,只见于下部,而上部脉弱的,这是上虚下实,故出现头项疼痛之症。若重按至骨,而脉气少的,是生阳之气不足,故可以出现腰脊疼痛及身体痹症。

平人气象论篇第十八

黄帝问曰: 平人何如?

岐伯对曰: 人一呼脉再动①,一吸脉亦再动,呼吸定息脉五动,闰以太息②,命曰平人。平人者,不病也。常以不病调病人,医不病,故为病人平息以调之为法。人一呼脉一动,一吸脉一动,曰少气。人一呼脉三动,一吸脉三动而躁,尺③热曰病温,尺不热脉滑曰病风,脉涩曰痹。人一呼脉四动以上曰死,脉绝不至曰死,乍疏乍数曰死。平人之常气禀于胃,胃者,平人之常气也,人无胃气曰逆,逆者死。春胃微弦曰平,弦多胃少曰肝病,但弦无胃曰死,胃而有毛曰秋病,毛甚曰今病。脏真④散于肝,肝脏筋膜之气也。夏胃微钩曰平,钩多胃少曰心病,但钩无胃曰死,胃而有石曰冬病,石甚曰今病。脏真通于心,心脏血脉之气也。长夏胃微软弱曰平,弱多胃少曰脾病,但代无胃曰死,软弱有石曰冬病,弱甚曰今病。脏真濡于脾,脾藏肌肉之气也。秋胃微毛曰平，毛多胃少曰肺病，但毛无胃曰死，毛而有弦曰春病，弦甚曰今病。脏真高于肺，以行营卫阴阳也。冬胃微石曰平，石多胃少曰肾病，但石无胃曰死，石而有钩曰夏病，钩甚曰今病。脏真下于肾，肾藏骨髓之气也。

胃之大络，名曰虚里，贯鬲络肺，出于左乳下，其动应手，脉宗气⑤也。盛喘数绝者，则病在中；结而横⑥，有积矣；绝不至曰死。乳之下其动应衣，宗气泄也。

欲知寸口太过与不及，寸口之脉中手⑦短者，曰头痛。寸口脉中手长者，曰足胫痛。寸口脉中手促上击者，曰肩背痛。寸口脉沉而坚者，曰病在中。寸口脉浮而盛者，曰病在外。寸口脉沉而弱，曰寒热及疝瘕少腹痛。寸口脉沉而横，曰胁下有积，腹中有横积痛。寸口脉沉而喘⑧，曰寒

脾 经

热。脉盛滑坚者，曰病在外。脉小实而坚者，病在内。脉小弱以涩，谓之久病。脉滑浮而疾⑨者，谓之新病。脉急⑩者，曰疝瘕少腹痛。脉滑曰风，脉涩曰痹，缓而滑曰热中，盛而紧曰胀。脉从阴阳，病易已；脉逆阴阳，病难已。脉得四时之顺，曰病无他；脉反四时及不间脏⑪，曰难已。臂多青脉，曰脱血。尺脉缓涩，谓之解㑊⑫。安卧脉盛，谓之脱血。尺涩脉滑，谓之多汗。尺寒脉细，谓之后泄。脉尺粗常热者，谓之热中。

肝见庚辛死；心见壬癸死；脾见甲乙死；肺见丙丁死；肾见戊己死。是谓真脏见皆死。

颈脉动喘疾咳，曰水。目裹微肿，如卧蚕起之状，曰水。溺黄赤安卧者，黄疸。已食如饥者，胃疸。面肿曰风。足胫肿曰水。目黄者曰黄疸。妇人手少阴脉动甚者，妊子也。

脉有逆从四时，未有藏形，春夏而脉瘦，秋冬而脉浮大，命曰逆四

时也。风热而脉静,泄而脱血[13]脉实,病在中;脉虚,病在外,脉涩坚者,皆难治,命曰反四时也。

人以水谷为本,故人绝水谷则死,脉无胃气亦死,所谓无胃气者,但得真脏脉不得胃气也。所谓脉不得胃气者,肝不弦,肾不石也[14]。

太阳脉至,洪大以长;少阳脉至,乍数乍疏,乍短乍长;阳明脉至,浮大而短。

任脉循行图

夫平心脉来,累累如连珠,如循琅玕[15],曰心平。夏以胃气为本。病心脉来,喘喘连属,其中微曲,曰心病。死心脉来,前曲后居,如操带钩,曰心死[16]。

平肺脉来,厌厌聂聂,如落榆荚,曰肺平。秋以胃气为本。病肺脉来,不上不下,如循鸡羽[17],曰肺病。死肺脉来,如物之浮,如风吹毛,曰肺死。

平肝脉来,软弱招招[18],如揭长竿末梢,曰肝平,春以胃气为本。病肝脉来,盈实而滑,如循长竿,曰肝病。死肝脉来,急益劲,如新张弓弦,曰肝死。

平肾脉来,喘喘累累[19],如钩,按之而坚,曰肾平,冬以胃气为本。病肾脉来,如引葛,按之益坚,曰肾病。死肾脉来,发如夺索,辟辟如弹石,曰肾死。

①动:当至讲。②闰以太息:闰作加讲,太息是一呼一吸之间的空隙。③尺:在本节指皮肤说的,尺热即皮肤热。④脏真:就是五脏的真气。⑤宗气:

就是大气。⑥结而横：迟而中止兼有弦硬的脉象。⑦中手：指脉搏应手显著之义。⑧沉而喘：喘当急促讲。⑨疾：当快讲。⑩急：当弦急讲。⑪及不间脏：不间脏是不传其所生，而传其所胜，此谓贼邪，故死。⑫解㑊：四肢懒于行动的形态。⑬脱血：血少的意思。⑭肝不弦、肾不石：是指肝不微弦，肾不微石说的。⑮琅玕：音浪干，是形状如珠的玉石。⑯按：以下五节各言五脏之平脉、病脉与死脉的区别，并于每节中指出脉中必须具有胃气，这是脉的根本。⑰不上不下，如循鸡羽：不上不下是涩象，如循鸡羽是轻虚之象，总的来说是形容轻虚兼涩的脉象。⑱招招：是柔软起伏的意思。⑲喘喘累累：是形容沉疾而滑利的脉象。

译 文

　　黄帝问：一个正常的健康人的脉象是怎样的呢？

　　岐伯答：健康脉象若用呼吸来确定搏动的节律与频率的话，呼气一次脉跳动两次，吸气一次脉也跳动两次，在呼气与吸气之间的停顿时间内，脉又跳动一次，这样一息便是五次。此外，人们呼吸偶尔有一次长叹气，脉又会跳动一次。这样，平均起来看，在人一呼一吸的时间内，脉搏动在五次到六次之间，属于正常范围，这就是"平人"的脉象。所谓平人，也就是健康无病的正常人。诊脉的法则，通常是以没病的正常人的呼吸作为衡量患者脉搏的标准。大夫是没病的，因此可以调匀自己的呼吸，来诊察患者的脉搏。如果见到一呼脉跳动一次，一吸脉跳动一次，脉象过迟，这是正气不足的反映；若见到一呼脉跳动三次，一吸脉也跳动三次，脉象太数，而且躁动急疾，又兼见尺肤部发热，那是"温病"的表现；如果脉象数而急疾，但又兼有滑利之象，而且尺肤部不发热，那是由风邪引起的疾病；如果脉象躁动急疾，而又兼有涩滞之象的，那是患"痹"症的表现。如果见到一呼脉跳动四次以上，是阳邪盛极而阴精枯竭的反映，所以叫做"死脉"；如果脉搏中断，绝而不再来的，那是正气衰竭的反映，所以也叫做"死脉"；若脉搏忽快忽慢，混乱无伦，那是体内阴阳气血衰败紊乱的反映，所以同样叫做"死脉"。健康人脉气来源于胃，胃为水谷之海，胃气就是健康人的脉气。脉象中如果没有胃气，就叫做"逆"。逆，便可能导致死亡。春天有胃气的脉应该是弦而柔和的微弦脉。乃是无病之平脉；如果弦象很明显而缺少柔和之胃气，为肝脏有病；脉见纯弦而无柔和之象的真脏脉，主死；若虽有胃气而兼见轻虚以浮的毛脉，是春见秋脉，故预测其到了秋天就要生病，如毛脉太甚，则木被金伤，现时就会发病。肝旺于春，春天脏真之气散于肝，以养筋膜之气。夏天的脉象，钩中带有柔和的胃气的，叫做平脉；如果钩象多而柔和的胃气少，就是心脏有病；

如果只见钩象而无柔和的胃气,就要死亡;若虽有
胃气而兼见石脉,是夏见冬脉,故预测其到了冬
天就要生病;如石脉太甚,则火被水伤,现时就会发
病。心旺于夏,故夏天脏真之气通于心,心主血
脉,而心之所藏则是血脉之气。长夏有胃气的脉
应该是微软弱的脉,乃是无病之平脉;如果若甚无
力而缺少柔和之胃气,为脾脏有病;如果见无胃气
的代脉,主死;若软弱脉中兼见石脉,是长夏见冬
脉,预测其到了冬天就要生病;如弱火甚,现时就
会发病。脾旺于长夏,故长夏脏真之气濡养于脾,
脾主肌肉,故脾藏肌肉之气。秋天有胃气的脉应
该是轻虚以浮而柔和的微毛脉,乃是无病之平脉;
如果是脉见轻虚以浮而缺少柔和之胃气,为肺脏
有病;如见纯毛脉而无胃气的真脏脉,就要死亡;
若毛脉中兼见弦象,预测其到了春天就要生病;如
弦脉太甚,现时就会发病。秋天时真脏之气布藏
于肺,肺旺于秋而居上焦,主运行营卫阴阳之气。
冬天的脉象,沉石而有柔和之象的,乃是无病之平
脉;如果脉见沉石而缺少柔和的胃气,为肾脏有
病;如脉见纯石而不柔和的真脏脉,主死;若沉石
脉中兼见钩脉,预测其到了夏天就要生病;如钩脉

带 脉

太甚,现时就会发病。肾旺于冬而居人体的下焦,冬天脏真之气下藏与肾,肾主
骨,故肾藏骨髓之气。

胃经的大络,名叫虚里,其络从胃贯膈而上络于肺,其脉出现于左乳下,搏
动时手可以感觉得到,这是积于胸中的宗气鼓舞其脉跳动的结果。如果虚里脉
搏动急数而兼有短时中断之象,这是中气不守的现象,是病在膻中的征候;如脉
来迟而有歇止兼见长而坚位置横移的,主有积滞,如脉断绝而不至,主死。如果
虚里跳动甚剧而外见于衣,这是宗气失藏而外泄的现象。

切脉要知道寸口脉的太过和不及。寸口脉象应指而短,主头痛。寸口脉应
指而长,主足胫痛。寸口应指急促而有力,上搏指下,主肩背痛。寸口脉沉而坚
硬,主病在内。寸口脉浮而盛大,主病在外。寸口脉沉而弱,主寒热、疝瘕积聚
及少腹疼痛。寸口脉沉而横居,主胁下有积病,或腹中有横积而疼痛。寸口脉
沉而急促,主病寒热。脉盛大滑而坚,主病在外。脉小实而坚,主病在内。脉小

弱而涩,是为久病。脉来滑利浮而疾数,是为新病。脉来紧急,主疝瘕少腹疼痛。脉来滑利,主病风。脉来涩滞,主痹症。脉来缓而滑利,为脾胃有热,主病热中。脉来盛紧,为寒气痞满,主胀病。脉与病之阴阳一致,如阳病见阳脉,阴病见阴脉,病易愈;脉与病之阴阳相反,如阳病见阴脉,阴病见阳脉,病难愈。脉与四时相应为顺,如春弦、夏钩、秋毛、冬石,即使患病,亦无什么危险;如脉与四时相反及不间脏而传变的,病难愈。臂多青脉,乃血少脉空,乃由于失血。尺肤缓而脉来涩,主气血不足,多为倦怠懈惰,但欲安卧。尺肤发热而脉象盛大,是火盛于内,主脱血。尺肤涩而脉象滑,阳气有余于内,故为多汗。尺肤寒而脉象细,阴寒之气盛于内,故为泄泻。脉见粗大而尺肤常热的,阳盛于内,多发热中病。

　　肝的真脏脉出现,至庚辛日死;心的真脏脉出现,至壬癸日死;脾的真脏脉出现,至甲乙日死;肺的真脏脉出现,至丙丁日死;肾的真脏脉出现,至戊己日死。这是说的真脏脉见,均主死亡。

　　颈部之脉搏动甚,且气喘咳嗽,主水病。眼睑浮肿如卧蚕之状,也是水病。小便颜色黄赤,而且嗜卧,是黄疸病。风为阴邪,下先受之,面部浮肿,为风邪引起的风水病。水湿为阴邪,下先受之,足胫肿,是水湿引起的水肿病。眼白睛发黄,是黄疸病。妇人手少阴心脉搏动明显,是怀孕的征象。

　　脉与四时有相适应,也有不相适应的,如果脉搏不见本脏脉的正常脉象,春夏而不见弦、洪,而反见沉、涩;秋冬而不见毛、石,而反见浮大,这都是与四时相反的脉象。风热为阳邪脉应浮大,今反沉静;泄利脱血,津血受伤,脉因虚细,今反实大;病在内,脉应有力,乃正气尚盛足以抗邪,今反虚;病在外,脉应浮滑,乃邪气仍在于表,今反见脉强坚,脉征相反,都是难治之病,这就叫做"反四时"。

　　人依靠水谷的营养而生存,所以人断绝水谷后,就要死亡;胃气化生于水谷,如脉无胃气也要死亡。所谓无胃气的脉,就是单见真脏脉,而不见柔和的胃气脉。所谓不得胃气的脉,就是肝脉见不到微弦脉,肾脉见不到微石脉等。

　　太阳主时,脉来洪大而长;少阳主时,脉来不定,忽快忽慢,忽长忽短;阳明主时,脉来浮大而短。

　　正常的心脉来时,圆润像珠子一样,相贯而至,又像安抚琅玕美玉一样的柔滑,这是心脏的平脉。夏天以胃气为本,脉当柔和而微钩。如果脉来时,喘急促,连串急数之中,带有微曲之象,这是心的病脉。将死的心脉来时,脉前曲回,后则端直,如摸到革带之钩一样的坚硬,全无和缓之意,这是心的死脉。

　　正常的肺脉来时,轻虚而浮,像榆荚下落一样的轻浮和缓,这是肺的平脉。秋天以胃气为本,脉当柔和而微毛。有病的肺脉来时,不上不下,如抚摩鸡毛一样,这是肺的病脉。将死的肺脉来时,轻浮而无根,如物之漂浮,如风吹毛一样,飘忽不定,散动无根,这是肺的死脉。

正常的肝脉来时,柔软而弦长,如长竿之末梢一样的柔软摆动,这是肝的平脉。春天以胃气为本,脉当柔和而微弦。有病的肝脉来时,弦长硬满而滑利,如以手摸长竿一样的长而不软,这是肝的病脉。将死的肝脉来时,弦急而坚劲,如新张弓弦一样紧绷而强劲,这是肝的死脉。

正常的肾脉来时圆滑连续而又有生动曲回之象,按之坚实有根,是肾的平脉。正常的肾脉,虽沉于里而含有生动之象,按之仍明显,也就是有"根",这就是肾脏的平脉。肾脏与冬气属水相通,脉象须以和缓柔软为本,不应大沉。肾病脉象表现是,像被牵引的葛藤,按之更沉,这就是肾脏的死脉。肾病垂危时脉象表现像从两端拉夺的绳索,坚硬劲急,或如石弹撞击手指那样急促而毫无和缓之象,这便是肾脏死脉的迹象了。

玉机真脏论篇第十九

黄帝问曰:春脉如弦,何如而弦?

岐伯对曰:春脉者肝也,东方木也,万物之所以始生也,故其气来,软弱轻虚而滑,端直以长,故曰弦,反此者病。

帝曰:何如而反?

岐伯曰:其气来实而强,此谓太过,病在外;其气来不实而微,此谓不及,病在中。

帝曰:春脉太过与不及,其病皆何如?

岐伯曰:太过则令人善忘,忽忽眩晕而巅疾;其不及,则令人胸痛引背,下则两胠胁满。

帝曰:善。夏脉如钩,何如而钩?

岐伯曰:夏脉者心也,南方火也,万物之所以盛长也,故其气来盛去衰,故曰钩,反此者病。

帝曰:何如而反?

岐伯曰:其气来盛去亦盛,此谓太过,病在外;其气来不盛去反盛,此谓不及,病在中。

帝曰:夏脉太过与不及,其病皆何如?

岐伯曰:太过则令人身热而肤痛,为浸淫;其不及,则令人烦心,上见咳唾,下为气泄。

帝曰:善。秋脉如浮,何如而浮?

岐伯曰:秋脉者肺也,西方金也,万物之所以收成也,故其气来,轻虚以浮,来急去散,故曰浮,反此者病。

帝曰:何如而反?

岐伯曰:其气来,毛而中央坚,两傍虚,此谓太过,病在外;其气来,毛而微,此谓不及,病在中。

帝曰:秋脉太过与不及,其病皆何如?

岐伯曰:太过则令人逆气而背痛,愠愠①然;其不及,则令人喘,呼吸少气而咳,上气见血,下闻病音。

帝曰:善。冬脉如营②,何如而营?

岐伯曰:冬脉者肾也,北方水也,万物之所以合藏也,故其气来,沉以搏,故曰营,反此者病。

帝曰:何如而反?

岐伯曰:其气来如弹石者,此谓太过,病在外;其去如数者,此谓不及,病在中。

帝曰:冬脉太过与不及,其病皆何如?

岐伯曰:太过,则令人解㑊,脊脉痛而少气不欲言;其不及,则令人心悬如病饥,䏚③中清,脊中痛,少腹满,小便变。

帝曰:善。

帝曰:四时之序,逆从之变异也,然脾脉独何主?

岐伯曰:脾脉者土也,孤脏以灌四傍者也。

帝曰:然则脾善恶,可得见之乎。

岐伯曰:善者不可得见,恶者可见。

帝曰：恶者何如可见。

岐伯曰：其来如水之流者，此谓太过，病在外；如鸟之喙者，此谓不及，病在中。

帝曰：夫子言脾为孤脏，中央土以灌四傍，其太过与不及，其病皆何如？

岐伯曰：太过，则令人四肢不举；其不及，则令人九窍不通，名曰重强④。

帝瞿然而起，再拜而稽首曰：善。吾得脉之大要，天下至数，五色脉变，揆度奇恒，道在于一⑤，神转不回，回则不转，乃失其机，至数之要，迫近以微，著之玉版，藏之藏府，每旦读之，名曰《玉机》。

五脏受气于其所生，传之于其所胜，气舍于其所生，死于其所不胜。病之且死，必先传行至其所不胜，病乃死。此言气之逆行也，故死。

肝受气于心，传之于脾，气舍于肾，至肺而死。

心受气于脾，传之于肺，气舍于肝，至肾而死。

脾受气于肺，传之于肾，气舍于心，至肝而死。

肺受气于肾，传之于肝，气舍于脾，至心而死。

肾受气于肝，传之于心，气舍于肺，至脾而死。

此皆逆死也。一日一夜五分之，此所以占死者之早暮也。

黄帝曰：五脏相通，移皆有次，五脏有病，则各传其所胜。不治，法三月若六月，若三日若六日，传五脏而当死，是顺传所胜之次。故曰：别于阳者，知病从来；别于阴者，知死生之期。言知至其所困而死。

是故风者百病之长也，今风寒客于人，使人毫毛毕直，皮肤闭而为热，当是之时，可汗而发也；或痹不仁肿痛，当是之时，可汤熨及火灸刺而去之。弗治，病入舍于肺，名曰肺痹，发咳上气。弗治，肺即传而行之肝，病名曰肝痹，一名曰厥，胁痛出食，当是之时，可按若刺耳。弗治，肝传之脾，病名曰脾风，发瘅，腹中热，烦心出黄，当此之时，可按可药可浴。弗治，脾传之肾，病名曰疝瘕，少腹冤热而痛，出白，一名曰蛊⑥，当此之时，可按可药。弗治，肾传之心，筋脉象引而急，病名曰癥⑦，当此之时，可灸可药。弗治，满十日，法当死。肾因传之心，心即复反传而行之肺，发寒热，法当三日死，此病之次也。然其卒发者，不必治于传，或其传化有不以次，不以次入者，忧恐悲喜怒，令不得以其次，故令人有大病矣。因而喜大虚则肾气乘矣，怒则肝气乘矣，悲则肺气乘矣，恐则脾气乘矣，忧则心气乘矣，此其道也。故病有五，五五二十五变，及其传化。传，乘之名也。

大骨枯槁，大肉陷下，胸中气满，喘息不便，其气动形，期六月死，真脏脉见，乃予之期日。大骨枯槁，大肉陷下，胸中气满，喘息不便，内痛引肩项，期一月死，真藏见，乃予之期日。大骨⑧枯槁，大肉⑨陷下，胸中气满，喘息不便，内痛引肩项，身热脱肉破䐃⑩，真藏见，十月之内死。大骨枯槁，大肉陷下，肩髓内消，动作益衰，真脏来见，期一岁死，见其真脏，乃予之期日。大骨枯槁，大肉陷下，胸中气满，腹内痛，心中不便，肩项身热，破䐃脱肉，目眶陷，真脏见，目不见人，立死，其见人者，至其所不胜之时则死。急虚身中卒至，五脏绝闭，脉道不通，气不往来，譬如堕溺，不可为期。脉绝不来时若人一息五六至，其形肉不脱，真脏虽不见，犹死也。

真肝脉至，中外急，如循刀刃责责然，如按琴瑟弦，色青白不泽，毛折，乃死。真心脉至，坚而搏，如循薏苡子累累然，色赤黑不泽，毛折，乃死。真肺脉至，大而虚，如以毛羽中人肤，色白赤不泽，毛折，乃死。真肾脉至，搏而绝，如指弹石辟辟然，色黑黄不泽，毛折，乃死。真脾脉至，弱而乍数乍疏，色黄青不泽，毛折，乃死。诸真脏脉见者，皆死，不治也。

黄帝曰：见真脏曰死，何也？

岐伯曰：五脏者，皆禀气于胃，胃者，五脏之本也，脏气者，不能自致于手太阴，必因于胃气，乃至于手太阴也，故五脏各以其时，自为而至于手太阴也。故邪气胜者，精气衰也，故病甚者，胃气不能与之俱至于手太阴，故真脏之气独见，独见者病胜脏也，故曰死。

帝曰：善。

黄帝曰：凡治病，察其形气色泽，脉之盛衰，病之新故，乃治之无后其时。形气相得，谓之可治；色泽以浮，谓之易已；脉从四时，谓之可治;脉弱以滑,是有胃气,命曰易治,取之以时。形气相失,谓之难治;色夭不泽,谓之难已;脉实以坚,谓之益甚;脉逆四时,为不可治。必察四难,而明告之。

所谓逆四时者,春得肺脉,夏得肾脉,秋得心脉,冬得脾脉,其至皆悬绝沉涩者,命曰逆。四时未有藏形,于春夏而脉沉涩,秋冬而脉浮大,名曰逆四时也。病热脉静,泄而脉大,脱血而脉实,病在中脉实坚,病在外,脉不实坚者,皆难治。

黄帝曰:余闻虚实以决死生,愿闻其情。

岐伯曰:五实死,五虚死。

帝曰:愿闻五实五虚。

岐伯曰:脉盛,皮热,腹胀,前后不通,闷瞀⑪,此谓五实。脉细,皮寒,气少,泄利前后,饮食不入,此谓五虚。

帝曰:其时有生者,何也。

岐伯曰:浆粥入胃,泄注止,则虚者活;身汗得后利,则实者活。此其候也。

①愠愠:倦闷不舒的意思。②营:是兵营,因冬主闭藏,所以脉象沉潜,像兵固守于营一样。③䏚:音miǎo,在季肋下夹背两旁空软之处。④重强:就是胃气过强的意思。⑤道在于一:是指人身之神气,也就是说五脏的神气。五脏的互相贯通,必须是在神气充足的情况下进行,才能维持其正常规律,如有某一个脏的神气偏盛或偏衰,那么,五脏的遗传就不能正规了,所以说道在于一。⑥蛊:音gǔ,在久病的情况下,病人日趋消瘦,好像被虫蚀一样叫做蛊。⑦瘛:音chì,与瘲同义,为全身筋脉拘急的现象。⑧大骨:指人体肩、脊、腰、膝等较大的骨骼。⑨大肉:指人体之腿、臂、臀等肌肉较肥厚的部位。⑩破䐃:䐃音jùn,肘膝高起的肉叫䐃,破䐃是说久病的人,该处的肌肉破败。⑪闷瞀:瞀音mào。目昏而视物不明。

译文

黄帝问：春季脉象如琴弦而称弦脉，怎样才能算弦呢？

岐伯答：春脉与肝脏对应，属东方之木，因此春脉也就是肝脉。春季万物开始生发，所以脉气来时，软弱轻虚而滑，正直而长，这便称为弦，是春季正常的脉象，如与这种脉象相反则是病脉。

黄帝问：怎样才称相反呢？

岐伯说：脉气来时应指实而有力，这叫做太过，主病在外；如脉来不实而微弱，这叫做不及，主病在里。

黄帝道：春脉太过与不及，发生的病变怎样？

岐伯说：太过会使人记忆力衰退，精神恍惚，头昏而两目视物旋转，而发生巅顶疾病；其不及会使人胸部作痛，牵连背部，往下则两侧胁肋部位胀满。

黄帝道：讲得对！夏时的脉象如钩，怎样才算钩？

岐伯说：夏脉主应心脏，属南方之火，在这个季节里，万物生长茂盛，因此脉气来时充盛，去时轻微，犹如钩之形象，所以叫做钩脉，若与此相反就是病脉。

黄帝道：怎样才称相反呢？

岐伯说：脉气来时充盛去亦充盛，这叫做太过，主病在外；如脉气来时不盛，去时反充盛有余，这叫做不及，主病在里。

黄帝道：夏脉太过与不及，发生的病变怎样？

岐伯说：太过会使人身体发热，皮肤痛，热邪浸淫成疮；不及会使人心虚作烦，上部出现咳嗽涎沫，下部出现失气下泄。

黄帝道：讲得对！秋天的脉象如浮，怎样才算浮？

岐伯说：秋脉主应肺脏，属西方之金，在这个季节里，万物收成，因此脉气来时轻虚以浮，来急去散，所以叫做浮。若与此相反就是病脉。

黄帝道：怎样才称相反呢？

岐伯说：脉气来时浮软而中央坚实，两旁空虚，这叫做太过，主病在外；脉气来时浮软而衰弱，这叫做不及，主病在里。

黄帝道：秋脉太过与不及，发生的病变怎样？

岐伯说：太过会使人气逆，背部作痛，愠愠然郁闷而不舒畅；其不及会使人呼吸短气，咳嗽气喘，其上逆而出血，喉间有喘息声音。

黄帝道：讲得对！冬时的脉象如营，怎样才算营？

岐伯说：冬脉主应肾脏，属北方之水，在这个季节里，万物闭藏，因此脉气来时沉而搏手,所以叫做营。若与此相反就是病脉。

黄帝道:怎样才称相反呢?

岐伯说:脉气来的时候如弹石击手,便是太过,主病在外;脉气去的时候浮细而软,便是不及,主病在里。

黄帝道:冬脉太过与不及,发生的病变怎样?

岐伯说:太过会使人精神不振,身体懈怠,脊骨疼痛,气短,懒于说话;不及则使人的心像饥饿一样觉得空虚,季胁下空软部位清冷,脊骨作痛,少腹胀满,小便失常。

黄帝道:讲得对!

黄帝道:春夏秋冬四时的脉象,有逆有从,其变化各异,但独未论及脾脉,究竟脾脉主何时令?

岐伯说:脾脉属土,位居中央为孤脏,以灌溉四旁。

黄帝道:脾脉的正常与异常可以看得见吗?

岐伯说:正常的脾脉不可能见到,有病的脾脉是可以见到的。

黄帝道:有病的脾脉怎样?

岐伯说:有病的脾脉来时如水之流动,这叫做太过,主病在外;其脉来时尖锐如鸟之喙,这叫做不及,主病在中。

黄帝道:先生说脾为孤脏,位居中央属土,以灌溉四旁,那么,脾脉的太过和不及各发生什么病变?

岐伯说:太过会使人四肢不能举动,不及则使人九窍不通,名叫重强。

黄帝惊悟肃然起立,敬个礼道:很好!我懂得诊脉的要领了,这是天下极其重要的道理。《五色》《脉变》《揆度》《奇恒》等书,阐述的道理都是一致的,总的精神在于一个"神"字。神的功用运转不息,向前而不能回却,倘若回而不转,就失掉它的生机了。极其重要的道理,往往迹象不显而尽于微妙,把它著录在玉版上面,藏于枢要内府,每天早上诵读,称它为《玉机》。

五脏疾病的转变,是受病气于其所生之脏,传于其所胜之脏,病气留舍于生我之脏,死于我所不胜之脏。当病到将要死的时候,必先传行于相克之脏,病者乃死。这是病气的逆传,所以会死亡。例如,肝受病气于心脏,而又传行于脾脏,其病气留舍于肾脏,传到肺脏而死。心受病气于脾脏,其病气留舍于肝脏,传到肝脏而死。肺受病气于肾脏,传行于肝脏,病气留舍于脾脏,传到心脏而死。以一日一夜划分为五个阶段,分属五脏,就可以推测死后的早晚时间。

黄帝道:五脏是相通的,病气的转移,都有一定的次序。假如五脏有病,则各传其所胜;若不能掌握治病的时机,那么三个月或六个月,或三天,或六天,传遍五脏就当死了,这是相克的顺传次序。所以说:能辨别三阳的,可以知道病从何经而来;能辨别三阴的,可以知道各脏之病的死生日期,也就是说,各脏将病气传至其所不胜之脏时,就会死亡。

风为六淫之首,所以说它是百病之长。风寒中人,使人毫毛直竖,皮肤闭而发热,在这个时候,可用发汗的方法治疗;至风寒入于经络,发生麻痹或肿痛等症状,此时可用汤熨(热敷)及火罐、艾灸、针刺等方法来祛散。如果不及时治疗,病气内传于肺,叫做肺痹,又叫做肝厥,发生胁痛、吐食等症状,在这个时候,可用按摩、药物或热汤沐浴等方法;如不及时治疗,就会传行于脾,叫做脾风,发生黄疸、腹中热、烦心、小便黄色等症状,在这个时候,可用按摩、药物或热汤沐浴等方法;如再不治,就会传行于肾,叫做疝瘕,少腹烦热疼痛,小便色白而混浊,又叫做蛊病,在这个时候,可用按摩或药物治疗;如再不治,病就由肾传心,发生筋脉牵引拘挛,叫做瘛病,在这个时候,可用灸法,或用药物;如再不治,十日之后,当要死亡。倘若病邪由肾传心,心反将病传给肺,就会引发寒热症,该病发生后三天就会死,这是疾病传行的一般次序。如果是突然发生的疾病,就不必根据这个相传的次序而治。有些病不依这个次序传变的,如忧、恐、悲、喜、怒等情志之病,病邪就不能依照这个次序相传,因而使人生大病了。如因喜极伤心,心虚则肾气相乘;或因大怒,则肝气乘脾;或因悲伤,则肺气乘肝;或因惊恐,则肾气虚,脾气乘肾;或因大忧,则肺气内虚,心气乘肺。这是五种情志过激所引起的疾病,这类病邪都不依次序传变。因此,虽然五脏只会发生五种疾病,但是通过传变,就有五五二十五种病变。传化,就是相乘的意思。

大骨软弱,大肉瘦削,胸中气满,呼吸困难,呼吸时身体振动,为期六个月就要死亡。见了真脏脉,就可以预知死日。胸中疼痛,牵引肩项,全身发热,脱肉破䐃,真脏脉现,大骨软弱,大肉瘦削,胸中气满,呼吸困难,十个月之内就要死亡。大骨软弱,大肉瘦削,两肩下垂,骨髓内消,动作衰颓,真脏脉未出现,为期一年死亡,若见到真脏脉,就可以预知死日。大骨软弱,大肉瘦削,胸中气满,腹中痛,心中气郁不舒,肩项身上俱热,破䐃脱肉,目眶下陷,真脏脉出现,精脱目不见人,立即死亡;如尚能见人,是精未全脱,到了它所不胜之时,便死亡了。如果正气暴虚,外邪陡然侵入人体,仓促获病,五脏气机闭塞,周身脉道不通,气不往来,譬如从高坠下,或落水淹溺一样,猝然的病变,就无法预测死期了。其脉息绝而不至,或跳动异常急促,一呼气时脉跳动五六次,虽然形肉不脱,真脏不见,仍然要死亡的。

肝脏之真脏脉至,内外劲急,如像按在刀口上一样的锋利,或如按在琴弦上一样硬直,面部显青白颜色而不润泽,毫毛枯焦乃死。肺脏的真脏脉至,大而空虚,好像毛羽着人皮肤一般的轻虚,面部颜色显白赤而不润泽,毫毛枯焦,就要死亡。肾脏的真脏脉至,搏手若索欲断,或如以指弹石一样坚实,面部显黑黄颜色而不润泽,毫毛枯焦,就要死亡。脾脏的真脏脉至,软弱无力,快慢不匀,面部显黄青颜色而不润泽,毫毛枯焦,就要死亡。凡是见到五脏真脏脉,皆为不治的死症。

黄帝道:见到真脏脉象,就要死亡,是什么道理?

岐伯说:五脏的营养,都赖于胃腑水谷之精微,因此胃是五脏的根本。故五脏之脏脉气,不能自行到达于手太阴寸口,必须赖借胃气的敷布,才能达于手太阴。所以五脏之气能够在其所主之时,出现于手太阴寸口,就是有了胃气。如果邪气胜,必定使精气衰。所以疾病严重时,胃气就不能与五脏之气一起到达手太阴,使得真脏脉单独出现在寸口,而真脏脉单独出现,表明邪气过盛,脏气受损,所以说人会死亡。

黄帝道:讲得对!

黄帝道:大凡治病,必先诊察形体盛衰,气之强弱,色之润枯,脉之虚实,病之新久,然后及时治疗,不能错过时机。病人形气相称,是可治之症;面色光润鲜明,病亦易愈;脉搏与四时相适应,亦为可治;脉来弱而流利,是有胃气的现象,病亦易治,必须抓紧时间,进行治疗。形气不相称,此谓难治;面色枯槁,没有光泽,病亦难愈;脉实而坚,病必加重;脉与四时相逆,为不可治。必须审察这四种难治之症,清楚地告诉病家。

所谓脉与四时相逆,是春见到肺脉,夏见到肾脉,秋见到心脉,冬见到脾脉,其脉皆悬绝无根,或沉涩不起,这就叫做逆四时。如五脏脉气不能随着时令表现于外,在春夏的时令,反见沉涩的脉象,秋冬的时令,反见浮大的脉象,这也叫做逆四时。热病脉宜洪大而反静,泄泻脉应小而反大,脱血脉应虚而反实,病在中而脉不实坚,病在外而脉反坚实。这些都是症脉相反,皆为难治。

黄帝道:我听说根据虚实的病情可以预决死生,希望告诉我其中的道理!

岐伯说:五实死,五虚亦死。

黄帝道:请问什么叫做五实、五虚?

岐伯说:脉盛是心受邪盛,皮热是肺受邪盛,腹胀是脾受邪盛,二便不通是肾受邪盛,闷瞀是肝受邪盛,这叫做五实。脉细是心气不足,皮寒是肺气不足,气少是肝气不足,泄利前后是肾气不足,饮食不入是脾气不足,这叫做五虚。

黄帝问:为什么有人患了五实、五虚也可以痊愈呢?

岐伯答:经治疗如能吃些粥浆之类的流食,慢慢使胃气得到恢复,大便泄泻也会逐渐停止,由于正气不再损散,五虚也可以痊愈;假如原本五虚身热无汗,经治疗而得汗,大小便通畅,邪气外达,则五实也可以得到痊愈。这便是有的五虚、五实能够治愈的诀窍。

三部九候论篇第二十

黄帝问曰:余闻九针于夫子,众多博大,不可胜数。余愿闻要道,以属子孙,传之后世,著之骨髓,藏之肝肺,歃血①而受,不敢妄泄,令合天道,必有终始,上应天光星辰历纪,下副四时五行,贵贱更立,冬阴夏阳,以人应之奈何,愿闻其方。

岐伯对曰:妙乎哉问也!此天地之至数。

帝曰:愿闻天地之至数,合于人形,血气通,决死生,为之奈何?

岐伯曰:天地之至数,始于一,终于九焉。一者天,二者地,三者人,因而三之,三三者九,以应九野。故人有三部,部有三候,以决死生,以处百病,以调虚实,而除邪疾。

帝曰:何谓三部?

岐伯曰:有下部,有中部,有上部。部各有三候,三候者,有天有地有人也,必指而导之,乃以为真。上部天,两额之动脉;上部地,两颊之动脉;上部人,耳前之动脉。中部天,手太阴也;中部地,手阳明也;中部人,手少阴也。下部天,足厥阴也;下部地,足少阴也;下部人,足太阴也。故下部之天以候肝,地以候肾,人以候脾胃之气。

帝曰:中部之候奈何?

岐伯曰:亦有天,亦有地,亦有人。天以候肺,地以候胸中之气,人以候心。

帝曰:上部以何候之?

岐伯曰:亦有天,亦有地,亦有人。天以候头角之气,地以候口齿之气,人以候耳目之气。三部者,各有天,各有地,各有人。三而成天,三而成地,三而成人,三而三之,合则为九,九分为九野,九野为九脏。故神脏五,形脏四,合为九脏。五脏已败,其色必夭,夭必死矣。

帝曰:以候奈何?

岐伯曰:必先度其形之肥瘦,以调其气之虚实,实则泻之,虚则补之。必先去其血脉而后调之,无问其病,以平为期。

帝曰:决死生奈何?

岐伯曰:形盛脉细,少气不足以息者危。形瘦脉大,胸中多气者死。形气相得者生。参伍②不调者病。三部九候皆相失者死。上下左右之脉象应如参舂③者,病甚。上下左右相失不可数者死。中部之候虽独调,与众脏相失者,死中部之候相减者死;目内陷者死。

帝曰:何以知病之所在?

岐伯曰:察九候,独小者病,独大者病,独疾者病,独迟者病,独热者病,独寒者病,独陷下者病。

以左手足上,去踝五寸按之,庶右手足当踝而弹之,其应过五寸以上,蠕蠕然者,不病;其应疾,中手浑浑然者病;中手徐徐然者病;其应上不能至五寸,弹之不应者死。

是以脱肉身不去者死。中部乍疏乍数者,死。其脉代而钩者,病在络脉。九候之相应也,上下若一,不得相失。一候后则病,二候后则病甚,三候后则病危。所谓后者,应不俱也。察其腑藏,以知死生之期。必先知经脉,然后知病脉,真藏脉见者胜死。足太阳气绝者,其足不可屈伸,死必戴眼④。

帝曰:冬阴夏阳奈何?

岐伯曰:九候之脉,皆沉细悬绝者为阴,主冬,故以夜半死。盛躁喘数者为阳,主夏,故以日中死。是故寒热病者,以平旦死。热中及热病者,以日中死。病风者,以日夕死。病水者,以夜半死。其脉乍疏乍数乍迟乍疾者,日乘四季死。形肉已脱,九候虽调,犹死。七诊⑤虽见,九候皆从者不死。所言不死者,风气之病,及经月之病,似七诊之病而非也,故言不死。若有七诊之病,其脉候亦败者死矣,必发哕噫。必审问其所始病,与今之所方病,而后各切循其脉,视其经络浮沉,以上下逆从⑥循之,其脉疾者不病,其脉迟者病,脉不往来者死,皮肤著者死。

帝曰:其可治者奈何?

岐伯曰:经病者治其经,孙络病者治其孙络血,血病身有痛者,治其经络。其病者在奇邪,奇邪⑦之脉则缪刺⑧之。留瘦不移,节而刺之。上实下虚,切而从之,索其结络脉,刺出其血,以见通之。瞳子高者,太阳不足,戴眼者,太阳已绝,此决死生之要,不可不察也。手指及手外踝上五指留针。

注释

①歃血:歃音 shù。古时有歃血定盟的仪式,是坚决执行自己誓言的意思。②参伍:当错综复杂讲。形容脉象不匀整的意思。③参舂:舂音 chōng。用石臼捣谷物曰参舂,形容脉象没有次序的意思。④戴眼:目睛上窜。⑤七诊:指独大、独小、独迟、独疾、独寒、独热、独陷下七种病候。⑥逆从:逆是逆治,从是从治。逆治是治其病势,如以寒攻热之类。从治是从其病情,如寒因寒用之类。⑦奇邪:邪留于络脉,而不传于经的叫奇邪。⑧缪刺:是左病刺右,右病刺左的针刺方法。

译文

黄帝问:我听了先生讲述九针的道理后,觉得丰富广博,难以尽述。我现在希望了解其中主要的道理,以便嘱咐子孙,传于后世,让他们铭藏肺腑,永志不忘,并遵守誓约,永不妄泄,使这些道理合符天体的运行规律,终始不息,上与日月星辰的运转相应,下与四时五行阴阳盛衰的变化相合。人怎样适应四气更迭、秋冬为阴、春夏为阳的规律?希望你讲解一下这里的道理。

岐伯回答说:问得多好啊! 这是天地间至为深奥的道理。

黄帝道:我愿闻天地间最重要的道理,它是怎样与人的形体气血相通,并决断死生的呢?

岐伯说:天地的至数,开始于一,终止于九。一奇数为阳,代表天,二偶数为阴代表地,人生天地之间,故以三代表人;天地人合而为三,三三为九,以应九野之数。所以人有三部,每部各有三候,可以用它来决断死生,处理百病,从而调治虚实,祛除病邪。

黄帝道:什么叫做三部呢?

岐伯说:有下部,有中部,有上部。每部各有三候,所谓三候,是以天、地、人来代表的。必须有老师的当面指导,方能懂得部候准确之处。上部天,即两额太阳脉处动脉;上部地,即两颊大迎穴处动脉;上部人,即耳前耳门穴处动脉;中部天,即两手太阴气口、经渠穴处动脉;中部地,即两手阴明经合谷处动脉;中部人,即两手少阴经神门处动脉;下部天,即足厥阴经五里穴或太冲穴处动脉;下部地,即足少阴经太溪穴处动脉;下部人,即足太阴经箕门穴处动脉。故而下部之天可以候肝脏之病变,下部之地可以候肾脏之病变,下部之人可以候脾胃之病变。

黄帝道:中部之候怎样?

岐伯说:中部亦有天、地、人三候。中部之天可以候肺脏之病变,中部之地可以候胸中之病变,中部之人可以候心脏之病变。

黄帝道:上部之候又怎样?

岐伯说:上部也有天、地、人三候。上部之天可以候头角之病变,上部之地可以候口齿之病变,上部之人可以候耳目之病变。三部之中,各有天、各有地、各有人。三候为天,三候为地,三候为人,三三相乘,合为九候。脉之九候,以应地之九野,地之九野,以应人之九脏。所以人有肝、肺、心、脾、肾五神脏和膀胱、胃、大肠、小肠四形脏,合为九脏。若五脏已败,必见神色枯槁,枯槁者是病情危重乃至死亡的征象。

黄帝道:诊察的方法怎样?

岐伯说:必先度量病人的身形肥瘦,了解它的正气虚实,实证用泻法,虚证用补法。但必先去除血脉中的凝滞,而后调补气血的不足,不论治疗什么病都是以达到气血平调为准则。

黄帝道:怎样决断死生?

岐伯说:形体盛,脉反细,气短,呼吸困难,危险。如形体瘦弱,脉反大,胸中喘满而多气的是死亡之症。一般而论形体与脉一致的主生;若脉来三五不调者主病,三部九候之脉与疾病完全不相适应的,主死;上下左右之脉,相应鼓指如春杵捣谷,参差不齐,病必严重。若见上下左右之脉象差甚大,而又息数错乱不可计数的,是死亡征候;中部之脉虽然独自调匀,而与其他众脏不相协调的,也是死候;中部之脉衰减,与其他各部不相协调的,也是死候;目内陷的为正气衰竭现象,也是死候。

黄帝道:怎样知道病的部位呢?

岐伯说：从诊察九候脉的异常变化，就能知病变部位。九候之中，有一部独小，或独大，或独疾，或独迟，或独热，或独寒，或独陷下（沉伏），均是有病的现象。

以左手加于病人的左足上，距离内踝五寸处按着，以右手指在病人足内踝上弹之，医者之左手即有振动的感觉，如其振动的范围超过五寸以上，蠕蠕而动，为正常现象；如其振动急剧而大，应手快速而浑乱不清的，为病态；若振动微弱，应手迟缓，应为病态；如若振动不能上及五寸，用较大的力量弹之，仍没有反应，是为死候。

身体极度消瘦，体弱不能行动，是死亡之征。中部之脉或快或慢，无规律，为气脉败乱之兆，亦为死征。如脉代而钩，为病在络脉。九候之脉，应相互适应，上下如一，不应该有参差。如九候之中有一候不一致，则病必危险。所谓不一致，就是九候之间，脉动的不相适应。诊察病邪所在之脏腑，以知死生的时间。临症诊察，必先知道正常之脉，然后才能知道有病之脉；若见到真脉脉象而病邪又胜，便要死亡。足太阳经脉气绝，则两足不能屈伸，死亡之时，必目睛上视。

黄帝道：冬为阴，夏为阳，脉象与之相应如何？

岐伯说：九候的脉象，都是沉细悬绝的，为阴，冬令死于阴气极盛之夜半；若九候的脉象都是盛疾博数的，为阳，好像四季中的夏令一样，所以死于阳气旺盛之日中；寒热交作的病，死于阴阳交会的平旦之时；热中病及热病，死于日中阳极之时；伤于风者死于傍晚阳衰之时；伤于水者死于夜半阴极之时。其脉象忽疏忽密，忽迟忽急，乃脾气内绝，死于辰戌丑未时分，即日乘四季的时分；若形坏肉脱，虽九候协调，犹是死亡的征象；假使七诊之脉虽然出现，而九候都顺于四时的，就不一定是死候。所说不死的病，指心感风病，或月经之病，虽类似七诊之病脉，而实不相同，所以说不是死候。若七诊出现，其脉候有败坏现象的，这是死征，死的时候，必发呃逆等征候。所以治病之时，必须详细询问他的起病情形和现在症状，然后按各部分，切其脉搏，以观察其经络的浮沉，以及上下逆顺。如其脉来流利的，不病；脉来迟缓的，是病；脉不往来的，是死候；久病肉脱，皮肤干枯着于筋骨的，亦是死候。

黄帝道：那些可治的病，应怎样治疗呢？

岐伯说：病在经的，刺其经；病在孙络的，刺其孙络使它出血；血病而有身痛症状的，则治其经与络。若病邪留在大络，则用右病刺左、左病刺右的缪刺法治之。若邪气久留不移，当于四肢八谿之间、骨节交会之处刺之。上实下虚，当切按气脉，而探索气脉络郁结的所在，刺出其血，以通其气。两目上翻而又眼珠凝定不动的,则太阳经脉之气败绝,必死无疑。这是判断疾病预后死生的要诀,临床中不可不认真研究。

经脉别论篇第二十一

黄帝问曰:人之居处动静勇怯,脉亦为之变乎?

岐伯对曰:凡人之惊恐恚劳动静,皆为变也。是以夜行则喘出于肾,淫气①病肺。有所堕恐,喘出于肝,淫气害脾。有所惊恐,喘出于肺,淫气伤心。度水跌仆,喘出于肾与骨,当是之时,勇者气行则已,怯者则着而为病也。故曰,诊病之道,观人勇怯,骨肉皮肤,能知其情,以为诊法也。故饮食饱甚,汗出于胃。惊而夺精,汗出于心。持重远行,汗出于肾。疾走恐惧,汗出于肝。摇体劳苦,汗出于脾。故春秋冬夏,四时阴阳,生病起于过用,此为常也。

食气入胃,散精于肝,淫气于筋。食气入胃,浊气归心,淫精于脉。脉气流经,经气归于肺,肺朝百脉,输精于皮毛。毛脉合精,行气于腑。腑精神明,留于四脏,气归于权衡。权衡以平,气口成寸,以决死生。饮入于胃,游溢精气,上输于脾。脾气散精,上归于肺,通调水道,下输膀胱。水精四布,五经并行,合于四时,五脏阴阳,揆度以为常也。

太阳脏独至②,厥喘虚气逆,是阴不足阳有余也,表里当俱泻,取之下俞,阳明脏独至,是阳气重并也,当泻阳补阴,取之下俞。少阳脏独至,是厥气也,跷前卒大,取之下俞,少阳独至者,一阳之过也。太阴脏搏者,用心省真,五脉气少,胃气不平,三阴也,宜治其下俞,补阳泻阴。

一阳独啸③,少阳厥也,阳并于上,四脉争张,气归于肾,宜治其经络,泻阳补阴。

一阴至,厥阴之治也,真虚痛心④,厥气留薄,发为白汗⑤,调食和药,治在下俞。

帝曰:太阳脏何象?

岐伯曰:象三阳而浮也。

帝曰:少阳脏何象?

岐伯曰:象一阳也。一阳脏者,滑而不实也。

帝曰:阳明脏何象?

岐伯曰:象大浮也。太阴脏搏,言伏鼓也。二阴搏至,肾沉不浮也。

①淫气:偏胜的病气。②独至:是说明由于一脏偏盛,而其气独至。③啸:在本文中当耳鸣讲。④痛心:痛音 yuān,痛心就是心痛。⑤发为白汗:白汗二字不知其义,有说是自汗之误的,今存疑。

译文

黄帝问道:人们的居住环境、活动、安静、勇敢、怯懦有所不同,其经脉血气也随着变化吗?

岐伯回答说:人在惊恐、愤怒、劳累、活动或安静的情况下,经脉血气都要受到影响而发生变化。所以夜间远行劳累,就会扰动肾气,使肾气不能闭藏而外泄,则气喘出于肾脏,其偏胜之气,就会侵犯肺脏。若因坠堕而受到恐吓,就会扰动肝气,而喘出于肝,其偏胜之气就会侵犯脾脏。或有所惊恐,惊则神越气乱,扰动肺气,喘出于肺,其偏胜之气就会侵犯心脏。渡水而跌仆,跌仆伤骨,肾主骨,水湿之气通于肾,致肾气和骨气受到扰动,气喘于肾和骨。在这种情况下,身体强盛的人,气血畅行,不会出现什么病变;怯弱的人,气血留滞,就会发生病变。所以说:诊察疾病,观察病人的勇怯及骨骼、肌肉、皮肤的变化,便能了解病情,并以此作为诊病的方法。在饮食过饱的时候,则食气蒸发而汗出于胃。惊则神气浮越,则心气受伤而汗出于心。负重而远行的时候,则骨劳气越,肾气受伤而汗出于肾。疾走而恐惧的时候,由于疾走伤筋,恐惧伤魂,则肝气受伤而汗出于肝。劳力过度的时候,由于脾主肌肉四肢,则脾气受伤而汗出于脾。春、夏、秋、冬四季阴阳的变化都有其常度,人在这些变化中所发生疾病,就是因为对身体的劳用过度所致,这是通常的道理。

五谷入胃,其所化生的一部分精微之气输散到肝脏,再由肝将此精微之气滋养于筋。五谷入胃,其所化生的精微之气注入于心,再由心将此精气滋养于血脉。血气流行在经脉之中,到达于肺,肺又将血气输送到全身百脉中去,最后把精气输送到皮毛。皮毛和经脉的精气汇合,又还流归入于脉,脉中精微之气通过不断变化周流于四脏。这些正常的生理活动,都要取决于气血阴阳的平衡。气血阴阳平衡,则表现在气口的脉搏变化上,气口的脉搏,可以判断疾病的死生。水液入胃以后,游溢布散其精气,上行输送与脾,经脾对精微的布散转输,上归于肺,肺具有疏通和调节体内水液的作用,通过这种作用,肺把水液下输送到膀胱。如此则水精四布,外而布散于皮毛,内而灌输于五脏之经脉,并能合于四时寒暑的变易和五脏阴阳的变化。做出适当的调节,这就是经脉的正常生理现象。

太阳经脉偏盛,则发生厥逆、喘息、虚气上逆等症状,这是阴不足而阳有余,表里两条经脉都应该用泻法治疗,应取足太阳经的束骨穴和足少阴经的太溪穴。阳明经脉偏盛,是太阳、少阳经气与阳明经气相并的原因造成的,治疗时当用泻阳补阴的治疗方法,当泻足阳明经的陷谷穴,补太阴经的太白穴。少阳经脉偏盛,是厥气上逆,所以阳跷脉前的少阳脉猝然盛大,当取足少阳经的临泣穴。少阳经脉偏盛而独至,就是少阳太过。太阴经脉鼓搏有力,应当细心地审查是否真脏脉至,若五脏之脉均气少,胃气又不平和,这是足太阴脾太过的缘故,应当用补阳泻阴的治疗方法,补足阳明之陷谷穴,泻足太阴之太白穴。二阴经脉独盛,是少阴厥气上逆,而阳气并越于上,心、肝、脾、肺四脏受其影响,四脏之脉争张于外,病的根源在于肾,应治其表里的经络,泻足太阳经的经穴昆仑穴、络穴飞扬穴,补足少阴的经穴复溜穴、络穴大钟穴。一阴经脉偏盛,是厥阴所主,出现真气虚弱,心中酸痛不适的症状,厥气留于经脉与正气相搏而发为白汗,应该注意饮食调养和药物的治疗,如用针刺,当取厥阴经下部的太冲穴,以泄其邪。

黄帝说:太阳经的脉象是怎样的呢?

岐伯说:其脉象似三阳之气浮盛于外,所以脉浮。

黄帝说:少阳经的脉象是怎样的呢?

岐伯说:其脉象似一阳之初生,滑而不实。

黄帝说:阳明经的脉象是怎样的呢?

岐伯说:其脉象大而浮。太阴经的脉象搏动,虽沉伏而指下仍搏击有力;少阴经的脉象搏动,是沉而不浮。

脏气法时论篇第二十二

　　黄帝问曰：合人形以法四时五行而治，何如而从？何如而逆？得失之意，愿闻其事。

　　岐伯对曰：五行者，金木水火土也，更贵更贱，以知死生，以决成败，而定五脏之气、间甚之时、死生之期也。

　　帝曰：愿卒闻之。

　　岐伯曰：肝主春，足厥阴少阳主治，其日甲乙，肝苦急，急食甘以缓之。心主夏，手少阴太阳主治，其日丙丁，心苦缓，急食酸以收之。脾主长夏，足太阴阳明主治，其日戊己，脾苦湿，急食苦以燥之。肺主秋，手太阴阳明主治，其日庚辛，肺苦气上逆，急食苦以泄之。肾主冬，足少阴太阳主治，其日壬癸。肾苦燥①，急食辛以润之，开腠理，致津液，通气也。

　　病在肝，愈于夏；夏不愈，甚于秋，秋不死，持于冬，起于春，禁当风。肝病者，愈在丙丁；丙丁不愈，加于庚辛；庚辛不死，持于壬癸，起于甲乙。肝病者，平旦慧，下晡②甚，夜半静。肝欲散，急食辛以散之，用辛补之，酸泻之。

　　病在心，愈在长夏；长夏不愈，甚于冬；冬不死，持于春，起于夏，禁温食热衣。心病者，愈在戊己，戊己不愈，加于壬癸；壬癸不死，持于甲乙，起于丙丁。心病者，日中慧，夜半甚，平旦静。心欲耎，急食咸以软之，用咸补之，甘泻之。

　　病在脾，愈在秋；秋不愈，甚于春；春不死，持于夏，起于长夏，禁温食饱食湿地濡衣。脾病者，愈在庚辛，庚辛不愈，加于甲乙；甲乙不死,持于丙丁,起于戊己。脾病者,日昳③慧,日出甚,下晡静。脾欲缓,急食甘以缓之,用苦泻之,甘补之。

病在肺,愈在冬;冬不愈,甚于夏;夏不死,持于长夏,起于秋,禁寒饮食寒衣。肺病者,愈在壬癸,壬癸不愈,加于丙丁;丙丁不死,持于戊己,起于庚辛。肺病者,下晡慧,日中甚,夜半静。肺欲收,急食酸以收之,用酸补之,辛泻之。

病在肾,愈在春;春不愈,甚于长夏;长夏不死,持于秋,起于冬,禁犯焠㷼④热食温炙衣。肾病者,愈在甲乙;甲乙不愈,甚于戊己,戊己不死,持于庚辛,起于壬癸。肾病者,夜半慧,四季甚,下晡静。肾欲坚,急食苦以坚之,用苦补之,咸泻之。

夫邪气之客于身也,以胜相加,至其所生而愈,至其所不胜而甚,至于所生而持,自得其位而起。必先定五脏之脉,乃可言间甚之时,死生之期也。

肝病者,两胁下痛引少腹,令人善怒,虚则目䀮⑤,䀮无所见,耳无所闻,善恐,如人将捕之,取其经,厥阴与少阳,气逆,则头痛耳聋不聪颊肿、取血者。

心病者,胸中痛,胁支满,胁下痛,膺⑥背肩甲间痛,两臂内痛;虚则胸腹大,胁下与腰相引而痛,取其经,少阴太阳,舌下血者。其变病,刺郄中⑦血者。

脾病者,身重善肌肉痿,足不收行⑧,善瘈,脚下痛;虚则腹满肠鸣,飧泄食不化,取其经,太阴阳明少阴血者。

肺病者,喘咳逆气,肩背痛,汗出,尻⑨阴股膝髀腨⑩胻足皆痛;虚则少气不能报息⑪,耳聋嗌干,取其经,太阴足太阳之外厥阴内血者。

肾病者,腹大胫肿,喘咳身重,寝汗出,憎风;虚则胸中痛,大腹小

国学经典

黄帝内经

腹痛,清厥⑫意不乐,取其经,少阴太阳血者。

肝色青,宜食甘,粳米、牛肉、枣、葵皆甘。心色赤,宜食酸,小豆、犬肉、李、韭皆酸。肺色白,宜食苦,麦、羊肉、杏、薤皆苦。脾色黄,宜食咸,大豆、豕肉、栗、藿皆咸。肾色黑,宜食辛,黄黍、鸡肉、桃、葱皆辛。辛散,酸收,甘缓,苦坚,咸软。

毒药⑬攻邪,五谷为养,五果为助,五畜为益,五菜为充,气味合而服之,以补精益气。此五者,有辛酸甘苦咸,各有所利,或散,或收,或缓,或急,或坚,或软,四时五脏,病随五味所宜也。

①肾苦燥:肾为水脏,所以苦燥者,指其功能而言。因肾一脏具水火二气,水火既济,始能蒸发津液,泽润周身。若肾中阳虚,则不能蒸发津液而形成燥象,肾即失其生化作用,故恶燥。②下晡:傍晚的时候。③昳:音 dié,为未时。约在下午两三点钟。④焠焫:音 cuì āi,当烧烤讲。⑤睆:视物不明的意思。⑥膺:胸前两旁高处。⑦郄中:此处指阴郄穴。在手掌后脉中去腕五分。⑧收行:行步整齐有礼貌。⑨尻:尾骨处。⑩腨:音 shuàn。腓肠肌。⑪不能报息:气短而呼吸不能接续的形象。⑫清厥:四肢清冷。⑬毒药:一切攻病的药物都叫毒药。

黄帝问道:结合人体五脏之气的具体情况,取法四时五行的生克制化规律,作为救治疾病的法则,怎样是从?怎样是逆呢?我想了解治法中的从逆和得失是怎么一回事。

岐伯回答说:五行就是金、木、水、火、土,配合时令气候,有衰旺盛克的变化,从这些变化中可以测知疾病的死生,分析医疗的成败,并能确定五脏之气的盛衰、疾病轻重的时间,以及死生的日期。

黄帝说:我想听你详尽地讲一讲。

岐伯说:肝属木,旺于春,肝与胆为表里,春天是足厥阴肝和足少阳胆主治的时间,甲乙属木,足少阳胆主甲木,足厥阴肝主乙木,所以肝胆旺日为甲乙;肝在志为怒,怒则气急,甘味能缓急,故宜急食甘以缓之。心属火,旺于夏,心与小肠为表里,夏天是手少阴和手太阳小肠主治的时间;丙丁属火,手少阴心主丁火,手太阳小肠主丙火,所以心与小肠的旺日为丙丁;心在志为喜,喜则气缓,心气过缓则心气虚而散,酸味能收敛,故宜急食酸以收之。脾属土,旺于长夏(六月),脾与胃为表里,长夏是足太阴脾和足阳明胃主治的时间;戊己属土,主太阴脾主己土,主阳明胃主戊土,所以脾与胃的旺日为戊己;脾性恶湿,湿盛则伤脾,苦味能燥湿,故宜急食苦以燥之。肺属金,旺于秋;肺与大肠为表里,秋天是手太阴肺和手阳明大肠主治的时间;庚辛属金,手太阴肺主辛金,手阳明大肠主庚金,所以肺与大肠的旺日为庚辛;肺主气,其性清肃,若气上逆则肺病,苦味能泄,故宜急食苦以泄之。肾属水,旺于冬,肾与膀胱为表里,冬天是足少阴肾与足太阴膀胱主治的时间;壬癸属水,足少阴肾主癸水,足太阳膀胱主壬水,所以肾与膀胱的旺日为壬癸;肾为水脏,喜润而恶燥,故宜急食辛以润之。如此可以开发腠理,运行津液,宜通五脏之气。

睛明

交倍
照海

阴跷脉

　　肝脏有病,在夏季当愈;若至夏季不愈,到秋季病情就要加重;如秋季不死,至冬季病情就会维持稳定不变的状态,到来年春季,病即好转。因风气通于肝,故肝病最禁忌受风。有肝病的人,愈于丙丁日;如果丙丁日不愈,到庚辛日病就加重;如果庚辛日不死,到壬癸日病情就会维持稳定不变的状态,到了甲乙日病即好转。患肝病的人,在早晨的时候精神清爽,傍晚的时候病就加重,到半夜时便安静下来。肝木性喜条达而恶抑郁,故肝病急用辛味以散之,若需要补以辛味补之,若需要泻,以酸味泻之。

　　心脏有病,愈于长夏;若至长夏不愈,到了冬季病情就会加重;如果在冬季不死,到了明年的春季病情就会维持稳定不变的状态,到了夏季病即好转。心有病的人应禁忌温热食物,衣服也不能穿得太暖。有心病的人,愈于戊己日;如果戊己日不愈,到壬癸日病就加重;如果在壬癸日不死,到甲乙日病情就会维持稳定不变的状态,到丙丁日病即好转。心脏有病的人,在中午的时候神情爽慧,半夜时病就加重,早晨时便安静了。心病欲柔软,宜急食咸味以软之,需要补则以咸味补之,以肝味泻之。

　　脾脏有病,愈于秋季;若至秋季不愈,到春季病就加重;如果在春季不死,到夏季病情就会维持稳定不变的状态,到长夏的时间病即好转。脾病应禁忌吃温热性食物即饮食过饱、居湿地、穿湿衣等。脾有病的人,愈于庚辛日;如果在庚辛日不愈,到甲乙日加重;如果在甲乙日不死,到丙丁日病情就会维持稳定不变的状态,到了戊己日病即好转。脾有病的人,在午后的时间精神清爽,日出时病就加重,傍晚时便安静了。脾脏病需要缓和,甘能缓中,故宜急食甘味以缓之,需要泻则用苦味药泻脾,以甘味补脾。

肺脏有病,愈于冬季;若至冬季不愈,到夏季病就加重;如果在夏季不死,至长夏时病情就会维持稳定不变的状态,到了秋季病即好转。肺有病应禁忌寒冷饮食及穿得太单薄。肺有病的人,愈于壬癸日;如果在壬癸日不愈,到丙丁日病就加重;如果在丙丁日不死,到戊己日病情就会维持稳定不变的状态,到了庚辛日,病即好转。肺有病的人,傍晚的时候精神爽慧,到中午时病就加重,到半夜时便安静了。肺气欲收敛,宜急食酸味以收敛,需要补的,用酸味补肺,需要泻的,用辛味泻肺。

肾脏有病,愈于春季;若至春季不愈,到长夏时病就加重;如果在长夏不死,到秋季病情就会维持稳定不变的状态,到冬季病即好转。肾病禁忌进用烧烤煎炒的热性食物和穿经火烘烤过的衣服。肾有病的人,愈于甲乙日;如果在甲乙日不愈,到戊己日病就加重;如果在戊己日不死,到庚辛日病情就会维持稳定不变的状态,到壬癸日病即好转。肾有病的人,在半夜的时候精神爽慧,在一日当中辰、戌、丑、未四个时辰病情加重,在傍晚时便安静了。肾主必藏,其气欲坚,需要补的,宜急食苦味以坚之,用苦味补之,需要泻的,用咸味泻之。

凡是邪气侵袭人体,都是以胜相加,病至其所生之时而愈,至其所不胜之时而甚,至其所生之时而病情稳定不变,至其自旺之时病情好转。但必须先明确五脏之平脉,然后始能推测疾病的轻重时间及死生的日期。

肝脏有病,则两胁下疼痛牵引少腹,使人多怒,这是肝气实的症状;如果肝气虚,则出现两目昏花而视物不明,两耳也听不见声音,多恐惧,好像有人要逮捕他一样。治疗时,取用厥阴肝经和少阳胆经的经穴。如肝气上逆,则头痛、耳聋而听觉失灵、颊肿,应取厥阴、少阳经脉,刺出其血。

心脏有病,则出现胸中痛,胁部支撑胀满,胁下痛,胸膺部、背部及肩胛间疼

腰肌和髂肌

痛,两臂内侧疼痛,这是心实的症状。心虚,则出现胸腹部胀大,胁下和腰部牵引作痛。治疗时,取少阴心经和太阳小肠经的经穴,并刺舌下之脉以出其血。如病情有变化,与初起不同,刺阳郄穴出血。

脾脏有病,则出现身体沉重,易饥,肌肉痿软无力,两足弛缓不收,行走时容易抽搐,脚下疼痛,这是脾实的症状;脾虚则腹部胀满,肠鸣,泄下而食物不化。治疗时,取太阴脾经、阳明胃经和少阴肾经的经穴,刺出其血。

肺脏有病,则喘咳气逆,肩背部疼痛,出汗,尻、阴、股、膝、髀骨、足等部皆疼痛,这是肺实的症状;如果肺虚,就出现少气,呼吸困难而难于接续,耳聋,咽干。治疗时,取太阴肺经的经穴,更取足太阳经的外侧及足厥阴内侧,即少阴肾经的经穴,刺出其血。

肾脏有病,则腹部胀大,胫部浮肿,气喘,咳嗽,身体沉重,睡后出汗,恶风,这是肾实的症状;如果肾虚,就会出现胸中疼痛,大腹和小腹疼痛,四肢厥冷,心中不乐。治疗时,取足少阴肾经和足太阳膀胱经的经穴,刺出其血。

肝合青色,宜食甘味,粳米、牛肉、枣、葵菜都是属于味甘的。心合赤色,宜食酸味,小豆、犬肉、李、韭菜都是属于酸味的。肺合白色,宜食苦味,小麦、羊肉、杏、薤都是属于苦味的。脾合黄色,宜食咸味,大豆、猪肉、栗、藿都是属于咸味的。肾合黑色,宜食辛味,黄黍、鸡肉、桃、葱都是属于辛味的。五味的功用:辛味能发散,酸味能收敛,甘味能缓急,苦味能坚燥,咸味能软坚。凡毒药都是可用来攻逐病邪,五谷用以充养五脏之气,五果帮助五谷以营养人体,五畜用以补益五脏,五菜用以充养脏腑,气味和合而服食,可以补益精气。这五类食物,各有辛、酸、甘、苦、咸的不同气味,各有利于某一脏气,或散,或收,或缓,或急,或坚等,在运用的时候,要根据春、夏、秋、冬四时和五脏之气的偏盛偏衰及苦欲等具体情况,各随其所宜而用之。

宣明五气论篇第二十三

五味所入：酸入肝，辛入肺，苦入心，咸入肾，甘入脾，是谓五入。

五气所病：心为噫①，肺为咳，肝为语，脾为吞，肾为欠，为嚏，胃为气逆，为哕为恐，大肠小肠为泄，下焦溢为水，膀胱不利为癃，不约为遗溺，胆为怒，是谓五病。

五精所并：精气并于心则喜，并于肺则悲，并于肝则忧，并于脾则畏，并于肾则恐，是谓五并，虚而相并者也。

五脏所恶：心恶热，肺恶寒，肝恶风，脾恶湿，肾恶燥，是谓五恶。

五脏化液：心为汗，肺为涕，肝为泪，脾为涎，肾为唾，是谓五液。

五味所禁：辛走气，气病无多食辛；咸走血，血病无多食咸；苦走骨，骨病无多食苦；甘走肉，肉病无多食甘；酸走筋，筋病无多食酸；是谓五禁，无令多食。

五病所发：阴病发于骨，阳病发于血，阴病发于肉，阳病发于冬，阴病发于夏，是谓五发。

五邪所乱：邪入于阳则狂，邪入于阴则痹，搏阳则为巅疾，搏阴则为瘖②，阳入之阴则静，阴出之阳则怒，是谓五乱。

五邪所见：春得秋脉，夏得冬脉，长夏得春脉，秋得夏脉，冬得长夏脉，名曰阴出之阳，病善怒不治，是谓五邪。皆同命，死不治。

五脏所藏：心藏神，肺藏魄，肝藏魂，脾藏意，肾藏志，是谓五脏所藏。

五脏所主：心主脉，肺主皮，肝主筋，脾主肉，肾主骨，是谓五脏所主。

五劳所伤:久视伤血,久卧伤气,久坐伤肉,久立伤骨,久行伤筋,是谓五劳所伤。

五脉应象:肝脉弦,心脉钩,脾脉代,肺脉毛,肾脉石,是谓五脏之脉。

注释

①噫:饱食后逆气。即嗳气。②瘖:音 yīn。当失音讲。

译文

五脏之气失调后所发生的病变:心气失调则嗳气;肺气失调则咳嗽;肝气失调则多言;脾气失调则吞酸;肾气失调则为呵欠、喷嚏;胃气失调则为气逆为哕,或有恐惧感;大肠、小肠病则不能泌别清浊,传送糟粕,而为泄泻;下焦不能通调水道,则水液泛溢于皮肤而为水肿;膀胱之气化不利,则为癃闭,不能约制,则为遗尿;胆气失调则易发怒。这是五脏之气失调而发生的病变。

五脏之精气相并所发生的疾病:精气并与心则喜,精气并于肺则悲,精气并于肝则忧,精气并于脾则畏,精气并于肾则恐。这就是所说的五并,都是由于五脏乘虚相并所致。

五脏化生的液体:心之液化为汗,肺之液化为涕,肝之液化为泪,脾之液化为涎,肾之液化为唾。这是五脏化生的五液。

五味所禁:辛味走气,气病不可多食辛味;咸味走血,血病不可多食咸味;苦味走骨,骨病不可多食苦味;甜味走肉,肉病不可多食甜味;酸味走筋,筋病不可多食酸味。这就是五味的禁忌,不可使之多食。

五种病的发生:阴病发生于骨,阳病发生于血,阴病发生于肉,阳病发生于冬,阴病发生于夏。这是五病所发。

五邪所乱:邪入于阳分,则阳偏盛,而发为狂病;邪入于阴分,则阴偏胜,而发为痹病;邪搏于阳则阳气受伤,而发为巅疾;邪搏于阴侧则阴气受伤,而发为音哑之疾;邪由阳而入于阴,则从阴而为静;邪由阴而出于阳,则从阳而为怒。这就是所谓五乱。

五脏克贼之邪所表现的脉象:春天见到秋天的毛脉,是金克木;夏天见到冬天的石脉,是水克火;长夏见到春天的弦脉,是木克土;秋天见到夏天的洪脉,是

黄帝内经

火克金;冬天见到长夏的濡缓脉,是土克水。这就是所谓的五邪脉。其预后相同,都属于不治的死症。

五种过度的疲劳可以伤耗五脏的精气:如久视则劳于精气而伤血,久卧则阳气不伸而伤气,久坐则血脉灌输不畅而伤肉,久立则劳于肾及腰、膝、胫等而伤骨,久行则劳于筋脉而伤筋。这就是五劳所伤。

五脏应四时的脉象:肝脏应春,端直而长,其脉像弦;心脉应夏,来盛去衰,其脉像钩;脾旺于长夏,其脉弱,随长夏而更代;肺脉应秋,轻虚而浮,其脉像毛;肾脉应冬,其脉沉坚像石。这就是所谓的应于四时的五脏平脉。

血气形志篇第二十四

夫人之常数,太阳常多血少气,少阳常少血多气,阳明常多气多血,少阴常少血多气,厥阴常多血少气,太阴常多气少血,此天之常数。足太阳与少阴为表里,少阳与厥阴为表里,阳明与太阴为表里,是为足阴阳也。手太阳与少阴为表里,少阳与心主①为表里,阳明与太阴为表里,是为手之阴阳也。今知手足阴阳所苦,凡治病必先去其血,乃去其所苦,伺之所欲,然后泻有余,补不足。

欲知背俞,先度其两乳间,中折之,更以他草度去半已,即以两隅相拄②也,乃举以度其背,令其一隅居上,齐脊大椎,两隅在下,当其下隅者,肺之俞也。复下一度,心之俞也。复下一度,左角肝之俞也,右角脾之俞也。复下一度,肾之俞也。是谓五脏之俞,灸刺之度也。

形乐志苦,病生于脉,治之以灸刺。形乐志乐,病生于肉,治之以针石。形苦志乐,病生于筋,治之以熨引③。形苦志苦,病生于咽嗌,治之以百药。形数惊恐,经络不通,病生于不仁,治之以按摩醪药。是谓五形志也。

刺阳明出血气，刺太阳出血恶气，刺少阳出气恶血，刺太阴出气恶血，刺少阴出气恶血，刺厥阴出血恶气也。

注释

①心主：在本节是指手厥阴经说的。②拄：支撑的意思。③熨引：熨是以药物热敷的疗法，引是导引法。

译文

人身各经气血多少，是有一定常数的。如太阳经常多血少气，少阳经常少血多气，阳明经常多气多血，少阴经常少血多气，厥阴经常多血少气，太阴经常多气少血，这是先天禀赋之常数。足太阳膀胱经与足少阴肾经为表里，足少阳胆经与足厥阴肝经为表里，足阳明胃经与足太阴脾经为表里。这是足三阳经和足三阴经之间的表里配合关系。手太阳小肠经和手太阴心经为表里，手三焦经与手厥阴心包经为表里，手阳明大肠经与手太阴肺经为表里，这是手三阳经和手三阴经之间的表里配合关系。现已知道，疾病发生在手足阴阳使二经脉的那一经，其治疗方法，血脉雍盛的，必须先刺出其血，以减轻其痛苦；再诊察其所欲，根据病情的虚实，然后泻其有余之实邪，补其不足之虚。

要想知道背部五脏俞穴的位置，先用草一根，度量两乳之间的距离，再从正中对折，另一草与前草同样长度，折掉一半之后，拿来支撑第一根草的两头，就成了一个三角形，然后用它量病人的背部，使其一个角朝上，和脊背部大椎穴相平，另外两个角在下，其下边左右两个角所指部位，就是肺俞穴所在。再把上角移下一度，放在两肺俞连线的中点，则其下左右两角的位置是心俞的部位。再移下一度，左角是肝俞，右角是脾俞。再移下一度，左右两角是肾俞。这就是五脏俞穴的部位，为刺灸取穴的法度。

形体安逸但精神苦闷的人，病多发生在经脉，治疗时宜用针灸。形体安逸而精神也愉快的人，病多发生在肌肉，治疗时宜用针刺或砭石。形体劳苦但精神很愉快的人，病多发生在筋，治疗时宜用热熨或导引法。形体劳苦，而精神又很苦恼的人，病多发生在咽喉部，治疗时宜用药物。屡受惊恐的人，经络因气机紊乱而不通畅，病多为麻木不仁，治疗时宜用按摩和药酒。以上是形体和精神方面发生的五种类型的疾病。

刺阳明经，可以出血出气；刺太阳经，可以出血，而不宜伤气；刺少阳经，只宜出气，不宜出血；刺太阴经，只宜出气，不宜出血；刺少阴经，只宜出气，不宜出血；刺厥阴经，只宜出血，不宜伤气。

宝命全形论篇第二十五

黄帝问曰：天覆地载，万物悉备，莫贵于人，人以天地之气生，四时之法成，君王众庶，尽欲全形，形之疾病，莫知其情，留淫日深，著于骨髓，心私虑之，余欲针除其疾病，为之奈何？

岐伯对曰：夫盐之味咸者，其气令器津泄；弦绝者，其音嘶败；木敷①者，其叶发②；病深者，其声哕。人有此三者，是谓坏腑，毒药无治，短针无取，此皆绝皮伤肉，血气争矣。

帝曰：余念其痛，心为之乱惑，反甚其病，不可更代，百姓闻之，以为残贼，为之奈何？

岐伯曰：夫人生于地，悬命于天，天地合气，命之曰人。人能应四时者，天地为之父母；知万物者，谓之天子。天有阴阳，人有十二节；天有寒暑，人有虚实。能经天地阴阳之化者，不失四时；知十二节之理者，圣智不能欺也；能存八动③之变，五胜④更立；能达虚实之数者，独出独入，呿吟⑤至微，秋毫在目。

帝曰：人生有形，不离阴阳，天地合气，别为九野，分为四时，月有小大，日有短长，万物并至，不可胜量，虚实呿吟，敢问其方？

岐伯曰：木得金而伐，火得水而灭，土得木而达⑥，金得火而缺⑦，水得土而绝，万物尽然，不可胜竭。故针有悬布天下者五，黔首⑧共余食，莫知之也。一曰治神，二曰知养身，三曰知毒药为真，四曰制砭石小大，五曰知腑脏血气之诊。五法俱立，各有所先。今末世之刺也，虚者实之,满者泄之,此皆众工所共知也。若夫法天则地,随应而动,和之者若响,随之者若影,道无鬼神,独来独往。

帝曰:愿闻其道。

岐伯曰:凡刺之真,必先治神,五脏已定,九候已备,后乃存针,众脉不见,众凶弗闻,外内相得,无以形先,可玩往来,乃施于人。人有虚实,五虚⑨勿近,五实⑩勿远,至其当发,间不容瞚⑪。手动若务,针耀而匀,静意视息,观适之变,是谓冥冥⑫,莫知其形,见其乌乌,见其稷稷,从见其气,不知其谁,伏如横弩,起如发机。

帝曰:何如而虚? 何如而实?

岐伯曰:刺虚者须其实,刺实者须其虚,经气已至,慎守勿失,深浅在志,远近若一,如临深渊,手如握虎,神无营于众物。

①木敷:在本节是指的木气消散。②叶发:在本节是指树叶堕落。③八动:即八风的变动。④五胜:五行各有胜制,胜则贼害,制则生化。⑤呿吟:呿音 qù。开口所出的声叫呿,闭口所出的声叫吟。⑥达:"土得木而达",素问绍识作"土得木而夺",今从之。⑦缺:当破讲。⑧黔首:黔音 qián,黔首当黎民百姓讲。⑨五虚:五脏的精气虚。⑩五实:五邪相乘的实症。⑪瞚:音 shùn,目转动。⑫冥冥:音 míng,无影无形的意思。

译文

黄帝问道:天地之间,万物具备,没有一样东西比人更宝贵了。人依靠天地之大气和水谷之精气生存,并随着四时生长收藏规律而生活着,上至君主,下至平民,任何人都愿意保全形体的健康,但是往往有了病,却因病轻而难于察知,让病邪稽留,逐渐发展,日益深沉,乃至深入骨髓,我为之甚感忧虑。我要想解除他们的痛苦,应该怎样办才好?

岐伯回答说:比如盐味是咸的,当贮藏在器具中的时候,看到渗出水来,这就是盐气外泄;比如琴弦将要断的时候,就会发出嘶败的声音;内部已溃的树木,其枝叶好像很繁茂,实际上外盛中空,极容易萎谢;人在疾病深重的时候,就会产生呃逆。人要是有了这样的现象,说明内脏已有严重破坏,药物和针灸都失去治疗作用,因为皮肤肌肉受伤败坏,血气枯槁,就很难挽回了。

黄帝道:我很同情病人的痛苦,但思想上有些慌乱疑惑,因治疗不当反使病势加重,又没有更好的方法来替代,人们看起来,将要认为我残忍粗暴,究竟怎么好呢?

岐伯说:一个人的生活,和自然界是密切相关联的。人能适应四时变迁,则自然界的一切,都成为他生命的泉源。能够知道万物生长收藏道理的人,就有条件承受和运用万物。所以天有阴阳,人有十二经脉;天有寒暑,人有虚实盛衰。能够应天地阴阳的变化,不违背四时的规律,了解十二经脉的道理,就能明达事理,不会被疾病现象弄糊涂了。掌握八风的演变,五行的衰旺,通达病人虚实的变化,就一定能有独到的见解,哪怕病人的呵欠呻吟及微小的动态,也能够明察秋毫,洞明底细。

黄帝道:人生而有形体,离不开阴阳的变化,天地二气相合,从经纬上来讲,可以分为九野,从气候上来讲,可以分为四时,月行有小大,日行有短长,这都是阴阳消长变化的体现。天地间万物的生长变化更是不可胜数,根据患者微细呵欠及呻吟,就能判断出疾病的虚实变化。请问运用什么方法,能够提纲挈领,来加以认识和处理呢?

岐伯说:可根据五行变化的道理来分析,木遇到金,就能折伐;火受到水,就能熄灭;土被木殖,就能疏松;金遇到火,就能熔化;水遇到土,就能遏止。这种变化,万物都是一样,不胜枚举。所以用针刺来治疗疾病,能够嘉惠天下人民的,有五大关键,但人们都弃余不顾,不懂得这些道理。所谓五大关键:一是要精神专一,二是要了解养身之道,三是要熟悉药物真正的性能,四是要注意制取砭石的大小,五是要懂得脏腑血气的诊断方法。能够懂得这五项要道,就可以掌握缓急先后。近世运用针刺,一般的用补法治虚,泻法制满,这是大家都知道的。若能按照天地阴阳的道理,随机应变,那么疗效就能更好,如响之应,如影随形,医学的道理并没有什么神秘,只要懂得这些道理,就能运用自如了。

黄帝道:希望听你讲讲用针刺的道理。

岐伯说:凡用针的关键,必先集中思想,了解五脏的虚实,三部九候脉象的变化,然后下针。还要注意有没有真脏脉出现,五脏有无败绝现象,外形与内脏是否协调,不能单独以外形为依据,更要熟悉经脉血气往来的情况,才可施针于病人。病人有虚实之分,见到五虚,不可草率下针治疗,见到五实,不可轻易放弃针刺治疗,应该要掌握针刺的时机,不然在瞬息之间就会错过机会。针刺时手的动作要专一协调,针要洁净而均匀,平心静意,看适当的时间,好像鸟一样集合,气盛之时,好像稷一样繁茂。气之往来,正如见鸟之飞翔,而无从捉摸它形迹的起落。所以用针之法,当气未至的时候,应该留针候气,正如横弩之待发,气应的时候,则当迅速起针,正如弩箭之疾出。

黄帝道:怎样治疗虚症?怎样治疗实症?

岐伯说:刺虚症,须用补法,刺实症,须用泻法;当针下感到经气至,则应慎重掌握,不失时机地运用补泻方法。针刺无论深浅,全在灵活掌握,取穴无论远近,候针取气的道理是一致的,针刺时都必须精神专一,好像面临万丈深渊,小心谨慎,又好像手中捉着猛虎那样坚定有力,全神贯注,不为其他事务所分心。

八正神明论篇第二十六

黄帝问曰:用针之服①,必有法则焉,今何法何则?

岐伯对曰:法天则地,合以天光。

帝曰:愿卒闻之。

岐伯曰:凡刺之法,必候日月星辰四时八正之气,气定乃刺之。是故天温日明,则人血淖液②而卫气浮,故血易泻,气易行;天寒日阴,则人血凝泣,而卫气沉。月始生,则血气始精③,卫气始行;月郭④满,则血气实,肌肉坚;月郭空,则肌肉减,经络虚,卫气去,形独居。是以因天时而调血气也。是以天寒无刺,天温无疑。月生无泻,月满无补,月郭空无治,是谓得时而调之。因天之序,盛虚之时,移光定位⑤,正立而待之。故日月生而泻,是谓脏虚;月满而补,血气扬溢,络有留血,命曰重实;月郭空而治,是谓乱经。阴阳相错,真邪不别,沉以留止,外虚内乱,淫邪乃起。

帝曰:星辰八正四时何候?

岐伯曰:星辰者,所以制日月之行也。八正者,所以候八风之虚邪以时至者也。四时者,所以分春秋冬夏之气所在,以时调之也,八正之虚邪,而避之勿犯也。以身之虚,而逢天之虚,两虚相感,其气至骨,入则伤五脏,工候救之,弗能伤也,故曰天忌不可不知也。

帝曰:善。其法星辰者,余闻之矣,愿闻法往古者。

岐伯曰:法往古者,先知《针经》也。验于来今者,先知日之寒温、月之虚盛,以候气之浮沉,而调之于身,观其立有验也。观其冥冥[6]者,言形气荣卫之不形于外,而工独知之,以日之寒温,

人体骨骼之颅骨侧面

月之虚盛,四时气之浮沉,参伍相合而调之,工常先见之,然而不形于外,故曰观于冥冥焉。通于无穷者,可以传于后世也,是故工之所以异也,然而不形见于外,故俱不能见也。视之无形,尝之无味,故谓冥冥,若神仿佛。

虚邪者,八正之虚邪气也。正邪者,身形若用力,汗出,腠理开,逢虚风,其中人也微,故莫知其情,莫见其形。上工救其萌芽,必先见三部九候之气,尽调不败而救之,故曰上工。下工救其已成,救其已败。救其已成者,言不知三部九候之相失,因病而败之也,知其所在者,知诊三部九候之病脉处而治之,故曰守其门户焉,莫知其情,而见邪形也。

帝曰:余闻补泻,未得其意。

岐伯曰:泻必用方,方者,以气方盛也,以月方满也,以日方温也,以身方定也,以息方吸而内针,乃复候其方吸而转针,乃复候其方呼而徐引针,故曰泻必用方,其气而行焉。补必用员,员者行也,行者移也,刺必中其荣,复以吸排针也。故员与方,非针也。故养神者,必知形之肥瘦,荣卫血气之盛衰。血气者,人之神,不可不谨养。

帝曰:妙乎哉论也。合人形于阴阳四时,虚实之应,冥冥之期,其非夫子,孰能通之。然夫子数言形与神,何谓形?何谓神?愿卒

闻之。

岐伯曰:请言形、形乎形、目冥冥,问其所病,索之于经,慧然在前,按之不得,不知其情,故曰形。

帝曰:何谓神?

岐伯曰:请言神。神乎神,耳不闻,目明,心开而志先,慧然独悟,口弗能言,俱视独见,适若昏,昭然独明,若风吹云,故曰神。三部九候为之原,九针之论,不必存也。

①用针之服:服当事讲。②淖液:就是濡湿润泽的意思。③血气始精:精,流利的意思。④月郭:指月的轮廓而言。⑤移光定位:光指日光月光言,这是说天的阴晴和月的圆缺。位,指针刺穴位言。就是要根据天的阴晴和月的圆缺,以决定针刺准则。⑥冥冥:就是无形无色。

黄帝问道:用针的技术,必然有一定的方法准则,究竟有什么方法,什么准则呢?

岐伯回答说:要在一切自然现象的演变中去体会。

黄帝道:愿详尽地了解一下。

岐伯说:凡针刺之法,必须观察日月星辰盈亏消长及四时八正之气候变化,方可运用针刺方法。所以气候温和,日色晴朗时,则人的血液流行滑润,而卫气浮于表,血容易泻,气容易行;气候寒冷,

人体胸部骨骼

天气阴霾,则人的血行也滞涩不畅,而卫气沉于里。月亮初生的时候,血气开始流利,卫气开始畅行;月正圆的时候,则人体血气充实,肌肉坚实;月黑无光的时候,肌肉减弱,经络空虚,卫气衰减,形体独居。所以要顺着天时而调血气。因此天气寒冷,不要针刺;天气温和,不要迟缓;月亮初生的时候,不可用泻法;月

亮正圆的时候,不可用补法;月黑无光的时候,不要针刺。这就是所谓顺着天时而调治气血的法则。因天体运行有一定顺序,故月亮有盈亏盛虚,观察日影的长短,可以定四时八正之气。所以说:月牙初生时而泻,就会使内脏虚弱;月正圆时而补,使血气充溢于表,以致络脉中血液留滞,这叫做重实;月黑无光的时候用针刺,就会扰乱经气,叫做乱经。这样的治法必然引起阴阳相错,真气与邪气不分,使病变反而深入,致卫外的阳气虚竭,内守的阴气紊乱,淫邪就要发生了。

黄帝道:星辰八正四时观察些什么?

岐伯说:观察星辰的方位,可以定出日月循行的度数。观察八节常气的交替,可以测出异常八方之风,是什么时候来的,是怎样为害于人的。观察四时,可以分别春夏秋冬正常气候之所在,以便随时序来调养,可以避免八方不正之气候,不受其侵犯。假如虚弱的体质,再遭受自然界虚邪贼风的侵袭,两虚相感,邪气就可以侵犯筋骨,再深入一步,就可以伤害五脏。懂得气候变化治病的医生,就能及时挽救病人,不至于受到严重的伤害。所以说天时的宜忌,不可不知。

黄帝道:讲得好!

关于取法于星辰的道理,我已经知道了,希望你讲讲怎样效法于前人?

岐伯说:要取法和运用前人的学术,先要懂得《针经》。要想把古人的经验验证于现在,必先要知道日之寒温,月之盈亏,四时气候的浮沉,而用以调治于病人,就可以看到这种方法是确实有效的。所谓观察其冥冥,就是说荣卫气血的变化虽不显露于外,而医生却能懂得,他从日之寒温,月之盈亏,四时气候之浮沉等,进行综合分析,做出判断,然后进行调治。因此医生对于疾病,有先见之明,然而疾病并未显露于外,所以说这是观察于冥冥。能够运用这种方法,通达各种事理,他的经验就可以流传于后世,这是学识经验丰富的医生不同于一般人的地方。然而病情是不显露在表面,所以一般人都不容易发现,看不到形迹,尝不出味道,所以叫做冥冥,好像神灵一般。

虚邪,就是四时八节的虚邪贼风。正邪,就是人在劳累时汗出腠理开,偶尔遭受虚风。正邪伤人轻微,没有明显的感觉,也无明显病状表现,所以一般医生观察不出病情。技术高明的医生,在疾病初起,三部九候之脉气都调和而未败坏之时,就给以早期救治,所以称为"上工"。"下工"临证,是要等疾病已经形成,甚或至于恶化阶段,才进行治疗。所以说下工要等到病成阶段才能治疗,是因为不懂得三部九候的相得相失,致使疾病发展而恶化了。要明了疾病之所在,必须从三部九候的脉象中详细诊察,知道疾病的变化,才能进行早期治疗。

所以说掌握三部九候,好像看守门户一样的重要,虽然外表尚未见到病情,而医者已经知道疾病的形迹了。

黄帝道:我听说针刺有补泻二法,不懂得它的意义。

岐伯说:泻法必须掌握一个"方"字。所谓"方",就是正气方盛,月亮方满,天气方温和,身心方稳定的时候,并且要在病人吸气的时候进针,再等到他吸气的时候转针,还要等他呼气的时候慢慢地拔出针来。所以说泻必用方,才能发挥泻的作用,使邪气泻去而正气运行。补法必须掌握一个"圆"字。所谓"圆",就是行气。行气就是导移其气以至病所,刺必要中其荣穴,还要在病人吸气时拔针。所谓"圆"与"方",并

人体骨骼之下部

不是指针的形状。一个技术高超有修养的医生,必须明了病人形体的肥瘦,营卫血气的盛衰。因为血气是人之神的物质基础,不可不谨慎地保养。

黄帝道:多么奥妙的论述啊!把人身变化和阴阳四时虚实联系起来,这是非常微妙的结合,要不是先生,谁能够弄得懂呢!然而先生屡次说道形如神,究竟什么叫形?什么叫神?请你详尽地讲一讲。

岐伯说:请让我先讲形。所谓形,就是反映于外的体征,体表只能察之概况,但只要问明发病的原因,再仔细诊察经脉变化,则病情就清楚地摆在面前,要是按寻之仍不可得,那么便不容易知道他的病情了,因外部有形迹可察,所以叫做形。

黄帝道:什么叫神?

岐伯说:请让我再讲神。所谓神,就是望而知之,耳朵虽然没有听到病人的主诉,但通过望诊,眼中就明了它的变化,亦已心中有数,先得出这一疾病的概念,这种心领神会的迅速独悟,不能用言语来形容,有如观察一个东西,大家没有看到,但他能运用望诊,就能够独自看到,有如在黑暗之中,大家都很昏黑,但他能运用望诊,就能够昭然独明,好像风吹云散,所以叫做神,诊病时,若以三部九候为之本原,就不必局限九针的理论了。

离合真邪论篇第二十七

黄帝内经

原文

黄帝问曰:余闻九针九篇,夫子乃因而九之,九九八十一篇,余尽通其意矣。经言气之盛衰,左右倾移,以上调下,以左调右,有余不足,补泻于荥输,余知之矣。此皆荣卫之倾移,虚实之所生,非邪气从外入于经也。余愿闻邪气之在经也,其病人何如? 取之奈何?

岐伯对曰:夫圣人之起度数,必应于天地,故天有宿度①,地有经水②,人有经脉。天地温和,则经水安静;天寒地冻,则经水凝泣;天暑地热,则经水沸溢;卒风暴起,则经水波涌而陇起③。夫邪之入于脉也,寒则血凝泣,暑则气淖泽,虚邪因而入客,亦如经水之得风也,经之动脉,其至也亦时陇起,其行于脉中循循④然,其至寸口中手也,时大时小,大则邪至,小则平,其行无常处,在阴与阳,不可为度,从而察之,三部九候,卒然逢⑤之,早遏其路,吸则内针⑥,无令气忤;静以久留,无令邪布;吸则转针,以得气为故;候呼引针,呼尽乃去;大气皆出,故命曰泻。

人体呼吸系统

帝曰:不足者补之,奈何?

岐伯曰:必先扪而循之,切而散之,推而按之,弹而怒之,抓而下之,通而取之,外引其门,以闭其神。呼尽内针,静以久留,以气至为故,如待所贵,不知日暮,其气以至,适而自护,候吸引针,气不得出,各在其处,推阖其门,令神气存,大气留止,故命曰补。

帝曰:候气奈何?

岐伯曰:夫邪去络入于经也,舍于血脉之中,其寒温未相得,如涌波之起也,时来时去,故不常在。故曰方其来也,必按而止之,止而取之,无逢其冲而泻之。真气者,经气也,经气太虚,故曰其来不可逢,此之谓也。故曰候邪不审,大气已过,泻之则真气脱,脱则不复,邪气复至,而病益蓄,故曰其往不可追,此之谓也。不可挂以发⑦者,待邪之至时而发针泻矣,若先若后者,血气已尽,其病不可下,故曰知其可取如发机,不知其取如扣椎,故曰知机道者不可挂以发,不知机者扣之不发,此之谓也。

帝曰:补泻奈何?

岐伯曰:此攻邪也,疾出以去盛血,而复其真气,此邪新客,溶溶未有定处也,推之则前,引之则止,逆而刺之,温血也。刺出其血,其病立已。

帝曰:善。然真邪以合,波陇不起,候之奈何?

岐伯曰:审扪循三部九候之盛虚而调之,察其左右上下相失及相减者,审其病脏以期之。不知三部者,阴阳不别,天地不分,地以候地,天以候天,人以候人,调之中府,以定三部,故曰刺不知三部九候病脉之处,虽有大过且至,工不能禁也。诛罚无过,命曰大惑,反乱大经,真不可复,用实为虚,以邪为真,用针无义,反为气贼,夺人正气,以从为逆,荣卫散乱,真气已失,邪独内著,绝人长命,予人夭殃,不知三部九候,故不能久长。因不知合之四时五行,因加相胜,释邪攻正,绝人长命。邪之新客来也,未有定处,推之则前,引之则止,逢而泻之,其病立已。

③陇起:即波浪涌起的意思。④循循:循经脉的次序而行。⑤逢:当迎讲。⑥内针:内,音nà,即将针刺入。⑦不可挂以发:即不可有毫发之差的意思。

黄帝问道:我听说九针有九篇文章,而先生又从九篇上加以发挥,演绎成为九九八十一篇,我已经完全领会它的精神了。《针经》上说的气之盛衰,左右偏盛,取上以调下,去左以调右,有余不足,在荣输之间进行补泻,我亦懂得了。这些变化,都是由于荣卫的偏盛、气血虚实而形成的,并不是邪气从侵入经脉而发生的病变。我现在希望知道邪气侵入经脉之时,病人的症状怎样? 又怎样来治疗?

岐伯回答说:一个有修养的医生,再制定治疗法则时,必定体察于自然的变化。如天有宿度,地有江河,人有经脉,其间是互相影响,可以比类而论的。如天地之气温和,则江河之水安静平稳;天气寒冷,则水冰地冻,江河之水凝涩不流;天气酷热,则江河之水沸腾洋溢;要是暴风骤起,则使江河之水,波涛汹涌。因此病邪侵入了经脉,寒则使血行滞涩,热则使血气滑润流利,要是虚邪贼风的侵入,也就像江河之水遇到暴风一样,经脉的搏动,则出现波涌隆起的现象。虽然血气同样依次在经脉中流动,但在寸口处按脉,指下就感到时大时小,大即表示病邪盛,小即表示病邪退,邪气运行,没有一定的位置,或在阴经或在阳经,就应该进一步,用三部九候的方法检查,一旦察之邪气所在,应急早治疗,以阻止它的发展。治疗时应在吸气时进针,进针时勿使气逆,进针后要留针静候其气,不让病邪扩散;当吸气时转念其针,以得气为目的;然后等病人呼气的时候,慢慢地起针,呼气尽时,将针取出。这样,大邪之气尽随针外泄,所以叫做泻。

黄帝道:不足之虚症怎样用补法?

岐伯说:首先用手抚摸穴位,然后以指按压穴位,再用手指揉按周围肌肤,进而用手指弹其穴位,令脉络怒张,左手按闭孔穴,不让正气外泄。进针方法,是在病人呼气将尽时进针,静候气,稍久留针,以得气为目的。进针候气,要像等待贵客一样,忘掉时间的早晚,当得气时,要好好保护,等病人吸气时候,拔出其针,那么气就不至外出了;出针以后,应在其孔穴上揉按,使针孔关闭,真气存内,大经之气留于营卫而不泄,这便叫做补。

黄帝道:对邪气怎样诊候呢?

岐伯说:当邪气从络脉而进入经脉,留舍于血脉之中,这是邪正相争,或寒或温,真邪尚未相合,所以脉气波动,忽起忽伏,时来时去,无有定处。所以说诊得邪气方来，必须按而止之，阻止它的发展，用针泻之，但不要正当邪气冲突，遂用泻法，反使经气大虚，所以说气虚的时候不可用泻，就是指此而言。因此，诊候邪气而不能审慎，当大邪之气已经过去，而用泻法，则反使真气虚脱，真气虚脱，则不能恢复，而邪气益甚，那病更加重了。所以说，邪气已经随经而去，不可再用泻法，就是指此而言。阻止邪气，使用泻法，是件不容发的事，须待邪气初到的时候，随即下针去泻，在邪至之前，或在邪去之后用泻法，都是不适时的，非但不能去邪，反使血气受伤，病就不容易退了。所以说，懂得用针的，像拨动弩机一样，机智灵活，不善于用针的，就像敲击木椎，顽钝不灵了。所以说，识得机宜的，一霎那时毫不迟疑，不知机宜的，纵然时机已到，亦不会下针，就是指此而言。

黄帝道：怎样进行补泻呢？

岐伯说：应以攻邪为主。应该及时刺出盛血，以恢复正气，因为病邪刚刚侵入，流动未有定处，推之则前进，引之则留止，迎其气而泻之，以出其毒血，血出之后，病就立即会好。

黄帝道：讲得好！假如到了病邪和真气并合以后，脉气不现波动，那么怎样诊察呢？

岐伯说：仔细审察三部九候的盛衰虚实而调治。检查的方法，在它左右上下各部分，观察有无不相称或特别减弱的地方，就可以知道病在哪一脏腑，待其气至而刺之。假如不懂得三部九候，则阴阳不能辨别，上下也不能分清，更不知道从上部脉以诊察下，从上部脉以诊察上，从中部脉以诊察中，结合胃气多少有无来决定疾病在哪一部。所以说，针刺而不知三部九候以了解病脉之处，则虽然有大邪为害，这个医生也没有办法来加以事先防止的。如果诛罚无过，不当泻而泻之，这就叫做"大惑"，反而扰乱脏腑经脉，使真气不能恢复，把实症当作虚症，邪气当作真气，用针毫无道理，反助邪气为害，剥夺病人正气，使顺症变成逆症，使病人荣卫散乱，真气散失，邪气独存于内，断送病人的性命，给人家带来莫大的祸殃。这种不知三部九候的医生，是不能够久长的，因为不知配合四时五行因加相胜的道理，会放过了邪气，伤害了正气，以致断绝病人性命。病邪新侵入人体，没有定着一处，推它就向前，引它就阻止，迎其气而泻之，其病是立刻就可以好的。

通评虚实论篇第二十八

原文

黄帝问曰:何谓虚实?

岐伯对曰:邪气盛则实,精气夺则虚。

帝曰:虚实何如?

岐伯曰:气虚者,肺虚也;气逆者,足寒也。非其时则生,当其时则死。余脏皆如此。

帝曰:何谓重实?

岐伯曰:所谓重实者,言大热病,气热脉满,是谓重实。

帝曰:经络俱实何如? 何以治之?

岐伯曰:经络皆实,是寸脉急而尺缓也,皆当治之,故曰滑则从,涩则逆也。夫虚实者,皆从其物类始,故五脏骨肉滑利,可以长久也。

帝曰:络气不足,经气有余,何如?

岐伯曰:络气不足,经气有余者,脉口热而尺寒也,秋冬为逆,春夏为从,治主病者。

人体面部结构图

黄帝内经

帝曰:经虚络满,何如?

岐伯曰:经虚络满者,尺热满,脉口寒涩也,此春夏死,秋冬生也。

帝曰:治此者奈何?

岐伯曰:络满经虚,灸阴刺阳;经满络虚,刺阴灸阳。

帝曰:何谓重虚?

岐伯曰:脉虚上虚尺虚,是谓重虚。

帝曰:何以治之?

岐伯曰:所谓气虚者,言无常也。尺虚者,行步恇然①。脉虚者,不象阴也。如此者,滑则生,涩则死也。

帝曰:寒气暴②上,脉满而实何如?

岐伯曰:实而滑则生,实而逆则死。

帝曰:脉实满,手足寒,头热,何如?

岐伯曰:春秋则生,冬夏则死。脉浮而涩,涩而身有热者死。

帝曰:其形尽满何如?

岐伯曰:其形尽满者,脉急大坚,尺涩而不应也。如是者,故从则生,逆则死。

帝曰:何谓从则生,逆则死?

岐伯曰:所谓从者,手足温也;所谓逆者,手足寒也。

帝曰:乳子而病热,脉悬小者何如?

岐伯曰:手足温则生,寒则死。

帝曰:乳子中风热,喘鸣肩息者,脉何如?

岐伯曰:喘鸣肩息者,脉实大也,缓则生,急则死。

帝曰:肠澼便血何如?

岐伯曰:身热则死,寒则生。

帝曰:肠澼下白沫何如?

岐伯曰:脉沉则生,脉浮则死。

帝曰:肠澼下脓血何如?

岐伯曰:脉悬绝则死,滑大则生。

帝曰:肠澼之属,身不热,脉不悬绝何如?

岐伯曰:滑大者曰生,悬涩者曰死,以脏期之。

帝曰:癫疾何如?

岐伯曰:脉搏大滑,久自已;脉小坚急,死不治。

帝曰：癫疾之脉，虚实何如？

岐伯曰：虚则可治，实则死。

帝曰：消瘅③虚实何如？

岐伯曰：脉实大，病久可治；脉悬小坚，病久不可治。

帝曰：形度、骨度、脉度、筋度，何以知其度也？

帝曰：春亟治经络；夏亟治经俞；秋亟治六腑；冬则闭塞，闭塞者，用药而少针石也。所谓少针石者，非痈疽之谓也，痈疽不得顷时回。痏④不知所，按之不应手，乍来乍已，刺手太阴傍⑤三痏与缨脉⑥各二，掖痈大热，刺足少阳五；刺而热

人体侧面图

不止，刺手心主三，刺手太阴经络者大骨之会各三。暴痈筋緛，随分而痛，魄汗不尽，胞气不足，治在经俞。

腹暴满，按之不下，取手太阳经络者，胃之募也，少阴俞去脊椎三寸傍五，用员利针。霍乱，刺俞傍五，足阳明及上傍三。刺痫惊脉⑦五，针手太阴各五，刺经太阳五，刺手少阴经络傍者一，足阳明一，上踝五寸刺三针。

凡治消瘅、仆击⑧、偏枯、痿厥、气满发逆，肥贵人，则高粱之疾也。隔塞闭绝，上下不通，则暴忧之疾也。暴厥而聋，偏塞闭不通，内气暴薄也。不从内，外中风之病，故瘦留著⑨也。蹠跛⑩，寒风湿之病也。

黄帝曰：黄疸暴痛，癫疾厥狂，久逆之所生也。五脏不平，六腑闭塞之所生也。头痛耳鸣，九窍不利，肠胃之所生也。

①行步恇然：是两足行路软弱无力。②暴：指突然的意思。③消瘅：就是善食善饥的中消症。④痏：音wěi。用针刺一次叫一痏。⑤手太阴傍：指胃经的气户、库房等穴。⑥缨脉：缨是帽带，缨脉是颈两侧帽带通过部位的动脉。缨脉的

穴，是指人迎、水突、气舍等穴。⑦瘈惊脉：谓阳陵泉，在膝上外陷者中也。⑧仆击：突然倒仆于地。⑨留著：停留不去的意思。⑩蹁跂：两足行步不流利。

译文

黄帝问道：什么叫虚实？

岐伯回答说：所谓虚实，是指邪气和正气相比较而言的。如邪气方盛，是为实症若精气不足，就为虚症了。

黄帝道：虚实变化的情况怎样？

岐伯说：以肺脏为例：肺主气，气虚的，是属于肺脏先虚；气逆的，上实下虚，两足必寒。肺虚弱不在相克的时令，其人可生；若遇克贼之时，其人就要死亡。其他各脏的虚实情况亦可类推。

黄帝道：什么叫重实？

岐伯说：所谓重实，如大热病人，邪气甚热，而脉象又盛满，内外俱实，便叫重实。

黄帝道：经络俱实是怎样情况？用什么方法治疗？

岐伯说：所谓经络俱实，是指寸口脉急而皮肤弛缓，经和络都应该治疗。所以说：凡是滑利的就有生机为顺，涩滞的缺少生机为逆。因为一般所谓虚实，人与物类相似，如万物有生气则滑利，万物欲死则枯涩。若一个人的五脏骨肉滑利，是精气充足，生气旺盛，便可以长寿。

黄帝道：络气不足，经气有余的情况怎样？

岐伯说：所谓络气不足，经气有余，是指寸口脉滑而尺肤却寒。秋冬之时见这种现象的为逆，在春夏之时就为顺了，治疗必须结合时令。

黄帝道：经虚络满的情况怎样？

手厥阴心包经

岐伯说:所谓经虚络满,是指尺肤热而盛满,而寸口脉象迟而涩滞。这种现象,在春夏则死,在秋冬则生。

黄帝道:这两种病情应怎样治疗呢?

岐伯说:络满经虚,灸阴刺阳;经满络虚,刺阴灸阳。

黄帝道:什么叫重虚?

岐伯说:脉虚,气虚,尺虚,称为重虚。

黄帝道:怎样辨别呢?

岐伯说:所谓气虚,是由于精气虚夺,而语言低微,不能接续;所谓尺虚,是尺肤脆弱,而行动怯弱无力;所谓脉虚,是阴血虚少,不似有阴的脉象。所有上面这些现象的病人,可以总的说一句,脉象滑利的,随病可生,要是脉象涩滞,就要死亡了。

黄帝道:有一种病症,寒气骤然上逆,脉象盛满而实,它的预后又怎样呢?

岐伯说:这种病人,在春秋之时可生;脉实而涩滞,这是逆象,主死。

黄帝道:有一种病症,脉象实满,手足寒冷,头部热的预后又怎样呢?

岐伯说:这种病人,在春秋之时可生,若在冬夏便要死了。又一种脉象浮而涩,脉涩而身有发热的,亦死。

黄帝道:身形肿满的将会怎样呢?

岐伯说:所谓身形肿满的脉象急而大坚,而尺肤却涩滞,与脉不相适应。像这样的病情,从则生,逆则死。

黄帝道:什么叫从则生,逆则死?

岐伯说:所谓从,就是手足温暖;所谓逆,就是手足寒冷。

黄帝道:乳子而患热病,脉象悬小,它的预后怎样?

岐伯说:手足温暖的可生,若手足厥冷,就要死亡。

黄帝道:乳子而感受风热,出现喘息有声,张口抬肩症状,它的脉象怎样?

岐伯说:感受风热和之气的,尚有胃气,可生;要是实大而弦急,是胃气已绝,就要死亡。

黄帝道:赤痢的变化怎样?

岐伯说:痢兼发热的,则死;身寒不发热的,则生。

黄帝道:痢疾而下白沫的变化怎样?

岐伯说:脉沉则生,脉浮则死。

黄帝道:痢疾而下脓血的怎样?

岐伯说:脉悬绝者死;滑大者生。

黄帝道:痢疾病,身不发热,脉搏也不悬绝,预后如何?

岐伯说：脉搏滑大者生；脉搏悬涩者死。五脏病各以相克的时日而预测死期。

黄帝道：癫疾的预后怎样？

岐伯说：脉来搏而大滑，其病慢慢地会自己痊愈；要是脉象小而坚急，是不治的死症。

黄帝道：癫脉象虚实变化怎样？

岐伯说：脉虚的可治，脉实的主死。

黄帝道：消渴病脉象的虚实怎样？

岐伯说：脉见实大，病虽长久，可以治愈；假如脉象悬小而坚，病拖长了，那就不可治疗。

黄帝道：形度，骨度，脉度，筋度，怎样才测量得出来呢？

黄帝道：春季治病多取各经的络

人体背部肌肉图

穴；夏季治病多取各经的俞穴；秋季治病多取六腑的合穴；冬季主闭藏，人体的阳气也闭藏在内，治病应多用药品，少用针刺砭石。但所谓少用针石，不包括痈疽等病在内，若痈疽等病，是一刻也不可徘徊迟疑的。

痈毒初起，不知它发在何处，摸又摸不出，时有疼痛，此时可针刺手太阴经穴三次，和颈部左右各二次。生腋痈的病人，高热，应该针足少阳经穴五次；针过以后，热仍不退，可针手厥阴心包经穴三次，针手太阴经的络穴和大骨之会各三次。急性的痈肿，筋肉挛缩，随着痈肿的发展而疼痛加剧，痛得厉害，汗出不止，这是由于膀胱经气不足，应该刺其经的俞穴。

腹部突然胀满，按之不减，应取手太阳经的络穴，即胃的募穴和脊椎两旁三寸的少阴肾俞穴各刺五次，用员利针。霍乱，应针肾俞旁志室穴五次，和足阳明胃俞及胃仓穴各三次。治疗惊风，要针五条经上的穴位，取手太阴的经穴各五次，太阳的经穴各五次，手少阴通里穴傍的手太阳经支正穴一次，足阳明经之解溪穴一次，足踝上五寸的少阴经筑宾穴三次。

凡诊治消瘅、仆击、偏枯、痿厥、气粗急发喘逆等病，如肥胖权贵人患这种病，则是由于偏嗜肉食厚味所造成的。凡是郁结不舒，气粗上下不通，都是暴怒或忧郁所引起的。突然厥逆，不知人事，耳聋，大小便不通，都是因为情志骤然激荡，阳气上迫所致。有的病不从内发，而由于外中风邪，因风邪留恋不去，伏而为热，消烁肌肉，着于肌肉筋骨之间。有的两脚偏跛，是由于风寒湿侵袭而成的疾病。

　　黄帝道：黄疸、骤然的剧痛、癫疾、厥狂等症，是由于经脉之气，久逆于上而不下行所产生的。五脏不和，是六腑闭塞不通所造成的。头痛耳鸣，九窍不利，是肠胃的病变所引起的。

太阴阳明论篇第二十九

　　黄帝问曰：太阴阳明为表里，脾胃脉也，生病而异者何也？

　　岐伯对曰：阴阳异位，更虚更实，更逆更从，或从内，或从外，所从不同，故病异名也。

　　帝曰：愿闻其异状也。

　　岐伯曰：阳者，天气也，主外；阴者，地气也，主内。故阳道实，阴道虚。故犯贼风虚邪者，阳受之；食饮不节，起居不时者，阴受之。阳受之，则入六腑，阴受之，则入五脏。入六腑，则身热不时卧，上为喘呼；入五脏，则䐜满闭塞，下为飧泄，久为肠澼。故喉主天气，咽主地气。故阳受风气，阴受湿气。故阴气从足上行至头，而下行循臂至指端；阳气从手上行至头，而下行至足。故曰阳病者上行极而下，阴病者下行极而上。故伤于风者，上先受之；伤于湿者，下先受之。

　　帝曰：脾病而四支不用，何也？

　　岐伯曰：四支皆禀气于胃，而不得至经，必因于脾，乃得禀也。今脾病不能为胃行其津液，四支不得禀水谷气，气日以衰，脉道不利，筋骨肌肉，皆无气以生，故不用焉。

　　帝曰：脾不主时，何也？

　　岐伯曰：脾者土也，治中央，常以四时长四脏，各十八日寄治，不得独主于时也。脾脏者常著胃土之精也，土者生万物而法天地，故上下至头足,不得主时也。

帝曰:脾与胃以膜相连耳,而能为之行其津液,何也?

岐伯曰:足太阴者三阴也,其脉贯胃、属脾、络嗌,故太阴为之行气于三阴。阳明者表也,五脏六腑之海也,亦为之行气于三阳。脏腑各因其经而受气于阳明,故为胃行其津液,四支不得禀水谷气,日以益衰,阴道不利①,筋骨肌肉无气以生,故不用焉。

①阴道不利:阴道,指血脉。阴道不利,就是血脉不通利的意思。

黄帝问道:太阴、阳明两经,互为表里,是脾胃所属的经脉,而所生的疾病不同,是什么道理?

岐伯回答说:太阴属阴经,阳明属阳经,两经循行的部位不同,四时的虚实顺逆不同,病或从内生,或从外入,发病原因也有差异,所以病名也就不同。

黄帝道:我想知道它们不同的情况。

岐伯说:人身的阳气,犹如天气,主卫互于外;阴气,犹如地气,主营养于内。所以阳气性刚多实,阴气性柔易虚。凡是贼风虚邪伤人,外表阳气先受侵害;饮食起居失调,内在阴气先受损伤。阳分受邪,往往传入六腑;阴气受病,每多累及五脏。邪入六腑,可见发热不得安卧,气上逆而喘促;邪入五脏,则见脘腹胀满,闭塞不通,在下为大便泄泻,病久而产生痢疾。所以喉司呼吸而通天气,咽吞饮食而连地气。因此阳经易受风邪,阴经易感湿邪。手足三阴经脉之气,从足上行至头,再向下沿臂膊到达指端;手足三阳经脉之气,从手上行至头,再向下行到足。所以说,阳经的病邪,先上行至极点,再向下行;阴经的病邪,先下行至极点,再向上行。故风邪为病,上部首先感受;湿邪成疾,下部首先侵害。

黄帝道:脾病会引起四肢功能丧失,这是什么道理?

岐伯说:四肢都要承受胃中水谷精气以濡养,但胃中精气不能直接到达四肢经脉,必须依赖脾气的传输,才能营养四肢。如今脾有病不能为胃输送水谷精气,四肢失去营养,则精气日渐衰减,经脉不能畅通,筋骨肌肉都得不到濡养,因此四肢便丧失正常的功能了。

黄帝道:脾脏不能主旺一个时季,是什么道理?

岐伯说:脾在五行中属土,主管中央之位,分旺于四时以长养四脏,在四季之末各寄旺十八日,故脾不单独主旺于一个时季。由于脾脏经常为胃土传输水谷精气,譬如天地养育万物一样无时或缺的。所以它能从上到下,从头到足,输送水谷之精于全身各部分,而不专主旺于一个时季。

黄帝道:脾与胃仅以一膜相连,而脾能为胃转输津液,这是什么道理?

岐伯说:足太阴脾经,属三阴,它的经脉贯通到胃、连属于脾、环绕咽喉,故脾能把胃中水谷之精气输送到手足三阴经;足阳明胃经,为脾经之表,是供给五脏六腑营养之处,故胃也能将太阴之气输送到手足三阳经。五脏六腑各通过脾经以接受胃中的精气,所以说脾能为胃运行津液。如四肢得不到水谷精气的滋养,精气便日趋衰减,脉道不通,筋骨肌肉都失却营养,因而也就丧失正常的功用了。

阳明脉解篇第三十

原文

黄帝问曰:足阳明之脉病,恶人与火,闻木音则惕然而惊,钟鼓不为动,闻木音而惊,何也? 愿闻其故。

岐伯对曰:阳明者胃脉也,胃者,土也,故闻木音而惊者,土恶木也。

帝曰:善。其恶火何也?

岐伯曰:阳明主肉,其脉血气盛,邪客之则热,热甚则恶火。

帝曰:其恶人何也?

岐伯曰:阳明厥则喘而惋①,惋则恶人。

帝曰:或喘而死者,或喘而生者,何也?

岐伯曰:厥逆连脏则死,连经②则生。

帝曰:善。病甚则弃衣而走,登高而歌,或至不食数日,逾垣上屋,所上之处,皆非其素所能也,病反能者何也?

岐伯曰:四支者,诸阳之本也,阳盛则四支实,实则能登高也。

帝曰:其弃衣而走者,何也?

岐伯曰:热盛于身,故弃衣欲走也。

帝曰:其妄言骂詈,不避亲疏而歌者,何也?

岐伯曰:阳盛则使人妄言骂詈③不避亲疏,而不欲食,不欲食,故妄走也。

注释

①悗:烦躁的意思。②连脏、连经:连当入字解,就是邪气入经入脏的意思。
③詈:音lì,诽谤诅咒的意思。

译文

黄帝问道:足阳明的经脉发生病变,恶见人与火,听到木器响动的声音就受惊,但听到敲打钟鼓的声音却不为惊动。为什么听到木音就惊惕?我希望听听其中道理。

岐伯说:足阳明是胃的经脉,属土。所以听到木音而惊惕,是因为土恶木克的缘故。

黄帝道:好! 那么恶火是为什么呢?

岐伯说:足阳明经主肌肉,其经脉多血多气,外邪侵袭则发热,热甚则所以恶火。

黄帝道:其恶人是何道理?

岐伯说:足阳明经气上逆,则呼吸喘促,心中郁闷,所以不喜欢见人。

鼻背板
大翼软骨
鼻隔板
小翼软骨
内侧脚

鼻部解剖图

黄帝道:有的阳明厥逆喘促而死,有的虽喘促而不死,这是为什么呢?

岐伯说:经气厥逆若累及于内脏,则病深重而死;若仅连及外在的经脉,则病轻浅可生。

黄帝道:好! 有的阳明病重之时,病人把衣服脱掉乱跑乱跳,登上高处狂叫唱歌,或者数日不进饮食,并能够越墙上屋,而所登上之处,都是其平素所不能的,有了病反能够上去,这是什么原因?

岐伯说:四肢是阳气的根本。阳气盛则四肢充实,所以能够登高。

黄帝道:其不穿衣服而到处乱跑是为什么?

岐伯曰:身热过于亢盛,所以不穿衣服而到处乱跑。

黄帝道:其胡言乱语骂人,不避亲疏而随便唱歌,是什么道理?

岐伯说:阳热亢盛而扰动心神,故使其神志失常,胡言乱语,斥骂别人,不避亲疏,并且不知道吃饭,所以便到处乱跑。

热论篇第三十一

黄帝问曰:今夫热病者,皆伤寒之类也。或愈或死,其死皆以六七日之间,其愈皆以十日以上者,何也? 不知其解,愿闻其故。

岐伯对曰:巨阳者,诸阳之属也,其脉连于风府,故为诸阳主气也。人之伤于寒也,则为病热,热虽甚不死;其两感于寒①而病者,必不免于死。

帝曰:愿闻其状。

岐伯曰:伤寒一日,巨阳受之,故头项痛,腰脊强。二日阳明受之,阳明主肉,其脉挟鼻络于目,故身热目疼而鼻干,不得卧也。三日少阳受之,少阳主胆,其脉循胁络于耳,故胸胁痛而耳聋。三阳经络皆受其病,而未入于脏者,故可汗而已。四日太阴受之,太阴脉布胃中络于嗌,故腹满而嗌干。五日少阴受之,少阴脉贯肾络于肺,系舌本,故口燥舌干而渴。六日厥阴受之,厥阴脉循阴器而络于肝,故烦满而囊缩。三阴三阳,五脏六腑皆受病,荣卫不行,五脏不通,则死矣。

其不两感于寒者,七日巨阳病衰,头痛少愈;八日阳明病衰,身热少愈;九日少阳病衰,耳聋微闻;十日太阴病衰,腹减如故,则思饮食;十一日少阴病衰,渴止不满,舌干已而嚏;十二日厥阴病衰,囊纵少腹微下,大气②皆去,病日已矣。

帝曰:治之奈何?

岐伯曰:治之各通其脏脉,病日衰已矣。其未满三日者,可汗而已;其满三日者,可泄而已。

帝曰:热病已愈,时有所遗者,何也?

岐伯曰:诸遗者,热甚而强食之,故有所遗也。若此者,皆病已衰,而热有所藏,因其谷气相薄,两热相合,故有所遗也。

帝曰:善,治遗奈何?

岐伯曰:视其虚实,调其逆从,可使必已矣。

帝曰:病热当何禁之?

岐伯曰:病热少愈,食肉则复,多食则遗,此其禁也。

帝曰:其病两感于寒者,其脉应与其病形何如?

岐伯曰:两感于寒者,病一日则巨阳与少阴俱病,则头痛口干而烦满;二日则阳明与太阴俱病,则腹满身热,不欲食谵言;三日则少阳与厥阴俱病,则耳聋囊缩而厥,水浆不入,不知人,六日死。

帝曰:五脏已伤,六腑不通,荣卫不行,如是之后,三日乃死,何也?

岐伯曰:阳明者,十二经脉之长也,其血气盛,故不知人,三日其气乃尽,故死矣。

凡病伤寒而成温者,先夏至日者为病温,后夏至日者为病暑,暑当与汗皆出,勿止。

①两感于寒:伤寒未愈,再感于寒,致脏腑阴阳俱受损伤,叫做两感于寒。
②大气:在本文指邪气。

黄帝问道:现在所说的外感发热的疾病,都属于伤寒一类。其中有的痊愈,有的死亡,死亡的往往在六七日之间,痊愈的都在十日以上,这是什么道理呢?我不知如何解释,想听听其中的道理。

岐伯回答说:太阳经为六经之长,统摄阳分,故诸阳皆隶属于太阳。太阳的经脉连于风府,与督脉、阳维相会,循行于巅背之表,所以太阳为诸阳主气,主一身之表。人感受寒邪以后,就要发热,发热虽重,一般不会死亡;如果阴阳二经表里同时感受寒邪而发病,就难免于死亡了。

黄帝说:我想知道伤寒的症状。

岐伯说:伤寒病一日,为太阳经感受寒邪,足太阳经脉从头下来,侠脊抵腰中,所以头顶痛,腰脊强直不舒。二日阳明经受病,阳明主肌肉,足阳明经脉挟鼻络于目,下行入腹,所以身热目痛而鼻干,不能安卧。三日少阳经受病,少阳主骨,足少阳经脉,循胁肋而上络于耳,所以胸胁痛而耳聋。若三阳经络皆受病,尚未入里入阴的,都可以发汗而愈。四日太阴经受病,足太阴经脉散布于胃中,上络于咽,所以腹中胀满而咽干。五日少阴经受病,足少阴经脉贯肾,络肺,上系舌本,所以口燥舌干而渴。六日厥阴经受病,足厥阴经脉环阴器而络于肝,所以烦闷而阴囊收缩。如果三阴三阳经脉和五脏六腑均受病,以致营卫不能运行,五脏之气不通,人就要死亡了。

如果病不是阴阳表里两感于寒邪的,则第七日太阳病衰,头痛稍愈;八日阳明病衰,身热稍退;九日少阳病衰,耳聋将逐渐能听到声音;十日太阴病衰,腹满已消,恢复正常,而欲饮食;十一日少阴病衰,口不渴,不胀满,舌不干,能打喷嚏;十二日厥阴病衰,阴囊松弛,渐从少腹下垂。至此,大邪之气已去,病也逐渐痊愈。

黄帝说:怎么治疗呢?

岐伯说:治疗时,应根据病在何脏和经,分别予以施治,病将日渐衰退而愈。对这类病的治疗原则,一般病未满三日,而邪犹在表的,可发汗而愈;病已满三日,邪已入里的,可以泻下而愈。

黄帝说:热病已经痊愈,常有余邪不尽,是什么原因呢?

岐伯说:凡是余邪不尽的,都是因为在发热较重的时候强进饮食,所以有余热遗留。像这样的病,都是病势虽然已经衰退,但尚有余热蕴藏于内,如勉强病人进食,则必因饮食不化而生热,与残存的余热相薄,则两热相合,又重新发热,所以有余热不尽的情况出现。

黄帝说：好，怎样治疗余热不尽呢？

岐伯说：应诊察病的虚实，或补或泻，予以适当的治疗，可使其病痊愈。

黄帝说：发热的病人在护理上有什么禁忌呢？

岐伯说：当病人热势稍衰的时候，吃了肉食，病即复发；如果饮食过多，则出现余热不尽，这都是热病所应当禁忌的。

黄帝说：表里同伤于寒邪的两感症，其脉和症状是怎样的呢？

岐伯说：阴阳两表里同时感受寒邪的两感症，第一日为太阳与少阴两经同时受病，其症状既有太阳的头痛，又有少阴的口干和烦闷；二日为阳明与太阴两经同时受病，其症状既有阳明的身热谵言妄语，又有太阳的腹满不欲食；三日为少阳与厥阴两经同时受病，其症状既有少阳之耳聋，又有厥阴的阴囊收缩和四肢发冷。如果病势发展至水浆不入，神昏不知人的程度，到第六天便死亡了。

黄帝说：病已发展至五脏已伤，六腑不通，荣卫不行，像这样的病，要三天以后死亡，是什么道理呢？

岐伯说：阴阳为十二经之长，此经脉的气血最盛，所以病人容易神智昏迷。三天以后，阳明的气血已经竭尽，所以就要死亡。

大凡伤于寒邪而成为温热病的，病发于夏至日以前的就称之为温病，病发于夏至日以后的就称之为暑病。暑病汗出，可使暑热从汗散泄，所以暑病汗出，不要制止。

刺热论篇第三十二

肝热病者，小便先黄，腹痛多卧身热。热争，则狂言及惊，胁满痛，手足躁，不得安卧；庚辛甚，甲乙大汗，气逆则庚辛死。刺足厥阴少阳。其逆则头痛员员①，脉引冲头也。

心热病者，先不乐，数日乃热，热争则卒心痛，烦闷善呕，头痛面赤，无汗；壬癸甚，丙丁大汗，气逆则壬癸死。刺手少阴太阳。

脾热病者，先头重颊痛，烦心颜青，欲呕，身热。热争，则腰痛不可用俯仰，腹满泄，两颔痛；甲乙甚，戊己大汗，气逆则甲乙死。刺足太阴阳明。

肺热病者，先淅然②厥，起毫毛，恶风寒，舌上黄，身热。热争则喘欬，痛走胸膺背，不得太息，头痛不堪，汗出而寒；丙丁甚，庚辛大汗，气逆则丙丁死。刺手太阴阳明，出血如大豆，立已。

肾热病者，先腰痛䯒痠，苦喝数饮，身热，热争则项痛而强，䯒寒且痠，足下热，不欲言，其逆则项痛员员澹澹然③；戊己甚，壬癸大汗，气逆则戊己死。刺足少阴太阳。诸汗者，至其所胜日汗出也。

肝热病者，左颊先赤；心热病者，颜先赤；脾热病者，鼻先赤；肺热病者，右颊先赤；肾热病者，颐先赤。病虽未发，见赤色者刺之，名曰治未病。热病从部所起者，至期而已；其刺之反者④，三周而已；重逆则死。诸当汗者，至其所胜日，汗大出也。

诸治热病，以饮之寒水，乃刺之；必寒衣之，居止寒处，身寒而止也。

热病先胸胁痛，手足躁，刺足少阳，补足太阴，病甚者为五十九刺。热病始手臂痛者，刺手阳明太阴而汗出止。热病始于头首者，刺项太阳而汗出止。热病始于足胫者，刺足阳明而汗出止。热病先身重骨痛，耳聋好瞑⑤，刺足少阴，病甚为五十九刺。热病先眩冒而热，胸胁满，刺足少阴少阳。

太阳之脉，色荣颧骨，热病也，荣未交，曰今且得汗，待时而已。与厥阴脉争见者，死期不过三日。其热病内连肾，少阳之脉色也。少阳之脉，色荣颊前，热病也，荣未交⑥，曰今且得汗，待时而已，与少阴脉争见者，死期不过三日。

热病气穴：三椎下间主胸中热，四椎下间主鬲中热，五椎下间主肝热，六椎下间主脾热，七椎下间主肾热，荣在骶⑦也，项上三椎陷者中也。颊下逆颧为大瘕⑧，下牙车为腹满，颧后为胁痛。颊上者，鬲上也。

注 释

①员员：周转也，即眩晕之意。②淅然：恶寒貌。大息：就是深呼吸。③澹澹然：精神短少。④刺之反者：就是刺法不得当，如当泄反补，当补反泄之类。⑤好瞑：不欲睁眼的形象。⑥荣未交：荣即荣卫的荣，荣未交是邪尚未入于荣分。⑦骶：音 dǐ，脊骨之尽处。⑧大瘕：即大瘕泄，里急后重而茎中痛，为五泄之一。

译 文

肝脏发生热病，先出现小便黄，腹痛，多卧，身发热。当邪热入脏，与正气相争时，则狂言惊骇，胁部满痛，手足躁扰不得安卧；逢到庚辛日，则因木受金克而病重，若逢甲乙日木旺时，便大汗出而热退，若气逆就将在庚辛日死亡。治疗时，应刺足厥阴肝和足少阳胆经。若肝气上逆，则见头痛眩晕，这是因热邪循肝脉上冲于头所致。

心脏发热病，先觉得心中不愉快，数天以后始发热，当热邪入脏与正气相争时，则突然心痛，烦闷，时呕，头痛，面赤，无汗；逢到壬癸日，则因火受水克而病重，若逢丙丁日火旺时，便大汗出而热退，若邪气胜脏，病更严重将在壬癸日死亡。治疗时，应刺手少阴心和手太阳小肠经。

脾脏发生热病，先感觉头重，面颊痛，心烦，额部发青，欲呕，身热。

上体淋巴结示意图

当邪热入脏，与正气相争时，则腰痛不可以俯仰，腹部胀满而泄泻，两颌部疼痛，逢到甲乙日木旺时，则因土受木克而病重，若逢庚己日土旺时，便大汗出而热退，若邪气胜脏，病更严重，就会在甲乙日死亡。治疗时，刺足太阴脾经和足阳明胃经。

肺脏发生热病，先感到体表淅淅然寒冷，毫毛竖立，畏恶风寒，舌上发黄，全身发热。当热邪入脏，与正气相争时，则气喘咳嗽，疼痛走窜于胸膺背部，不能太息，头痛得很厉害，汗出而恶寒，逢丙丁日火旺时，则因金受火克而病重，若逢庚辛日金旺时,便大汗出而热退,若邪气胜脏,病更严重,就会在丙丁日死亡。治疗时,刺手太阴肺和手阳明大肠经,刺出其血如大豆样大,则热邪去而经脉和,病可立愈。

肾脏发生热病,先觉腰痛和小腿发酸,口渴得很厉害,频频饮水,全身发热。当热邪入脏,与正气相争时,则项痛而强直,小腿寒冷酸痛,足心发热,不欲言语。如果肾气上逆,则项痛头眩晕而摇动不定,逢利戊己日土旺时,则因水受土克而病重,若逢壬癸日水旺时,便大汗出而热退,若邪气胜脏,病更严重,就会在己日死亡。治疗时,刺足少阴肾和足太阳膀胱经。以上所说的诸脏之大汗出,都是到了各脏器旺之日,正胜邪却,即大汗出而热退病愈。

肝脏发生热病,左颊部先见赤色;心脏发生热病,额部先见赤色;脾脏发生热病,鼻部先见赤色;肺脏发生热病,右颊部先见赤色,肾脏发生热病,颐部先见赤色。病虽然还没有发作,但面部已有赤色出现,就应予以刺治,这叫做"治未病"。热病只在五脏色部所在出现赤色,并未见到其他症状的,为病尚轻浅,若予以及时治疗,则至其当旺之日,病即可愈;若治疗不当,应泻反补,应补反泻,就会延长病程,虚通过三次当旺之日,始能病愈;若一再误治,势必使病情恶化而造成死亡。诸脏热病应当汗出的,都是至其当旺之日,大汗出而病愈。

凡治疗热病,应在喝些清凉的饮料,以解里热之后,再进行针刺,并且要病人衣服穿的单薄些,居住于凉爽的地方,以解除表热,如此使表里热退身凉而病愈。

热病先出现胸胁痛,手足躁扰不安的,是邪在足少阳经,应刺足少阳经以泻阳分之邪,补足太阴经以培补脾土,病重的就用"五十九刺"的方法。热病先手臂痛的,是病在上而发于阳,刺手阳明、太阴二经之穴,汗出则热止。热病开始发于头部的,是太阳为病,刺足太阳颈项部的穴位,汗出则热止。热病先出现身体重,骨节痛,耳聋,昏倦嗜睡的,是发于少阴的热病,刺足少阴经之穴,病重的用"五十九刺"的方法。热病先出现头眩晕昏冒而后发热,胸胁满的,是病发于少阳,并将传入少阴,使阴阳枢机失常,刺足少阴和足少阳二经,使邪从枢转而外出。

太阳经脉之病,赤色出现于颧骨部的,这是热病,若色泽尚未暗晦,病尚轻浅,至其当旺之时,可以得汗出而病愈。若同时又见少阴经的脉证,此为木盛水衰的死症,死期不过三日,这是因为热病已连于肾。少阳经脉之病,赤色出现于面颊的前方,这是少阳经脉热病,若色泽尚未暗晦,是病邪尚浅,至其当旺之时,可以得汗出而病愈。若同时又见少阴脉色现于颊部,是母胜其子的死症,其死期不过三日。

治疗热病的气穴:第三脊椎下方主治胸中的热病,第四脊椎下方主治膈中的热病,第五脊椎下方主治肝热病,第七脊椎下方主治肾热病。治疗热病,即取穴于上,以泻阳邪,当再取穴于下,以补阴气,在下取穴在尾骶骨处。项部第三椎以下凹陷处的中央部位是大椎穴,由此向下便是脊椎的开始。诊察面部之色,可以推知腹部疾病,如架部赤色由下向上到颧骨部,为有"大瘕泄"病;见赤色自颊下行至颊车部,为腹部胀满;赤色见于颧骨后侧,为胁痛;赤色见于颊上,为病在膈上。

评热病论篇第三十三

黄帝问曰:有病温者,汗出辄复热,而脉躁疾不为汗衰,狂言不能食,病名为何?

岐伯对曰:病名阴阳交,交者死也。

帝曰:愿闻其说。

岐伯曰:人所以汗出者,皆生于谷,谷生于精。今邪气交争于骨肉而得汗者,是邪却而精胜也。精胜,则当能食而不复热,复热者邪气也,汗者精气也;今汗出而辄复热者,是邪胜也。不能食者,精无裨也,病而留者,其寿可立而倾也。且夫《热论》曰:汗出而脉尚躁盛者死。今脉不与汗相应,此不胜其病也,其死明矣。狂言者是失志,失志者死。今见三死,不见一生,虽愈必死也。

帝曰:有病身热汗出烦满,烦满不为汗解,此为何病?

岐伯曰:汗出而身热者,风也;汗出而烦满不解者,厥也,病名曰风厥。

帝曰:愿卒闻之。

岐伯曰:巨阳主气,故先受邪;少阴与其为表里也,得热则上从之,从之则厥也。

帝曰:治之奈何?

岐伯曰:表里刺之,饮之服汤。

帝曰:劳风为病何如?

岐伯曰:劳风法在肺下,其为病也,使人强上冥视①,唾出若涕,恶风而振寒,此为劳风之病。

帝曰:治之奈何?

岐伯曰:以救俯仰。巨阳引精者②三日,中年者五日,不精者③七日,咳出青黄涕,其状如脓,大如弹丸,从口中若鼻中出,不出则伤肺,伤肺则死也。

帝曰:有病肾风者,面胕疿然④,壅害于言,可刺不?

岐伯曰:虚不当刺,不当刺而刺,后五日其气必至。

帝曰:其至何如?

岐伯曰:至必少气时热,时热从胸背上至头,汗出,手热,口干苦渴,小便黄,目下肿,腹中鸣,身重难以行,月事不来,烦而不能食,不能正偃,正偃则咳,病名曰风水,论在《刺法》中。

帝曰:愿闻其说。

岐伯曰:邪之所凑,其气必虚。阴虚者,阳必凑之,故少气时热而汗出也。小便黄者,少腹中有热也。不能正偃者,胃中不和也。正偃则咳甚,上迫肺也。诸有水气者,微肿先见于目下也。

帝曰:何以言?

岐伯曰:水者阴也,目下亦阴也,腹者至阴之所居,故水在腹者,必使

人体解剖之大脑大静脉及其属支

目下肿也。真气上逆,故口苦舌干,卧不得正偃,正偃⑤则咳出清水

— 135 —

也。诸水病者,故不得卧,卧则惊,惊则咳甚也。腹中鸣者,病本于胃也。薄脾则烦不能食,食不下者,胃脘隔也。身重难以行者,胃脉在足也。月事不来者,胞脉闭也,胞脉者属心而络于胞中,今气上迫肺,心气不得下通,故月事不来也。

帝曰:善。

①强上冥视:是咳嗽剧烈而呈现耸肩、目如脱的现象。②巨阳引精者:指少壮人言。③不精者:指精气衰的老年人言。④痝然:痝音 máng,肿大貌。⑤正偃:偃音 yǎn,说文谓仰卧曰偃,正偃即正卧。

译文

黄帝问道:有的温热病患者,汗出以后,随即又发热,脉象急疾躁动,其病势不仅没有因汗出而衰减,反而出现言语狂乱,不进饮食等症状,这叫什么病?

岐伯回答说:这种病叫阴阳交,阴阳交是死症。

黄帝说:我想听听其中的道理。

岐伯说:人所以能够出汗,是依赖于水谷所化生的精气,水谷之精气旺盛,便能胜过邪气而出汗,现在邪气与正气交争于骨肉之间,能够得到汗出的是邪气退而精气胜,精气胜的应当能进饮食而不再发热。复发热是邪气尚留,汗出是精气胜邪;现在汗出后又复发热,是邪气胜过精气。不进饮食,则精气得不到继续补益,邪热又逗留不去,这样发展下去,病人的生命就会立即发生危险。《热论》中也曾说:汗出而脉仍躁盛,是死症。现在其脉象不与汗出相应,是精气已经不能胜过邪气,死亡的征象已是很明显的了。况且狂言乱语是神志失常,神志失常是死症。现在已出现了三种死症,却没有一点生机,病虽可能因汗出而暂时减轻,但终究是要死亡的。

黄帝说:有的病全身发热,汗出,烦闷,其烦闷并不因汗出而缓解,这是什么病呢?

岐伯说:汗出而全身发热,是因感受了风邪;烦闷不解,是由于下气上逆所致,病名叫风厥。

黄帝说:希望你能详尽地讲给我听。

岐伯说:太阳为诸阳主气,主人一身之表,所以太阳首先感受风邪的侵袭。少阴与太阳相为表里,表病则里必应之,少阴受太阳发热的影响,其气亦从之而上逆,上逆便称为厥。

黄帝说:怎么治疗呢?

岐伯说:治疗时应并刺太阳、少阴表里两经,即刺太阳以泻风热之邪,刺少阴以降上逆之气,并内服汤药。

黄帝说:劳风的病情是怎样的呢?

岐伯说:劳风的受邪部位常在肺下,其发病的症状,使人头项强直,头昏眩而视物不清,唾出黏痰似涕,恶风而寒栗,这就是劳风病的发病情况。

人体解剖之大脑内侧面动脉

黄帝说:怎样治疗呢?

岐伯说:首先应使其胸中通畅,俯仰自如。肾经宠盛的青年人,太阳之气能引肾经外布,则水能济火,经适当治疗,可三日而愈;中年人精气稍衰,须五日可愈;老年人精气已衰,水不济火,须七日始愈。这种病人,咳出青黄色黏痰,其状似脓,凝结成块,大小如弹丸,应使痰从口中或鼻中排出,如果不能咳出,就要伤其肺,肺伤则死。

黄帝说:有患肾风的人,面部浮肿,目下壅起,妨害言语,这种病可以用针刺治疗吗?

岐伯说:虚症不能用刺。如果不应当刺而误刺,必伤其真气,使其脏气虚,五天以后,则病气复至而病势加重。

黄帝说:病气至时情况怎样呢?

岐伯说:病气至时,病人必感到少气,时发热,时常觉得热从胸背上至头,汗出手热,口中干渴,小便色黄,目下浮肿,腹中鸣响,身体沉重,行动困难。如患者是妇女则月经闭止,心烦而不能饮食,不能仰卧,仰卧就咳嗽得很厉害,此病叫风水,在《刺法》中有所论述。

黄帝说:我想听听其中的道理。

岐伯说:邪气之所以能够侵犯人体,是由于其正气先虚。肾脏属阴,风邪属阳。肾阴不足,风阳便乘虚侵入,所以呼吸少气,时时发热而汗出。小便色黄,是因为腹中有热。不能仰卧,是以内水气上乘于胃,而胃中不和。仰卧则咳嗽加剧,是因为水气上迫于肺。凡是有水气病的,目下部先出现微肿。

黄帝说:为什么?

岐伯说:水是属阴的,目下也是属阴的部位,腹部也是至阴所在之处,所以腹中有水的,必使目下部位微肿。水邪之气上泛凌心,迫使脏真心火之气上逆,所以口苦咽干,不能仰卧,仰卧则水气上逆而咳出清水。凡是有水气病的人,都因水气上乘于胃而不能卧,卧则水气上迫于心而惊,逆于肺则咳嗽加剧。腹中鸣响,是胃肠中有水气窜动,其病本在于胃。若水迫于脾,则心烦不能进食。饮食不进,是水气阻隔于胃脘。身体沉重而行动困难,是因为胃的经脉下行于足部,水气随经下流所致。妇女月经不来,是因为水气阻滞,胞脉闭塞不通的缘故。胞脉属于心而下络于胞中,现水气上迫于肺,使心气不得下通,所以胞脉闭而月经不来。

黄帝说:好。

逆调论篇第三十四

黄帝问曰:人身非常温也,非常热也,为之热而烦满者,何也?

岐伯对曰:阴气少而阳气胜也,故热而烦满也。

帝曰:人身非衣寒也,中非有寒气也,寒从中生者何?

岐伯曰:是人多痹气①也,阳气少,阴气多,故身寒如从水中出。

帝曰:人有四支热,逢风寒如炙如火者,何也?

岐伯曰:是人者,阴气虚,阳气盛,四支者阳也,两阳相得,而阴气虚少,少水不能灭盛火,而阳独治,独治者,不能生长也,独胜而止耳,逢风而如炙如火者,是人当肉烁也。

帝曰：人有身寒，汤火不能热，厚衣不能温，然不冻栗，是为何病？

岐伯曰：是人者，素肾气胜，以水为事；太阳气衰，肾脂枯不长；一水不能胜两火，肾者水也，而生于骨，肾不生，则髓不能满，故寒甚至骨也。所以不能冻栗者，肝一阳也，心二阳也，肾孤脏也，一水不能胜二火，故不能冻栗，病名曰骨痹，是人当挛节也。

帝曰：人之肉苛②者，虽近衣絮，犹尚苛也，是谓何疾？

岐伯曰：荣气虚，卫气实也，荣气虚则不仁，卫气虚则不用，荣卫俱虚，则不仁且不用，肉如故也，人身与志不相有③，曰死。

帝曰：人有逆气，不得卧而息有音者；有不得卧而息无音者；有起居如故而息有音者；有得卧，行而喘者；有不得卧，不能行而喘者；有不得卧，卧而喘者；皆何脏使然？愿闻其故。

岐伯曰：不得卧而息有音者，是阳明之逆也，足三阳者下行，今逆而上行，故息有音也。阳明者，胃脉也，胃者六腑之海，其气亦下行，阳明逆不得从其道，故不得卧也。《下经》曰：胃不和则卧不安。此之谓也。夫起居如故而息有音者，此肺之络脉逆也，络脉不得随经上下，故留经而不行，络脉之病人也微，故起居如故而息有音也。夫不得卧，卧则喘者，是水气之客也；夫水者，循津液而流也。肾者，水脏，主津液，主卧与喘也。

帝曰：善。

注释

①痹气：即气行不通畅。②肉苛：皮肉不知冷热痛痒，顽木无觉，并不能举动。③人身与志不相有：就是形体不受意志的支配。

译文

黄帝道：有的病人，四肢发热，遇到风寒，热得更加厉害，如同炙于火上一般，这是什么原因呢？

岐伯回答说：这是由于阴气少而阳气胜，所以发热而烦闷。

黄帝说：有的人穿的衣服并不单薄，也没有为寒邪所中，却总觉得寒气从内而生，这是什么原因呢？

岐伯说：是由于这种人多痹气，阳气少而阴气多，所以经常感觉身体发冷，像从冷水中出来一样。

黄帝说：有的人四肢发热，一遇到风寒，便觉得身如热火熏炙一样，这是什么原因呢？

岐伯说：这种人多因

人体解剖之大脑外侧面静脉

素体阴虚而阳气胜。四肢属阳，风邪也属阳，属阳的四肢感受属阳的风邪，是两阳相并，则阳气更加亢盛，阳气益盛则阴气日益虚少，致衰少的阴气不能熄灭旺盛的阳火，形成了阳气独旺的局面。现阳气独旺，便不能生长，因阳气独生而生机停止。所以这种四肢热逢风而热的如炙如火的，其人必然肌肉逐渐消瘦。

黄帝说：有的人身体寒凉，虽进汤火不能使之热，多穿衣服也不能使之温，但却不恶寒战栗，这是什么病呢？

岐伯说：这种人平素即肾水之气盛，又经常接近水湿，致水寒之气偏盛，而太阳之阳气偏衰，太阳之阳气衰则肾之枯竭不长。肾是水脏，主生长骨髓，肾脂不生则骨髓不能充满，故寒冷至骨。其所以不能战栗，是因为肝是一阳，心是二阳，一个独阴的肾水，胜不过心肝二阳之火，所以虽寒冷，但不战栗，这种病叫"骨痹"，病人必骨节拘挛。

黄帝说：有的人皮肉麻木沉重，虽穿上棉衣，仍然如故，这是什么病呢？

岐伯说：这是由于营气虚而卫气实所致。营气虚弱则皮肉麻木不仁，又不能举动，所以皮肉更加麻木沉重。若人的形体与内脏的神志不能相互为用，就要死亡。

黄帝说：人病气逆，有的不能安卧而呼吸有声；有的不能安卧而呼吸无声；有的起居如常而呼吸有声；有的能够安卧，行动则气喘；有的不能安卧，也不能行动而气喘；有的不能安卧，卧则气喘。是哪些脏腑发病，使之这样呢？我想知道是什么缘故。

岐伯说：不能安卧而呼吸有声的，是阳明经脉之气上逆。足三阳的经脉，从头到足，都是下行的，现在足阳明经脉之气上逆而行，所以呼吸不利而有声。阳明是胃脉，胃是六腑之海，胃气亦以下行为顺，若阳明经脉之气逆，胃气便不得循常道而下行，所以不能平卧。《下经》曾说：胃不和则卧不安。就是这个意思。

若起居如常而呼吸有声的,这是由于肺之脉络不顺,络脉不能随着经脉之气上下,故其气留置于经脉而不行于络脉。但络脉生病是比较轻微的,所以虽呼吸不利有声,但起居如常。若不能安卧,卧则气喘的,是由于水气侵犯所致。水气是循着津液流行的道路而流动的。肾是水脏,主持津液,如肾病不能主水,水气上逆而犯肺,则人即不能平卧而气喘。

黄帝说:好。

疟篇第三十五

原 文

黄帝问曰:夫痎疟皆生于风,其蓄作有时者何也?

岐伯对曰:疟之始发也,先起于毫毛,伸欠乃作,寒栗鼓颔,腰脊俱痛,寒去则内外皆热,头痛如破,渴欲冷饮。

帝曰:何气使然?愿闻其道。

岐伯曰:阴阳上下交争,虚实更作,阴阳相移也。阳并于阴,则阴实而阳虚,阳明虚,则寒栗鼓颔也;巨阳虚,则腰背头项痛;三阳俱虚,则阴气胜,阴气胜则骨寒而痛;寒生于内,故中外皆寒;阳盛则外热,阴虚则内热,外内皆热则喘而渴,故欲冷饮也。

此皆得之夏伤于暑,热气盛,藏于皮肤之内,肠胃之外,此荣气之所舍也。此令人汗空疏,腠理开,因得秋气,汗出遇风,及得之以浴,水气舍于皮肤之内,与卫气并居。卫气者,昼日行于阳,夜行于阴,此气得阳而外出,得阴而内薄,内外相薄,是以日作。

帝曰:其间日而作者何也?

岐伯曰:其气之舍深,内薄于阴,阳气独发,阴邪内著,阴与阳争不得出,是以间日而作也。

帝曰:善。其作日晏与其日早者,何气使然?

岐伯曰：邪气客于风府，循脊①而下，卫气一日一夜大会于风府，其明日日下一节，故其作也晏②，此先客于脊背也。每至于风府则腠理开，腠理开则邪气入，邪气入则病作，以此日作稍益晏也。其出于风府，日下一节，二十五日下至骶骨，二十六日入于脊内，注于伏膂③之脉；其气上行，九日出于缺盆之中，其气日高，故作日益早也。其间日发者，由邪气内薄于五藏，横连募原④也。其道远，其气深，其行迟，不能与卫气俱行，不得皆出，故间日乃作也。

帝曰：夫子言卫气每至于风府，腠理乃发，发则邪气入，入则病作。今卫气日下一节，其气之发也，不当风府，其日作者奈何？

岐伯曰：此邪气客于头项循脊而下者也，故虚实不同，邪中异所，则不得当其风府也。故邪中于头项者，气至头项而病；中于背者，气至背而病；中于腰脊者，气至腰脊而病；中于手足者，气至手足而病。卫气之所在，与邪气相合，则病作。故风无常府，卫气之所应，必开其腠理，邪气之所合，则其府也。

帝曰：善。夫风之与疟也，相似同类，而风独常在，疟得有时而休者何也？

岐伯曰：风气留其处，故常在，疟气随经络沉以内薄，故卫气应乃作。

帝曰：疟先寒而后热者，何也？

岐伯曰：夏伤于大暑，其汗大出，腠理开发，因遇夏气凄沧之水寒，藏于腠理皮肤之中，秋伤于风，则病成矣。夫寒者，阴气也，风者，阳气也，先伤于寒而后伤于风，故先寒而后热也，病以时作，名曰寒疟。

帝曰：先热而后寒者，何也？

岐伯曰：此先伤于风而后伤于寒，故先热而后寒也，亦以时作，名曰温疟。其但热而不寒者，阴气先绝，阳气独发，则少气烦冤，手足热而欲呕，名曰瘅疟。

帝曰：夫经言有余者泻之，不足者补之。今热为有余，寒为不足。夫疟者之寒，汤火不能温也，及其热，冰水不能寒也，此皆有余不足之类。当此之时，良工不能止，必须其自衰，乃刺之，其故何也？愿闻其说。

岐伯曰：经言无刺熇熇⑤之热，无刺浑浑之脉，无刺漉漉⑥之汗，故为其病逆，未可治也。夫疟之始发也，阳气并于阴，当是之时，阳虚而阴盛，外无气，故先寒栗也。阴气逆极，则复出之阳，阳与阴复并于外，则阴虚而阳实，故先热而渴。夫疟气者，并于阳则阳胜，并于阴则阴胜，阴胜则寒，阳胜则热。疟者，风寒之气不常也，病极则复，至病之发也，如火之热，如风雨不可当也。故经言曰：方其盛时必毁，因其衰也，事必大昌，此之谓也。夫疟之未发也，阴未并阳，阳未并阴，因而调之，真气得安，邪气乃亡，故工不能治其已发，为其气逆也。

帝曰：善。攻之奈何？早晏何如？

岐伯曰：疟之且发也，阴阳之且移也，必从四末始也。阳已伤，阴从之，故先其时坚束其处，令邪气不得入，阴气不得出，审候见之，在孙络盛坚而血者皆取之，此真往而未得并者也。

帝曰：疟不发，其应何如？

岐伯曰：疟气者，必更盛更虚，当气之所在也，病在阳，则热而脉躁；在阴，则寒而脉静；极则阴阳俱衰，卫气相离，故病得休；卫气集，则复病也。

帝曰：时有间二日或至数日发，或渴或不渴，其故何也？

岐伯曰：其间日者，邪气与卫气客于六府，而有时相失，不能相得，故休数日乃作也。疟者，阴阳更胜也，或甚或不甚，故或渴或不渴。

帝曰：论言"夏伤于暑，秋必病疟"，今疟不必应者，何也？

岐伯曰：此应四时者也。其病异形者，反四时也。其以秋病者寒甚，以冬病者寒不甚，以春病者恶风，以夏病者多汗。

帝曰：夫病温疟与寒疟而皆安舍，舍于何脏？

岐伯曰：温疟者，得之冬中于风，寒气藏于骨髓之中，至春则阳气大发，邪气不能自出，因遇大暑，脑髓烁，肌肉消，腠理发泄，或有所用力，邪气与汗皆出，此病藏于肾，其气先从内出之于外也。如是者，阴虚而阳盛，阳盛则热矣，衰则气复反入，入则阳虚，阳虚则寒矣，故先热而后寒，名曰温疟。

帝曰:瘅疟何如?

岐伯曰:瘅疟者,肺素有热。气盛于身,厥逆上冲,中气实而不外泄,因有所用力,腠理开,风寒舍于皮肤之内,分肉之间而发,发则阳气盛,阳气盛而不衰则病矣。其气不及于阴,故但热而不寒,气内藏于心,而外舍于分肉之间,令人消烁脱肉,故命曰瘅疟。

帝曰:善。

①脊:在本文指脊骨说的。②晏:当晚字讲。③伏脊:即伏冲脉。④募原:即膜原,为脏腑之间的系膜。⑤熇熇:熇音 hè,热盛貌。⑥漉漉:漉音 lù,水流貌。

黄帝问道:一般来说,疟疾都是由于感受了风邪而引起的,它的发作有一定时间,这是什么道理?

岐伯回答说:疟疾开始发作的时候,先起于毫毛竖立,继而四体不舒,欲得引申,呵欠连连,乃至寒冷发抖,下颌鼓动,腰脊疼痛;及至寒冷过去,便是全身内外发热,头痛有如破裂,口渴喜欢冷饮。

黄帝道:这是什么原因引起的?请说明它的道理。

岐伯说:这是由于阴阳上下相争,虚实交替而作,阴阳虚实相互移易转化的关系。阳气并入于阴分,使阴气实而阳气虚,阳明经气虚,就寒冷发抖乃至两颌鼓动;太阳经气虚便腰背头项疼痛;三阳经气都虚,则阴气更胜,阴气胜则骨节寒冷而疼痛,寒从内生,所以内外都觉得寒冷。如阴气并入阳分,则阳气实而阴气虚。阳主外,阳盛就发生外热;阴主内,阴虚就发生内热,因此外内都发热,热甚的时候就气喘口渴,所以喜欢冷饮。这都是由于夏天伤于暑气,热气过盛,并留藏于皮肤之内,肠胃之外,亦即荣气居留的所在。由于暑热内伏,使人汗孔疏松,腠理开泄,一遇秋凉,汗出而感受风邪,或者由于洗澡时感受水气,风邪水气停留于皮肤之内,与卫气相合并居于卫气流行的所在;而卫气白天行于阳分,夜里行于阴分,邪气也随之循行于阳分时则外出,循行于阴分时则入里,随着邪气的出外入里,所以这种疟疾就每日发作。

黄帝内经

黄帝道：疟疾有隔日发作，为什么？

岐伯说：因为邪气舍留之处较深，向内迫近与阴分，致使阳气独行于外，而阴分之邪留着于里，阴与阳相争而不能即出，所以隔一天才发作一次。

黄帝道：讲得好！疟疾发作的时间，有逐日推迟，或逐日提前的，是什么缘故？

岐伯说：邪气从风府穴侵入后，循脊骨逐日逐节下移，卫气是一昼夜会于风府，而邪气却每日向下移行一节，所以其发作时间也就一天迟一天，这是由于邪气先侵袭于脊骨的关系。每当卫气会于风府时，则腠理开发，腠理开发则邪气侵入，邪气侵入与卫气交争，病就发作，因邪气日下一节，所以发病时间就日益推迟了。这种邪气侵袭风府，逐日下移一节而发病的，约经二十五日，邪气下行至骶骨；二十六日，又入于脊内，而流注于伏膂脉；再沿冲脉上行，至九日上至于缺盆之中。因为邪气日渐上升，所以发病的时间也就一天早一天。至于隔一天发病一次的，是因为邪气内迫与五脏，横连与膜原，它所行走的道路较远，邪气深藏，循行迟缓，不能和卫气并行，邪气与卫气不得同时皆出，所以隔一天才能发作一次。

黄帝道：您说卫气每至于风府时，腠理开发，邪气乘机袭入，邪气入则病发作。现在又说卫气与邪气相遇的部位每日下行一节，那么发病时，邪气就不恰在于风府，而能每日发作一次，是何道理？

岐伯说：以上是指邪气侵入于头项，循着脊骨而下者说的，但人体各部分的虚实不同，而邪气侵犯的部位也不一样，所以邪气所侵，不一定都在风府穴处。例如：邪中于头顶的，卫气行至头顶而病发；邪中于背部的，卫气行至背部而病发；邪中于腰脊的，卫气行至腰脊而病发；邪中于手足的，卫气行至手足而病发；凡卫气所行之处，和邪气相合，那病就要发作。所以说风邪侵袭人体没有一定的部位，只要卫气与之相应，腠理开发，邪气得以凑合，就是邪气侵入的地方，也就是发病的所在。

黄帝道：讲得好！风病和疟疾相似而同属一类，为什么风病的症状持续常在，而疟疾却发作有休止呢？

岐伯说：风邪为病是稽留于所中之处，所以症状持续常在；疟邪则是随着经络循行，深入体内，必须与卫气相遇，病才发作。

黄帝道：疟疾发作有先寒而后热的，为什么？

岐伯说：夏天感受了严重的暑气，便留藏在腠理皮肤之中，到秋天又伤了风邪，就成为疟疾了。所以水寒，是一种阴气，风邪是一种阳气。先伤于水寒之气，后伤于风邪，所以先寒而后热，病的发作有一定的时间，这名叫寒疟。

黄帝道：有一种先热而后寒的，为什么？

岐伯说：这是先伤于风邪，后伤于水寒之气，所以先热而后寒，发作也有一定的时间，这名叫温疟。

还有一种只发热而不恶寒的，这是由于病人的阴气先亏损于内，因此阳气独旺于外，病发作时，出现少气烦闷，手足发热，要想呕吐，这名叫瘅疟。

黄帝道：医经上说有余的应当泻，不足的应当补。今发热是有余，发冷是不足。而疟疾的寒冷，虽然用热水或向火，亦不能使之温暖，及至发热，即使用冰水，也不能使之凉爽。这些寒热都是有余不足之类。但当其发冷、发热的时候，良医也无法制止，必须待其病势自行衰退之后，才可以施用刺法治疗，这是什么缘故？请你告诉我。

岐伯说：医经上说过，有高热时不能刺，脉搏纷乱时不能刺，汗出不止时不能刺，因为这正当邪盛气逆的时候，所以未可立即治疗。疟疾刚开始发作，阳气并于阴分，此时阳虚而阴盛，外表阳气虚，所以先寒冷发抖；至阴气逆乱已极，势必复出于阳分，于是阳气与阴气相并于外，此时阴分虚而阳分实，所以先热而口渴。因为疟疾并与阳分，则阳气胜，并于阴分，则阴气胜；阴气胜则发寒，阳气胜则发热。由于疟疾感受的风寒之气变化无常，所以其发作至阴阳之气俱逆极时，则寒热休止，停一段时间，又重复发作。当其病发作的时候，像火一样的猛烈，如狂风暴雨一样迅不可当。所以医经上说：当邪气盛极的时候，不可攻邪，攻之则正气也必然受伤，应该乘邪气衰退的时候而攻之，必然获得成功，便是这个意思。因此治疗疟疾，应在未发的时候，阴气尚未并于阳分，阳气尚未并于阴分，便进行适当的治疗，则正气不至于受伤，而邪气可以消灭。所以医生不能在疟疾发病的时候进行治疗，就是因为此时正当正气和邪气交争逆乱的缘故。

黄帝道：讲得好！疟疾究竟怎样治疗？时间的早晚应如何掌握？

岐伯说：疟疾将发，正是阴阳将要相移之时，它必从四肢开始。若阳气已被邪伤，则阴分也必将受到邪气的影响，所以只有在未发病之先，以索牢缚其四肢末端，使邪气不得入，阴气不得出，两者不能相移；牢缚以后，审

耳朵结构图

耳郭　半规管　听觉神经
听小骨
外耳道
耳蜗
鼓膜　咽鼓管

黄帝内经

察络脉的情况,见其孙络充实而淤血的部分,都要刺出其血,这是当真气尚未与邪气相并之前的一种"迎而夺之"的治法。

黄帝道:疟疾在不发作的时候,它的情况应该怎样?

岐伯说:疟气留舍于人体,必然使阴阳虚实,更替而作。当邪气所在的地方是阳分,则发热而脉搏躁急;病在阴分,则发冷而脉搏较静;病到极期,则阴阳二气都以衰惫,卫气和邪气互相分离,病就暂时休止;若卫气和邪气再相遇合,则病又发作了。

黄帝道:有些疟疾隔二日,或甚隔数日发作一次,发作时有的口渴,有的不渴,是什么缘故?

岐伯说:其所以隔几天再发作,是以为邪气与卫气相会于风府的时间不一致,有时不能相遇,不得皆出,所以停几天才发。疟疾发病,是由于阴阳更替相胜,但其中程度上也有轻重不同,所以有的口渴,有的不渴。

黄帝道:医经上说"夏伤于暑,秋必病疟",而有些疟疾,并不是这样,是什么道理?

岐伯说:夏伤于暑,秋必病疟,这是指和四时发病规律相应的而言。亦有些疟疾形症不同,与四时发病规律相反的。如发于秋天的,寒冷较重;发于冬天的,寒冷较轻;发于春天的,多恶风;发于夏天的,汗出得很多。

黄帝道:有病温疟和寒疟,邪气如何侵入? 逗留在哪一脏?

岐伯说:温疟是由于冬天感受风寒,邪气留藏在骨髓之中,虽到春天阳气生发活泼,邪气仍不能自行外出,乃至夏天,因夏热炽盛,使人精神倦怠,脑髓消烁,肌肉消瘦腠理发泄,皮肤空疏,或由于劳力过甚,邪气才乘虚与汗一齐外出。这种病邪原是伏藏于肾,故其发作时,是邪气从内而于外。这样的病,阴气先虚,而阳气偏盛,阳盛就发热,热极之时,则邪气又回入于阴,邪入于阴则阳气又虚,阳气虚便出现寒冷,所以这种病是先热而后寒,名叫温疟。

黄帝道:瘅疟的情况怎样?

岐伯说:瘅疟是由于肺脏素来有热,肺气壅盛,气逆而上冲,以致胸中气实,不能发泄,适因劳力之后,腠理开泄,风寒之邪便乘机侵袭于皮肤之内、肌肉之间而发病,发病则阳气偏盛,阳气盛而不见衰减,于是病就只热不寒了。为什么不寒? 因邪气不入于阴分,所以只热而不恶寒,这种病邪内伏于心脏,而外出则流连于肌肉之间,能使人肌肉瘦削,所以名叫瘅疟。

黄帝道:讲得好!

刺疟篇第三十六

　　足太阳之疟,令人腰痛头重,寒从背起,先寒后热,熇熇喝喝①然,热止汗出,难已,刺郄中②出血。足少阳之疟,令人身体解㑊,寒不甚,热不甚,恶见人,见人心惕惕然,热多汗出甚,刺足少阳。足阳明之疟,令人先寒,洒淅③洒淅,寒甚久乃热,热去汗出,喜见日月光火气,乃快然。刺足阳明跗上。足太阴之疟,令人不乐,好太息,不嗜食,多寒热汗出,病至则善呕,呕已乃衰,即取之。足少阴之疟,令人呕吐甚,多寒热,热多寒少,欲闭户牖而处,其病难已。足厥阴之疾,令人腰痛少腹满,小便不利,如癃状,非癃也,数便,意恐惧,气不足,腹中悒悒④,刺足厥阴。

　　肺疟者,令人心寒,寒甚热,热间善惊,如有所见者,刺手太阴阳明。心疟者,令人烦心甚,欲得清水,反寒多,不甚热,刺手少阴。肝疟者,令人色苍苍然,太息,其状若死者,刺足厥阴见血。脾疟者,令人寒,腹中痛,热则肠中鸣,鸣已汗出,刺足太阴。肾疟者,令人洒洒然,腰脊痛宛转,大便难,目眴眴然,手足寒,刺足太阳少阴。胃疟者,令人且病也,善饥而不能食,食而支满腹大,刺足阳明太阴横脉出血。

　　疟方身热,刺跗上动脉,开其空,出其血,立寒;疟方欲寒,刺手阳明太阴,足阳明太阴。疟脉满大急,刺背俞,用中针,傍五胠俞各一,适肥瘦出其血也。疟脉小实急,灸胫少阴,刺指井。疟脉满大急,刺背俞,用五胠俞⑤、背俞各一,适行至于血也。疟脉缓大虚,便宜用药,不宜用针。凡治疟,先发如食顷,乃可以治,过之则失时也。诸疟而脉不见,刺十指间出血,血去必已,先视身之赤如小豆者,尽取之。十二疟者,其发各不同时,察其病形,以知其何脉之病也。先其发时如食顷而刺之，一刺则衰，二刺则知，三刺则已；不已，刺舌下两脉出血；不已，刺郄中盛经出血，又刺项已下侠脊者必已。舌下两脉者，廉泉也。

刺疟者，必先问其病之所先发者，先刺之。先头痛及重者，先刺头上及两额两眉间出血。先项背痛者，先刺之。先腰脊痛者，先刺郄中出血。先手臂痛者，先刺手少阴阳明十指间。先足胫痠痛者，先刺足阳明十指间出血。风疟，疟发则汗出恶风，刺三阳经背俞之血者。骱痠痛甚，按之不可，名曰胕髓病，以镵针针绝骨出血，立已。身体小痛，刺至阴，诸阴之井无出血，间日一刺。疟不渴，间日而作，刺足太阳；渴而间日作，刺足少阳；温疟汗不出，为五十九刺。

注释

①暍暍：暍暍是热盛貌。②郄中：郄中即委中穴。③洒淅：形容恶寒的形态。④悒悒：悒音 yì，悒悒是不畅貌。⑤五胠俞：张介宾云，"胠者胁也，五脏俞傍之穴，以其傍开近胁，故曰五胠俞。"按五胠俞穴即魄户、神堂、魂门、意舍、志室五穴。

译文

足太阳经的疟疾，使人腰痛头重，寒冷从脊背而起先寒后热，热势很盛，热止汗出。这种疟疾，不易痊愈，治疗方法，刺委中穴出血。足少阳经的疟疾，使人身倦无力，恶寒发热都不甚厉害，怕见人，看见人就感到恐惧，发热的时间比较长，汗出亦很多，治疗方法是针刺足少阳经。足阳明经的疟疾，使人先觉怕冷，逐渐恶寒加剧，很久才发热，退热时便汗出，这种病人，喜欢亮光，喜欢向火取暖，见到亮光以及火气，就感到爽快，治疗方法，刺足阳明经足背上的冲阳穴。足太阴经的疟疾，使人闷闷不乐，时常要叹息，不想吃东西，多发寒热，汗出亦多，病发作时容易呕吐，吐后病势减轻，治疗方法是针刺足太阴经的公孙穴。足少阴经的疟疾，使人发生剧烈呕吐，多发寒热，热多寒少，常常喜欢紧闭门窗而居，这种病不易痊愈。足厥阴经的疟疾，使人腰痛，少腹胀满，小便不利，似乎癃病，而实非癃病，只是小便频数不爽，病人心中恐惧，气分不足，腹中郁滞不畅，治疗方法是针刺足厥阴经的太冲穴。

肺疟,使人心里感到发冷,冷极则发热,热时容易发惊,好像见到了可怕的事物,治疗方法,刺手太阴,手阳明两经。心疟,使人心中烦热得很厉害,想喝冷水,但身上反觉寒多而不太热,治疗方法,刺手少阴经的神门穴。肝疟,使人面色苍青,时欲太息,厉害的时候,形状如死,治疗方法,刺足厥阴经出血。脾疟,使人发冷,腹中痛,待到发热时,则脾气行而肠中鸣响,肠鸣后阳气外达而汗出,治疗方法,刺足太阴经。肾疟,使人洒淅寒冷,腰脊疼痛,难以转侧,大便困难,目视眩动不明,手足冷,治疗方法,刺足太阳、足少阴两经。胃疟,发病时使人易觉饥饿,但又不能进食,进食就感到脘腹胀满膨大,治疗方法,取足阳明、足太阴两经横行的络脉,刺出其血。

治疗疟疾,在刚要发热的时候,刺足背上的动脉,开其孔穴,刺出其血,可立即热退身凉;如疟疾刚要发冷的时候可刺手阳明、太阴和足阳明、太阴的俞穴。如疟疾病人的脉搏满大而急,刺背部的俞穴,用中等针按五胠俞各取一穴,并根据病人形体的胖瘦,确定针刺出血的多少。如疟疾病人的脉搏小实而急的,灸足胫部的少阴穴,并刺足指端的井穴。如疟疾病人的脉搏满大而急,刺背部俞穴,取五胠俞、背俞各一穴,并根据病人体质,刺之出血。如疟疾病人的脉搏缓大而虚的,就应该用药治疗,不宜用针刺。大凡治疗疟疾,应在病没有发作之前约一顿饭的时候,予以治疗,过了这个时间,就会失去时机。凡疟疾病人脉沉伏不见的,急刺十指间出血,血出病必愈;若先见皮肤上发出像赤小豆的红点,应都用针刺去。上述十二种疟疾,其发作各有不同的时间,应观察病人的症状,从而了解病属于哪一经脉。如在没有发作以前约一顿饭的时候就给以针刺,刺一次病势衰减,刺二次病就显著好转,刺三次病即痊愈;如不愈,可刺舌下两脉出血;如再不愈,可取委中血盛的经络,刺出其血,并刺顶部以下挟脊两旁的经穴,这样,病一定会痊愈。上面所说的舌下两脉,就是指的廉泉穴。

凡刺疟疾,必先问明病人发作时最先感觉症状的部位,给以先刺。如先发头痛头重的,就先刺头上及两额、两眉间出血。先发项脊背痛的,就先刺颈项和背部。先发腰脊痛的,就先刺委中出血。先发手臂痛的,就先刺手少阴、手阳明的十指间的孔穴。先发足胫酸痛的,就先刺足阳明十趾间出血。风疟,发作时是汗出怕风,可刺三阳经背部的俞穴出血。小腿疼剧烈而拒按的,名叫胕髓病,可用镵针刺绝骨穴出血,其痛可以立止。如身体稍感疼痛,刺至阴穴。但应注意,凡刺诸有病的井穴,皆不可出血,并应隔日刺一次。疟疾口不渴而间日发作的,刺足太阳经;如口渴而间日发作的,刺足少阳经;温疟而汗不出的,用"五十九刺"的方法。

气厥论篇第三十七

原文

　　黄帝问曰:五脏六腑,寒热相移者何?

　　岐伯曰:肾移寒于脾,痈肿少气。脾移寒于肝,痈肿筋挛。肝移寒于心,狂隔中。心移寒于肺,肺消,肺消者饮一溲二,死,不治。肺移寒于肾,为涌水,涌水者,按腹不坚,水气客于大肠,疾行则鸣濯濯如囊裹浆,水之病也。脾移热于肝,则为惊衄。肝移热于心,则死。心移热于肺,传为鬲消。肺移热于肾,传为柔痉。肾移热于脾,传为肠澼,死,不可治。胞移热于膀胱,则癃溺血。膀胱移热于小肠,鬲肠不便,上为口糜①。小肠移热于大肠,为虑瘕②,为沉③。大肠移热于胃,善食而瘦人,谓之食亦④。胃移热于胆,亦曰食亦。胆移热于脑,则辛颏⑤鼻渊,鼻渊者,浊涕下不止也,传为衄蔑⑥瞑目,故得之气厥也。

注释

　　①口糜:口内生疮而糜烂。②虑瘕:虑同伏,潜伏之病块。③沉:当气血滞涩讲。④食亦:虽能食而水谷不能化精微以营养肌肤之意。⑤颏:音è,即鼻茎。⑥衄蔑:蔑音miè。当污血讲。衄蔑即鼻流污血。

译文

黄帝问道：五脏六腑的寒热互相转移的情况是怎样的？

岐伯说：肾移寒于脾，则病痈肿和少气。脾移寒于肝，则造成痈肿和筋脉抽搐等病。肝移寒于心，则病发狂和胸中隔塞。心移寒于肺，则为肺消；肺消病的症状是饮水一分，小便要排二分，属无法治疗的死症。肺移寒于肾，则为涌水；涌水病的症状是腹部按之不甚坚硬，但因水气留居于大肠，故快走时肠中濯濯鸣响，如皮囊装水样，这是水气之病。脾移热于肝，则病惊骇和鼻衄。肝移热于心，则引起死亡。心移热于肺，日久则为鬲消。肺移热于肾，日久则为柔痓。肾移热于脾，日久渐成虚损；若再患肠澼，便会成为无法治疗的死症。胞移热于膀胱，则病小便不利和尿血。膀胱移热于小肠，使肠道隔塞，大便不通，热气上行，以至口舌糜烂。小肠移热于大肠，则热结不散，成为伏瘕，或为痔疮。大肠移热于胃，则使人饮食增加而体瘦无力，病称为食亦。胃移热于胆，也叫做食亦。胆移热于脑，则鼻梁内感觉辛辣而成为鼻渊，鼻渊症状，是常鼻流浊涕不止，日久可至鼻中流血，两目不明。以上各种病症，皆由于寒热之气厥逆，在脏腑中互相移转而引起的。

咳论篇第三十八

原 文

黄帝问曰：肺之令人咳，何也？

岐伯对曰：五脏六腑皆令人咳，非独肺也。

帝曰：愿闻其状。

岐伯曰：皮毛者，肺之合也，皮毛先受邪气，邪气以从其合也。其寒饮食入胃，从肺脉上至于肺，则肺寒，肺寒则外内合邪，因而客之，则为肺咳。五脏各以其时受病，非其时，各传以与之。人与天地相

黄帝内经

参,故五脏各以治时,感于寒则受病,微则为咳,甚者为泄为痛。乘秋则肺先受邪,乘春则肝先受之,乘夏则心先受之,乘至阴则脾先受之,乘冬则肾先受之。

帝曰:何以异之?

岐伯曰:肺咳之状,咳而喘息有音,甚则唾血。心咳之状,则咳心痛,喉中介介①如梗状,甚则咽肿喉痹。肝咳之状,咳则两胁下痛,甚则不可以转,转则两胠②下满。脾咳之状,咳则右胁下痛,阴阴③引肩背,甚则不可以动,动则咳剧。肾咳之状,咳则腰背相引而痛,甚则咳涎。

帝曰:六腑之咳奈何? 安所受病?

岐伯曰:五脏之久咳,乃移于六腑。脾咳不已,则胃受之;胃咳之状,咳而呕,呕甚则长虫出。肝咳不已,则胆受之,胆咳之状,咳呕胆汁。肺咳不已,则大肠受之;大肠咳状,咳而遗矢④。心咳不已,则小肠受之;小肠咳状,咳而失气,气与咳俱失。肾咳不已,则膀胱受之;膀胱咳状,咳而遗溺。久咳不已,则三焦受之;三焦咳状,咳而腹满,不欲食饮。此皆聚于胃,关于肺,使人多涕唾而面浮肿气逆也。

帝曰:治之奈何?

岐伯曰:治脏者治其俞,治腑者治其合,浮肿者治其经。

帝曰:善。

①介介:强直之象,乃形容喉中如有物阻塞的现象。②胠:即胁下。③阴阴:即隐隐之意。④遗矢:矢与屎同,就是大便不禁。

译 文

黄帝问道:肺脏有病,都能使人咳嗽,这是什么道理?

岐伯回答说:五脏六腑有病,都能使人咳嗽,不单是肺病如此。

黄帝说:请告诉我各种咳嗽的症状。

岐伯说:皮毛与肺是相配合的,皮毛先感受了外邪,邪气就会影响到肺脏。

再由于吃了寒冷的饮食,寒气在胃循着肺脉上于肺,引起肺寒,这样就使内外寒邪相合,停留于肺脏,从而成为肺咳。这是肺咳的情况。至于五脏六腑之咳,是五脏各在其所主的时令受病,并非在肺所主时受病,而是各脏之病传给肺的。人和自然界是相应的,故五脏在其所主的时令受了寒邪,使能得病,若轻微的,则发生咳嗽,严重的,寒气入里就成为腹泻、腹痛。所以当秋天的时候,肺先受邪;当春天的时候,肝先受邪;当夏天的时候,心先受邪;当长夏太阴主时,脾先受邪;当冬天的时候,肾先受邪。

黄帝道:这些咳嗽怎样鉴别呢?

岐伯说:肺咳的症状,咳而气喘,呼吸有声,甚至唾血。心咳的症状,咳则心痛,喉中好像有东西梗塞一样,甚至咽喉肿痛闭塞。肝咳的症状,咳则两侧胁肋下疼痛,甚至痛得不能转侧,转侧则两胁下胀满。脾咳的症状,咳则右胁下疼痛,并隐隐然疼痛牵引肩背,甚至不可以动,一动就会使咳嗽加剧。肾咳的症状,咳则腰背互相牵引作痛,甚至咳吐痰涎。

黄帝道:六腑咳嗽的症状如何?是怎样受病的?

岐伯说:五脏咳嗽日久不愈,就要传移于六腑。例如脾咳不愈,则胃就受病;胃咳的症状,咳而呕吐,甚至呕出蛔虫。肝咳不愈,则胆就受病,胆咳的症状是咳而呕吐胆汁。肺咳不愈,则大肠受病,大肠咳的症状,咳而大便失禁。心咳不愈,则小肠受病,小肠咳的症状是咳而放屁,而且往往是咳嗽与失气同时出现。肾咳不愈,则膀胱受病;膀胱咳的症状,咳而遗尿。以上各种咳嗽,如经久不愈,则使三焦受病,三焦咳的症状,咳而腹满,不想饮食。凡此咳嗽,不论由于哪一脏腑的病变,其邪必聚于胃,并循着肺的经脉而影响及肺,才能使人多痰涕,面部浮肿,咳嗽气逆。

黄帝道:治疗的方法怎样?

岐伯说:治五脏的咳,取其俞穴;治六腑的咳,取其合穴;凡咳而浮肿的,可取有关脏腑的经穴而分治之。

黄帝道:讲得好!

举痛论篇第三十九

黄帝问曰:余闻善言天者,必有验于人;善言古者,必有合于今;善言人者,必有厌于己。如此,则道不惑而要数极,所谓明也。今余问于夫子,令言而可知,视而可见,扪^①而可得,令验于己而发蒙解惑,可得而闻乎?

岐伯再拜稽首对曰:何道之问也?

帝曰:愿闻人之五脏卒痛,何气使然?

岐伯对曰:经脉流行不止、环周不休,寒气入经而稽迟,泣而不行,客于脉外则血少,客于脉中则气不通,故卒然而痛。

帝曰:其痛或卒然而止者,或痛甚不休者,

上腹部结构图

或痛甚不可按者,或按之而痛止者,或按之无益者,或喘动应手者,或心与背相引而痛者,或胁肋与少腹相引而痛者,或腹痛引阴股者,或痛宿昔^②而成积者,或卒然痛死不知人、有少间复生者,或痛而呕者,或腹痛而后泄者,或痛而闭不通者,凡此诸痛,各不同形,别之奈何?

岐伯曰:寒气客于脉外则脉寒,脉寒则缩踡^③,缩踡则脉细急^④,细急则外引小络,故卒然而痛,得炅^⑤则痛立止;因重中于寒,则痛久矣。寒气客于经脉之中,与炅气相薄则脉满,满则痛而不可按也。寒气稽留,炅气从上,则脉充大而血气乱,故痛甚不可按也。寒气客于肠胃之间,膜原之下,血不得散,小络急引故痛,按之则血气散,故按之痛止。寒气客于侠脊之脉,则深按之不能及,故按之无益也。寒气客于冲脉,冲脉起于关元,随腹直上,寒气客则脉不通,脉不通则气因之,故揣动⑥应手矣。寒气客于背俞之脉则脉泣,脉泣则血虚,血虚则痛,其俞注于心,故相引而痛,按之则热气至,热气至则痛止矣。寒气客于厥阴之脉,厥阴之脉者,络阴器系于肝,寒气客于脉中,则血泣脉急,故胁肋与少腹相引痛矣。厥气⑦客于阴股,寒气上及少腹,血泣在下相引,故腹痛引阴股。寒气客于小肠膜原之间,络血之中,血泣不得注于大经,血气稽留不得行,故宿昔而成积矣。寒气客于五脏,厥逆上泄,阴气竭,阳气未入,故卒然痛死不知人,气复反则生矣。寒气客于肠胃,厥逆上出,故痛而呕也。寒气客于小肠,小肠不得成聚,故后泄腹痛矣。热气留于小肠,肠中痛,瘅热焦渴,则坚干不得出,故痛而闭不通矣。

帝曰:所谓言而可知者也,视而可见奈何?

岐伯曰:五脏六腑,固尽有部,视其五色,黄赤为热,白为寒,青黑为痛,此所谓视而可见者也。

帝曰:扪而可得奈何?

岐伯曰:视其主病之脉,坚而血及陷下者,皆可扪而得也。

帝曰:善。余知百病生于气也。怒则气上,喜则气缓,悲则气消,恐则气下,寒则气收,炅则气泄,惊则气乱,劳则气耗,思则气结,九气不同,何病之生?

岐伯曰:怒则气逆,甚则呕血及飧泄,故气上矣。喜则气和志达,荣卫通利,故气缓矣。悲则心系急,肺布叶举,而上焦不通,荣卫不散,热气在中,故气消矣。恐则精却⑧,却则上焦闭,闭则气还,还则下焦胀,故气不行矣。寒则腠理闭,气不行,故气收矣。炅则腠理开,荣卫通,汗大泄,故气泄。惊则心无所倚,神无所归,虑无所定,故气乱矣。劳则喘息汗出,外内皆越,故气耗矣。思则心有所存,神有所归,正气留而不行,故气结矣。

①扪：相当于现代的触诊。②宿昔：当日期长久讲。③缩踡：拘缩不伸。④绌急：绌作屈伸讲。绌急，是屈伸拘急不舒。⑤炅：音 jiǒng，当热讲，也当光讲。⑥揣动：即搏动。⑦厥气：因寒气循厥阴脉上及少腹，故称为厥气。⑧却：当衰退讲。

译文

黄帝问道：我听说善于谈论天道的，必能应验于人事；善于谈论历史的，必能应合于今事；善于谈论人事的，必能结合自己的情况。这样，才能掌握事物的规律而不迷惑，了解事物的要领极其透彻，这就是所谓明达事理的人。现在我想请教先生，将问诊所知，望诊所见，切诊所得的情况告诉我，使我有所体验，启发蒙昧，解除疑惑，你能告诉我吗？

岐伯再次跪拜回答说：你要问的是哪些道理呢？

黄帝说：我想听听人体的五脏突然作痛，是什么邪气造成的呢？

岐伯回答说：人体经脉中的气血流行不止，循环无休，如果寒邪侵入了经脉，则经脉气血的循行迟滞，凝涩而不畅行，故寒邪侵袭于经脉内外，则使经脉凝涩而血少，脉气留止而不通，所以突然作痛。

黄帝说：其疼痛有突然停止的，有疼得很剧烈而不停止的，有痛得很剧烈而不能按压的，有按压而疼痛停止的，有按压也不见缓解的，有疼痛跳动应手的，有心和背部相互牵引而痛的，有胁肋和腹相互牵引而痛的，有腹痛牵引阴股的，有疼痛日久而成积聚的，有突然疼痛昏厥如死不知人事稍停片刻而又清醒的，有痛而呕吐的，有腹痛而后泄泻的，有痛而大便闭塞不通的，以上这些疼痛的情况，其病形各不相同，如何加以区别呢？

岐伯说：寒邪侵袭于脉外，则经脉受寒，经脉受寒则经脉收缩不伸，收缩不伸则屈曲拘急，因而牵引在外的细小脉络，内外引急，故突然发生疼痛，如果得到热气，则疼痛立刻停止。假如再次感受寒邪，卫阳受损就会久痛不止。寒邪侵袭经脉之中，和人体本身的热气相互搏争，则经脉充满，脉满为实，不任压迫，故痛而不可按。寒邪停留于脉中，人体本身的热气则随之而上，与寒邪相搏，使经脉充满，气血运行紊乱，故疼痛剧烈而不可触按。寒邪侵袭于肠胃之间，膜原之下，以致血气凝涩而不散，细小的脉络拘急牵引，所以疼痛；如果以手按揉，则血气散行,故按之疼痛停止。寒邪侵袭于侠脊之脉,由于邪侵的部位较深,按揉难以达到病所,故按揉也无济于事。寒邪侵袭于冲脉之中,冲脉是从小腹关元穴开始,循腹上行,如因寒气侵入则冲脉不通,脉不通则气因之不通,故腹痛而跳动应手。寒邪侵于背俞脉,则血脉流行滞涩,脉涩则血虚,血虚则疼痛,因背俞与心相连,故心与背相引而痛,按揉能使热气来复,热气来复则寒邪消散,故疼痛即可停止。寒邪侵袭于厥阴之脉,厥阴之脉环络阴器,并系于肝,寒邪侵入于脉中,则血凝涩而脉紧急,故胁肋与少腹牵引作痛。寒厥之气侵入阴股,气血不和累及少腹,阴股之血凝滞,在下相引,所以腹痛连于阴股。寒邪侵袭于小肠膜原之间、络血之中,使络血凝涩不能流注于大经脉,血气留止不能畅行,故日久便可结成积聚。寒邪侵袭于五脏,迫使五脏之气逆而上行,以致脏气上越外泄,阴气竭于内,阳气不得入,阴阳暂时相离,故突然疼痛昏死,不知人事;如果阳气复返,阴阳相接,则可以苏醒。寒邪侵袭于肠胃,迫使肠胃之气逆而上行,故出现疼痛而呕吐。寒邪复袭于小肠,小肠为受盛之腑,因寒而阳气不化,水谷不得停留,故泄泻而腹痛。如果是热邪留蓄于小肠,也可发生肠中疼痛,由于内热伤津而唇焦口渴,粪便坚硬难以排出,故腹痛而大便闭塞不通。

黄帝说:以上所说从问诊中可以了解。至于望诊又是怎样的呢?

岐伯说:五脏六腑在面部各有所属部位,望面部五色的变化就可以诊断疾病,如黄色赤色主热,白色主寒,青色黑色主痛,这就是通过望诊可以了解的。

黄帝说:用手切诊而知病情是怎样的呢?

岐伯说:看他主病的经脉,然后以手循按,如果脉坚实的,是有邪气结聚;属气血留滞的,络脉必充盛而高起;如果脉陷下的,是气血不足。这些都是可以用手扪切按循而得知的。

黄帝说:好。我已知道许多疾病的发生,都是由气机失调引起的,如暴怒则气上逆,喜则气舒缓,悲哀则气消沉,恐惧则气下却,遇寒则气收敛,受热则气外泄,受惊则气紊乱,过劳则气耗散,思虑则气郁结。这九种气的变化各不相同,会发生怎样的疾病呢?

岐伯说:大怒则使肝气上逆,血随气逆,甚则呕血,或肝气乘脾发生飧泄,所以说是气上。喜则气和顺而志意畅达,营卫之气通利,所以说是气缓。悲哀太过则心系急迫,但悲为肺志,悲伤肺则肺叶张举,上焦随之闭塞不通,营卫之气得不到布散,热气郁闭于中而耗损肺气,所以说是气消。恐惧则使精气下却,精气下却则升降不交,故上焦闭塞,上焦闭塞则气还归于下,气郁于下则下焦胀满,所以说"恐则气下"。寒冷之气侵袭人体,则使腠理闭密,荣卫之气不得畅行而收敛于内,所以说是气收。火热之气能使人腠理开放,营卫通畅,汗液大量外出,致使气随津泄,所以说是气泄。受惊则心悸动无所依附,神志无所归宿,心中疑虑不定,所以说是气乱。劳役过度则气动喘息,汗出过多,喘则内气越,汗出过多则外气越,内外之气皆泄越,所以说是气耗。思则精力集中,心有所存,神归一处,以致正气留结而不运行,所以说是气结。

腹中论篇第四十

黄帝问曰:有病心腹满,旦食则不能暮食,此为何病?

岐伯对曰:名为鼓胀。

帝曰:治之奈何?

岐伯曰:治之以鸡矢醴①,一剂知,二剂已。

帝曰:其时有复发者何也?

岐伯曰:此饮食不节,故时有病也。虽然其病且已,时故当病,气聚于腹也。

帝曰:有病胸胁支满者,妨于食,病至则先闻腥臊臭,出清液,先唾血,四支清,目眩,时时前后血,病名为何? 何以得之?

岐伯曰:病名血枯。此得之年少时,有所大脱血。若醉入房中,气竭肝伤,故月事衰少不来也。

帝曰:治之奈何? 复以何术?

岐伯曰:以四乌鲗骨,一藘茹,二物并合之,丸以雀卵,大如小豆,以五丸为后饭,饮以鲍鱼汁,利肠中及伤肝也。

帝曰:病有少腹盛,上下左右皆有根,此为何病? 可治不?

岐伯曰:病名曰伏梁。

帝曰:伏梁何因而得之?

岐伯曰:裹大脓血,居肠胃之外,不可治,治之每切,按之致死。

帝曰：何以然？

岐伯曰：此下则因阴，必下脓血，上则迫胃脘，生鬲，侠胃脘内痛，此久病也，难治。居齐上为逆，居齐下为从，勿动亟夺，论在《刺法》中。

帝曰：人有身体髀股胻皆肿，环齐而痛，是为何病？

岐伯曰：病名伏梁，此风根也。其气溢于大肠而著于肓，肓之原在齐下，故环齐而痛也，不可动之，动之为水溺涩之病。

帝曰：夫子数言热中、消中，不可服高梁芳草石药，石药发瘨②，芳草发狂。夫热中消中者，皆富贵人也，今禁高梁，是不合其心，禁芳草石药，是病不愈，愿闻其说。

岐伯曰：夫芳草之气美，石药之气悍，二者其气急疾坚劲，故非缓心和人，不可以服此二者。

帝曰：不可以服此二者，何以然？

岐伯曰：夫热气慓悍，药气亦然，二者相遇，恐内伤脾。脾者土也，而恶木，服此药者，至甲乙日更论。

帝曰：善。有病膺肿颈痛胸满腹胀，此为何病？何以得之？

岐伯曰：名厥逆。

帝曰：治之奈何？

岐伯曰：灸之则瘖，石之则狂，须其气并，乃可治也。

帝曰：何以然？

岐伯曰：阳气重上，有余于上，灸之则阳气入阴，入则瘖；石之则阳气虚，虚则狂；须其气并而治之，可使全也。

帝曰：善。何以知怀子之且生也？

岐伯曰：身有病而无邪脉也。

帝曰：病热而有所痛者，何也？

岐伯曰：病热者，阳脉也。以三阳之动也，人迎一盛少阳，二盛太阳，三盛阳明，入阴也。夫阳入于阴，故病在头与腹，乃䐜胀而头痛也。

帝曰：善。

注释

①鸡矢醴:方见医学正传等书,据记载该处方是:鸡矢干者八合,炒香,以无灰好酒三碗入之,共煎至一半许,用布滤出其汁,五更热饮则腹鸣,辰巳时行二三次,皆黑水也。次日觉足后渐有皱纹,又饮一次,则渐皱至膝上而病效矣。但鸡矢用雄鸡者气全,又山间畜之者更效。要知山间多吞毒虫,而有以毒攻毒之意。②瘨:瘨和癫同义。

译文

黄帝问道:有一种心腹胀满的病,早晨吃了饭晚上就不能再吃,这是什么病呢?

岐伯回答说:这叫鼓胀病。

黄帝说:如何治疗呢?

岐伯说:可用鸡失醴来治疗,一剂就能见效,两剂病就好了。

黄帝说:这种病有时还会复发是为什么呢?

岐伯说:这是因为饮食不注意,所以病有时复发。这种情况多是正当疾病将要痊愈时,而又复伤于饮食,使邪气复聚于腹中,因此鼓胀就会再发。

黄帝说:有一种胸胁满的病,妨碍饮食,发病时先闻到腥臊的气味,鼻流清涕,先吐血,四肢清冷,头目眩晕,时常大小便出血,这种病叫什么名字?是什么原因引起的?

岐伯说:这种病的名字叫血枯,得病的原因是在少年的时候患过大的失血病,使内脏有所损伤,或者是醉后肆行房事,使肾气竭,肝血伤,所以月经闭止而不来。

黄帝说:怎样治疗呢?要用什么方法使其恢复?

岐伯说:用四份乌鲗骨,一份藘茹,二药混合,以雀卵和为丸,制成如小豆大的丸药,每次服五丸,饭前服药,饮以鲍鱼汁。这个方法可以通利肠道,补益损伤的肝脏。

黄帝说:病有少腹坚硬盛满,上下左右都有根蒂,这是什么病呢?可以治疗吗?

岐伯说:这种病名叫做伏梁。

黄帝问道:伏梁之病是由于什么原因产生的?

岐伯说:小腹部裹藏着大量脓血,居于肠胃之外,不可能治愈的。在诊治时,不宜重按,每因重按而致死。

黄帝说:为什么会这样呢?

岐伯说:此下为小腹及二阴,按摩则使脓血下出;此上是胃脘部,按摩则上迫胃脘,能使横膈与胃脘之间发生痈,此为根深蒂固的久病,故难治疗。一般地说,这种病生在脐上的为逆症,生在脐下的为顺症,切不可急切按摩,以使其下夺。关于本病的治法,在《刺法》(编者注:刺法为古经篇名,今已佚失)中有所论述。

黄帝说:有人身体髀、股等部位都发肿,且环绕脐部疼痛,这是什么病呢?

岐伯说:病的名字叫伏梁,这是由于宿受风寒所致。风寒之气充溢于大肠而留滞于肓,肓的根源在脐下气海,所以绕脐而痛。这种病不可用攻下的方法治疗,如果误用攻下,就会发生小便涩滞不利的病。

黄帝说:先生屡次说患热中、消中病的,不能吃肥甘厚味,也不能吃芳香药草和金石药,因为金石药物能使人发癫,芳草药物能使人发狂。患热中、消中病的,多是富贵之人,现在如禁止他们吃肥甘厚味,则不适合他们的心理,不使用芳草石药,又治不好他们的病,这种情况如何处理呢?我愿意听听你的意见。

岐伯说:芳草之气多香窜,石药之气多猛悍,这两类药物的性能都是疾坚劲的,若非性情和缓的人,不可以服用这两类药物。

人体解剖之腹后壁腹膜的配布

黄帝说:不可以服用这两类药物,是什么道理呢?

岐伯说:因为这种人平素嗜食肥甘而生内热,热气本身是慓悍的,药物的性能也是这样,两者遇在一起,恐怕会损伤人的脾气,脾属木而恶土,所以服用这类药物,在甲日和乙日时,病情就会更加严重。

黄帝说:好。有人患膺肿颈痛,胸满腹胀,这是什么病呢?是什么原因引起的？

岐伯说：病名叫厥逆。

黄帝说：怎样治疗呢？

岐伯说：这种病如果用灸法便会失音，用针刺就会发狂，必须等到阴阳之气上下相合，才能进行治疗。

黄帝说：为什么呢？

岐伯说：上本为阳，阳气又逆于上，重阳在上，则有余于上，若再用灸法，是以火济火，阳极乘阴，阴不能上承，故发生失音；若用砭石针刺，阳气随刺外泄则虚，神失其守，故发生神志失常的狂症；必须在阳气从上下降，阴气从下上升，阴阳二气交并以后再进行治疗，才可以获得痊愈。

黄帝说：好。妇女怀孕且要生产是如何知道的呢？

岐伯说：其身体似有某些病的征候，但不见有病脉，就可以诊为妊娠。

黄帝说：有病发热而兼有疼痛的是什么原因呢？

岐伯说：阳脉是主热症的，外感发热是三阳受邪，故三阳脉动甚。若人迎大一倍于寸口，是病在少阳；大两倍于寸口，是病在太阳；大三倍于寸口，是病在阳明。三阳既毕，则传入于三阴。病在三阳，则发热头痛，今传入于三阴，故又出现腹部胀满，所以病人有腹胀和头痛的症状。

黄帝说：好。

刺腰痛篇第四十一

国学经典

黄帝内经

原　文

足太阳脉令人腰痛，引项脊尻背如重状，刺其郄中。太阳经出血，春无见血。

少阳令人腰痛，如以针刺其皮中，循循①然不可以俯仰，不可以顾，刺少阳成骨之端出血，成骨在膝外廉之骨独起者，夏无见血。

阳明令人腰痛，不可以顾，顾如有见者，善悲，刺阳明于骺前三痏，上下和之出血，秋无见血。

足少阴令人腰痛，痛引脊内廉，刺少阴于内踝上二痏，春无见血，出血太多，不可复也。

厥阴之脉，令人腰痛，腰中如张弓弩弦；刺厥阴之脉，在腨踵②鱼腹之外，循之累累③然，乃刺之，其病令人善言，默默然不慧，刺之三痏。

解脉令人腰痛，痛引肩，目䀮䀮然，时遗溲，刺解脉，在膝筋肉分间郄外廉之横脉出血，血变而止。

解脉令人腰痛如引带，常如折腰状，善恐；刺解脉，在郄中结络如黍米，刺之血射以黑，见赤血而已。

同阴之脉，令人腰痛，痛如小锤居其中，怫然肿④；刺同阴之脉，在外踝上绝骨之端，为三痏。

衡络之脉，令人腰痛，不可以俯仰，仰则恐仆，得之举重伤腰，衡络绝，恶血归之，刺之在郄阳筋之间，上郄数寸，衡居为二痏出血。

会阴之脉，令人腰痛，痛上漯漯然⑤汗出，汗干令人欲饮，饮已欲走，刺直阳之脉上三痏，在跷上郄下五寸横居，视其盛者出血。

飞阳之脉，令人腰痛，痛上拂拂然，甚则悲以恐；刺飞阳之脉，在内踝上五寸，少阴之前，与阴维之会。

昌阳之脉，令人腰痛，痛引膺，目䀮䀮然，甚则反折，舌卷不能言；刺内筋为二痏，在内踝上大筋前，太阴后，上踝二寸所。

散脉，令人腰痛而热，热甚生烦，腰下如有横木居其中，甚则遗溲；刺散脉，在膝前骨肉分间，络外廉束脉，为三痏。

肉里之脉，令人腰痛，不可以咳，咳则筋缩急；刺肉里之脉为二痏，在太阳之外，少阳绝骨之后。腰痛侠脊而痛至头，几几然⑥，目䀮䀮欲僵仆，刺足太阳郄中出血。

腰痛上寒，刺足太阳阳明；上热，刺足厥阴；不可以俯仰，刺足少阳；中热而喘，刺足少阴，刺郄中出血。

腰痛上寒，不可顾，刺足阳明；上热，刺足太阴；中热而喘，刺足少阴。大便难，刺足少阴。少腹满，刺足厥阴。如折，不可以俛仰，不可举，刺足太阳。引脊内廉，刺足少阴。

腰痛引少腹控䏚⑦，不可以俛。刺腰尻交者⑧，两髁胂上⑨。以月生死为痏数，发针立已。左取右，右取左。

注　释

①循循：逐渐的意思。②踵：即足跟。③累累：如串珠状。④怫然肿：形容突然而肿的意思。⑤漯漯然：漯音 lěi。漯漯然系如流水之状。⑥几几然：形容拘束不舒适。⑦䏚：音 miǎo，胁肋下虚软处。⑧腰尻交者：指腰之下、尾骨之上，即骶骨部。⑨胂上：即膋脊肉。胂上，指膋脊肉上面。

译　文

　　足太阳经脉发病使人腰痛，痛时牵引项脊尻背，好像担负着沉重的东西一样，治疗时应刺其合穴委中，即在委中穴处刺出其恶血。若在春季不要刺出其血。

　　足少阳经脉发病使人腰痛，痛如用针刺于皮肤中，逐渐加重不能前后俯仰，并且不能左右回顾。治疗时应刺足少阳经成骨的起点出血，成骨即膝外侧高骨突起处，若在夏季则不要刺出其血。

　　阳明经脉发病而使人腰痛，颈项不能转动回顾，如果回顾则神乱目花，并且容易悲伤，治疗时应刺足阳

人体的肝脏

明经在胫骨前的足三里穴三次，并配合上、下巨虚穴刺出其血，秋季则不要刺出其血。

　　足少阴脉发病使人腰痛，痛时牵引到脊骨的内侧，治疗时应刺足少阴经在内踝上的复溜穴两次，若在春季则不要刺出其血。如果出血太多，就会导致肾气损伤而不易恢复。

厥阴经脉发病使人腰痛,腰部强急如张开的弓弩弦一样,治疗时应刺足厥阴的经脉,其部位在腿肚和足跟之间鱼腹之外的蠡沟穴处,摸之有结络累累然不平者,就用针刺之,如果病人多言语或沉默抑郁不爽朗,可以针刺三次。

解脉发病使人腰痛,痛时会牵引到肩部,眼睛视物不清,时常遗尿,治疗时应取解脉在膝后大筋分肉间(委中穴)外侧的委阳穴处,有血络横见,紫黑盛满,要刺出其血直到血色由紫变红才停止。

解脉发病使人腰痛,好像有带子牵引一样,常好像腰部被折断一样,并且时常有恐惧的感觉,治疗时应刺解脉,在郄中有络脉结滞如黍米者,刺之则有黑色血液射出,等到血色变红时即停止。

同阴之脉发病使人腰痛,痛时胀闷沉重,好像有小锤在里面敲击,病处突然肿胀,治疗时应刺同阴之脉,在外踝上绝骨之端的阳辅穴处,针三次。

衡络之脉发病使人腰痛,不可以前俯和后仰,后仰则恐怕跌倒,这种病大多因为用力举重伤及腰部,使横络阻绝不通,淤血滞在里。治疗时应刺委阳大筋间上行数寸处的殷门穴,视其血络横居满者针刺两次,令其出血。

会阴之脉发病使人腰痛,痛则汗出,汗止则欲饮水,并表现着行动不安的状态,治疗时应刺直阳之脉上三次,其部位在阳跻申脉穴上,足太阳郄中穴下五寸的承筋穴处,视其左右有络脉横居、血络盛满的,刺出其血。

飞阳之脉发生病变,使人腰痛,痛处的筋络突然怒胀发肿,甚至会发生悲哀恐惧现象,应当刺飞阳之脉,在内踝上五寸,少阴之前,与阴维相会之处。

昌阳之脉发病使人腰痛,疼痛牵引胸膺部,眼睛视物昏花,严重时腰背向后反折,舌卷缩不能言语,治疗时应取筋内侧的复溜穴刺两次,其穴在内踝上大筋的前面,足太阴经的后面,内踝上二寸处。

散脉发病使人腰痛而发热,热甚则生心烦,腰下好像有一块横木梗阻其中,甚至会发生遗尿,治疗时应刺散脉,其穴在膝前外侧骨肉分间,看到有青筋缠束的脉络,即用针刺三次。

肉里之脉发病使人腰痛,痛得不能咳嗽,咳嗽则筋脉拘急挛缩,治疗时应刺肉里之脉两次,其穴在太阳经的外前方,少阳经绝骨之端的后面。腰痛挟脊背而痛,上连头部拘强不舒,眼睛昏花,好像要跌倒,治疗时应刺太阳郄中出血。

腰痛时有寒冷感觉的,应刺足太阳经和足阳明经;有热感觉的,应刺足厥阴经;腰痛不能俯仰的,应刺足少阳经;若内热而喘促的,应刺足少阴经,并刺郄中出血。

腰痛时,感觉上部寒冷,头项强急不能回顾的,应刺足阳明经;感觉上部火热的,应刺足太阴经;感觉内里发热兼有气喘的,应刺足少阴经。大便困难的,应刺足少阴经。少腹胀满的,应刺足厥阴经。腰痛犹如折断一样不可前后俯仰,不能举动的,应刺足太阳经。腰痛牵引脊骨内侧的,应刺足少阴经。

腰痛时牵引少腹,引动季胁之下,不能后仰,治疗时应刺腰尻交处的下髎穴,其部位在腰下两旁骻骨上坚肉处,针刺时以月亮的盈亏计算针刺的次数,针后会立即见效,并采用左痛刺右侧、右痛刺左侧的方法。

风论篇第四十二

黄帝问曰:风之伤人也,或为寒热,或为热中,或为寒中,或为疠风,或为偏枯,或为风也,其病各异,其名不同,或内至五脏六腑,不知其解,愿闻其说。

岐伯对曰:风气藏于皮肤之间,内不得通,外不得泄;风者,善行而数变,腠理开则洒然寒,闭则热而闷,其寒也则衰饮食,其热也则消肌肉,故使人怢栗^①而不能食,名曰寒热。风气与阳明入胃,循脉而上至目内眦,其人肥则风气不得外泄,则为热中而目黄;人瘦则外泄而寒,则为寒中而泣出。风气与太阳俱入,行诸脉俞,散于分肉之间,与卫气相干,其道不利,故使肌肉愤䐜^②而有疡,卫气有所凝而不行,故其肉有不仁也。疠者,有荣气热胕,其气不清,故使其鼻柱坏而色败,皮肤疡溃,风寒客于脉而不去,名曰疠风,或名曰寒热。

以春甲乙伤于风者为肝风,以夏丙丁伤于风者为心风,以季夏戊己伤于邪者为脾风,以秋庚辛中于邪者为肺风,以冬壬癸中于邪者为肾风。

风中五脏六腑之俞,亦为脏腑之风,各入其门户所中,则为偏风。

风气循风府而上,则为脑风;风入系头,则为目风,眼寒;饮酒中风,则为漏风;入房汗出中风,则为内风;新沐^③中风,则为首风;久风入中,则为肠风飧泄;外在腠理,则为泄风。故风者百病之长④也,至其变化,乃为他病也,无常方,然致有风气也。

帝曰:五脏风之形状不同者何? 愿闻其诊及其病能。

岐伯曰:肺风之状,多汗恶风,色皏然⑤白,时咳短气,昼日则差,暮则甚,诊在眉上,其色白。心风之状,多汗恶风,焦绝,善怒嚇,赤色,病甚则言不可快,诊在口,其色赤。肝风之状,多汗恶风,善悲,色微苍,嗌干善怒,时憎女子,诊在目下,其色青。脾风之状,多汗恶风,身体怠惰,四肢不欲动,色薄微黄,不嗜食,诊在鼻上,其色黄。肾风之状,多汗恶风,面疣然浮肿,脊痛不能正立,其色炲,隐曲⑥不利,诊在肌上,其色黑。胃风之状,颈多汗恶风,食饮不下,膈塞不通,腹善满,失衣⑦则䐜胀,食寒则泄,诊形瘦而腹大。首风之状,头面多汗,恶风,当先风一日则病甚,头痛不可以出,至其风日,则病少愈。漏风之状,或多汗,常不可单衣,食则汗出,甚则身汗,喘息恶风,衣常濡,口干善渴,不能劳事。泄风之状,多汗,汗出泄衣上,口中干,上渍其风,不能劳事,身体尽痛则寒。

帝曰:善。

注 释

①怢㦚:形容恶寒的形状。②愤膜:肿起的意思。③沐:在本节指洗头。④风者百病之长:长作开始讲。⑤皏然:为淡白色。⑥隐曲:当俯仰讲。⑦失衣:脱衣服的意思。

译 文

黄帝问道:风邪侵犯人体,或引起寒热病,或成为热中病,或成为寒中病,或引起疠风病,或引起偏枯病,或成为其他风病。由于病变表现不同,所以病名也不一样,甚至侵入到五脏六腑,我不知如何解释,愿听你谈谈其中的道理。

岐伯说:风邪侵犯人体常常留滞于皮肤之中,使腠理开合失常,经脉不能通调于内,卫气不能发泄于外;然而风邪来去迅速,变化多端,若使腠理开张则阳气外泄而洒淅恶寒,若使腠理闭塞则阳气内郁而身热烦闷,恶寒则引起饮食减

少,发热则会使
肌肉消瘦,所以
使人振寒而不能
饮食,这种病称
为寒热病。风邪
由阳明经入胃,
循经脉上行到目
内眦,假如病人
身体肥胖,腠理
致密,则风邪不
能向外发泄,稽
留体内郁而化
热,形成热中病,
症见目珠发黄;
假如病人身体瘦

人体解剖之骨性鼻腔外侧壁

弱,腠理疏松,则阳气外泄而感到畏寒,形成寒中病,症见眼泪自出。风邪由太
阳经侵入,偏行太阳经脉及各经腧穴,散布在分肉之间,与卫气相搏结,使卫气
运行的道路不通利,所以肌肉肿胀高起而产生疮疡;若卫气凝涩而不能运行,则
肌肤麻木不知痛痒。疠风病是荣气因热而腐坏,血气污浊不清所致,所以使鼻
柱蚀坏而皮色衰败,皮肤生疮。病因是风寒侵入经脉稽留不去,病名叫疠风又
因为有先发寒热的症状,所以也叫做寒热。

　　在春季或甲日、乙日感受风邪的,形成肝风;在夏季或丙日、丁日感受风邪
的,形成心风;在长夏或戊日、已日感受风邪的,形成脾风;在秋季或庚日、辛日
感受风邪的,形成肺风;在冬季或壬日、癸日感受风邪的,形成肾风。

　　风邪侵入五脏六腑的腧穴,沿经内传,也可成为五脏六腑的风病。腧穴是
机体与外界相通的门户,若风邪从其血气衰弱场所入侵,偏着于一处,则成为偏
风病。

　　风邪由风府穴上行入脑,就成为脑风病;风邪侵入头部累及目系,就成为目
风病,两眼畏惧风寒;饮酒之后感受风邪,成为漏风病;行房汗出时感受风邪,成
为内风病;刚洗过头时感受风邪成为首风病;风邪久留不去,内犯肠胃,则形成
肠风或飧泄病;风邪停留于腠理,则成为泄风病。所以,风邪是引起多种疾病的
首要因素。至于它侵入人体后产生变化,能引起其他各种疾病,就没有一定常
规了,但其病因都是风邪入侵。

黄帝问道:五脏风症的临床表现有何不同?希望你讲讲诊断要点和病态表现。

岐伯回答道:肺风的症状,是多汗恶风,面色淡白,不时咳嗽气短,白天减轻,傍晚加重,诊察时要注意眉上部位,往往眉间可出现白色。心风的症状,是多汗恶风,唇舌焦燥,容易发怒,面色发红,病重则言语謇涩,诊察时要注意舌部,往往舌质可呈现红色。肝风的症状,是多汗恶风,常悲伤,面色微青,易发怒,有时厌恶女性,诊察时要注意目下,往往眼圈可发青色。脾风的症状,是多汗恶风,身体疲倦,四肢懒于活动,面色微微发黄,食欲不振,诊察时注意鼻尖部,往往鼻尖可出现黄色。肾风的症状,是多汗恶风,颜面浮肿,腰脊痛不能直立,面色黑如煤烟灰,小便不利,诊察时要注意面颊,往往面颊可出现黑色。胃风的症状,是颈部多汗,恶风,吞咽饮食困难,膈塞不通,腹部易作胀满,如少穿衣,腹即膜胀,如吃了寒凉的食物,就发生泄泻,诊察时可见形体瘦削而腹部胀大。头风的症状,是头痛,面部多汗,恶风,每当起风的前一日病情就加重,以至头痛得不敢离开室内,待到起风的当日,则痛热稍轻。漏风的症状,是汗多,不能少穿衣服,进食即汗出,甚至是自汗出,喘息恶风,衣服常被汗浸湿,口干易渴,不耐劳动。泄风的症状,是多汗,汗出湿衣,口中干燥,上半身汗出如水渍一样,不耐劳动,周身疼痛发冷。

黄帝道:讲得好!

痹论篇第四十三

黄帝问曰:痹之安生?

岐伯对曰:风寒湿三气杂至,合而为痹也。其风气胜者为行痹,寒气胜者为痛痹,湿气胜者为著痹也。

帝曰:其有五者何也?

岐伯曰:以冬遇此者为骨痹,以春遇此者为筋痹,以夏遇此者为

脉痹，以至阴遇此者为肌痹，以秋遇此者为皮痹。

帝曰：内舍五脏六腑，何气使然？

岐伯曰：五脏皆有合，病久而不去者，内舍于其合也。故骨痹不已，复感于

人体解剖之骨性鼻中隔

邪，内舍于肾；筋痹不已，复感于邪，内舍于肝；脉痹不已，复感于邪，内舍于心；肌痹不已，复感于邪，内舍于脾；皮痹不已，复感于邪，内舍于肺。所谓痹者，各以其时，重感于风寒湿之气也。

凡痹之客五脏者，肺痹者，烦满喘而呕；心痹者，脉不通，烦则心下鼓，暴上气而喘，嗌干善噫，厥气上则恐；肝痹者，夜卧则惊，多饮数小便，上为引如怀；肾痹者，善胀，尻以代踵①，脊以代头②；脾痹者，四支懈惰，发咳呕汁，上为大塞③；肠痹者，数饮而出不得，中气喘争，时发飧泄；胞痹者，少腹膀胱，按之内痛，若沃以汤④，涩于小便，上为清涕。

阴气者，静则神藏，躁则消亡，饮食自倍，肠胃乃伤。淫气⑤喘息，痹聚在肺；淫气忧思，痹聚在心；淫气遗溺，痹聚在肾；淫气乏竭，痹聚在肝；淫气肌绝，痹聚在脾。诸痹不已，亦益内也，其风气胜者，其人易已也。

帝曰：痹，其时有死者，或疼久者，或易已者，其故何也？

岐伯曰：其入脏者死，其留连筋骨间者疼久，其留皮肤间者易已。

帝曰：其客于六腑者何也？

岐伯曰：此亦其食饮居处，为其病本也。六腑亦各有俞，风寒湿

气中其俞,而食饮应之,循俞而入,各舍其府也。

帝曰:以针治之奈何?

岐伯曰:五脏有俞,六腑有合,循脉之分,各有所发,各随其过,则病瘳也。

帝曰:荣⑥卫⑦之气,亦令人痹乎?

岐伯曰:荣者,水谷之精气也,和调于五脏,洒陈于六腑,乃能入于脉也。故循脉上下,贯五脏,络六腑也。卫者,水谷之悍气也,其气慓疾滑利,不能入于脉也,故循皮肤之中,分肉之间,熏于肓膜,散于胸腹,逆其气则病,从其气则愈,不与风寒湿气合,故不为痹。

帝曰:善。痹或痛,或不痛,或不仁,或寒,或热,或燥,或湿,其故何也?

岐伯曰:痛者,寒气多也,有寒故痛也。其不痛不仁者,病久入深,荣卫之行涩,经络时疏,故不痛,皮肤不营,故为不仁。其寒者,阳气少,阴气多,与病相益,故寒也。其热者,阳气多,阴气少,病气胜,阳遭阴,故为痹热。其多汗而濡者,此其逢湿甚也,阳气少,阴气盛,两气相感,故汗出而濡也。

帝曰:夫痹之为病,不痛何也?

岐伯曰:痹在于骨则重,在于脉则血凝而不流,在于筋则屈不伸,在于肉则不仁,在于皮则寒,故具此五者则不痛也。凡痹之类,逢寒则急,逢热则纵。

帝曰:善。

注释

①尻以代踵:形容足骨无力不能起立,而以尾骨着地代行的形象。②脊以代头:形容颈骨下倾脊骨上耸的伛偻形象。③大塞:痞闷不通的意思。④若沃以汤:形容皮肤发热,如以热水浸洗一样。⑤淫气:在本节指风寒湿三气而言。⑥荣:当荣养讲,相当于血的功能。⑦卫:当卫护讲,相当于气的功能。

译文

黄帝问道:痹病是怎样产生的?

岐伯回答说:由风、寒、湿三种邪气杂合伤人而形成痹病。其中风邪偏胜的叫行痹,寒邪偏胜的叫痛痹,湿邪偏胜的叫著痹。

黄帝问道:痹病又可分为五种,为什么?

岐伯说:在冬天得病称为骨痹;在春天得病的称为筋痹;在夏天得病的称为脉痹;在长夏得病的称为肌痹;在秋天得病的称为皮痹。

黄帝问道:痹病的病邪又有内侵而累及五脏六腑的,是什么道理?

岐伯说:五脏都有与其相合的组织器官,若病邪久留不除,就会内犯于相合的内脏。所以,骨痹不愈,再感受邪气,就会内藏于肾;筋痹不愈,再感受邪气,就会内藏于肝;脉痹不愈,再感受邪气,就会内藏于心;肌痹不愈,再感受邪气,就会内藏于脾;皮痹不愈,再感受邪气,就会内藏于肺。总之,这些痹症是各脏在所主季节里重复感受了风、寒、湿气所造成的。

凡痹病侵入到五脏,症状各有不同:肺痹的症状是烦闷胀满,喘逆呕吐;心痹的症状是血脉不通畅,烦躁则心悸,突然气逆上壅而喘息,咽干,易嗳气,厥阴上逆则引起恐惧;肝痹的症状是夜眠多惊,饮水多而小便频数,疼痛循肝经由上而下牵引少腹如怀孕之状;肾痹的症状是腹部易作胀,骨萎而足不能行,行步时臀部着地,脊柱屈曲,高耸过头;脾痹的症状是四肢倦怠无力,咳嗽,呕吐清水,上腹部痞塞不通;肠痹的症状是频频饮水而小便困难,腹中肠鸣,时而发生完谷不化的泄泻;膀胱痹的症状是少腹膀胱部位按之疼痛,如同灌了热水似的,小便涩滞不爽,上部鼻流清涕。

五脏精气,安静则精神内守,躁动则易于耗散。若饮食过量,肠胃就要受损。致痹之邪引起呼吸喘促,是痹发生在肺;致痹之邪引起忧伤思虑,是痹发生在心;致痹之邪引起遗尿,是痹发生在肾;致痹之邪引起疲乏衰竭,是痹发生在肝;致痹之邪引起肌肉瘦削,是痹发生在脾。总之,各种痹病日久不愈,病变就会进一步向内深入。其中风邪偏胜的容易痊愈。

黄帝问道:患了痹病后,有的死亡,有的疼痛经久不愈,有的容易痊愈,这是什么缘故?

岐伯说:痹邪内犯到五脏则死,痹邪稽留在筋骨间的则痛久难愈,痹邪停留在皮肤间的容易痊愈。

黄帝问道:痹邪侵犯六腑是何原因?

岐伯说：这也是以饮食不节、起居失度为导致腑痹的根本原因。六腑也各有腧穴，风寒湿邪在外侵及它的腧穴，而内有饮食所伤的病理基础与之相应，于是病邪就循着腧穴入里，留滞在相应的腑。

黄帝问道：怎样用针刺治疗呢？

岐伯说：五脏各有输穴可取，六腑各有合穴可取，循着经脉所行的部位，各有发病的征兆可察，根据病邪所在的部位，取相应的输穴或合穴进行针刺，病就可以痊愈了。

黄帝问道：营卫之气亦能使人发生痹病吗？

岐伯说：营是水谷所化生的精气，它平和协调地运行于五脏，散布于六腑，然后汇入脉中，所以营卫气循着经脉上下运行，起到连贯五脏，联络六腑的作用。卫是水谷所化生的悍气，它流动迅疾而滑利，不能进入脉中，所以循行于皮肤肌肉之间，熏蒸于肓膜之间，敷布于胸腹之内。若营卫之气的循行逆乱，就会生病，只要营卫之气顺从调和了，病就会痊愈。总的来说，营卫之气若不与风寒湿邪相合，则不会引起痹病。

黄帝说：讲得好！痹病，有的疼痛，有的不痛，有的麻木不仁，有的表现为寒，有的表现为热，有的皮肤干燥，有的皮肤湿润，这是什么缘故？

岐伯说：痛是寒气偏多，有寒所以才痛。不痛而麻木不仁的，系患病日久，病邪深入，营卫之气运行涩滞，致使经络中气血空虚，所以不痛；皮肤得不到营养，所以麻木不仁。表现为寒象的，是由于机体阳气不足，阴气偏盛，阴气助长寒邪之势，所以表现为寒象。表现为热象的，是由于机体阳气偏盛，阴气不足，偏胜的阳气与偏胜的风邪相结合，所以出现热象。多汗而皮肤湿润的，是由于感受邪湿太甚，加之机体阳气不足，阴气偏盛，湿邪与偏盛的阴气相结合，所以汗出而皮肤湿润。

黄帝问道：痹病而不甚疼痛是什么缘故？

岐伯说：痹发生在骨则身重；发生在脉则血凝涩而不畅；发生在筋则屈曲不能伸；发生在肌肉则麻木不仁；发生在皮肤则寒冷。如果有这五种情况，就不甚疼痛。凡痹病一类疾患，遇寒则筋脉拘急，遇热则筋脉弛缓。

黄帝道：讲得好！

痿论篇第四十四

黄帝问曰:五脏使人痿①何也?

岐伯对曰:肺主身之皮毛,心主身之血脉,肝主身之筋膜,脾主身之肌肉,肾主身之骨髓。故肺热叶焦,则皮毛虚弱急薄②,著则生痿躄③也;心气热,则下脉厥而上,上则下脉虚,虚则生脉痿,枢折挈④,胫纵而不任地也;肝气热,则胆泄口苦筋膜干,筋膜干则筋急而挛,发为筋痿;脾气热,则胃干而渴,肌肉不仁,发为肉痿;肾气热,则腰脊不举,骨枯而髓减,发为骨痿。

帝曰:何以得之?

岐伯曰:肺者,脏之长也,为心之盖也;有所失亡,所求不得,则发肺鸣,鸣则肺热叶焦,故曰:"五脏因肺热叶焦,发为痿躄。"此之谓也。悲哀太甚,则胞络绝,胞络绝,则阳气内动,发则心下崩,数溲血也。故《本病》曰:"大经空虚,发为肌痹,传为脉痿。"思想无穷,所愿不得,意淫于外,入房太甚,宗筋弛纵,发为筋痿,及为白淫,故《下经》曰:"筋痿者,生于肝,使内也。"有渐于湿,以水为事,若有所留,居处相湿,肌肉濡渍,痹而不仁,发为肉痿。故《下经》曰:"肉痿者,得之湿地也。"有所远行劳倦,逢大热而渴,渴则阳气内伐,内伐则热舍于肾。肾者水脏也,今水不胜火,则骨枯而髓虚,故足不任身,发为骨痿。故《下经》曰:"骨痿者,生于大热也。"

帝曰:何以别之?

岐伯曰:肺热者色白而毛败,心热者色赤而络脉溢,肝热者色苍而爪枯,脾热者色黄而肉蠕动;肾热者色黑而齿槁。

帝曰:如夫子言可矣,论言"治痿者独取阳明",何也?

岐伯曰:阳明者,五脏六腑之海,主润宗筋,宗筋主束骨而利机关⑤也。冲脉者,经脉之海也,主渗灌谿谷,与阳明合于宗筋,阴阳摠⑥宗筋之会,会于气街,而阳明为之长,皆属于带脉,而络于督脉。故阳明虚则宗筋纵,带脉不引,故足痿不用也。

帝曰:治之奈何?

岐伯曰:各补其荥而通其俞,调其虚实,和其逆顺,筋、脉、骨、肉,各以其时受月,则病已矣。

帝曰:善。

注释

①痿:四肢萎弱无力不能随人的意志动作。②急薄:形容皮肤干枯的形象。③躄:足痿不用。④挈:当提物讲。⑤机关:指骨关节说的。⑥摠:同总。

译文

黄帝问道:五脏都能使人发生痿病,是什么道理呢?

岐伯回答说:肺主全身皮毛,心主全身血脉,肝主全身筋膜,脾主全身肌肉,肾主全身骨髓。所以肺脏有热,灼伤津液,则枯焦,皮毛也成虚弱、干枯不润的状态,热邪不去,则变生痿躄;心脏有热,可使气血上逆,气血上逆就会引起在下的血脉空虚,血脉空虚就会变生脉痿,使关节如折而不能提举,足胫弛缓而不能着地行路;肝脏有热,可使胆汁外溢而口苦,筋膜失养而干枯,以至筋脉挛缩拘急,变生筋痿;脾有邪热,则灼耗胃筋而口渴,肌肉失养而麻木不仁,变生不知痛痒的肉痿;肾有邪热,热浊精枯,致使髓减骨枯,腰脊不能举动,变生骨痿。

脊髓神经

黄帝问道:痿症是怎样引起的?

岐伯说:肺是诸脏之长,又是心脏的华盖。遇有失意的事情,或个人要求得不到满足,则使肺气郁而不畅,于是出现喘息有声,进而则气郁化热,使肺叶枯焦;精气因此而不能敷布于周身,五脏都是因肺叶焦得不到营养而发生痿躄的,说的就是这个道理。如果悲哀过度,就会因气机郁结而使心包络隔绝不通,心包络隔绝不通则导致阳气在内妄动,逼迫心血下崩,于是屡次小便出血。所以《本病》中说:"大经脉空虚,发生肌痹,进一步转变为脉痿。"如果无穷尽地胡思乱想而欲望又不能达到,或意念受外界影响而惑乱,房事不加节制,这些都可致使宗筋弛缓,形成筋痿或白浊、白带之类疾患。所以《下经》中说:"筋痿之病发生于肝,是由于房事太过频繁而伤了精气所致。"有的人日渐感受湿邪浸渍,导致了湿邪痹阻而肌肉麻木不仁,最终则发展为肉痿。所以《下经》中说:"肉痿是久居湿地引起的。"如果长途跋涉,劳累太甚,又逢炎热天气而口渴,于是阳气化热内扰,内扰的邪热侵入肾脏,肾为水脏,如水不胜火,灼耗阴精,就会骨枯髓空,致使两足不能支持身体,形成骨痿。所以《下经》中说:"骨痿是由于大热所致。"

黄帝问道:用什么办法鉴别五种痿症呢?

岐伯说:肺有热的痿,面色白而毛发衰败;心有热的痿,面色红而浅表血络充盈显现;肝有热的痿,面色青而爪甲枯槁;脾有热的痿,面色黄而肌肉蠕动;肾有热的痿,面色黑而牙齿枯槁。

黄帝道:先生以上所说是合宜的。医书中说:"治痿应独取阳明",这是什么道理呢?

岐伯说:阳明是五脏六腑营养的源泉,能濡养宗筋,宗筋主管约束骨节,使关节运动灵活。冲脉为十二经气血汇聚之处,输送气血以渗透灌溉分肉肌腠,与足阳明经会合于宗筋,阴经阳经都总汇于宗筋,再会合于足阳明经的气街穴,故阳明经是它们的统领,诸经又都连属于带脉,系络于督脉。所以阳明经气血不足则宗筋失养而弛缓,带脉也不能收引诸脉,就使两足痿弱无用了。

黄帝问道:怎样治疗呢?

岐伯说:调补各经的荥穴,疏通各经的俞穴,以调机体之虚实和气血之逆顺;无论筋脉骨肉的病变,只要在其所合之脏当旺的月份进行治疗,病就会痊愈。

黄帝道:很对!

厥论篇第四十五

黄帝问曰：厥①之寒热者，何也？

岐伯对曰：阳气衰于下，则为寒厥；阴气衰于下，则为热厥。

帝曰：热厥之为热也，必起于足下者，何也？

岐伯曰：阳气起于足五指之表，阴脉者集于足下，而聚于足心，故阳气胜则足下热也。

帝曰：寒厥之为寒也，必从五指而上于膝者，何也？

岐伯曰：阴气起于五指之里，集于膝下而聚于膝上，故阴气胜，则从五指至膝上寒，其寒也，不从外，皆从内也。

帝曰：寒厥何失而然也？

岐伯曰：前阴者，宗筋之所聚，太阴阳明之所合也。春夏则阳气多而阴气少，秋冬则阴气盛而阳气衰。此人者质壮，以秋冬夺于所用，下气上争不能复，精气溢下，邪气因从之而上也；气因于中，阳气衰，不能渗营其经络，阳气日损，阴气独在，故手足为之寒也。

帝曰：热厥何如而然也？

岐伯曰：酒入于胃，则络脉满而经脉虚；脾主为胃行其津液者也，阴气虚则阳气入，阳气入则胃不和，胃不和则精气竭，精气竭则不营其四支也。此人必数醉若饱以入房，气聚于脾中不得散，酒气与谷气相薄，热盛于中，故热遍于身，内热而溺赤也。夫酒气盛而慓悍，肾气有衰，阳气独胜，故手足为之热也。

帝曰：厥或令人腹满，或令人暴不知人，或至半日远至一日乃知人者，何也？

岐伯曰：阴气盛于上则下虚，下虚则腹胀满；阳气盛于上，则下气重上，而邪气逆，逆则阳气乱，阳气乱则不知人也。

帝曰：善。愿闻六经脉之厥状病能[2]也。

岐伯曰：巨阳之厥，则肿首头重，足不能行，发为眴仆；阳明之厥，则癫疾欲走呼，腹满不得卧，面赤而热，妄见而妄言；少阳之厥，则暴聋颊肿而热，胁痛，胻不可以运；太阴之厥，则腹满䐜胀，后不利，不欲食，食则呕，不得卧；少阴之厥，则口干溺赤，腹满心痛；厥阴之厥，则少腹肿痛，腹胀，泾溲不利，好卧屈膝，阴缩肿，胻内热。盛则泻之，虚则补之，不盛不虚，以经取之。

硬脊膜
后根根丝
脊髓后动脉
后根动脉

人体解剖之脊髓血管

太阴厥逆，胻急挛，心痛引腹，治主病者；少阴厥逆，虚满呕变，下泄清，治主病者；厥阴厥逆，挛腰痛，虚满前闭，谵言，治主病者；三阴俱逆，不得前后，使人手足寒，三日死。太阳厥逆，僵仆，呕血善衄，治主病者；少阳厥逆，机关不利，机关不利者，腰不可以行，项不可以顾，发肠痈，不可治，惊者死；阳明厥逆，喘咳身热，善惊，衄，呕血。

手太阴厥逆，虚满而咳，善呕沫，治主病者；手心主、少阴厥逆，心痛引喉，身热死，不可治。手太阳厥逆，耳聋泣出，项不可以顾，腰不可以俯仰，治主病者；手阳明、少阳厥逆，发喉痹、嗌肿，痉，治主病者。

①厥：当逆讲。凡是因为逆气而突然眩晕仆倒不知人事的叫厥。②厥状病能：就是厥病的症状。

黄帝问道：厥证有寒有热，是怎样形成的？

岐伯答道：阳气衰竭于下，发为寒厥；阴气衰竭于下，发为热厥。

黄帝问道：热厥证的发热，一般从足底开始，这是什么道理？

岐伯答道：阳经之气循行于足五趾的外侧端，汇集于足底而聚汇到足心，所以若阴经之气衰竭于下而阳经之气偏胜，就会导致足底发热。

黄帝问道：寒厥证的厥冷，一般从足五趾渐至膝部，这是什么道理？

岐伯答道：阴经之气起于足五趾的内侧端，汇集于膝下后，上聚于膝部。所以若阳经之气衰竭于下而阴经之气偏胜，就会导致从足五趾至膝部的厥冷，这种厥冷，不是由于外寒的侵入，而是由于内里的阳虚所致。

黄帝问道：寒厥是损耗了何种精气而形成的？

岐伯说：前阴是许多经脉聚会之处，也是足太阴和足阳明经脉汇合之处。一般来说，人体在春夏季节是阳气偏多而阴气偏少，秋冬季节是阴气偏盛而阳气偏衰。有些人自恃体质强壮，在秋冬阳气偏衰的季节纵欲、过劳，使肾中精气耗损，精气亏虚于下而与上焦之气相争，虽争亦不能迅速恢复，精气不断溢泄于下，元阳亦随之而虚，阳虚生内寒，阴寒之邪随从上争之气而上逆，便为寒厥。邪气停聚于中焦，是胃气虚衰，不能化生水谷精微以渗灌营养经络，以致阳气日益亏损，阴寒之气独胜于内，所以手足厥冷。

人体肩臂部结构

黄帝问道：热厥是怎样形成的？

岐伯答道：酒入于胃，由于酒性慓悍径行皮肤络脉，所以使络脉中血液充满，而经脉反显得空虚。脾的功能是主管输送胃中的津液营养，若饮酒过度，脾无所输送则阴经亏虚；阴津亏虚则慓悍的酒热之气乘虚入扰于内，导致胃气不和；胃气不和则阴精化生无源而枯竭；阴精枯竭就不能营养四肢。这种人必然是经常的酒醉或饱食太过之后行房纵欲，致使酒食之气郁聚于脾中不得宣散，酒气与谷气相搏结，酝酿生热，热盛于中焦，进而波及周身，因有内热而小便色赤。酒性是慓悍浓烈的，肾的精气必受其损伤而日益虚衰，阴虚阳胜，形成阳气独盛于内的局面，所以手足发热。

黄帝问道：厥证有的使人腹部胀满，有的使人猝然不知人事，或者半天甚至长达一天时间才能苏醒，这是什么道理？

岐伯答道：下部之气充盛于上，下部就空虚，下部气虚则水谷不化而引起腹部胀满；阳气偏盛于上，若下部之气又并聚于上，则气机失常而逆乱，气机逆乱则扰乱阳气，阳气逆乱就不省人事了。

黄帝道：对！我希望听听六经厥证的病态表现。

岐伯说：太阳经厥证，上为头肿发重，下为足不能行走，发作时眼花跌倒。阳明经厥证，可出现疯癫样表现，奔跑呼叫，腹部胀满不得安卧，面部赤热，神志模糊，出现幻觉，胡言乱语。少阳经厥证，可见到突然性耳聋，面颊肿而发热，两胁疼痛，小腿不能运动。太阴经厥证，可见到腹部胀满，大便不爽，不思饮食，食则呕吐，不能安卧。少阴经厥证，可出现口干，小便色赤，腹胀满，心痛。厥阴经厥证，可见到少腹肿痛，腹胀满，大小便不利，喜欢采取屈膝的体位睡卧，前阴萎缩而肿，小腿内侧发热。厥证的治则是：实证用泻法，虚症用补法，本经自生病，不是受他经虚实证影响的，从本经取穴治疗。

足太阴经的经气厥逆，小腿拘挛，心痛牵引腹部，当取主病的本经腧穴治疗。足少阴经的经气厥逆，腹部虚满，呕逆，下泄清水，当取主病的本经腧穴治疗。足厥阴经的经气厥逆，腰痛拘急，腹部虚满，小便不通，胡言乱语，当取主病的本经腧穴治疗。若太阴、少阴，厥阴俱厥逆，大小便不通，并且手足逆冷，三天便会死亡。足太阳经的经气发生厥逆，身体僵直跌倒，呕血，容易鼻出血，当取主病的本经腧穴治疗。足少阳经的经气厥逆，关节活动不灵，关节不利则腰部不能活动，颈项不能回顾，如果伴发肠痈，就为不可治的危症，如若发惊，就会死亡。足阳明经的经气厥逆，喘促咳嗽，身发热，容易惊骇，鼻出血，呕血。

手太阴经的经气厥逆，胸中虚满而咳嗽，常常呕吐涎沫，当取本经主病的腧穴治疗。手厥阴和手少阴经的经气厥逆，心痛连及咽喉，身体发热，是不可治的死症。手太阳经的经气厥逆，耳聋流泪，颈项不能回顾，腰不能前后俯仰，当取主病的本经腧穴治疗。手阳明经和手少阳经的经气厥逆，发为喉部痹塞，咽部肿痛，颈项强直，当取主病的本经腧穴治疗。

病能论篇第四十六

原文

　　黄帝问曰：人病胃脘痈者，诊当何如？

　　岐伯对曰：诊此者当候胃脉，其脉当沉细，沉细者气逆，逆者人迎甚盛，甚盛则热；人迎者胃脉也，逆而盛，则热聚于胃口而不行，故胃脘为痈也。

　　帝曰：善。人有卧而有所不安者，何也？

　　岐伯曰：脏有所伤，及精有所之寄则安，故人不能悬其病也。

　　帝曰：人之不得偃卧者，何也？

　　岐伯曰：肺者脏之盖也，肺气盛则脉大，脉大则不得偃卧，论在《奇恒阴阳》中。

　　帝曰：有病厥者，诊右脉沉而紧，左脉浮而迟，不然病主安在？

　　岐伯曰：冬诊之，右脉固当沉紧，此应四时；左脉浮而迟，此逆四时，在左当主病在肾，颇关在肺，当腰痛也。

　　帝曰：何以言之？

　　岐伯曰：少阴脉贯肾络肺，今得肺脉，肾为之病，故肾为腰痛之病也。

　　帝曰：善。有病颈痈者，或石治之，或针灸治之，而皆已，其真安在？

　　岐伯曰：此同名异等者也。夫痈气之息者，宜以针开除去之；夫气盛血聚者，宜石而泻之。此所谓同病异治也。

　　帝曰：有病怒狂者，此病安生？

　　岐伯曰：生于阳也。

　　帝曰：阳何以使人狂？

岐伯曰:阳气者,因暴折而难决,故善怒也,病名曰阳厥。

帝曰:何以知之?

岐伯曰:阳明者常动,巨阳少阳不动,不动而动大疾,此其候也。

帝曰:治之奈何?

岐伯曰:夺其食即已。夫食入于阴,长气于阳,故夺其食即已。使之服以生铁洛为饮[1],夫生铁洛者,下气疾也。

人体解剖之肩胛骨正面

帝曰:善。有病身热解堕,汗出如浴,恶风少气,此为何病?

岐伯曰:病名曰酒风。

帝曰:治之奈何?

岐伯曰:以泽泻,术各十分,麋衔五分,合,以三指撮,为后饭。

所谓深之细者,其中手如针也,摩之切之,聚者坚也,博者大也。《上经》者,言气之通天也;《下经》者,言病之变化也;《金匮》者,决死生也;《揆度》者,切度之也;《奇恒》者,言奇病也。所谓奇者,使奇病不得以四时死也;恒者,得以四时死也。所谓揆者,方切求之也,言切求其脉理也;度者,得其病处,以四时度之也。

注释

①生铁洛为饮:用生铁洛煎之,或用水浸之,滤出其汁饮之。

黄帝问道：有患胃脘痈病的，应当如何诊断呢？

岐伯回答说：诊断这种病，应当先诊其胃脉，他的脉搏必然沉细，沉细主胃气上逆，上逆则人迎脉过盛，过盛则有热。人迎属于胃脉，胃气逆则跳动过盛，说明热气聚集于胃口而不得散发，所以胃脘发生痈肿。

黄帝说：好。有人睡卧不能安宁的，是什么原因呢？

岐伯说：五脏有所伤及，要等到损伤恢复，精神有所寄托，睡卧才能安宁，所以一般人不能测知他是什么病。

黄帝说：人不能仰卧的是什么原因呢？

岐伯说：肺居胸上，为五脏六腑的华盖，如果肺脏为邪气所犯，邪气盛于内则肺的脉络胀大，肺气不利，呼吸急促，故不能仰卧。在《奇恒阴阳》中有这方面的论述。

黄帝说：有患厥病的，诊得右脉沉而紧，左脉浮而迟，不知主病在何处？

岐伯说：因为是冬天诊察其脉象，右脉本来应当沉紧，这是和四时相应的正常脉象，左脉浮迟，则是逆四时的反常脉象，所以与肺脏关联。腰为肾之府，故当有腰痛的症状。

黄帝说：为什么这样说呢？

岐伯说：少阴的经脉贯肾络于肺，现于冬季肾脉部位诊得了浮迟的肺脉，是肾气不足的表现，虽与肺有关，但主要是肾病，故肾病当主为腰痛。

黄帝说：好。有患颈痈病的，或用砭石治疗，或用针灸治疗，都能治好，其治愈的道理何在？

岐伯说：这是因为病名虽同而程度有所不同的缘故。颈痈属于气滞不行的，宜用针刺开导以除去其病，若是气盛壅滞而血液结聚的，宜用砭石以泻其淤血，这就是所谓同病异治。

黄帝说：有患怒狂病的，这种病是怎样发生的呢？

岐伯说：阳气因为受到突然强烈的刺激，郁而不畅，气厥而上逆，因而使人善怒发狂，由于此病为阳气厥逆所生，故名"阳厥"。

黄帝说：怎样知道是阳气受病呢？

岐伯说：在正常的情况下，足阳明经脉是常动不休的，太阳、少阳经脉是不甚搏动的，现在不甚搏动的太阳、少阳经脉也搏动得大而急疾，这就是病生于阳气的征象。

黄帝说:如何治疗呢?

岐伯说:病人禁止饮食就可以好了。因为饮食经过脾的运化,能够助长阳气,所以禁止病人的饮食,使过盛的阳气得以衰少,病就可以痊愈。同时,再给以生铁洛煎水服之,因为生铁洛有降气开结的作用。

黄帝说:好。有患全身发热,腰体懈怠无力,汗出多得像洗澡一样,怕风,呼吸短而不畅,这是什么病呢?

岐伯说:病名叫酒风。

黄帝说:如何治疗呢?

岐伯说:用泽泻和白术各十分,麋衔五分,合研为末,每次服三指撮,在饭前服下。

所谓深按而得细脉的,其脉在指下细小如针,必须仔细地按摩切循,凡脉气聚而不散的是坚脉;搏击手指下的是大脉。《上经》是论述人体功能与自然界相互关系的;《下经》是论述疾病变化的;《金匮》是论述疾病诊断决定死生的;《揆度》是论述脉搏以诊断疾病的;《奇恒》是论述特殊疾病的。所谓奇病,就是不受四时季节的影响而死亡的疾病。所谓恒病,就是随着四时气候的变化而死亡的疾病。所谓揆,是说切按脉搏,以推求疾病的所在及其病理;所谓度,是从切脉得其病处,并结合四时气候的变化进行判断,以知道疾病的轻重宜忌。

奇病论篇第四十七

黄帝问曰:人有重身,九月而瘖,此为何也?

岐伯对曰:胞之络脉绝也。

帝曰:何以言之?

岐伯曰:胞络者系于肾,少阴之脉,贯肾系舌本,故不能言。

帝曰:治之奈何?

岐伯曰:无治也,当十月复。《刺法》曰:"无损不足,益有余,以成其疹①,然后调之。"所谓无损不足者,身羸瘦,无用镵石也;无益其有余者,腹中有形而泄之,泄之则精出而病独擅中,故曰疹成也。

帝曰:病胁下满气逆,二三岁不已,是为何病?

岐伯曰:病名曰息积,此不妨于食,不可灸刺,积为导引服药,药不能独治也。

帝曰:人有身体髀股骺皆肿,环脐而痛,是为何病?

岐伯曰:病名曰伏梁。此风根也,其气溢于大肠,而著于肓,肓之原在脐下,故环脐而痛也。不可动之,动之为水溺涩之病也。

帝曰:人有尺脉数甚,筋急而见,此为何病?

岐伯曰:此所谓疹筋②,是人腹必急,白色黑色见,则病甚。

帝曰:人有病 头痛以数岁不已,此安得之? 名为何病?

岐伯曰:当有所犯大寒,内至骨髓,髓者以脑为主,脑逆故令头痛,齿亦痛,病名曰厥逆。

帝曰:善。

帝曰:有病口甘者,病名为何? 何以得之?

岐伯曰:此五气之溢也,名曰脾瘅。夫五味入口,藏于胃,脾为之行其精气,津液在脾,故令人口甘;此肥美之所发也。此人必数食甘美而多肥也。肥者令人内热,甘者令人中满,故其气上溢,转为消渴。治之以兰,除陈气③也。

帝曰:有病口苦,取阳陵泉,口苦者病名为何? 何以得之?

岐伯曰:病名曰胆瘅。夫肝者中之将也,取决于胆,咽为之使。此人者,数谋虑不决,故胆虚气上溢,而口为之苦。治之以胆募俞,治在《阴阳十二官相使》中。

帝曰:有癃者,一日数十溲,此不足也。身热如炭,颈膺如格,人迎躁盛,喘息气逆,此有余也。太阴脉微细如发者,此不足也。其病安在? 名为何病?

岐伯曰:病在太阴,其盛在胃,颇在肺,病名曰厥,死不治。此所谓得五有余二不足也。

帝曰:何谓五有余二不足?

岐伯曰:所谓五有余者,五病之气有余也;二不足者,亦病气之不足也。今外得五有余，内得二不足，此其身不表不里，亦正死明矣。

帝曰：人生而有病巅疾者，病名曰何？安所得之？

岐伯曰：病名为胎病。此得之在母腹中时，其母有所大惊，气上而不下，精气并居，故令子发为巅疾也。

帝曰：有病疤然如有水状，切其脉大紧，身无痛者，形不瘦，不能食，食少，名为何病？

岐伯曰：病生在肾，名为肾风。肾风而不能食，善惊，惊已，心痿者死。

帝曰：善。

注 释

①疹：当病讲。②疹筋：就是筋病。③陈气：指肠胃中郁积的腐浊之气。

译 文

黄帝问道：有的妇女怀孕九个月，而不能说话的，这是什么缘故呢？

岐伯回答说：这是因为胞中的络脉被胎儿压迫，阻绝不通所致。

黄帝说：为什么这样说呢？

岐伯说：宫的络脉系于肾脏，而足少阴肾脉贯肾上系于舌本，令胞宫的络脉受阻，肾脉亦不能上通于舌，舌本失养，故不能言语。

黄帝说：如何治疗呢？

岐伯说：不需要治疗，待至十月分娩之后，胞络通，声音就会自然恢复。《刺法》上说：正气不足的不可用泻法，邪气有余的不可用补法，以免因误治而造成疾病。所谓"无损不足"，就是怀孕九月而身体瘦弱的，不可再用针石治疗以伤其正气。所谓"无益有余"，就是说腹中已经怀孕而又妄用泻法，用泻法则精气耗伤，使病邪独据于中，正虚邪实，所以说疾病形成了。

黄帝说：有病胁下胀满，气逆喘促，二三年不好的，是什么疾病呢？

岐伯说：病名叫息积，这种病在胁下而不在胃，所以不妨碍饮食，治疗时切不可用艾灸和针刺，必须逐渐地用导引法疏通气血，并结合药物慢慢调治，若单靠药物也是不能治愈的。

黄帝说：人有身体髀部、大腿、小腿都肿胀，并且环绕肚脐周围疼痛，这是什么疾病呢？

岐伯说：病名叫伏梁，这是由于风邪久留于体内所致。邪气流溢于大肠，而流着于肓膜，因为肓膜的起源在肚脐下部，所以环绕脐部作痛。这种病不可用按摩方法治疗，否则就会造成小便涩滞不利的疾病。

黄帝说：人有尺部脉搏跳动数疾，筋脉拘急外现的，这是什么病呢？

岐伯说：这就是所谓疹筋病，此人腹部必然拘急，如果面部见到或白或黑的颜色，病情则更加严重。

黄帝说：有人患头痛已经多年不愈，这是怎么得的？叫做什么病呢？

岐伯说：此人当受过严重的寒邪侵犯，寒气向内侵入骨髓，脑为髓海，寒气由骨髓上逆于脑，所以使人头痛，齿为骨之余，故牙齿也痛，病由寒邪上逆所致，所以病名叫做"厥逆"。

黄帝说：好。

黄帝说：有患口中发甜的，病名叫什么？是怎样得的呢？

岐伯说：这是由于五味的经气向上泛溢所致，病名叫脾瘅。五味入于口，藏于胃，其精气上输于脾，脾为胃输送食物的精华，因病津液停留在脾，致使脾气向上泛溢，就会使人口中发甜，这是由于肥甘美味所引起的疾病。患这种病的人，必然经常吃甘美而肥腻的食物，肥腻能使人生内热，甘味能使人中满，所以脾运失常，脾热上溢，就会转成消渴病。本病可用兰草治疗，以排除蓄积郁热之气。

黄帝说：有病口中发苦的，取足少阳胆经的阳陵泉治疗仍然不愈，这是什么病？是怎样得的呢？

岐伯说：病名叫胆瘅。肝为将军之官，主谋虑，胆为中正之官，主决断，诸谋虑取决于胆，咽部为之外使。患者因屡次谋略而不能决断，情绪苦闷，遂使胆失却正常的功能，胆汁循经上泛，所以口中发苦。治疗时应取胆募日月穴和背部的胆腧穴，这种治法记载于《阴阳十二官相使》中。

黄帝说：有患癃病，一天要解数十次小便，这是正气不足的现象。同时又有身热如炭火，咽喉与胸膺之间有格塞不通的感觉，人迎脉躁动急数，呼吸喘促，肺气上逆，这又是邪气有余的现象。寸口脉微细如头发，这也是正气不足的表现。这种病的原因究竟在哪里？叫做什么病呢？

岐伯说：此病是太阴脾脏不足，热邪炽盛在胃，症状却偏重在肺，病的名字叫做厥，属于不能治的死症。这就是所谓五有余、二不足的征候。

黄帝说：什么叫五有余、二不足呢？

岐伯说：所谓五有余就是身热如炭，喘息、气逆等五种病气有余的征候。所谓二不足,就是癃一日数十溲,脉微细如发两种正气不足征候。现在患者外见五有余,内见二不足,这种病既不能依有余而攻其表,又不能从不足而补其里,所以说是必死无疑了。

黄帝说:人出生以后就患有癫痫病的,病的名字叫什么?是怎样得的呢?

岐伯说:病的名字叫胎病,这种病是胎儿在母腹中得的,由于其母曾受到很大的惊恐,气逆于上而不下,精也随而上逆,精气并聚不散,影响及胎儿,故其子生下来就患癫痫病。

黄帝说:面目浮肿,像有水状,切按脉搏大而且紧,身体没有痛处,形体也不消瘦,但不能吃饭,或者吃得很少,这种病叫什么呢?

岐伯说:这种病发生在肾脏,名叫肾风。肾风病人到了不能吃饭,常常惊恐的阶段,若惊后心气不能恢复,心肾俱败,神气消亡,而为死症。

黄帝说:对。

大奇论篇第四十八

肝满肾满肺满皆实,即为肿。肺之雍,喘而两胠满;肝雍,两胠满,卧则惊,不得小便;肾雍,脚下至少腹满,胫有大小[①],髀胻大跛,易偏枯。

心脉满大,痫瘛筋挛;肝脉小急,痫瘛筋挛;肝脉骛[②]暴,有所惊骇,脉不至若瘖,不治自已。肾脉小急,肝脉小急,心脉小急,不鼓皆为瘕。

肾肝并沉为石水,并浮为风水,并虚为死,并小弦欲惊。肾脉大急沉,肝脉大急沉,皆为疝。心脉搏滑急为心疝,肺脉沉搏为肺疝。三阳急为瘕,三阴急为疝,二阴急为痫厥,二阳急为惊。

脾脉外鼓,沉为肠澼,久自已。肝脉小缓为肠澼,易治。肾脉小搏沉,为肠澼下血,血温身热者死。心肝澼亦下血,二脏同病者可治。

其脉小沉涩为肠澼，其身热者死，热见七日死。

胃脉沉鼓涩，胃外鼓大，心脉小坚急，皆鬲偏枯。男子发左，女子发右，不瘖舌转，可治，三十日起。其从者，瘖，三岁起。年不满二十者，三岁死。脉至而搏，血衄身热者死，脉来悬钩浮，为

人体解剖之颅底内面

常脉。脉至如喘，名曰暴厥。暴厥者，不知与人言。脉至如数，使人暴惊，三四日自已。

脉至浮合，浮合如数，一息十至以上，是经气予不足也，微见九十日死；脉至如火薪然，是心精之予夺也，草干而死；脉至如散叶，是肝气予虚也，木叶落而死；脉至如省客，省客者，脉塞而鼓，是肾气予不足也，悬去枣华而死；脉至如丸泥，是胃精予不足也，榆荚落而死；脉至如横格，是胆气予不足也，禾熟而死；脉至如弦缕，是胞精予不足也，病善言，下霜而死，不言可治；脉至如交漆，交漆者，左右傍至也，微见三十日死；脉至如涌泉，浮鼓肌中，太阳气予不足也，少气，味韭英而死。

脉至如颓土之状，按之不得，是肌气予不足也，五色先见黑，白壘③发死；脉至如悬雍，悬雍者，浮揣切之益大，是十二俞之气予不足也，水凝而死。

脉至如偃刀，偃刀者，浮之小急，按之坚大急，五脏菀热④，寒热独并于肾也，如此其人不得坐，立春而死；脉至如丸滑不著手，不著手者，按之不可得也，是大肠气予不足也，枣叶生而死；脉至如华者，令人善恐，不欲坐卧，行立常听，是小肠气予不足也，季秋而死。

①胫有大小：即胫部时肿时消，肿时大、消时小的意思。②骛：音 wù。是狂乱奔驰的意思。③白蒕：蒕同蔂。白蔂是葛藤类。④菀热：菀音 yù。菀热，即郁热。

　　肝经、肾经、肺经胀满者，其脉搏必实，当即发为浮肿。肾脉壅滞，则喘息而两胁胀满。肝脉壅滞，则两胁胀满，睡卧时惊惕不安，小便不利。肾脉壅滞，则胁下至少腹部胀满，两侧胫部粗细大小不同，患侧脾胫肿大，活动受限，日久且易发生偏枯病。

　　心脉满大，是心经热盛，耗劫肝阴，心神被伤，筋脉失养，故发生癫痫、抽搐及筋脉拘挛等症。肝脉小急，是肝血虚而寒滞肝脉，血不养心，筋脉不利，也能出现癫痫、抽搐和筋脉拘挛。肝脉的搏动急疾而乱，是由于受了惊吓，如果按不到脉搏或突然出现失音的，这是因惊吓一时气逆而致脉气不通，不需治疗，待其气通即可恢复。肾、肝、心三脉细小而急疾，指下浮取鼓击不明显，是气血积聚在腹中，皆当发为瘕病。

　　肾脉和肝脉均见沉脉，为石水病；均见浮脉，为风水病；均见虚脉，为死症；均见小儿兼弦之脉，将要发生惊病。肾脉沉大急疾，肝脉沉大急疾，均为疝病。心脉搏动急疾流利，为心疝；肺脉沉而搏击于指下，为肺疝。太阳之脉急疾，是受寒血凝为瘕；太阴之脉急疾，是受寒气聚为疝；少阴之脉急疾，是邪乘心肾，发为痫厥；阳明之脉急疾，是木邪乘胃，发为惊骇。

　　脾脉见沉而又有向外鼓动之象，是痢疾，为里邪出表的脉象日久必然自愈。肝脉小而缓慢的，为痢疾邪气较轻，容易治愈。肾脉沉小而动，是痢疾，或大便下血，若血热身热，是邪热有余，真阴伤败，为预后不良的死症。心肝二脏所发生的痢疾，亦见下血，如果是两脏同病的，可以治疗，若其脉都出现小沉而涩滞的痢疾，兼有身热的，预后多不良，如连续身热七天以上，多属死症。

　　胃脉沉而应指涩滞，或者浮而应指甚大，以及心脉细小坚硬急疾的，都属气血隔塞不通，当病偏枯半身不遂。若男子发病在左侧，女子发病在右侧，说话正常，舌体转动灵活，可以治疗，经过三十天可以痊愈。如果男病在右，女病在左，说话发不出声音的，需要三年才能痊愈。如果患者年龄不满二十岁，此为禀赋不足,不出三年就要死亡。脉来搏指有力,病见衄血而身发热,为真阴脱败的死症。若是脉来浮钩如悬的,则是失血的常见之脉。脉来喘急,突然昏厥,不能言语的,名叫暴厥。脉来如热盛之数,得之暴受惊吓,经过三四天就会自行恢复。

人体解剖之门静脉及其属支

脉来如浮波之合,像热盛时的数脉一样急疾,一呼一吸跳动十次以上,这是经脉之气均已不足的现象,从开始见到这种脉象起,经过九十天就要死亡。脉来如新燃之火,临势很盛,这是心脏的精气已经虚失,至秋末冬初野草干枯的时候就要死亡。脉来如散落的树叶,浮泛无根,这是肝脏精气虚极,至深秋树木落叶时就要死亡。脉来如访问之客,或来或去,或停止不动,或搏动鼓指,这是肾脏的精气不足,在初夏枣花开落的时候,火旺水败,就会死亡。脉来如泥丸,坚强短涩,这是胃腑精气不足,在春末夏初榆荚枯落的时候就要死亡。脉来如有横木在指下,长而坚硬,这是胆的精气不足,到秋后谷类成熟的时候,金旺木败,就要死亡。脉来紧急如弦,细小如缕是胞脉的精气不足,若患者反多言语,是真阴亏损而虚阳外现,在下霜时,阳气虚败,就会死亡,若患者静而不言,则可以治疗;脉来如交漆,缠绵不清,左右旁至,为阴阳偏败,从开始见到这种脉象起三十日就会死亡。脉来如泉水上涌,浮而有力,鼓动于肌肉中,这是足太阳膀胱的精气不足,症状是呼吸气短,到春天尝到新韭菜的时候就要死亡。脉来如倾颓的腐土,虚大无力,重按则无,这是脾脏精气不足,若面部先见到五色中的黑色,是土败水侮的现象,到春天发生的时候,木旺土衰,就要死亡。如悬雍之上大下小,浮取揣摩则愈觉其大,按之益大,与筋骨相离,这是十二俞的精气不足,十二俞均属太阳膀胱经,故在冬季结冰的时候,阴盛阳绝,就要死亡。

脉来如仰卧的刀口,浮取小而急疾,重按坚大而急疾,这是五脏郁热形成的寒热交并于肾脏,这样的病人仅能睡卧,不能坐起,至立春阳盛阴衰时就要死亡。脉来如弹丸,短小而滑,按之无根,这是大肠的精气不足,在初夏枣草树生叶的时候，火旺金衰，就要死亡。脉来如草木之花，轻浮柔弱，其人易发惊恐，坐卧不宁，内心多疑，所以不论行走或站立时，经常听见异常声音，这是小肠的精气不足，到秋末阴盛阳衰的季节就要死亡。

脉解篇第四十九

　　太阳所谓肿腰膔①痛者，正月太阳寅，寅太阳也，正月阳气出在上，而阴气盛，阳未得自次也，故肿腰膔痛也。病偏虚为跛者，正月阳气冻解地气而出也，所谓偏虚者，冬寒颇有不足者，故偏虚为跛也。所谓彊上引背者，阳气大上而争，故强上也。所谓耳鸣者，阳气万物盛上而跃，故耳鸣也。所谓甚则狂巅疾者，阳尽在上，而阴气从下，下虚上实，故狂巅疾也。所谓浮为聋者，皆在气也。所谓入中为喑者，阳盛已衰，故为喑也。内夺而厥，则为喑俳②，此肾虚也。少阴不至者，厥也。

　　少阳所谓心胁痛者，言少阳戌也，戌者心之所表也。九月阳气尽而阴气盛，故心胁痛也。所谓不可反侧者，阴气藏物也，物藏则不动，故不可反侧也。所谓甚则跃者，九月万物尽衰，草木毕落而堕，则气去阳而之阴，气盛而阳之下长，故谓跃。

　　阳明所谓洒洒振寒者，阳明者午也，五月盛阳之阴也，阳盛而阴气加之，故洒洒振寒也。所谓胫肿而股不收者，是五月盛阳之阴也，阳者衰于五月，而一阴气上，与阳始争，故胫肿而股不收也。所谓上喘而为水者，阴气下而复上，上则邪客于脏腑间，故为水也。所谓胸痛少气者，水气在脏腑也，水者，阴气也，阴气在中，故胸痛少气也。所谓甚则厥，恶人与火，闻木音则惕然而惊者，阳气与阴气相薄，水火相恶，故惕然而惊也。所谓欲独闭户牖而处者，阴阳相薄也，阳尽而阴盛,故欲独闭户牖而居。所谓病至则欲乘高而歌,弃衣而走者,阴阳复争,而外并于阳,故使之弃衣而走也。所谓客孙脉则头痛鼻衄腹肿者,阳明并于上,上者则其孙络太阴也,故头痛鼻衄腹肿也。

太阴所谓病胀者,太阴子也,十一月万物气皆藏于中,故曰病胀;所谓上走心为噫者,阴盛而上走于阳明,阳明络属心,故曰上走心为噫也;所谓食则呕者,物盛满而上溢,故呕也;所谓得后与气则快然如衰者,十一月阴气下衰,而阳气且出,故曰得后与气则快然如衰也。

少阴所谓腰痛者,少阴者,申也,七月万物阳气皆伤,故腰痛也。所谓呕咳上气喘者,阴气在下,阳气在上,诸阳气浮,无所依从,故呕咳上气喘也。所谓邑邑不能久立久坐,起则目䀮䀮无所见者,万物阴阳不定未有主也,秋气始至,微霜始下,而方杀万物,阴阳内夺,故目䀮䀮无所见也。所谓少气善怒者,阳气不治,阳气不治则阳气不得出,肝气当治而未得,故善怒,善怒者,名曰煎厥。所谓恐如人将捕之者,秋气万物未有毕去,阴气少,阳气入,阴阳相薄,故恐也。所谓恶闻食臭者,胃无气,故恶闻食臭也。所谓面黑如地色者,秋气内夺,故变于色也。所谓咳则有血者,阳脉伤也,阳气未盛于上而脉满,满则咳,故血见于鼻也。

厥阴所谓癞疝,妇人少腹肿者,厥阴者辰也,三月阳中之阴,邪在中,故曰癞疝少腹肿也。所谓腰脊痛不可以俯仰者,三月一振荣华,万物一俯而不仰也。所谓癞癃疝肤胀者,曰阴亦盛而脉胀不通,故曰癞癃疝也。所谓甚则嗌干热中者,阴阳相薄而热,故嗌干也。

注释

①脽:音 shuí。臀部之肉叫脽。②俳:当手足痪而不可用讲。

译文

太阳经有所谓腰肿和臀部疼痛,是因为正月属于太阳,而月建在寅,正月是阳气生发的季节,但阴寒之气尚盛,当旺不旺,病及于经,故发生腰肿和臀部疼痛。并有阳气不足而发为偏枯跛足的,是因为正月里阳气促使冰冻解散,地气

黄帝内经

从下上出,由于寒冬的影响,阳气颇感不足,若阳气偏虚于足太阳经一侧,则发生偏枯跛足的症状。所谓颈项强急而牵引背部的,是因为阳气剧烈的上升而争引,影响于足太阳经脉,所以发生颈项强急。所谓出现耳鸣症状的,是因为阳气过盛,好像万物向上盛长而活跃,盛阳循经上逆,故出现耳鸣。所谓阳邪亢盛发生狂病癫痫的,是因为阳气尽在上部,阴气却在下面,下虚而上实,所以发生狂病和癫痫病。所谓逆气上浮而致耳聋的,是因为气分失调,阳气进入内部不能言语。若房事不节内夺肾精,精气耗散而厥逆,就会发生瘖痱病,这是因为肾虚,少阴精气不至而发生厥逆。

男性与女性的泌尿生殖系统

少阳所以发生心胁痛的症状,是因少阳属九月,月建在戌,少阳脉散络心包,为心之表,九月阳气将尽,阴气方盛,邪气循经而病,所以心胁部发生疼痛。所谓不能侧身转动,是因为九月阴气盛,万物皆潜藏而不动,少阳经气应之,所以不能转侧。所谓甚则跳跃,是因为九月万物衰败,草木尽落而坠地,人身的阳气也由表入里,阴气旺盛在上部,阳气向下而生长,活动于两足,所以容易发生跳跃的状态。

阳明经有所谓洒洒振寒的症状,是因为阳明旺于五月,月建在午,五月是阳极而生的时候,人体也是一样,阴气加于盛阳之上,故令人飘飘然寒栗。所谓足胫浮肿而腿弛缓不收,是因为五月阳盛极而阴生,阴气始衰,在下初生之一阴,向上与阳气相争,致使阳明经脉不和,故发生足胫浮肿而两腿弛缓不收的症状。所谓因水肿而致喘息的,是由于土不制水,阴气自下而上,居于脏腑之间,水气不化,故为水肿之病,水气上犯肺脏,所以出现喘息的症状。所谓胸部疼痛呼吸少气的,也是由于水气停留于脏腑之间,水液属于阴气,停留于脏腑,上逆于心肺,所以出现胸痛少气的症状。所谓病甚则厥逆,厌恶见人与火光,听到木击的声音则惊惕不已,这是由于阳气与阴气相争,水火不相协调,所以发生惊惕一类的症状。所谓想关闭门窗而独居的,是由于阴气与阳气相争,结果阳气衰,阴气盛,阴盛者喜静,所以病人要关闭门窗,喜欢独居了。所谓病至便要登高唱歌,脱衣服乱跑的症状,是由于阴阳之气相争,邪气外并于阳经使阳气盛,阳主热主动,热盛于上,所以病人喜欢登高而歌,热盛于外,所以弃衣而走。所谓客于孙脉则头痛、鼻塞和腹部胀肿的,是由于阳明经的邪气上逆,若逆于本经的细小络脉,就出现头痛鼻塞的症状,若逆于太阴脾经,就出现腹部肿胀的症状。

太阴经脉有所谓病腹胀的,是因为太阴为阴中至阴,应于十一月,月建在子,此时阴气最盛,万物皆闭藏于中,人气亦然,阴邪循经入腹,所以发生腹肿的症状。所谓上走于心而为噫气的,是因为阴盛邪,阴邪循脾经上走于阳明胃经,足阳明之正上通于心,心主噫气,所以说上走于心就会发生噫气。所谓食入则呕吐的,是因为脾病,食物不能运化,胃中盛满而上溢,所以发生呕吐的症状。所谓得到大便和失气就觉得爽快而病减的,是因为十一月阴气盛极而下衰的,阳气初生,人体也是一样,腹中阴邪得以下行,所以腹胀噫气的病人得到大便或失气后,就觉得爽快,就像病减轻了似的。

少阴有所谓腰痛的,是因为足少阴经应在七月,月建在申,七月阴气初生,万物肃杀,阳气被抑制,腰为肾之府,故出现腰痛的症状。所谓呕吐、咳嗽、上气喘息的,是因为阴气盛于下,阳气浮越于上而无所依附,少阴脉从肾上贯肝膈入肺中,故出现呕吐、咳嗽、上气喘息的症状。所谓身体衰弱不能久立,久坐起则眼花缭乱视物不清的,是因为七月秋气始至,微霜始降,阴阳交替尚无定局,万物因受肃杀之气而衰退,人体阴阳之气衰夺,故不能久立,久坐乍起则两目视物不清。所谓少气善怒的,是因为秋天阳气下降,失去作用,少阳经阳气不得外出,阳气郁滞在内,肝气郁结不得疏泄,不能约束其所管;故容易发怒,怒则其逆而厥,叫做"煎厥"。所谓恐惧不安好像被人捉捕一样,是因为秋天阴气始生,万物尚未尽衰,人体应之,阴气少,阳气入,阴阳交争,循经入肾,故恐惧如人将捕之。所谓厌恶食物气味的,是因为肾火不足,不能温养化源,致使胃气虚弱,消化功能已失,故不欲进食而厌恶食物的气味。所谓面色发黑如地色的,是因为秋天肃杀之气耗散内脏精华,精气内夺而肾虚,故面色发黑。所谓咳嗽则出血的,是上焦阳脉损伤,阳气未盛于上,血液充斥于脉管,上部脉满则肺气不利,故咳嗽,络脉伤则血见于鼻。

厥阴经脉为病有所谓癫疝,及妇女少腹肿的,是因为厥阴应于三月,月建在辰,三月阳气方长,阴气尚存,阴邪积聚于中,循厥阴肝经发病,故发生阴囊肿大疼痛及妇女少腹肿的症状。所谓腰脊痛不能俯仰的,是因为三月阳气振发,万物荣华繁茂,然尚有余寒,人体应之,故出现腰脊疼痛而不能俯仰的症状。所谓有癫癃疝、肤皮肿胀的,也是因为阴邪旺盛,以致厥阴经脉胀闭不通,故发生前阴肿痛、小便不利以及腹胀等病。所说的热盛而咽干里热者,是由于三月阴阳相争而阳气胜,阳胜产生内热,热邪循厥阴肝经上逆入喉,故出现咽喉干燥的症状。

刺要论篇第五十

黄帝问曰:愿闻刺要。

岐伯对曰:病有浮沉,刺有浅深,各至其理,无过其道。过之则内伤,不及则生外壅,壅则邪从之。浅深不得,反为大贼,内动五脏,后生大病。

故曰,病有在毫毛腠理①者,有在皮肤者,有在肌肉者,有在脉者,有在筋者,有在骨者,有在髓者。是故刺毫毛腠理无伤皮,皮伤则内动肺,肺动则秋病温疟,泝泝然寒栗。刺皮无伤肉,肉伤则内动脾,脾动则七十二日四季之月,病腹胀烦,不嗜食。

泌尿系统示意图

（图标注：膀胱、输尿管、输精管壶腹、精囊、前列腺）

刺肉无伤脉,脉伤则内动心,心动则夏病心痛。刺脉无伤筋,筋伤则内动肝,肝动则春病热而筋弛。刺筋无伤骨,骨伤则内动肾,肾动则冬病胀、腰痛。刺骨无伤髓,髓伤则销铄䯏酸,体解㑊然不去矣。

①腠理：皮肤、肌肉的纹理。分皮腠、肌腠等。有时又指皮肤和肌肉的交接处，合称皮腠。腠理是渗泄液体，流通和合聚元气的场所，有防御外邪侵袭的功能。腠理和卫气在生理、病理上有着密切的关系。卫气有温润、充养腠理，控制腠理开合的作用，若卫气平和，则腠理致密，开合有度，能抗御外邪的侵袭；若卫气不足，则腠理疏松，外邪得以随时侵入。

黄帝问：我想听一听针刺的要领。

岐伯答：疾病有在体表和体内的区别，所以在针刺时就有浅刺和深刺的不同。针刺时要根据病情的需要刺到适宜的深度，不要超过或达不到应刺的深度，而错过了气血运行的通道。如果针刺过深，就会损伤内部的五脏；如果针刺过浅，达不到病变之处，使在体表的气血受到扰乱而空阻，就会使邪气乘机侵入。因此，针刺深浅不当，反会给人体带来很大的危害，使五脏功能紊乱，继而发生严重的疾病。

所以说：疾病的部位有在毫毛腠理的，有在皮肤的，有在肌肉的，有在脉的，有在筋的，有在骨的，有在髓的。因此，该刺毫毛腠理的，不要伤及皮肤，若皮肤受伤，就会影响肺脏的正常功能，肺脏功能扰乱后，到秋天时，易患温疟病，发生恶寒战栗的症状。该刺皮肤的，不要伤及肌肉，若肌肉受伤，就会影响脾脏的正常功能，以致在每一季节的最后十八天中，发生腹胀烦满，不思饮食的病症。该刺肌肉的，不要伤及血脉，若血脉受伤，就会影响心脏的正常功能，以致到夏天时，易患心痛的病症。该刺血脉的，不要伤及筋脉，若筋脉受伤，就会影响肝脏的正常功能，以致到秋天时，易患热性病，发生筋脉弛缓的症状。该刺筋的，不要伤及骨，若骨受伤，就会影响肾脏的正常功能，以致到冬天时，易患腹胀、腰痛的病症。该刺骨的，不要伤及骨髓，若骨髓被损伤，髓便日渐消减，不能充养骨骼，就会导致身体枯瘦，足胫发酸，肢体懈怠，无力举动的病症。

刺齐论篇第五十一

黄帝问曰:愿闻刺浅深之分。

岐伯对曰:刺骨者无伤筋,刺筋者无伤肉,刺肉者无伤脉,刺脉者无伤皮,刺皮者无伤肉,刺肉者无伤筋,刺筋者无伤骨。

帝曰:余未知其所谓,愿闻其解。

岐伯曰:刺骨无伤筋者,针至筋而去,不及骨也。刺筋无伤肉者,至肉而去,不及筋也。刺肉无伤脉者,至脉而去,不及肉也。刺脉无伤皮者,至皮而去,不及脉也。所谓刺皮无伤肉者,病在皮中,针入皮中,无伤肉也。刺肉无伤筋者,过肉中筋也。刺筋无伤骨者,过筋中骨也。此之谓反^①也。

①反:不良后果。

译 文

黄帝问道:我想了解针刺浅深的不同要求。

岐伯回答说:针刺骨,就不要损伤筋;针刺筋,就不要损伤肌肉;针刺肌肉,就不要损伤脉;针刺脉,就不要损伤皮肤;针刺皮肤,则不要伤及肌肉;针刺肌肉,则不要伤及筋;针刺筋,则不要伤及骨。

黄帝说:我不明白其中的道理,希望能听听对此的解释。

岐伯说:所谓刺骨不要伤害筋,是说需刺骨的,不可在仅刺到筋而未达骨的

黄帝内经

深度时,就停针或拔出;刺筋不要伤害肌肉,是说需刺至筋的,不可在仅刺到肌肉而未达筋的深度时,就停针或拔出;刺肌肉不要伤害脉,是说需刺至肌肉深部的,不可在仅刺到脉而未达肌肉深部时,就停针或拔去;刺脉不要伤害皮肤,是说需刺至脉的,不可在仅刺到皮肤而未达脉的深度时,就停针拔去。所谓针刺皮肤不要伤及肌肉,是说病在皮肤之中,针就刺至皮肤,不要深刺伤及肌肉;刺肌肉不要伤及筋,是说针只

头颈部静脉

能刺至肌肉,太过就会伤及筋;刺筋不要伤及骨骼,是说针只能刺至筋,大过就会伤及骨。以上这些,是说若针刺深浅不当,就会带来不良后果。

刺禁论篇第五十二

黄帝问曰:愿闻禁数。

岐伯对曰:脏有要害,不可不察,肝生于左,肺藏于右,心部于表,肾治于里,脾为之使,胃为之市。鬲肓①之上,中有父母,七节之傍,中有小心,从之有福,逆之有咎。刺中心,一日死,其动为噫。刺中肝,五日死,其动为语。刺中肾,六日死,其动为嚏。刺中肺,三日死,其动为咳。刺中脾,十日死,其动为吞。刺中胆,一日半死,其动为呕。刺跗上,中大脉,血出不止死。刺面,中溜脉,不幸为盲。刺头,中脑户,入脑立死。刺舌下,中脉太过,血出不止为瘖。刺足下布络中脉,血不出为肿。刺郄中大脉,令人仆脱色。刺气街中脉,血不出为肿,

鼠仆②。刺脊间中髓,为伛。刺乳上,中乳房,为肿,根蚀。刺缺盆中内陷,气泄,令人喘咳逆。刺手鱼腹内陷,为肿。

无刺大醉,令人气乱。无刺大怒,令人气逆。无刺大劳人,无刺新饱人,无刺大饥人,无刺大渴人,无刺大惊人。

刺阴股中大脉,血出不止死。刺客主人内陷中脉,为内漏③、为聋。刺膝膑出液,为跛。刺臂太阴脉,出血多立死。刺足少阴脉,重虚出血,为舌难以言。刺膺中陷,中肺,为喘逆仰息。刺肘中内陷,气归之,为不屈伸。刺阴股下三寸内陷,令人遗溺。刺腋下胁间内陷,令人咳。刺少腹,中膀胱,溺出,令人少腹满。刺腨肠内陷为肿。刺匡上陷骨中脉,为漏、为盲。刺关节中液出,不得屈伸。

①鬲肓:鬲是横膈膜,肓是膈上心下的部位。②鼠仆:就是鼠鼷部。③内漏:张氏类经云"脓生耳底,是为内漏。"

译文

黄帝问:我想听听有哪些禁用针刺的部位。

岐伯答:五脏各有要害的地方,不可以不仔细观察。肝气是从左侧上升的;肺气是从右侧下降的;心属于阳性脏器,主管人,调节在体表的阳气;肾属于阴性脏器,主管水,管理在体内的阴气;脾脏有输送饮食物精华去营养各个脏器的功能。上述部位都应该禁刺,遵循这个刺禁,就有利于治疗,违背了,则会给人体造成祸害。刺中心脏的,约一日即死,其病变症状为嗳气。刺中肝脏,约五日即死,其病变症状为多言多语。刺中肾脏,约六日即死,其病变症状为打喷嚏。刺中肺脏,约三日即死,其病变症状为咳呛。刺中脾脏,约十日即死,其病变症状为频频吞咽。误刺中胆,约一日半死,其病变症状为呕吐。针刺足背,误伤了大血管,若出血不止,便会死亡。针刺面部误伤溜脉,会使人蒙受眼睛失明的不幸。刺头部的脑户穴,若刺至脑髓,就会立即死亡。针刺廉泉穴,误伤了血管,若出血不止,可使喉哑失音。针刺足下布散的络脉,误伤了血管,若淤血流不出去可致局部肿胀。针刺委中穴太深,误伤了大经脉,可令人跌仆,面色苍白。针刺气街穴,误伤了血管,若淤血流不出去,鼠鼷部就会肿胀。针刺脊椎间隙,误伤了脊髓,会使人背曲不伸。针刺乳中穴,伤及乳房,可使乳房肿胀,内部腐蚀溃脓。针刺缺盆中央太深,造成肺气外泄,可令人喘咳气逆。针刺手鱼际穴太深,可使局部发生肿胀。

不要针刺饮酒大醉的人,否则会使气血紊乱。不要针刺正值勃然大怒的人,否则会使气机上逆。此外,对过度疲劳,刚刚饱食,过分饥饿,极度口渴,方受极大惊吓的人,皆不可以针刺。刺大腿内侧的穴位,误伤了大血管,若出血不止,便会死亡。刺上关穴太深,误伤了经脉,可使耳内化脓或致耳聋。刺膝膑部,若误伤以致流出液体,会使人发生跛足。刺手太阴脉,若误伤出血过多,则立即死亡。刺足少阴经脉,误伤出血,可使肾气更虚,以致舌体失养转动不利而语言困难。

针刺胸膺部太深,伤及肺脏,就会发生气喘上逆、仰面呼吸的症状。针刺肘弯处太深,气便结聚于局部而不行,以致手臂不能屈伸。针刺大腿内侧下三寸处太深,使人遗尿。针刺腋下胁肋间太深,使人咳嗽。针刺少腹太深,误伤膀胱,使小便漏出流入腹腔,以致少腹胀满。针刺小腿肚太深,会使局部肿胀。针刺眼眶而深陷骨间,伤及脉络,就会造成流泪不止,甚至失明。针刺关节,误伤以致液体外流,则关节不能屈伸。

刺志论篇第五十三

黄帝问曰:愿闻虚实之要。

岐伯对曰:气实形实,气虚形虚,此其常也,反此者病。谷盛气盛,谷虚气虚,此其常也,反此者病。脉实血实,脉虚血虚,此其常也,反此者病。

帝曰:如何而反?

岐伯曰:气盛身寒,此谓反也;气虚身热,此谓反也;谷入多而气少,此谓反也;谷不入而气多,此谓反也;脉盛血少,此谓反也;脉少血多,此谓反也。

气盛身寒,得之伤寒。气虚身热,得之伤暑。谷入多而气少者,得之有所脱血,湿居下也。谷入少而气多者,邪在胃及与肺也。脉小血多者,饮①中热也。脉大血少者,脉有风气,水浆不入,此之谓也。

夫实者,气入也;虚者,气出也;气实者,热也;气虚者,寒也。入实者,左手开针空也;入虚者,左手闭针空也。

①饮:指体内水液传输不利停于腹腔或四肢的病症。

黄帝问:我想听听什么是虚实的要领。

岐伯答:人的气充实,形体也相应强壮;人的气虚少,形体也就相应衰弱,这是正常的生理现象,违反这一规律的就是反常的病态。进食量大的气也相应旺盛;进食量小的气也相应虚弱,这是正常的现象,违反这一规律的就是反常的病态。脉搏充实有力的,血液也相应充实旺盛;脉搏虚弱无力的,血液也相应不足,这是正常的现象,违反这一规律的就是反常的病态。

黄帝又问:反常现象是怎样的?

岐伯说:气盛而身体反觉寒冷,气虚而身体反感发热的,是反常现象;饮食虽多而气不足,饮食不进而气反盛的,都是反常现象;脉搏盛而血反少,脉搏小而血反多的,也是反常现象。

气旺盛而身体寒冷,是受了寒邪的伤害。气不足而身发热,是受了暑热的伤害。饮食虽多而气反少的,是由于失血或湿邪聚居于下部之故。饮食虽少而反气盛的,是由于邪气在胃和肺。脉搏小而血多,是由于病留饮而中焦有热。脉搏大而血少,是由于风邪侵入脉中且汤水不进之故。这些就是形成虚实反常的机理。

大凡实症,是由于邪气亢盛侵入人体;虚症,是由于人体正气外泄。气实的多表现为热象;气虚的多表现为寒象。所以用针刺治疗实性的病症应该用泻法,出针时,应该用左手使针孔开放,而让邪气外泄出;治疗虚性病症应当用补法,出针时,应该用左手使针孔合闭,而不让正气外泄。

针解篇第五十四

黄帝问曰：愿闻九针之解，虚实之道。

岐伯对曰：刺虚则实之者，针下热也，气实乃热也。满而泄之者，针下寒也，气虚乃寒也。菀陈①则除之者，出恶血也。邪胜则虚之者，出针勿按；徐而疾则实者，徐出针而疾按之；疾而徐则虚者，疾出针而徐按之；言实与虚者，寒温气多少也。若无若有者，疾不可知也。察后与先者，知病先后也。为虚与实者，工勿失其法。若得若失者，离其法也。虚实之要，九针最妙者，为其各有所宜也。补泻之时者，与气开阖相合也。九针之名，各不同形者，针穷其所当补泻也。

刺实须其虚者，留针阴气隆至，针下寒乃去针也；刺虚须其实者，阳气隆至，针下热乃去针也。经气已至，慎守勿失者，勿变更也。深浅在志者，知病之内外也；近远如一者，深浅其候等也。如临深渊者，不敢堕也。手如握虎者，欲其壮也。神无营于众物者，静志观病人，无左右视也；义无邪下者，欲端以正也；必正其神者，欲瞻病人目制其神，令气易行也。所谓三里者，下膝三寸也；所谓跗之者，举膝分易见也；巨虚者，跷足骺独陷者；下廉者，陷下者也。

帝曰：余闻九针，上应天地四时阴阳，愿闻其方，令可传于后世以为常也。

岐伯曰：夫一天、二地、三人、四时、五音、六律、七星、八风、九野，身形亦应之，针各有所宜，故曰九针。人皮应天，人肉应地，人脉应人，人筋应时，人声应音，人阴阳合气应律，人齿面目应星，人出入气应风，人九窍三百六十五络应野，故一针皮，二针肉，三针脉，四针筋，五针骨，六针调阴阳，七针益精，八针除风，九针通九窍，除三百六十五节气,此之谓各有所主也。人心意应八风,人气应天,人发齿耳目五声应五音六律,人阴阳脉血气应地,人肝目应之九。

九窍三百六十五。人一以观动静天二以候五色七星应之,以候发母泽五音一,以候宫商角徵羽六律有余,不足应之二地一,以候高下有余九野一节俞应之,以候闭节,三人变一分人,候齿泄多血少十分角之变,五分以候缓急,六分不足三分寒关节第九,分四时人寒温燥湿四时,一应之以候相反,一四方各作解。(**本段文字据王冰云为残章断简,莫可寻究,故译文从略。**)

注释

①菀陈:血液郁积日久的意思。

译文

黄帝问:我想听你讲讲对九针的解释,以及虚实补泻的道理。

岐伯答:用针刺治疗虚性病症时,应该用补的手法,要让患者感到针下有发热的感觉,疗效才比较好,因为在针刺引导下局部正气充实,才能感到针下发热;在针刺治疗实性疾病时,应该用泻的手法,要使患者感到针下有寒凉的感觉,才能有比较好的疗效,因为经针刺后邪气衰退,才能使患者产生针下寒冷的感觉;血液中有郁积已久的邪气,应该用针刺放出恶血,用以驱除血中的邪气;针刺邪气亢盛的病症应该用泻法,在出针以后不要按闭针孔(使邪气得以外泄)。所谓徐而疾则实,就是慢慢出针,并在出针后迅速按闭针孔(使正气充实不泄);所谓徐而疾则虚,就是快速出针,而在出针后不要立即按闭针孔(使邪气得以外泄),实与虚的根据,是指气至之时针下凉感与热感的多少。若有若无,是说下针后经气到来迅速而不易察觉。审察先后,是指辨别疾病变化的先后。辨别疾病的为虚为实,虚症用补法,实症用泻法。医生治病不可离开这个原则。若医生不能准确地把握,那么就会背离正确的治疗法则。虚实补泻的关键,在于巧妙地运用九针,因为九针各有不同的特点,适宜于不同的病症。针刺补泻的时间,应该与气的来去开阖相配合:气来时为开可以泻之,气去时为阖可以补之。九针的名称不同,形状也各有所异,根据治疗需要,充分发挥各自的补泻作用。

针刺实症须用泻法,下针后应留针,待针下出现明显的寒凉之感时,即可出针。针刺虚症要达到补气的目的,待针下出现明显的温热之感时,即可出针。经气已经到来,应谨慎守候不要失去,不要变更手法。决定针刺的深浅,就要先察明疾病部位的在内在外,针刺虽有深浅之分,但候气之法都是相同的。行针时,应似面临深渊不敢跌落那样谨慎小心。持针时,应像握虎之势那样坚定有力。思想不要分散于其他事情,应该专心致志观察病人,不可左顾右盼。针刺手法要正确,端正直下,不可歪斜。下针后,务必注视病人的双目来控制其精神活动,使经气运行通畅。三里穴,在膝下外侧三寸之处。跗上穴,在足背上,举膝易见之处。巨虚穴,在跷足时小腿外侧肌肉凹陷之处。下廉穴,在小腿外侧肌肉凹陷处的下方。

小腿前外侧及足背的血管

黄帝说:我听说九针与天地四时阴阳相应合,请你讲讲其中的道理,以使其能流传于后世,作为治病的常法。

岐伯说:一天、二地、三人、四时、五音、六律、七星、八风、九野,人的形体也与自然界相应,针的式样也是根据其所适应的不同病症制成的,所以有九针之名。人的皮肤在外,庇护全身,与天相应,肌肉柔软安静,如土地厚载万物一样,脉与人身体相应,筋约束周身,各部功能不同,犹如一年四季气候各异,人的声音与五音相应。人的脏腑阴阳之气配合犹如六律六吕的高低有节;人的牙齿和面目的排列犹如天上的星辰一样;人的呼吸之气犹如自然界的风一样;人的九窍三百六十五络分布全身,犹如地上的百川万水纵横灌注于九野一样。所以九针之中,一(镜)针刺皮,二(员)针刺肉,三(提)针刺脉,四(锋)针刺筋,五(铍)针刺骨,六(员利)针调和阴阳,七(毫)针补益精气,八(长)针驱除风邪,九(大)针通利九窍,祛除周身三百六十五节间的邪气。这就叫做不同的针有不同的功用和适应症。另外,人的心意变化不定,好像自然界的八风一样变幻多样,所以,人的心意和八风相对应;人体内的气运行不急,好像天体处在永恒的运动中一样;人体头发、牙齿、耳目的生长排列是那样有条不紊,发声中五音俱全,这和自然界的五音、六律一样有规律,所以说它们是相对应的;人体阴阳经脉中气血的运行,如同大地上的江河之水四处奔流;人的肝脏之气上通到眼睛,和九之窍相对应。

长刺节论篇第五十五

刺家不诊,听病者言。在头,头疾痛,为藏针之,刺至骨,病已,止。无伤骨肉及皮,皮者道也。阳刺,入一傍四处,治寒热。深专者,刺大脏,迫脏刺背,背俞也。刺之迫脏,脏会,腹中寒热去而止。与刺之要,发针而浅出血。

治痈肿者,刺痈上,视痈小大深浅刺。刺大者多血,小者深之,必端内针为故止。

病在少腹有积,刺皮𩨹①以下,至少腹而止;刺侠脊两傍四椎间,刺两髂髎②季胁肋间,导腹中气热下已。

病在少腹,腹痛不得大小便,病名曰疝,得之寒;刺少腹两股间,刺腰髁骨间,刺而多之,尽炅病已。

病在筋,筋挛节痛,不可以行,名曰筋痹。刺筋上为故,刺分肉间,不可中骨也;病起筋炅,病已止。

病在肌肤,肌肤尽痛,名曰肌痹,伤于寒湿。刺大分、小分③,多发针④而深之,以热为故;无伤筋骨,伤筋骨,痈发若变;诸分尽热,病已止。

病在骨，骨重不可举，骨髓酸痛，寒气至，名曰骨痹。深者刺，无伤脉肉为故，其道大分小分，骨热病已止。

病在诸阳脉，且寒且热，诸分且寒且热，名曰狂。刺之虚脉，视分尽热，病已止。病初发，岁一发，不治，月一发，不治，月四五发，名曰癫病。刺诸分诸脉，其无寒者以针调之，病已止。病风且寒且热，炅汗出，一日数过，先刺诸分理络脉；汗出且寒且热，三日一刺，百日而已。病大风，骨节重，须眉堕，名曰大风。刺肌肉为故，汗出百日，刺骨髓，汗出百日，凡二百日，须眉生而止针。

①皮髓：马元台以髓为腯，当肥字解。皮髓，就是少腹皮肥厚处。②髂髎：指居髎穴而言。③大分小分：即分肉间气血相会之处。气穴论云："肉之大会为谷，小会为溪。人身有三百六十五穴会，即大分小分也。"④多发针：是多刺穴位的意思。

译文

那些精通针刺技术的大夫并不完全受诊脉所限，而是在听取患者自诉病痛后，即可以用针刺治疗。这是因为这种医生用针取穴精确熟练，经验非常丰富的缘故。如果患者自诉病在头部，而且头痛得很厉害，就可以针刺头部的穴位，针刺到骨，病就可以痊愈。但针刺时选用针具和进针深浅都要得当，不要损伤骨肉和皮肤，因为皮肤是针刺进出必经的道路，所以尤其要注意让它免受损伤。阳刺之法，是中间直刺一针，左右斜刺四针，以治疗寒热的疾患。若病邪深入专攻内脏，当刺五脏的募穴；邪气进迫五脏，当刺背部的五脏腧穴，邪气迫脏而针刺背腧，是因为背腧是脏器聚会的地方。待腹中寒热消除之后，针刺就可以停止。针刺的要领，是出针使其稍微出一点血。

治疗痈肿，应刺痈肿的部位，并根据其大小，决定针刺的深浅。刺大的痈肿，宜多出血，对小的深部痈肿要深刺，一定要端直进针，以达到病所为止。

病在少腹而有积聚，应刺腹部皮肉丰厚之处以下的部位，向下直到少腹为止；再针第四椎间两旁的穴位和髂骨两侧的居髎穴，以及季胁肋间的穴位，以引导腹中热气下行，则病可以痊愈。

病在少腹,腹痛且大小便不通,病名叫做疝,是受寒所致。应针刺少腹到两大腿内侧间以及腰部和髁骨间穴位,针刺穴位要多,到少腹部都出现热感,病就痊愈了。

病在筋,筋脉拘挛,关节疼痛,不能行动,病名为筋痹。应针刺在患病的筋上,由于筋脉在分肉之间,与骨相连,所以针从分肉间刺入,应注意不能刺伤骨。待有病的筋脉出现热感,说明病已痊愈,可以停止针刺。

病在肌肤,周身肌肤疼痛,病名为肌痹,这是被寒湿之邪侵犯所致。应针刺大小肌肉会合之处,取穴要多,进针要深,以局部产生热感为度。不要伤及筋骨,若损伤了筋骨,就会引起痈肿或其他病变。待各肌肉会合之处都出现热感,说明病已痊愈,可以停止针刺。

病在骨,肢体沉重不能抬举,骨髓深处感到酸痛,局部寒冷,病名为骨痹。治疗时应深刺,以不伤血脉肌肉为度。针刺的通道在大小分肉之间,待骨部感到发热,说明病已痊愈,可以停止针刺。

病在手足三阳经脉,出现或寒或热的症状,同时各分肉之间也有或寒或热的感觉,这叫狂病。针刺用泻法,使阳脉的邪气外泄,观察各处分肉,若全部出现热感,说明病已痊愈,应该停止针刺。有一种病,初起每年发作一次,若不治疗,则变为每月发作一次;若仍不治疗,则每月发作三、四次,这叫做癫病。治疗时应针刺各大小分肉以及各部经脉,若没有寒冷的症状,可用针刺调治,直到病愈为止。

因受风而得病,出现时寒时热的征象,热则汗出,一日发作数次,应先刺分肉皮肤和脉络;若依然汗出,时寒时热,应当三天针治一次,治疗到一百天,病就会痊愈。

如果是疠风病邪造成的病变,则出现骨节沉重,胡须眉毛逐渐脱落,这种病叫做"大风"病。治疗这种病,应以针刺肌肉为原则,使患者出汗,连续治疗一百天后,再针刺骨髓,仍然要让患者出汗,连续治疗一百天。这样,前后共治疗二百天,出现这种情况需要等胡须眉毛重新生长出来才可以停针。

皮部论篇第五十六

黄帝问曰:余闻皮有分部,脉有经纪,筋有结络,骨有度量。其所生病各异。别其分部,左右上下,阴阳所在,病之始终,愿闻其道。

岐伯对曰:欲知皮部以经脉为纪者,诸经皆然。阳明之阳,名曰害蜚,上下同法。视其部中有浮络者,皆阳明之络也。其色多青则痛,

人体解剖之脑底动脉

多黑则痹,黄赤则热,多白则寒,五色皆见,则寒热也。络盛则入客于经,阳主外,阴主内。少阳之阳,名曰枢持,上下同法。视其部中有浮络者,皆少阳之络也,络盛则入客于经,故在阳者主内,在阴者主外,以渗于内,诸经皆然。太阳之阳,名曰关枢,上下同法。视其部中有浮络者,皆太阳之络也。络盛则入客于经。少阴之阴,名曰枢儒,上下同法。视其部中有浮络者,皆少阴之络也。络盛则入客于经,其入经也,从阳部注于经;其出者,从阴内注于骨。心主之阴,名曰害肩①,上下同法。视其部中有浮络者,皆心主之络也。络盛则入客于经。

太阴之阴,名曰关蛰,上下同法。视其部中有浮络者,皆太阴之络也。络盛则入客于经。凡十二经络脉者,皮之部也。是故百病之始生也,必先于皮毛,邪中之则腠理开,开则入客于络脉,留而不去,传入于经,留之不去,传入于腑,廪于肠胃。邪之始入于皮也,泝然起毫毛,开腠理;其入于络也,则络脉盛色变;其入客于经也,则感虚乃陷下。其留于筋骨之间,寒多则筋挛骨痛,热多则筋弛骨消,肉烁䐃破,毛直而败。

帝曰:夫子言皮之十二部,其生病皆何如?

岐伯曰:皮者脉之部也,邪客于皮则腠理开,开则邪入客于络脉,络脉满则注于经脉,经脉满则入舍于腑脏也,故皮者有分部,不与而生大病也。

帝曰:善。

①害肩:害肩是说厥阴是阴极,阴极而阳生,阳生就要妨害阴气。

黄帝问:我听说人体皮肤上有十二经脉分属的部位,经络的分布有纵向有横向,筋也有一定的系结与联络,骨骼的大小长短有一定的度数,它们所生的疾病也各不相同。现在我想从皮肤的分布上来区分病变部位的上下左右和病症的阴阳属性。并了解发病的原因和发展过程,希望听你说一说其中的道理。

岐伯回答说:要知道皮肤的所属部位,是以经脉循行部位为纲纪的,各经都是如此。阳明经的阳名叫害蜚,手、足阳明经脉的诊法是一样的,诊它上下分属部位所浮现的络脉,都是属于阳明的络,它的络脉之色多青的则病痛;多黑的则病痹;色黄赤的病属热;色白的病属寒;若五色兼见,则是寒热错杂的病;若络脉的邪气盛,就会向内传入于经。因为络脉在外属阳,经脉在内属阴,凡外邪的侵入,一般是由络传经,由表传里的。少阳经的阳,名叫"枢持",手、足少阳经的诊法是一样的,诊察它上下分属部位所浮现的络脉,都是属于少阳的络。络脉的邪气盛,就会向内传入于经,所以邪在阳分主内传入经,邪在阴分主外出或涌入于内,各经的内外出入都是如此。太阳经的阳名叫"关枢",手、足太阳经的诊法是一样的,诊察它上下分属部位所浮现的络脉,都是属于太阳的络,在络脉的邪气盛,就会向内传入于经。少阴经的阴,名叫"枢儒",手、足少阴经的诊法是一样的,诊察它上下分属部位所浮现的络脉,都是属于少阴的络。络脉的邪气盛,就会向内传入于经,邪气传入于经,是先从属阳的络脉注入于经,然后从属阴的经脉出而向内注入于骨部。厥阴经的阴络,名叫"害肩",手、足厥阴经的诊法是一样的,诊察它上下分属部位所浮现的络,都是属于厥阴的络。络脉的邪气盛,就会向内传入于经脉。太阴经的阴,名叫"关蛰",手、足太阴经的诊法是一样的,诊察它上下分属部位所浮现的络,都是属太阴的络。络脉的邪气盛,就会向内传入于本经。以上所述这十二经之络脉的各个分部,也就是分属于皮肤的各个分部。因此,百病的发生,必先从皮毛开始,病邪中于皮毛,则腠理开,腠理开则病邪侵入络脉;留而不去,就向内传入于经脉;若再留而不去,就传入于腑,聚积于肠胃。病邪开始侵犯皮毛时,使人恶寒而毫毛直起,腠理开泄;病邪侵入络脉,则络脉盛满,其色变异常;病邪侵入经脉,是由于经气虚而病邪乃得陷入;病邪流连于筋骨之间,若寒邪盛时则痉挛急骨节疼痛,热邪盛时则筋弛缓,故软无力,皮肉败坏,毛发枯槁。

黄帝说:您说的皮之十二部,发生的病都是怎样呢?

岐伯答:皮部,是按照经脉的循行分布来划分的。也就是说,人体全身的皮肤,分别属于十二经脉。邪气侵犯皮肤毫毛,则毛孔开张,邪气就乘机侵入络脉;络脉中的邪气充满,则传入经脉;经脉中的邪气亢盛就入侵到相关的脏腑。所以,如果在邪气侵犯皮部时不及时治疗,病邪就会向内深入,而使人体产生严重的病变。

黄帝说:讲得真好。

经络论篇第五十七

黄帝问曰:夫络脉之见也,其五色各异,青黄赤白黑不同,其故何也?

岐伯对曰:经有常色,而络无常变也。

帝曰:经之常色何如?

岐伯曰:心赤,肺白,肝青,脾黄,肾黑,皆亦应其经脉之色也。

帝曰:络之阴阳,亦应其经乎?

岐伯曰:阴络之色应其经,阳络之色变无常,随四时而行也。寒多则凝泣,凝泣则青黑;热多则淖泽①,淖泽则黄赤;此皆常色,谓之无病,五色具见者,谓之寒热。

帝曰:善。

注释

①淖泽:浓厚滑润。

译文

黄帝问道:络脉显露在外面,五色各不相同,有青、黄、赤、白、黑的不同,这是什么缘故呢?

岐伯回答说:经脉的颜色是不变的,而络脉则没有常色,容易变动。

黄帝说:经脉的常色是怎样的呢?

岐伯说:心主赤,肺主白,肝主青,脾主黄,肾主黑,这些都是与其所属经脉的常色相应的。

黄帝说:阴络与阳络,也与其经脉的主色相应吗?

岐伯说:阴络的颜色与其经脉相应,阳络的颜色则变化无常,它是随着四时的变化而变化的。寒气多时则气血运行迟滞,因而多出现青黑之色;热气多时则气血运行滑利,因而多出现黄赤的颜色。这都是正常的,是无病的表现。如果体表络脉上五色同时出现,则是患有寒热病的缘故。

黄帝道:讲得好。

气穴论篇第五十八

黄帝问曰:余闻气穴三百六十五,以应一岁,未知其所,愿卒闻之。

岐伯稽首再拜对曰:窘乎哉问也!其非圣帝,孰能穷其道焉!因请溢意尽言其处。

帝捧手逡巡①而却曰:夫子之开余道也,目未见其处,耳未闻其数,而目以明,耳以聪矣。

岐伯曰:此所谓"圣人易语,良马易御"也。

帝曰:余非圣人之易语也,世言真数开人意,今余所访问者真数,发蒙解惑,未足以论也。然余愿闻夫子溢志尽言其处,令解其意,请藏之金匮,不敢复出。

岐伯再拜而起曰:臣请言之。背与心相控②而痛,所治天突与十椎及上纪,上纪者,胃脘也;下纪者,关元也。背胸邪系阴阳左右,如此其病前后痛涩,胸胁痛而不得息,不得卧,上气短气偏痛,脉满起,斜出尻脉,络胸胁支心贯鬲,上肩加天突,斜下肩交十椎下。

脏俞五十穴,腑俞七十二穴,热俞五十九穴,水俞五十七穴,头上五行行五，五五二十五穴，中胁③两傍各五，凡十穴，大椎上两傍各一，凡二穴，目瞳子浮白二穴，两髀厌④分中二穴，犊鼻二穴，耳中多所闻二穴，眉本二穴，完骨二穴，项中央一穴，枕骨二穴，上关二穴，大迎二穴，下关二穴，天柱二穴，巨虚上下廉四穴，曲牙二穴，天突一穴，天府二穴，天牖二穴，扶突二穴，天窗二穴，肩解二穴，关元一穴，委阳二穴，肩贞二穴，瘖门一穴，齐一穴，胸俞十二穴，背俞二穴，膺俞十二穴，分肉二穴，踝上横二穴，阴阳跻四穴，水俞在诸分，热俞在气穴，寒热俞在两骸⑤厌中二穴，大禁二十五，在天府下五寸。凡三百六十五穴，针之所由行也。

帝曰：余已知气穴之处，游针之居，愿闻孙络谿谷，亦有所应乎？

岐伯曰：孙络三百六十五穴会，亦以应一岁，以溢奇邪，以通荣卫，荣卫稽留，卫散荣溢，气竭血著，外为发热，内为少气，疾泻无怠，以通荣卫，见而泻之，无问所会。

帝曰：善。愿闻谿谷之会也。

岐伯曰：肉之大会为谷，肉之小会为谿，肉分之间，谿谷之会，以行荣卫，以会大气。邪溢气壅，脉热肉败，荣卫不行，必将为脓，内销骨髓，外破大䐃，留于节凑，必将为败。积寒留舍，荣卫不居，卷肉缩筋，肋肘不得伸，内为骨痹，外为不仁，命曰不足，大寒留于谿谷也。谿谷三百六十五穴会，亦应一岁，其小痹淫溢，循脉往来，微针所及，与法相同。

帝乃辟左右而起，再拜曰：今日发蒙解惑，藏之金匮，不敢复出，乃藏之金兰之室，署曰《气穴所在》。

岐伯曰：孙络之脉别经者，其血盛而当泻者，亦三百六十五脉，并注于络，传注十二络脉，非独十四络脉也，内解泻于中者十脉。

①逡巡：退让的意思。②控：当牵引讲。③胁：同膂，为脊椎两侧的肌肉。④髀厌：髀厌是指髀骨和股骨接白处。⑤骸：即胫骨。

黄帝问：听说人身上有三百六十五个气穴，与一年三百六十五天相对应，却不知道这些气穴所在的部位，愿意听你详尽地讲解一下。

岐伯叩头再拜而答：这真是个使我为难的问题啊！如果不是圣帝，谁还肯深入研究这些道理呢？既然圣帝已经提出来了，那么，就尽我所知道的，把这些气穴的部位详尽地说明一下。

黄帝拱手谦让道：先生对我的开导启发很大，虽然我眼睛没有看到你要讲的事物，耳朵也没有听见你要讲的道理，但是却好像已经使我耳聪目明，心领神会了。

岐伯道：这就是所谓的"圣人易语，良马易御"啊！

黄帝说道：我并不是易语的圣人，世人说气穴之数理可以开阔人的意识，现在我向你所询问的是气穴的数理，主要是开发蒙昧和解除疑惑，还谈不到什么深奥的理论。然而我希望听先生将气穴的部位尽情地全都讲出来，使我能了解其意义，并藏于金匮之中，不敢轻易传授于人。

岐伯再拜而起说：我现在就谈吧！背部与心胸互相牵引而痛，其治疗方法应取任脉的天突穴和督脉的中枢穴，以及上纪下纪。上纪就是胃脘部的中脘穴，下纪就是关元穴。盖背在后为阳，胸在前为阴，经脉斜系于阴阳左右，因此其病前胸和背相引而痹涩，胸胁痛得不敢呼吸，不能仰卧，上气喘息，呼吸短促，或一侧偏痛，若经脉的邪气盛满则溢于络，此络从尻脉开始斜出，而络于胸胁部，支心贯穿横膈，上肩而至天突，再斜下肩交于背部第十椎节之下，所以取此处穴位治疗。

五脏各有井荥腧经和五腧，五五二十五，左右共五十穴；六腑各有井荥俞原经合六腧，六六三十六，左右共七十二穴；治热病的有五十九穴，治诸水病的有五十七穴。在头部有五行，每行五穴，五五二十五穴。五脏在背部脊椎两旁各有五穴，二五共十穴。环跳二穴，犊鼻二穴，听宫二穴，攒竹二穴，完骨二穴，风府一穴，枕骨二穴，上关二穴，大迎二穴，下关二穴，天柱二穴，上巨虚，下巨虚左右共四穴，颊车二穴，天突一穴，天府二穴，天牖二穴，扶突二穴，天窗二穴，肩井二穴，关元一穴，委阳二穴，肩贞二穴，痦门一穴，神阙一穴，胸腧左右共十二穴，大杼二穴，膺腧左右共十二穴，分肉二穴，交信、跗阳左右共四穴，照海、申脉左右共四穴。治诸水病的五十七穴，皆在诸经的分肉之间；治热病的五十九穴，皆在精气聚会之处；治寒热之腧穴，在两膝关节的外侧，为足少阳胆经的阳关左右共二穴。大禁之穴是天府下五寸处的五里穴。以上凡三百六十五穴都是针刺的部位。

黄帝说道：我已经知道气穴的部位，即是行针刺的处所，还想听听孙络与谿谷是否也与一岁相应呢？

岐伯说：孙络与三百六十五穴相会以应一岁，若邪气客于孙络，溢注于络脉而不入于经就会产生奇病，孙络是外通于皮毛，内通于经脉以通行营卫，若邪客之则营卫稽留，卫气外散，营血满溢，若卫气散尽，营血留滞，外则发热，内则少气，因此治疗时应迅速针刺，用泻法以通畅营卫，凡是见到有营卫稽留之处，即泻之，不必问其是否是穴会之处。

黄帝说：好。想听听谿骨之会合是怎样的。

岐伯说：较大的肌肉与肌肉会合的部位叫谷，较小的肌肉与肌肉会合的部位叫谿。分肉之间，谿谷会合的部位，能通行营卫，会合宗气。若邪气溢满，正气壅滞，则脉发热，肌肉败坏，营卫不能畅行，必将郁热腐化成脓，内则消烁骨髓，外则可溃大肉，若邪流连于关节肌腠，必使髓液皆溃为脓，而使筋骨败坏。若寒邪所客，稽留而不去，则营卫不能正常运行，以致筋脉肌肉卷缩，肋肘不得伸展，内则发生骨痹，外则肌肤麻木不仁，这是不足的症候，乃由寒邪流连谿谷所致。谿谷与三百六十五穴相会合，以应于一岁。若是邪在皮毛孙络的小痹，则邪气随脉往来无定，用微针即可治疗，方法与刺孙络是一样的。

黄帝这时候让左右之人退避到室外，然后起身向岐伯再拜说：今天承蒙先生开导启发，使我解除了疑惑，我要把这些安藏在金匮之中，不轻易拿出来给别人，并将金匮藏在金兰之室，名为《气穴所在》。

岐伯道：孙络之脉是经脉分出来的别支，如果孙络血盛满应该用泻法，虽然有三百六十五脉，但都能回流入络脉之中，络脉再回注入十二经脉；虽不是与十四经脉相通，实际上已经包括在其中了。即便是深入到骨缝中的络脉，受邪后也可以传入五脏的经脉之中。

气府论篇第五十九

　　足太阳脉气所发者七十八穴：两眉头各一，入发至顶三寸半，傍五，相去三寸，其浮气在皮中者凡五行，行五，五五二十五，项中大筋两傍各一，风府两傍各一，侠背以下至尻尾二十一节，十五间各一，五脏之俞各五，六腑之俞各六，委中以下至足小指傍各六俞。

　　足少阳脉气所发者六十二穴：两角上各二，直目上发际内各五，耳前角上各一，耳前角下各一，锐发下各一，客主人各一，耳后陷中各一，下关各一，耳下牙车之后各一，缺盆各一，腋下三寸，胁下至胠，八间各一，髀枢中傍各一，膝以下至足小指次指各六俞。

　　足阳明脉气所发者六十八穴：额颅发际傍各三，面鼽①骨空各一，大迎之骨空各一，人迎各一，缺盆外骨空各一，膺中骨②间各一，侠鸠尾之外，当乳下三寸，侠胃脘各五，侠脐广三寸各三，下脐二寸侠之各三。气街动脉各一，伏兔上各一，三里以下至足中指各八俞，分之所在穴空。

　　手太阳脉气所发者三十六穴：目内眦各一，目外各一，鼽骨下各一，耳郭③上各一，耳中各一，巨骨穴各一，曲掖上骨穴各一，柱骨上陷者各一，上天窗四寸各一，肩解各一，肩解下三寸各一，肘以下至手小指本各六俞。

　　手阳明脉气所发者二十二穴：鼻空外廉，项上各二，大迎骨空各一，柱骨之会各一，髃骨之会各一，肘以下至手大指次指本各六俞。

　　手少阳脉气所发者三十二穴：鼽骨下各一，眉后各一，角上各一，下完骨后各一，项中足太阳之前各一，侠扶突各一，肩贞各一，肩贞下三寸分间各一,肘以下至手小指次指本各六俞。

督脉气所发者二十八穴:项中央二,发际后中八,面中三,大椎以下至尻尾及傍十五穴,至骶下凡二十一节,脊椎法也。

任脉之气所发者二十八穴:喉中央二,膺中骨陷中各一,鸠尾下三寸,胃脘五寸,胃脘以下至横骨④六寸半一,腹脉法也。下阴别一,目下各一,下唇一,龂交⑤一。

冲脉气所发者二十二穴:侠鸠尾外各半寸至脐寸一,侠脐下傍各五分至横骨寸一,腹脉法也。

足少阴舌下,厥阴毛中急脉各一,手少阴各一,阴阳跷各一,手足诸鱼际脉气所发者,凡三百六十五穴也。

①面鼽:就是颧骨。②膺中骨:就是胸骨。③耳郭:就是耳壳,也叫耳翼。④横骨:在本节指耻骨言。⑤龂交:就是牙齿和牙龈相交的部位。

译文

　　足太阳膀胱经脉气所发的有七十八个腧穴:在眉头的陷中左右各有一穴,自眉头直上入发际,当发际正中与前顶穴,有神庭、上星、囟会三穴,计长三寸五分,其左右分次两行和外两行,共为五行,自中行至外两行相去各为三寸,其浮于头部的脉气,运行在头皮中的有五行,即中行、次两行和外两行,每行五穴,共五行,五五二十五,下行至项中的大筋两旁左右各有一穴,即风池穴;在风府穴的两旁左右各有一穴;侠脊自上面下至低尾骶骨有二十一节,其中十五个椎间左右各有一穴;五脏肺、心、肝、脾、肾的腧穴,在左右各有一穴,六腑三焦、胆、胃、大小肠、膀胱的腧穴,左右各有一穴;自委中以下至足中趾旁左右各有井、荥、俞、原、经、合六个腧穴。

　　足少阳胆经脉气所发的有六十二穴:头两角上各有二穴;两目瞳孔直上的发际内各有五穴;两耳前角上各有一穴;上关左右各一穴;两耳后的陷凹中各有一穴;下关左右各有一穴;两耳下牙车之后各有一穴;缺盆左右各有一穴;腋下三寸,从胁下至胁,八肋之间左右各有一穴;髀枢中左右各一穴;膝以下至足第四趾的小趾侧各有井、荥、俞、愿、经、合六腧穴。

足阳明胃经脉气所发的有六十八穴：额颅发际旁各有三穴；颧骨骨空中间各有一穴；大迎穴在颌角前至骨空陷中，左右各有一穴；在结喉之旁的人迎，左右各有一穴；缺盆外的骨空陷中左右各有一穴；膺中的骨空间陷中左右各有一穴；侠鸠尾之外，乳下三寸，夹胃脘左右各有五穴；夹脐横开三寸左右各有三穴；气冲在动脉跳动处左右各一穴；在伏兔上左右各有一穴；足三里以下到足中趾内间，左右各有八个腧穴。以上每个穴都有它一定的孔穴。

手太阳小肠经脉气所发的有三十六穴：目内眦各有一穴；目外侧各有一穴；颧骨下各有一穴；耳廓上各有一穴；耳中珠子旁各有一穴；巨骨穴左右各一；曲掖上各有一穴；柱骨上陷中各有一穴；两天窗穴之上四寸各有一穴；肩解部各有一穴；肩解部之下三寸处各有一穴；肘部以下至小指端的爪甲根部各有井、荥、俞、愿、经、合六穴。

手阳明大肠经脉气所发的有二十二穴；鼻孔的外侧各有一穴；项部左右各有一穴；大迎穴在下颌骨空间左右各有一穴；柱骨之会左右各有一穴；髃骨之会左右各有一穴；肘部以下至十指端的爪甲根部左右各有井、荥、俞、愿、经、合六穴。

手少阳三焦经脉气所发的有三十二穴：颧骨下各有一穴；眉后各有一穴；耳前角上各有一穴；耳后完骨后下各有一穴；项中足太阳经之前各有一穴；夹扶突之外侧各有一穴；肩贞穴左右各一；在肩贞穴之下三寸分肉之间各有三穴；肘部以下至手无名指之端爪甲根部各有井、荥、俞、愿、经、合六穴。

督脉之经气所发的有二十八穴：项中央有二穴；前发际向后中行有八穴；面部的中央从鼻至唇有三穴；自大椎以下至尻尾旁有十五穴。自大椎至尾骨共二十一节，这是脊椎穴位的计算方法。

任脉之经气所发的有二十八穴：喉部中央有二穴；胸膺中行之骨陷中有六穴；从尾骨以下至上脘是三寸，上脘至脐中是五寸，脐中至横骨是六寸半，计十四寸半，每寸一穴，计十四穴，这是腹部取穴的方法。自曲骨向下至前后阴之间有会阴穴；两目之下各有一穴；下唇下有一穴；上齿缝有一穴。

冲脉之经气所发的有二十二穴：夹鸠尾傍开五分向下至脐一寸一穴，左右共十二穴；自脐旁开五分向下至横骨一寸一穴，左右共十穴。这是腹脉取穴的方法。

足少阴肾经脉气所通达灌注的穴位：在舌下有二穴；肝足厥阴经脉之气所通达灌注的穴位，在毛际左右各有一个急脉穴；心手少阴在腕后左右各有一个阴都穴；阴跷、阳跷各有一穴，左右共四穴。手足掌两旁肌肉丰满隆起之处，都是经脉之气通达灌注的地方。以上共计三百六十五个穴位。

黄帝内经·灵枢

九针十二原第一

 原·文

黄帝问于岐伯曰：余子万民，养百姓，而收其租税。余哀其不给，而属有疾病。余欲勿使被毒药①，无用砭石，欲以微针通其经脉，调其血气，营其逆顺出入之会。令可传于后世，必明为之法。令终而不灭，久而不绝，易用难忘，为之经纪。异其章，别其表里，为之终始，令各有形，先立《针经》。愿闻其情。

 注 释

①毒药：古人将一般可以治疗疾病的药石通称为毒药。

 译 文

黄帝问岐伯说："我怜爱万民，亲养百姓，并向他们征收租税。我哀怜他们生活尚难自给，还不时为疾病所苦。我想不采用服药物和砭石的治法，而是用微针，以疏通经脉，调理气血，增强经脉气血的逆顺出入来治疗疾病。同时，为了把这种疗法流传到后世去，就必须明确地制定出使用法则，而使它永远不会湮没，历久而不失传；并且这个法则还应该是容易运用而不容易忘记的，要做到

 黄帝内经

这一点,就必须使其有纲有纪。清楚地分出章节,辨明表里关系,确定气血终而复始的循行规律,而所用的针具也都要交代出具体的形状,为此,我想综合以上的问题先著一部《针经》。现在,我想听听你对于这个问题的意见。

岐伯答曰:臣请推而次之,令有纲纪,始于一,终于九焉。请言其道。小针①之要,易陈而难入。粗守形,上守神。神乎神,客在门,未睹其疾,恶知其原?刺之微,在速迟。粗守关,上守机。机之动,不离其空②。空中之机,清静而微。其来不可逢,其往不可追。知机之道者,不可挂以发;不知机道,叩之不发。知其往来,要与之期。粗之暗乎,妙哉!工独有之。往者为逆,来者为顺,明知逆顺,正行无问。逆而夺之,恶得无虚?追而济之,恶得无实?迎之随之,以意和之,针道毕矣。

人体解剖之前臂神经

肘肌
尺侧腕伸肌
尺侧腕屈肌
指深屈肌
尺侧腕伸肌
示指伸肌
指伸肌腱
尺神经手背支

指伸肌
旋后肌
骨间后神经
桡侧腕长伸肌
桡侧腕短伸肌
拇长伸肌
拇短伸肌
拇长伸肌
桡神经浅支

①小针:亦称微针,即现代所用的毫针。②空:即孔穴,也就是穴位。

译文

岐伯答道:让我按次序,从小针开始,直到九针,说说其中的道理。小针治病,容易掌握,但要达到精妙的地步却很困难。低劣的医生死守形迹,高明的医生则能根据病情的变化来加以针治。神奇啊!气血循行于经脉,出入有一定的门户,病邪也可从这些门户侵入体内。没有认清疾病,怎么能了解产生疾病的原因呢?针刺的奥妙,在于针刺的快慢。医生仅仅死守四肢关节附近的固定穴位,而针治高手却能观察经气的动静和气机变化,经气的循行,不离孔穴,孔穴里蕴含的玄机,并且还能了解客居在人体内的外邪往来出入的门户所在。要知道,没有看出疾病的性质,怎么能知道疾病的来源,而给以适当的治疗呢?至于针刺的微妙作用,关键在于正确使用疾徐的不同手法。劣医昏昧无知,只有高明的医才能体察它的奥妙。正气去者叫做逆,正气来复叫做顺,明白道顺之理,就可以大胆直刺而不必犹豫不决了。正气已虚,反用泻法,怎么会不更虚呢?邪气正盛,反用补法,怎么会不更实呢?迎其邻而泻,随其去而补,用心体察其中的奥妙,针刺之道也就到此而止了。

人体的上部神经

凡用针者,虚则实之,满则泄之,宛陈②则除之,邪胜则虚之。《大要》曰:徐而疾则实,疾而徐则虚。言实与虚,若有若无。察后与先,若存若亡。为虚与实,若得若失。

①宛陈:宛,同"蕴"。宛陈,即血郁积日久的意思。

译文

凡在针刺时,正气虚弱则应用补法,邪气盛实则用泻法,气血瘀结的给予破除,邪气胜的则用攻下法。《大要》说:进针慢而出针快并急按针孔的为补法,进针快而出针慢不按针孔的为泻法。这里所说的补和泻,应为似有感觉又好像没有感觉;考察气的先至与后至,

夹持进针法

以决定留针或去针。无论是用补法还是用泻法,都要使患者感到补之若有所得,泻之若有所失。

虚实之要,九针最妙。补泻之时,以针为之。泻曰:必持内之[①],放而出之,排阳得针[②],邪气得泄。按而引针,是谓内温[③],血不得散,气不得出也。补曰:随之,随之,意若妄之,若行若按,如蚊虻止,如留如还,去如弦绝。令左属右[④],其气故止,外门以闭,中气乃实,必无留血,急取诛之。

①必持内之:内,作"纳"字解。②排阳得针:指皮肤的浅表部。即摇大针孔,以利邪气泄出。③内温:指气血蕴蓄于内。④令左属右:即右手出针,左手随即按压针孔的意思。

译文

虚实补泻的要点,以九针最为有效。补或泻都可用针刺实现。所谓泻法,指的是要很快持针刺入,得气后,摇大针孔,转而出针,排出表阳,以泄去邪气。如果病症当用泻法,而反用按住针孔后出针的手法,就会使血气蕴郁在内,这就是一般所说的内温。内温会造成淤血不得泄散,邪气不得外出的后果。所谓补的手法,主

舒张进针法

要是随着经气将去的方向而进针,以补其气。像这样在气去之后随之行针,医者的意念、手法可轻松随意。而在行针导气和按穴下针时,又要非常轻巧,如同蚊子用尖锐的嘴叮在皮肤上一样,似有似无。在留针与出针时,更要像蚊子叮完皮肤后,悄然飞去,而感觉上好像它仍旧停留在那里那样的轻妙。出针时,又

要同箭离开了弓弦那样干脆与迅疾。针入皮肤，候气之时，仿佛停留徘徊；得气之后，急速出针，如箭离弦，右手出针，左手急按针孔，经气会因此而留止，针孔已闭，中气仍然会充实，也不会有淤血停留，若有淤血，应及时除去。

原文

　　持针之道，坚者为宝。正指直刺，无针左右。神在秋毫，属意病者。审视血脉，刺之无殆。方刺之时，必在悬阳①及与两卫②，神属勿去，知病存亡。血脉者，在腧横居，视之独澄，切之独坚。

注释

　　①悬阳：卫气居表而属阳，固护于外，如太阳之悬挂在天，故称悬阳。②两卫：脾所主之肌肉为脏腑的外卫，卫气循行皮肤之中，为表之外卫，二者合称两卫。

译文

　　持针的方法，紧握而有力最为贵。对准腧穴，端正直刺，针体不可偏左偏右。进针时用右手拇、食、中三指夹持针具，要直针而下，切不可偏左或偏右。在操作过程中，必须聚精会神于针下的感觉，明察秋毫。同时还要凝神注意病者神态的变化，并细心观察病人血脉的虚实，唯有这样去进行针刺，才不致发生不良的后果。刚开始针刺的时候，必先刺到表阳所主的卫分，然后再刺到脾阴所主的肌肉；而由此体察病者的神气及其各脏腑的气是否有散失，则可知道病的存在或消失。至于血脉横结在经穴之间的病症，更是可以观察清楚的，而用手去按切时，由于外邪的结聚，有病的部位必然显得特别坚实。

原文

　　九针之名，各不同形。一曰镵针①，长一寸六分；二曰员针，长一寸六分；三曰𬭬针②，长三寸半；四曰锋针，长一寸六分；五曰铍针③，长四寸，广二分半；六曰员利针，长一寸六分；七曰毫针，长三寸六分；八曰长针，长七寸；九曰大针，长四寸。镵针者，头大末锐，去泻阳气。员针者，针如卵形，揩摩分间，不得伤肌肉，以泻分气。𬭬针者，锋如黍粟之锐，主按脉勿陷，以致其气。锋针者，刃三隅，以发痼疾。铍针者，末如剑锋，以取大脓。员利针者，大如氂^④，且员且锐，中身微大，以取暴气。毫针者，尖如蚊虻喙，静以徐往，微以久留之而养，以取痛痹。长针者，锋利身长，可以取远痹。大针者，尖如梃^⑤，其锋微员，以泻机关之水也。九针毕矣。

①镵针：镵，锐也。即针尖非常尖锐的针。②锃针：锃音 dī，同"镝"。谓针尖如箭头。③铍针：铍音 pī。即剑形针具。④大如氂：氂，音 máo，指长毛，牦牛尾之毛。⑤尖如梃：梃，音 tǐng，作杖解。

译 文

九针的形状依据名称的不同而各有不同：第一种叫做镵针，长一寸六分；第二种叫员针，长一寸六分；第三种是锃针，长三寸半；第四种叫锋针，长一寸六分；第五种叫铍针，长四寸，宽二分半；第六种叫员利针，长一寸六分；第七种叫毫针，长三寸六分；第八种叫长针，长七寸；第九种叫大针，长四寸。头大而针尖锐利，浅刺

指切进针法

可以泻肌表阳热；员针，针形如卵，用以在肌肉之间按摩，不会损伤肌肉，却能疏泄肌肉之间的邪气；锃针，其锋如黍粟粒一样做圆，用于按压经脉，不会陷入皮肤内，所以可以引正气祛邪气；锋针，三面有刃，可以用来治疗顽固的旧疾；铍针，针尖像剑锋一样锐利，可以用来刺痛排脓；员利针，针尖像长毛，圆而锐利，针的中部稍粗，可以用来治疗急性病；毫针，针就像蚊子的嘴，可以轻缓地刺入皮肉，轻微提插而留针，正气可以得到充养，邪气尽散，出针养神，可以治疗痛痹；长针，针尖锐利，针身细长，可以用来治疗日月已久的痹证；大针，针尖像折

断后的竹茬,其锋稍圆,可以用来泻去关节积水。关于九针的情况大致就是这样的。

九针的名称、形状与主治作用,都尽在于此了。

夫气之在脉也,邪气在上,浊气在中,清气在下。故针陷脉①则邪气出,针中脉则浊气出,针太深则邪气反沉,病益。故曰:皮肉筋脉各有所处,病各有所宜,各不同形,各以任其所宜,无实无虚。损不足而益有余,是谓甚病,病益甚。取五脉者死,取三脉者恇②夺阴者死,夺阳者狂,针害毕矣。

①陷脉:指孔穴在筋骨陷中而言。②取三脉者恇:即形体衰败的意思。此言泻手足三阳脉,必致形气虚弱。

译文

说到邪气侵犯经脉引起疾病的情况,一般是这样的贼风邪气,常常由头部侵入,所以说邪气在上;由饮食不节所致的浊气,往往滞留在肠胃,所以说浊气在中;清冷寒湿之邪,大多从足部侵入,所以说清气在下。在针刺的时候,上部取筋骨陷中的各经腧穴,则能使贼风邪气随针而出。针刺中部的经脉(指足阳明胃经),就可以排除滞留在肠胃中的浊气。凡是病在浅表的,都不宜深刺;如果刺得过深,邪气反而会随之深入,而加重病情。所以说皮、肉、筋、脉各有自己一定的部位,而每种病也各有与之相适应的治疗方法。九针之形状各不相同,各有其适应的病症,要根据病情适当选用。实证不可以用补法,虚证不可以用泻法。

国学经典
黄帝内经

睹其色,察其目,知其散复;一其形,听其动静,知其邪正。右主推之,左持而御之,气至而去之。

凡将用针,必先诊脉,视气之剧易,乃可以治也。五脏之气已绝于内,而用针者反实其外,是谓重竭,重竭必死,其死也静,治之者,辄反其气,取腋与膺;五脏之气已绝于外,而用针者反实其内,是谓逆厥,逆厥则必死,其死也躁,治之者,反取四末①刺之害,中而不去,则精泄;不中而去,则致气。精泄则病益甚而恇,致气则生为痈疡。

①四末:指四肢的末梢部位。

译文

在进行针刺时,医者必须先观察病人的气色,注意病人的眼神,以了解病人的精神及正气是处于涣散状态还是有所恢复。然后要力求使所诊治的疾病内在变化与反映在形体上的病象相一致;同时还要通过诊脉,从脉象的动静辨明邪正的盛衰情况。在进针时,右手持针,主要任务是进针;左手以两指夹持住针身,防止其倾斜和弯曲。针刺入后,等到针下有了得气的感觉,即可考虑出针。

凡是将用针刺进行治疗之前,医者都必须首先诊察脉象,只有根据脉气所呈现出的病情轻重情况,才可以制定相应的治疗措施。如果病人在内的五脏之气已经虚绝,这本是阴虚证,而医生反用针去补在外的阳经,补阳则愈虚其阴,虚上加虚,叫做"重竭"。

针刺之刮柄法

脏气重竭的病人必须死。因为是五脏之气虚竭而死,所以临死前的表现是安静的。形成"重竭"的主要原因，是医者误治，违反了脏气阴虚理应补脏的原则，而误泻了腋下和胸前的脏气所出之腧穴，促使脏气愈趋虚竭所致。至于五脏之气已虚于外的病人，乃属阳虚，而医者反去补在内的阴经，助阴则阳气愈竭，这就形成了阴阳气不相顺接的病变，叫做"逆厥"。厥证的病人也必死。因为是五脏之气有余，所以病者在临死前的表现是烦躁的。这也是由于医者的误治，违反了阳气已虚理应补阳的原则，反而误泻四肢末梢的穴位，促使阳气愈趋虚竭所致。凡针刺用泻法的，已刺中了病邪的要害，但仍然留针而不出的，就反而会使精气耗损；刺中了要害，但未经运用适当的针刺手法，就立即出针的，就会使邪气留滞，进而郁壅。如果出针太迟，损耗了精气，病情就会加重，甚至使形体衰败。如果出针太快，邪气留滞于气分，就会使肌肤上发生痈疡。

原文

　　五脏有六腑，六腑有十二原，十二原出于四关，四关主治五脏。五脏有疾，当取之十二原。十二原者，五脏之所以禀三百六十五节之会也。五脏有疾也，应出十二原。而原各有所出，明知其原，睹其应，而知五脏之害矣。阳中之少阴，肺也，其原出于太渊，太渊二。

　　阳中之太阳，心也，其原出于大陵，大陵二。阴中之少阳，肝也，其原出于太冲，太冲二。

　　阴中之至阴，脾也，其原出于太白，太白二。阴中之太阴，肾也，其原出于太溪，太溪二。

　　膏之原，出于鸠尾，鸠尾一。肓之原，出于脖胦①，脖胦一。凡此十二原者，主治五脏六腑之有疾者也。胀取三阳，飧泄②取三阴。

注释

　　①脖胦：音 bó yāng，是任脉气海穴的别名，在脐下一寸五分处。②飧泄：飧音 sūn，饭和水为飧。飧泄，即指泻下的大便清稀，完谷不化。

五脏有在外的六腑相应,互为表里,六腑与五脏之气表里相通。六腑与五脏之气相应的还有十二个原穴。十二个原穴的经气输注之源,多出自两肘两膝以下的四肢关节部位。这些在四肢关节以下部位的腧穴,都可以用来治五脏的疾病。凡是五脏发生的病变,都应当取用十二个原穴来治疗。因为这十二个原穴,是全身三百六十五节禀受五脏的气化与营养而精气注于体表的部位。所以五脏有疾病时,其变化就会反映在十二个原穴的部位上。十二个原穴各有其相应的脏腑,由其各自穴位上所反映出的现象,就可以了解相应脏腑的受病情况了。五脏中的心肺二脏,位于胸膈以上,上为阳,其中又有阴阳的分别,阳中的少阴是肺脏,它的原穴是太渊,左右共有两穴。

阳中的太阳是心脏,它的原穴是大陵穴,左右共有两穴。五脏中的肝、脾、肾三脏,都位于胸膈以下,下为阴,其中再分出阴阳阴中的少阳是肝脏,它的原穴是太冲,左右共有两穴。

阴中的至阴是脾脏,它的原穴是太白,左右共有两穴;阴中的太阴是肾脏,它的原穴是太溪,左右共有两穴。在胸腹部脏器附近,还有膏和肓的两个原穴。

三角窝
对耳轮下脚
耳甲艇
耳轮脚
屏上切迹
外耳道口
耳屏
屏间切迹

对耳轮上脚
耳轮结节
耳舟
耳轮
对耳轮
耳甲腔
轮屏切迹
耳轮尾
对耳屏
耳垂

耳部前面结构

膏的原穴是鸠尾,属任脉,只有一穴;肓的原穴是气海,属任脉,也只有一穴。以上五脏共十穴,加上膏和肓的各一穴,合计共有十二穴。这十二个原穴,都是脏腑经络之气输注于体表的部位,可以用它们来主治五脏六腑的各种疾患。凡患腹胀病的,当取用足三阳经,即取足太阳膀胱经、足阳明胃经、足少阳胆经的穴位进行治疗。凡患完谷不化的泻证的,当取用足三阴经,即在足太阴脾经、足少阴肾经、足厥阴肝经的穴位进行治疗。

今夫五脏之有疾也,譬犹刺也,犹污也,犹结也,犹闭也。刺虽久,犹可拔也;污虽久,犹可雪也;结虽久,犹可解也;闭虽久,犹可决也。或言久疾之不可取者,非其说也。夫善用针者,取其疾也,犹拔刺也,犹雪污也,犹解结也,犹决闭也。疾虽久,犹可毕也。言不可治者,未得其术也。

刺诸热者,如以手探汤;刺寒清者,如人不欲行。阴有阳疾^①者,取之下陵三里^②,正往无殆,气下乃止,不下复始也。疾高而内者,取之阴之陵泉;疾高而外者,取之阳之陵泉也。

注释

①阴有阳疾:指热在阴分。②下陵三里:即足三里穴。

耳部针刺方位

译文

现在来说一说五脏有病的情况。五脏有病,就好比人的皮肉中扎了刺,物体上有了污点,绳子上打了结扣,河道中发生了淤塞一样。刺扎得日子虽久,但仍可以拔掉它;沾染的污点日子虽久,但仍可以洗掉它;打上的结扣日子虽久,但仍可以解开它;河道淤塞的日子虽久,但仍可以疏通它。有些人认为久病是不能治疗的,这种说法是不对的。善于用针的医生,其治疗疾病就好像拔刺、洗污点、解绳结、疏通河道一样,无论患病的日子多么久,都是可以治愈的。说久病不能救治的人,那是因为他没有掌握好针灸的治疗技术。

针刺治疗各种热病,适宜用浅刺法,手法轻而且捷,就好像用手去试探沸腾的汤水一样,一触即还。针刺治疗寒性和肢体清冷的病症,适宜用深刺留针法,静待气至,就好像旅人留恋着家乡不愿出行一样。在内的阴分为阳邪侵入而有热象的,应当取用足阳明胃经的足三里穴进行治疗,要正确地去进行治疗,不要松懈疏忽,直到气至而邪气下退,方可停针;如果邪气不退,则应持续治疗。如果症候出现在上部,且属于在内的脏病,就可以取用足太阴脾经的阴陵泉穴进行治疗;如果症候出现在上部,而属于在外的腑病,则应该取用足少阳胆经的阳陵泉穴进行治疗。

本输第二

　　黄帝问于岐伯曰:凡刺之道,必通十二经络之所终始,络脉之所别处,五输之所留,六腑之所与合,四时之所出入,五脏之所溜处,阔数之度,浅深之状,高下所至。愿闻其解。

　　岐伯曰:请言其次也。肺出于少商,少商者,手大指端内侧也,为井①木;溜于鱼际,鱼际者,手鱼②也,为荥;注于太渊,太渊,鱼后一寸陷者中也,为腧;行于经渠,经渠,寸口中也,动而不居,为经入于尺泽,尺泽,肘中之动脉也,为合。手太阴经也。

　　①井、荥、输、经、合:这是肘膝关节以下的五输穴的特定名称,是将脉气的流行比作汇入江河中的水流,由小而大,渐入深处,依次命名而成的。②手鱼:指手腕之前,大拇指本节(即大拇指的近端指关节)之间的部位,有肥肉隆起,如鱼的形状,统称为鱼。

译文

　　黄帝问岐伯说："凡是运用针刺，都必须精通十二经络的循行起点和终点。络脉别出的地方，井、荥、输、经、合五输穴留止的部位，六腑与五脏的表里关系，四时对经气出入的影响，五脏之气的流行灌注，经脉、络脉、孙脉的宽窄程度、浅深情况，上至头面、下至足胫的联系。对于这些问题，我希望听你讲解。

　　岐伯说：让我按顺序来详细讲解吧，肺脏的脉气，开始于少商穴，少商穴的部位

膝关节结构图

在手大指端的内侧（即桡侧），距指甲角一分许的地方，它被称为井穴，在五行归类中属木。脉气从井穴出发后，流于鱼际穴，鱼际穴的部位在手掌大鱼际的中后方，它被称为荥穴。脉气由此灌注于太渊穴，太渊穴的部位在手掌大鱼际后下一寸处的凹陷之中（即大鱼际上约一寸处，掌后内侧横纹头动脉应手处），它被称为腧穴。脉气由此行于经渠穴，经渠穴的部位在寸后方的凹陷中（即桡骨茎突之内侧），即诊脉时中指所着之处，该处有桡动脉跳动不止，它被称为经穴。脉气由此进入于尺泽穴，尺泽穴的部位在肘横纹中央（稍偏桡侧）的动脉应手处，它被称为合穴。这就是手太阴肺经所属的五输穴。

原文

　　心出于中冲，中冲，手中指之端也，为井木；溜于劳宫，劳宫，掌中中指本节之内间也，为荥；注于大陵，大陵，掌后两骨之间方下①者也，为腧；行于间使，间使之道，两筋之间，三寸之中也，有过则至，无过则止，为经；入于曲泽，曲泽，肘内廉下陷者之中也，屈而得之，为合。手少阴也。

注释

①方下：即正当两骨之下的意思。

译文

心脏的脉气，开始于心包络经的中冲穴，中冲穴的部位在手中指的尖端（距指甲的距

腰方肌
肋下神经
左肾
腰大肌
降结肠
髂腹下神经
髂腹股沟神经
腹横肌
腹内斜肌
腹外斜肌

臀大肌

壁胸膜
腰方肌
膈
肋下神经
右肾
升结肠
髂腹下神经
髂腹股沟神经
腰方肌

人体解剖之肾的位置和毗邻背面

离如韭叶宽），它被称为井穴，在五行归类中属木。脉气从井穴出发后，流于劳宫穴，劳宫穴的部位在掌中央中指本节的后方中间（即第三四掌骨之间），它被称为荥穴。脉气由此灌注于大陵穴，大陵穴的部位在掌后腕关节第一横纹的中央部，桡骨、尺骨之间，桡侧腕屈肌腱的尺侧凹陷中，它被称为腧穴。脉气由此行于间使穴，间使穴的部位在掌后三寸，两筋之间的凹陷中，当本经有病时，在这一部位上就会出现一定的反应，无病时则没有异常表现，它被称为经穴。脉气由此进入于曲泽穴，曲泽穴的部位在肘横纹处肱二头肌腱内侧，当肘窝横纹中央（稍偏于尺侧）的凹陷中，取穴时要求前臂稍屈而取之，它被称为合穴。这就是手少阴心经（心包络经）所属的五输穴。

原文

刺上关者，呿①不能欠②；刺下关者，欠不能呿。刺犊鼻者，屈不能伸；刺两关者，伸不能屈。足阳明挟喉之动脉也，其腧在膺③中。手阳明次在其腧外，不至曲颊④一寸。手太阳当曲颊。足少阳在耳下曲颊之后。手少阳出耳后，上加完骨之上。足太阳挟项大筋之中发际。阴尺动脉⑤在五里，五腧之禁也。

注释

①呿:呿音 qù,指张口的样子。②欠:指闭口的样子。③膺:音 yīng,即指胸前两旁的高处。④曲颊:即指下颌角。⑤阴尺动脉:即指尺泽穴的动脉,在此用做手五里穴的代称。马莳说尺泽穴是手太阴肺经的动脉所在;尺泽穴上方三寸有动脉的地方,即肘上三寸向里大脉的中央处,有一个穴位叫五里穴,属于手阳明大肠经,这个穴位禁刺。

译文

针刺上关穴(即客主人穴)时,要张口才能发现穴位所在的凹陷,所以应张口取穴,不能闭口;针刺下关穴时,要闭口才能发现穴位所在的凹陷,开口则凹陷消失,所以应闭口取穴,不能张口。针刺犊鼻穴,要屈膝才能发现穴位所在的凹陷,所以应该屈膝取穴,不能伸展;针刺内关穴和外关穴,应该伸展手臂取穴,不能弯曲。足阳明胃经的人迎穴位于结喉两旁的动脉搏动处,与之脉气相通的该经腧穴还分布在胸壁之中。其次是手阳明大肠经的扶突穴,它在足阳明经的人迎穴之外(人迎穴后一寸五分处),但还不到曲颊,而在曲颊下一寸的地方。由此旁开是手太阳小肠经的天窗穴,它的位置正当下颌角下方(扶突后一寸)动脉搏动处的凹陷中。由此斜向上是足少阳胆经的天容穴(属手太阳小肠经),它的部位在耳下部、下颌角的后方(当天窗穴上一寸,微前方的凹陷中)。由此旁开是手少阳三焦经的天牖穴,它的部位在耳后方,在该处向上有完骨穴在它的上方。由此旁开是足太阳膀胱经的天柱穴,它的部位在顶部大筋外侧沿发际的凹陷中。属于阴的尺动脉,在手阳明大肠经的五里穴的部位上,误刺该穴,会使井、荥、腧、经、合五输穴所内行的脏器衰竭,所以是一个禁用针刺的穴位。

原文

肝出于大敦,大敦者,足大指之端及三毛之中也,为井木;溜于行间,行间,足大指间也,为荥;注于太冲,太冲,行间上二寸陷者之中也,为腧;行于中封,中封,内踝之前一寸半,陷者之中,使逆则宛,使和则通,摇足而得之,为经;入于曲泉,曲泉,辅骨之下,大筋之上也,屈膝而得之,为合。足厥阴也。

脾出于隐白,隐白者,足大指之端内侧也,为井木;溜于大都,大都,本节之后,下陷者之中也,为荥;注于太白,太白,腕骨之下也,为输;行于商丘,商丘,内踝之下,陷者之中也,为经;入于阴之陵泉,阴之陵泉,辅骨之下,陷者之中也,伸而得之,为合。足太阴也。

肾出于涌泉,涌泉者,足心也,为井木;溜于然谷,然谷,然骨之下者也,为荥;注于太溪,太溪,内踝之后,跟骨之上,陷中者也,为输;行于复留,复留,上内踝二寸,动而不休,为经;入于阴谷,阴谷,辅骨之后,大筋之下,小筋之上也,按之应手,屈膝而得之,为合。足少阴经也。

曲泽穴

膀胱出于至阴,至阴者,足小指之端也,为井金;溜于通谷,通谷,本节之前外侧也,为荥;注于束骨,束骨,本节之后,陷者中也,为腧;过于京骨,京骨,足外侧大骨之下,为原;行于昆仑,昆仑,在外踝之后,跟骨之上,为经;入于委中,委中,腘中央,为合,委而取之。足太阳也。

胆出于窍阴,窍阴者,足小指次指之端也,为井金;溜于侠溪,侠溪,足小指次指之间也,为荥;注于临泣,临泣,上行一寸半陷者中也,为腧;过于丘墟,丘墟,外踝之前下,陷者中也,为原。行于阳辅,阳辅,外踝之上,辅骨之前,及绝骨之端也,为经;入于阳之陵泉,阳之陵泉,在膝外陷者中也,为合,伸而得之。足少阳也。

胃出于厉兑,厉兑者,足大指内次指之端也,为井金;溜于内庭,内庭,次指外间也,为荥;注于陷谷,陷谷者,上中指内间上行二寸陷者中也,为腧;过于冲阳,冲阳;足跗上五寸陷者中也,为原;摇足而得之,行于解溪,解溪,上冲阳一寸半陷者中也,为经;入于下陵,下陵,膝下三寸,胻骨外三里也,为合;复下三里三寸为巨虚上廉,复下上廉三寸为巨虚下廉也,大肠属上,小肠属下,足阳明胃脉也,大肠小肠,皆属于胃,是足阳明也。

三焦者,上合手少阳,出于关冲,关冲者,手小指次指之端也,为井金;溜于液门,液门,小指次指之间也,为荥注;注于中渚,中渚,本节之后陷者中也,为腧;过于阳池,阳池,在腕上陷者之中也,为原;行于支沟,支沟,上腕三寸,两骨之间陷者中也,为经;入于天井,天井,在肘外大骨之上陷者中也,为合,屈肘乃得之;三焦下腧,在于足大指之前,少阳之后,出于腘中外廉,名曰委阳,是太阳络也。手少阳经也。三焦者,足少阳太阳(一本作)之所将,太阳之别也,上踝五寸,别入贯腨肠,出于委阳,并太阳之正,入络膀胱,约下焦,实则闭癃,虚则遗溺,遗溺则补之,闭癃则泻之。

手太阳小肠者,上合手太阳,出于少泽,少泽,小指之端也,为井金;溜于前谷,前谷,在手外廉本节前陷者中也,为荥;注于后溪,后溪者,在手外侧本节之后也,为腧;过于腕骨,腕骨,在手外侧腕骨之前,为原;行于阳谷,阳谷,在锐骨之下陷者中也,为经;入于小海,小海,在肘内大骨之外,去端半寸陷者中也,伸臂而得之,为合。手太阳经也。

大肠上合手阳明,出于商阳,

人体解剖之肾的位置和毗邻背面

（图中标注：腰方肌、肋间神经、左肾、腰大肌、降结肠、髂腹下神经、髂腹股沟神经、腹横肌、腹内斜肌、腹外斜肌、臀大肌；壁胸膜、腰方肌、膈、肋下神经、右肾、升结肠、髂腹下神经、髂腹股沟神经、腰方肌）

商阳,大指次指之端也,为井金;溜于本节之前二间,为荥;注于本节之后三间,为腧;过于合谷,合谷,在大指歧骨之间,为原;行于阳溪,阳溪,在两筋间陷者中也,为经;入于曲池,在肘外辅骨陷者中,屈臂而得之,为合,手阳明也。是谓五脏六腑之腧,五五二十五腧,六六三十六腧也。六腑皆出足之三阳,上合于手者也。

缺盆之中,任脉也,名曰天突;一次任脉侧之动脉,足阳明也,名曰人迎;二次脉手阳明也,名曰扶突;三次脉手太阳也,名曰天窗;四次脉足少阳也，名曰天容；五次脉手少阳也，名曰天牖；六次脉足太阳也，名曰天柱；七次脉颈中央之脉，督脉也，名曰风府。腋内动脉手太阴也，名曰天府。腋下三寸，手心主也，名曰天池。

译文

　　肝脏的脉气，开始于大敦穴，大敦穴的部位在足大趾外侧距离趾甲根一分的地方，也可说是在大趾背侧的三毛中（即在大趾第一节的背面，趾甲根之后），它被称为井穴，在五行归类中属木。脉气从井穴出发之后，流于行间穴，行间穴的部位在足大趾、次趾之间，它被称为荥穴。脉气由此灌注于太冲穴，太冲穴的部位在行间上二寸，第二趾骨连接部位之前的凹陷中，它被称为输穴。脉气由此行于中封穴，中封穴的部位在足内踝前一寸五分处的凹陷中（据《甲乙经》载，为一寸陷中）；在针刺该穴时，如果违逆经气运行的方向，就会使气血郁结，如果顺应经气运行的方向，就会使气血通畅；取穴时将足部上仰，就会在穴位处出现凹陷，而得其穴，它被称为经穴。脉气由此进入于曲泉穴，曲泉穴的部位在膝内辅骨突起的下方和大筋的上方处的凹陷中，屈膝才能取准该穴，它被称为合穴。这就是足厥阴肝经所属的五腧穴。

太冲穴

　　脾脏所属经脉的血气，出于隐白穴，隐白在足大趾端内侧，为井穴，属木；流行于大都穴，大都在本节之后的凹陷中，为荥穴；灌注于太白穴，太白在本节后核骨之下，为输穴；经行于商丘穴，商丘在内踝之下凹陷中，为经穴；汇入于阴陵泉穴，阴陵泉在膝内侧辅骨之下的凹陷中，伸足取之即得，为合穴。这是足太阴经的五输穴。

　　肾脏所属经脉的血气，出于涌泉穴，涌泉在足底心，一为井穴，属木；流行于然谷穴，然谷在足内踝前大骨下陷中，为荥穴；灌注于大溪穴，大溪在内踝骨后，跟骨之上凹陷中，跳动不止，为输穴；经行于复溜穴，复溜在内踝上二寸，为经穴；汇入于阴谷穴，阴谷在内辅骨之后，大筋之下，小筋之上，按之应手，屈膝取之即得，为合穴。这是足少阴经的五输穴。

　　膀胱所属经脉的血气，出于至阴穴，至阴在足小趾端外侧，为井穴，属金；流行于通谷穴，通谷在小趾本节之前外侧，为荥穴；灌注于束骨穴，束骨在本节之后的凹陷中，为输穴；过于京骨穴，京骨在足外侧大骨之下，为原穴；经行于昆仑穴,昆仑在足外踝之后,跟骨之上,为经穴;汇入于委中穴,委中在膝弯中央,为合穴。可以屈而取之。这是足大阳经脉的六腧穴。

　　胆腑的脉气,开始于窍阴穴,窍阴穴的部位在第四足趾末端的外侧,距离趾甲一分许的地方,它被称为井穴,在五行归类中属金。脉气从井穴出发之后,流于夹溪穴,夹溪穴的部位在足小趾次趾之间、本节前的凹陷中,它被称为荥穴。脉气由此灌注于临泣穴,临泣穴的部位,在夹溪穴上行一寸五分、足小趾次趾本节后的凹陷中,它被称为输穴。脉气由此通过于丘墟穴,丘墟穴的部位在足外踝前下的凹陷中,它被称为原穴。脉气由此行于阳辅穴,阳辅穴的部位在足外踝上四寸、辅骨之前、绝骨末端的地方,它被称为经穴。脉气由此进入于阳陵泉穴,阳陵泉穴的部位在膝下一寸、外辅骨头前下方的凹陷中,它被称为合穴,取穴时要伸展下肢才能取准此穴。这就是足少阳胆经所属的五腧穴和原穴。

合谷

合　谷

　　胃腑的脉气,开始于厉兑穴,厉兑穴的部位在足大趾内侧、第二足趾的前端(距离趾甲角一分处),它被称为井穴,在五行归类中属金。脉气从井穴出发之后,流于内庭穴,内庭穴的部位在第二足趾之外侧的本节前的凹陷中(即次趾与中趾合缝处的赤白肉际上),它被称为荥穴。脉气由此灌注于陷谷穴,陷谷穴的部位在足中趾次趾之间、内庭上二寸、本节后方的凹陷中(即第二、第三跖骨骨间缝中),它被称为输穴。脉气由此通过于冲阳穴,冲阳穴的部位在足跗上五寸(即骨间动脉处)的凹陷中,它被称为原穴,取穴时要摇动足部才能取准此穴。脉气由此行于解溪穴,解溪穴的部位在冲阳后一寸五分、足跗关节上的凹陷中,它被称为经穴。脉气由此入于下陵穴,所谓下陵穴,就是在膝眼下三寸、胫骨外缘处的足三里穴,它被称为合穴。由此再向下,在足三里穴下三寸的地方,就是上巨虚穴;再向下,在上巨虚穴之下三寸的地方,就是下巨虚穴。大肠的脉气寄属于上巨虚穴,小肠腑的脉气则寄属于下巨虚穴,这两个穴位都是属于足阳明胃经的腧穴,所以大肠和小肠都与胃相联系,脉气相通。这就是足阳明胃经所属的五腧穴和原穴等的概况。

　　三焦腑贯穿于胸腹腔上中下三部,向上与手少阳三焦经相连。它的脉气,开始于关冲穴,关冲穴的部位在小指外侧的无名指的前端(距离指甲角一分许的地方),它被称为井穴,在五行归类中属金。脉气从井穴出发之后,溜于液门穴,液门穴的部位在小指与无名指的指缝之间,它被称为荥穴。脉气由此灌注于中渚穴,中渚穴的部位在本节之后(即第四、第五掌指关节之后缘)、两骨之间的凹陷中,它被称为输穴。脉气由此通过阳池穴,阳池穴的部位在手腕背侧横纹的凹陷中,它被称为原穴。脉气由此行于支沟穴,支沟穴的部位在腕后三寸、两骨之间的凹陷中,它被称为经穴;脉气由此进入于天井穴,天井穴的部位在肘外侧大骨上方的凹陷中(即肘尖直上一寸处的关节凹陷中),它被称为合穴;取穴时要屈肘才能取到此穴。三焦经的分布虽是由手至头,但有一个和它脉气相通并由其所主而位于足部的下腧穴(即下合穴),其脉气在足太阳膀胱经之前,上行足少阳胆经之后,别出于膝腘正中外一寸处的两筋之间的凹陷处,叫做委阳穴,它也是足太阳膀胱经的络穴以及足太阳膀胱经之络脉所别出的地方。以上所述,就是手少阳三焦经所属的五输穴、原穴以及下腧穴的概况。由于三焦和肾、膀胱有密切的关系,而且三焦的下腧穴是足太阳膀胱经的别络所出之处,它的脉气在足踝上方五寸处从本经分出而进入并贯穿小腿肚,再从委阳穴出于体表并由此并入足太阳膀胱经的本经,然后进入腹腔内与膀胱相连,以约束下焦,因此委阳穴所主治的症候,就包括因为三焦气化异常而见的属于膀胱病症的病变,如邪入三焦所致的小便不通之类的实证以及三焦虚弱所致的小便不禁之类的虚证。属虚的当用补法治之;而属实的当用泻法治之。

手太阳小肠腑,位居腹部,而它的经气向上合于手太阳经。它的脉气,开始出少泽穴,少泽穴的部位在手小指前端的外侧部,它被称为井穴,在五行归类中属金。脉气从井穴出发之后,流于前谷穴,前谷穴的部位在手小指外侧本节前的凹陷中,它被称为荥穴。脉气由此灌注于后溪穴,后溪穴的部位在手小指外侧本节后的凹陷中,它被称为输穴。脉气由此通过于腕骨穴,腕骨穴的部位在手外侧腕骨前方的凹陷中(即第五掌骨与钩状骨两骨接合处),它被称为原穴。脉气由此行于阳谷穴,阳谷穴的部位在掌后锐骨下方的凹陷中,它被称为经穴。脉气由此进入于小海穴,小海穴的部位在肘内侧距离大骨外缘五分处的凹陷中(即肘部尺骨鹰嘴突起之尖端与肱骨内上髁之间),取穴时要伸展手臂才能取准此穴,它被称为合穴。这就是手太阳小肠经所属的五腧穴和原穴。

大肠腑位居于下,而它的经气向上合于手阳明经。它的脉气,开始于商阳穴,商阳穴的部位在手大拇指内侧食指的前端外侧部,它被称为井穴,在五行归类中属金。脉气从井穴出发之后,流于食指桡侧本节前方凹陷中的二间穴,它被称为荥穴。脉气由此灌注于食指桡侧本节后方凹陷中的三间穴,它被称为输穴。脉气由此通过于合谷穴,合谷穴的部位在手拇指和食指的掌骨之间(即第一、二掌骨之间),它被称为原穴。脉气由此行于阳溪穴,阳溪穴的部位在腕关节桡侧、两筋之间的凹陷中,它被称为经穴。脉气由此进入于曲池穴,曲池穴的部位在肘外辅骨内的凹陷中(即屈肘时,肘横纹头处),取穴时要屈肘才能取准此穴,它被称为合穴。这就是手阳明大肠经所属的五输穴和原穴。以上所说的，就是五脏六腑的脉气出入流注所经过的主要腧穴。五脏各有五穴，共二十五个腧穴；六腑各有六穴，共三十六个腧穴。六腑的经气都出于足太阳、足阳明、足少阳这三条阳经，而同时其中的三焦腑、大肠腑、小肠腑的经气又向上和手三阳经分别相合。这样就使每腑都有其相应的经脉，同时相互之间还构成了紧密的联系。

天府穴

在左右缺盆之间的正中线（视为第一行），就是任脉的天突穴。天突穴两旁的第二行经脉上的穴位，贴近于任脉之侧的动脉搏动处，属于足阳明胃经，叫做人迎穴。人迎穴之外的第三行经脉上的穴位（即人迎后一寸五分处），属于手阳明大肠经，叫做扶突穴。扶突穴之外的第四行经脉上的穴位（即扶突后一寸处），属于手太阳小肠经，叫做天窗穴。天窗穴之后的第五行经脉上的穴位（上出天窗之外，颈中已无穴），属于足少阳胆经，叫做天容穴（天容穴，今系手太阳经之腧穴）。天容穴之后的第六行经脉上的穴位，属于手少阳三焦经，叫做天牖穴。天牖穴之后的第七行经脉上的穴位，属于足太阳膀胱经，叫做天柱穴。天柱穴之后居于颈之中央的第八行经脉上的穴位，属于督脉，叫做风府穴。至于在腋内的动脉搏动处的穴位，属于手太阴肺经，叫做天府穴。另外，在腋下三寸（乳头旁一寸）的穴位，则属于手厥阴心包络经，叫做天池穴。

肺合大肠，大肠者，传道之腑。心合小肠，小肠者，受盛之腑。肝合胆，胆者，中精之腑[1]，脾合胃，胃者，五谷之腑。肾合膀胱，膀胱者，津液之腑也。少阳属肾，肾上连肺，故将两脏[2]。三焦者，中渎[3]之腑也，水道出焉，属膀胱，是孤之腑也。是六腑之所与合者。

①胆者，中精之腑：此句说明胆是贮藏胆汁的脏器。六腑中除了胆以外，都是贮藏或转输浊物的脏器，只有胆腑中的胆汁清而不浊，故称胆为中精之腑。

黄帝内经

②故将两脏：将，音 jiàng，统帅的意思。将两脏，就是指肾脏统属三焦与膀胱二个水腑。③中渎：渎，水道。三焦是人体内主气化而通调水道的一个腑，它除了运化水谷精微之外，其主要的功能就是通调全身的水道，所以称之为中渎之腑。

云门
中府
天府
侠白
尺泽
列缺
太渊
鱼际
少商

经脉始于肺

　　肺和大肠相表里，大肠是输送糟粕、排泄粪便的腑；心和小肠相表里，小肠是接受胃所下移的腐熟的水谷，并分别水液和糟粕的腑；肝和胆相表里，胆是贮藏和排泄胆汁的腑；脾和胃相表里，胃是受纳、消化食物的腑；肾和膀胱相表里，膀胱是蓄积和排泄水液的腑。手少阳三焦隶属于肾，而肾脏的经脉又上连于肺，肺能通调水道，所以肾脏能统率三焦与膀胱两个水腑而主水液代谢。三焦是全身水液通行的路径，有疏通水道的作用，它还下通膀胱，和膀胱有直接的联系。不过如上所说的，肺心肝脾肾五脏都各有一腑与之相表里，在六腑之中，唯有三焦没有配属，所以称它为孤腑。以上就是六腑与五脏相配合的情况。

原文

　　春取络脉诸荥，大经分肉①之间，甚者深取之，间②者浅取之。夏取诸腧孙络③肌肉皮肤之上。秋取诸合，余如春法。冬取诸井诸腧之分，欲深而留之。此四时之序，气之所处，病之所舍，藏之所宜。转筋者，立而取之，可令遂已。痿厥者，张而刺之，可令立快也。

注释

　　①大经分肉：大经，即指经脉；分肉，即指肌肉之间的间隙。②间：即指疾病轻浅，与"甚"相对。③孙络：是最细小的支络，像网一样联系于诸经之间。

春天有病,应取络穴,荥穴与经脉分肉之间,病重的取深些,病轻的取浅些;夏天有病,应取输穴、孙络,孙络在肌肉皮肤之上;秋天有病,除取各穴之外,其余参照春季的刺法;冬天有病,应取井穴或输穴,要深刺和留针。这是根据四时气候的顺序,血气运行的深浅,病邪逗留的部位以及时令、经络皮肉等与五脏相应的关系,从而决定的四时刺法。治疗转筋病,让患者站立来取穴施刺,可以使痉挛现象迅即消除。治疗痿厥病,让患者舒展四肢来取穴施刺,能够让他立刻感到轻快和舒适。

左右冠状动脉

小针解第三

原 文

所谓易陈者,易言也。难入者,难著于人也。粗守形者,守刺法也。上守神者,守人之血气有余不足,可补泻也。神客者,正邪共会也。神者,正气也。客者,邪气也。在门者,邪循正气之所出入也。未睹其疾者,先知邪正何经之疾也。恶知其原者,先知何经之病,所取之处也。

刺之微在数迟者,徐疾之意也。粗守关者,守四肢而不知血气正邪之往来也。上守机者,知守气也。机之动,不离其空中者,知气之虚实,用针之徐疾也。空中之机,清静以微者,针以得气,密意守气勿失也。其来不可逢者,气盛不可补也。其往不可追者,气虚不可泻也。不可挂以发者,言气易失也。扣之不发者,言不知补泻之意也,血气已尽而气不下也。

桡动脉
掌浅支
正中神经
尺动脉
掌深支
尺神经
掌浅弓
指掌侧总动脉
小指尺掌侧动脉
指掌侧固有动脉

知其往来者,知气之逆顺盛虚也。要与之期者,知气之可取之时也。粗之暗者,冥冥不知气之微密也。妙哉!工独有之者,尽知针意也。往者为逆者,言气之虚而小,小者逆也。来者为顺者,言形气之平,平者顺也。明知逆顺,正行无问者,言知所取之处也。迎而夺之者,泻也。追而济之者,补也。

人体解剖之手掌侧浅层的动脉与神经

所谓虚则实之者,气口①虚而当补之也。满则泄之者,气口盛而当泻之也。宛陈则除之者,去血脉也。邪胜则虚之者,言诸经有盛者,皆泻其邪也。徐而疾则实者,言徐内而疾出也。疾而徐则虚者,言疾内而徐出也。言实与虚若有若无者,言实者有气,虚者无气也。察后与先若亡若存者,言气之虚实,补泻之先后也,察其气之已下与常存也。为虚与实若得若失者,言补者佖②然若有得也,泻则怳③然若有失也。

①气口:其位置相当于手太阴肺经的经渠穴和太渊穴之间的部位。肺主气,气之盛衰反映于此,故称气口。又因两穴之间相距一寸有余,所以又名寸口,是诊脉的部位。②佖:音 bì,指满足的样子。③怳:音 huǎng,指失意的样子。

译文

所谓"易陈",是指针刺的道理说起来容易。"难入",是说针刺的精微却难以使人十分明了。"粗守形",是说粗医只知道局限刺法。"上守神",是说高医能根据病人的血气虚实情况来考虑可补或可泻。"神客",是指正邪交争。"神",是指正气,"客",是指邪气。"在门",是指邪气的入侵是循着正气的门户出入的。"未睹其疾"的意思,就是指没有诊明症状的性质、病邪的所在,就漫无目标地进行医治是不对的;要进行针刺就必须首先明了邪正虚实以及病变发生的经脉。"恶知其原"的意思,就是说如果没有经过明确的诊断,怎么能知道病原之所在?因此,必须首先了解是哪一经发生了病变,才可以决定应该取用的经脉和穴位,而给以正确的治疗。

"刺之微在数迟者"的意思,就是说针刺法的微妙之处,主要是在于掌握针

足太阴脾经

足少阴肾经

刺手法中进针、出针的快慢速度。"粗守关"的意思,就是指技术低劣的医生,在针刺时仅仅会依据症状而取用关节附近与症状相对应的穴位来进行治疗,而根本不懂得辨别血气的往来盛衰和邪正的进退动静等情况。"上守机"的意思,就是说高明的医生,懂得观察和把握经气虚实的变化,并以此进行补泻治疗。"机之动不离其空中"的意思,就是指气机的活动情况都会在腧穴上表现出来,懂得这一点,就可以根据诊查到的气机的虚实变化情况,而正确地运用徐疾补泻的手法。"空中之机,清静以微"的意思,就是说穴位中气血活动的变化情况是至清至静而至为微妙的,当针下已有得气的感觉时,就要仔细地体察气的往来运

行情况,只有这样才不致错过运用手法的时机。"其来不可逢"的意思,就是指邪气正盛的时候,切不可迎其势采用补的手法。"其往不可追"的意思,就是指邪气已去而正气亦虚的时候,则不能妄用泻法,以免导致真气虚脱。"不可挂以发"的意思,就是说针下已有得气的感应时,就应该适时地运用针刺手法而不能有毫发之差,

人体解剖之头颈部神经

因为在一刹那间这种得气的感觉是很容易消失的。"扣之不发"的意思,就是说不懂得要随着气机的虚实变化而抓住时机进行补泻的医者,往往会坐失良机,这就好像扣在弓弦上的箭,到了应发的时候而没有发射出去一样,这样就只会白白耗损患者的血气而终究达不到祛除邪气的目的。

"知其往来"的意思,就是说能够了解气的往来运行之中,气机逆顺盛虚的变化情况。"要与之期"的意思,就是指知道了气机变化的重要性,就能够及时把握最适当的时机进行针刺。"粗之暗"的意思,就是指水平低劣的医生,好像昏然无所知,不能明查气机变化的微妙作用和奥秘所在。"妙哉!工独有之"的意思,就是指医术高明的医生,就是与众不同,他能够完全知晓运用针法和明了气机变化的意义所在。"往者为逆"的意思,就是说经气已去时,其脉中之气虚而小,小的叫做逆。"来者为顺"的意思,是说经气渐来时,则形气平和,平和的叫做顺。"明知逆顺,正行无问"的意思,是说倘若明了了气机的逆顺关系,就可以毫无疑问地选取适当的穴位,大胆决定治疗措施。"迎而夺之"的意思,就是说根据经气的运行走向,迎其来势而进针,这是泻法。"追而济之"的意思,就是说循着经气运行走向的去势进针,这是补法。

所谓"虚则实之"的意思,就是说当寸口部位上出现虚弱的脉象时,就应当用补的针法,以充实正气。"满则泄之"的意思,就是说当寸口出现满盛的脉象时,应当用泻的针法,以泻除邪气。"宛陈则除之"的意思,就是指用泻血法来排

除血脉中郁积已久的病邪。"邪胜则虚之"的意思,就是说如果有病邪亢盛的,就应该采用泻法,使邪气随针外泄。"徐而疾则实"的意思,就是说徐缓进针而疾速出针,这属于补法,能够补益正气。"疾而徐则虚"的意思,就是说疾速进针而徐缓出针,这属于泻法,能够泄除邪气。"言实与虚,若有若无"的意思,就是说所谓虚与实,指的是针下有得气感的属于正气实,针下没有得气感的就属于正气虚。"察后与先,若亡若存"的意思,就是说必须根据各条经脉的虚实以及邪气已退还是邪气尚存的情况,来决定针刺补泻的先后顺序。"为虚与实,若得若失"的意思,就是说采用补法补充正气,就要使病人感觉到正气充实而似若有所得;采用泻法祛除邪气,也要使病人感觉到浑身轻松而似其病若失。

夫气之在脉也,邪气在上者,言邪气之中人也高,故邪气在上。浊气在中者,言水谷皆入于胃,其精气上注于肺,浊溜于肠胃,若寒温不适,饮食不节,而病生于肠胃,故命曰浊气在中也。清气在下者,言清湿地气之中人也,必从足始,故曰清气在下也。针陷脉则邪气出者,取之上。针中脉则浊气出者,取之阳明合也。针太深则邪气反沉者,言浅浮之病,不欲深刺也,深则邪气从

肺动脉

之入,故曰反沉也。皮肉筋脉各有所处者,言经络各有所主也。取五脉者死,言病在中,气不足,但用针尽大泻其诸阴之脉也。取三阳之脉者,唯言尽泻三阳之气,令病人恇[1]然不复也。夺阴者死,言取尺之五里五往者也。夺阳者狂,正言也。

①恇:音 kuāng,指形体衰败的样子。

所谓"夫气之在脉也邪气在上"的意思,就是说不同的邪气侵入人体,侵犯的部位也不同,风寒外邪侵袭人体,大多先在头部发病,所以说邪气在上。"浊气在中"的意思,就是说人食水谷,都是先入于胃,胃消化水谷,再经脾的吸收和运化,将其中的精气上输于肺,并借着肺气的分布输送而供应全身,而其中的浊物废料,则流于肠胃,通过大小肠排出体外。

如果不能适应寒温变化,饮食没有节制,就会影响到消化、吸收和排泄的作用而导致肠胃发生疾病,所以说浊气在中。"清气在下"的意思,就是说清冷潮湿的地气侵袭人体,大多先从足部开始发病,所以说清气在下。"针陷脉则邪气出"的意思,就是指邪气侵袭人体上部,在头部发病时,应根据外邪所侵入的经脉而在头部取穴,使邪气随针外泄。"针中脉则浊气出"的意思,就是指若欲使滞留在肠胃中浊气外出,就应取用中土足阳明胃经的合穴足三里穴(土经土穴)进行治疗。

横结肠

结肠粘膜

升结肠

脂肪

盲肠
大肠的第一段

阑尾

大　肠

"针太深则邪气反沉"的意思,就是指邪气在表浅部位的疾病,不应当深刺,如误用深刺,反会使在表之邪气随针内陷而深入体内,所以说"反沉"。"皮肉筋脉各有所处"的意思,就是说皮、肉、筋、脉各有一定的部位,各个部位都属于一定的经络,这些部位都是经络出现症候及主治的所在。"取五脉者死"的意思,就是说病在内脏而使五脏之气不足的,反而用针在五脏的,各条阴经上,采用泻法猛泻其气,就会使五脏之气泄尽而造成死亡。"取三阳之脉"的意思,就是说不问虚实,就在六腑的三阳经上尽泻其气,就会使病人形体衰败而不易恢复。"夺阴者死"的意思,就是说如果取尺泽之寸的动脉,即肘上三寸属于手阳明大肠经的五里穴(五脏的阴气出于此),连泻五次,就会使五脏阴气泄尽而死亡。"夺阳者狂"的意思,是指如果误泻了三阳经的正气,就会令阳气耗散而使人发狂。以上这些针刺禁忌都是对医者的郑重告诫,切不可漠视之。

睹其色，察其目，知其散复，一其形，听其动静者，言上工知相五色于目，有知调尺寸小大缓急滑涩，以言所病也。知其邪正者，知论虚邪与正邪①之风也。右主推之、左持而御之者，言持针而出入也。气至而去之者，言补泻气调而去之也。调气在于终始一者，持心也。节之交三百六十五会者，络脉之渗灌诸节者也。

①虚邪与正邪：即四时八节之时乘虚而侵入人体的贼风，叫做虚邪。因用力汗出，腠理开泄而遭受的风邪，叫做正邪。

"睹其色，察其目，知其散复，一其形，听其动静"的意思，是说高明的医生能够通过观察患者面色和眼睛的变化，诊察尺脉和寸口脉的大小、缓急、滑涩，来确切地诊断出是哪种病变。"知其邪正"的意思，是指能够了解疾病是由四时八节的贼风（虚邪），还是由因用力劳累后腠理开泄而遭受的风邪（正邪）所引起的。"右主推之、左持而御之"的意思，是在描述进针和出针时左右两手的不同姿势和动作。"气至而去之"的意思，是说针刺施用补泻手法时，下针后必须使针下得气，使气机平调之后，才可以出针。"调气在于终始一"的意思，是说运针调气的主要关键在于要始终专心一意。"节之交三百六十五会"的意思，是指周身三百六十五穴，都是络脉将经脉之中的气血渗灌注到全身筋骨皮肉各部去的通会之处。

所谓五脏之气，已绝于内者，脉口①气内绝不至，反取其外之病处与阳经之合，有留针以致阳气，阳气至则内重竭，重竭则死矣，其死也无气以动，故静。

所谓五脏之气，已绝于外者，脉口气外绝不至，反取其四末之输，

黄帝内经

有留针以致其阴气,阴气至则阳气反入,入则逆,逆则死矣。其死也,阴气有余,故躁。所以察其目者,五脏使五色循明,循明则声章,声章者,言声与平生异也。

①脉口:就是指诊脉的部位,也叫气口、寸口。因肺朝百脉,脉之大者会聚于此,故称脉口。

所谓"五脏之气,已绝于内",是说五脏的精气内虚了,气口脉便虚浮无根,按切也感觉不到。对这种阴虚证,治疗时,反取患者体表的病处和阳经的合穴,又留针以补充阳气,阳气得到了补充,则阴气就会更加内竭,五脏精气竭而再竭,那么人将必死无疑。由于阴不生阳,无气以动,所以死时又表现得十分安静。

所谓"五脏之气,已绝于外",是说气口脉象沉微,轻取的感觉好像没有了,这就是五脏阳气衰竭的现象。对这种病,在针治时,反而取用四肢末梢的腧穴,并留针以补阴气,使阴气盛而阳气内陷,阳气内陷就会发生厥道的病,厥逆则会导致死亡。死亡时,由于阴气有余,所以有烦躁现象。察目是因为五脏的精气能使眼睛和面部五色洁明,精气内盛,所以发出的声音就会洪亮。这样的声音是与众不同的。所谓"五脏之气,已绝于外"的意思,就是说五脏在外的精气已经竭绝,而在脉口出现微弱脉象,轻取似无的,是属于阳气衰绝的重症,治疗时理应补其阳气,但若在针刺时反而取用了四肢末梢部位的腧穴,并用留针的方法来补益在内的阴气,就会使阴气更盛,阴气盛就会使已经虚衰的阳气内入而愈发衰竭,阳气内陷就会发生阴阳逆乱的厥逆病症,发生厥逆就必然会导致死亡。在临死时,因阳并于阴,阴气有余,阴阳逆乱,所以有烦躁的表现。在上述"睹其色,察其目"等句中,要特别指出的是"察其目"的意义,只有五脏六腑的精气上注于目,才能使目光有神、眼睛的色泽明润。眼睛的色泽鲜明,则其所发出的声音也必然洪亮。这里所谓声音洪亮的意思,是说它所发出的声音和平常是不同的。

邪气脏腑病形第四

黄帝问于岐伯曰：邪气之中人也，奈何？

岐伯答曰：邪气之中人高也。

黄帝曰：高下有度乎？

岐伯曰：身半已上者，邪中之也；身半已下者，湿中之也。故曰：邪之中人也，无有常，中于阴则溜于腑，中于阳则溜于经。

黄帝曰：阴之与阳也，异名同类，上下相会，经络之相贯，如环无端。邪之中人，或中于阴，或中于阳，上下左右，无有恒常，其故何也？

岐伯曰：诸阳之会，皆在于面。中人也，方乘虚时，及新用力，若饮食汗出腠理开，而中于邪。中于面，则下阳明，中于项则下太阳，中于颊则下少阳，中于膺背两胁，亦中其经。

黄帝曰：其中于阴，奈何？

岐伯答曰：中于阴者，常从臂胻①始。夫臂与胻，其阴皮薄，其肉淖泽②，故俱受于风，独伤其阴。

黄帝曰：此故伤脏乎？

岐伯答曰：身之中于风也，不必动脏。故邪入于阴经，则其脏气实，邪气入而不能客，故还之于腑。故中阳则溜于经，中阴则溜于腑。

①胻：音 héng，指人的小腿，即足胫。②淖泽：淖，音 nào，湿也。淖泽，即柔润的意思。

黄帝问于岐伯说:风、雨、寒、暑等天之邪气(即外邪)侵袭人体的情形是怎样的?

岐伯回答说:外邪伤人,大多是侵犯于人体的上部。

臀上神经
臀下神经
阴部神经
臀下神经
坐骨神经
臀大肌

臀上皮神经
臀中肌
臀小肌
梨状肌
上孖肌
下孖肌
股后皮神经
股方肌

人体解剖之臀部神经

黄帝问:邪气侵袭部位在上在下,有一定的法度吗?

岐伯回答说:在上半身发病的,是感受了风寒等外邪所致;在下半身发病的,是感受了湿邪所致。但这只是一般的规律,事实并非绝对如此。因为邪气还有一个传变的过程,所以说:外邪侵犯了人体,发病的部位并不一定固定在它侵入的地方。外邪侵袭了五脏的阴经,会流传到属阳的六腑;外邪侵袭了阳经,就直接流传到这条经循行的通路上发病。

黄帝说:阴经和阳经,虽然名称不同,但其实都同属于经络系统而为运行气血的组织,它们分别在人体的上部或下部相会合,而使经络之间的相互贯通像圆形的环一样没有尽头。外邪侵袭人体时,有的侵袭于阴经,有的侵袭于阳经,而其病所又或上或下或左或右,没有固定的部位,这是什么缘故呢?

岐伯说:手足三阳经的会合之处,都是在头面部。邪气侵袭人体,往往是在人体正气不足、有虚可乘的时候,如用力劳累之后,或因吃饭而出了汗,以致腠理开泄的时候,容易被邪气所侵袭。由于足三阳经的循行通路,都是由头至足,自上而下的。所以邪气侵入面部,就由此下入于足阳明胃经;邪气侵入顶部,就由此下入于足太阳膀胱经;邪气侵入颊部,就由此下入于足少阳胆经。如果外邪并没有侵入头面部而是直接侵入了在前的胸膺、在后的脊背以及在两侧的胁肋部,也会分别侵入上述三阳经而在其各自所属的循行通路上发病。

黄帝问:外邪侵袭阴经的情况是怎样的?

岐伯回答说:外邪侵入阴经,通常是从手臂或足胫的内侧开始的。因为在手臂和足胫的内侧这些地方,皮肤较薄,肌肉也较为柔润,所以身体各部位都同样感受到风邪,而这些部位却最容易受伤。

黄帝问:外邪侵袭了阴经之后,会使五脏受到伤害吗?

岐伯回答说:身体虽然感受了风邪,却不一定会影响到五脏。由此而言,外邪侵入阴经后,若是五脏之气充实,即使有邪气侵入了,也不能够停留,而只能从五脏退还到六腑。因此说阳经感受了邪气,就能直接在本经上发病;而阴经感受了邪气,若是脏气充实,邪气就会由里出表,流传到和五脏相表里的六腑而发病。

黄帝曰:邪之中人脏奈何?

岐伯曰:愁忧恐惧则伤心。形寒寒饮则伤肺,以其两寒相感,中外皆伤,故气逆而上行。有所堕坠,恶血留内,若有所大怒,气上而不下,积于胁下,则伤肝。有所击仆,若醉入房,汗出当风,则伤脾。有所用力举重,若入房过度,汗出浴水,则伤肾。

黄帝曰:五脏之中风奈何?

岐伯曰:阴阳俱感,邪气乃往。

黄帝曰:善哉。

黄帝问于岐伯曰:首面与身形也,属骨连筋,同血合于气耳。天寒则裂地凌冰①,其卒寒或手足懈惰,然而其面不衣,何也?

岐伯答曰:十二经脉,三百六十五络,其血气皆上于面而走空窍,其精阳气上走于目而为睛,其别气走于耳而为听,其宗气上出于鼻而为臭,其浊气出于胃,走唇舌而为味。其气之津液皆上熏于面,而皮又厚,其肉坚,故天气甚寒不能胜之也。

①凌冰：即指积冰。

黄帝问：病邪侵袭人体五脏的情形是怎样的？

岐伯回答说：愁、忧、恐惧等情绪变化过久过激，就会使心脏受伤。形体受寒，又饮冷水，两寒相迫，就会使肺脏受伤。因为此表里两种寒邪内外相应，而使在内之肺脏和在外之皮毛都受到伤害，所以就会导致肺气失于肃降而上逆，进而发生喘、咳等病变。从高处坠落跌伤，就会使淤血留滞在内，若此时又有大怒的情绪刺激，就会导致气上逆而不下，血亦随之上行，郁结于胸胁之下，而使肝脏受伤。倘若被击打或跌倒于地，或醉后行房事以致汗出后受风着凉，就会使脾脏受伤。倘若用力提举过重的物品，或房事过度以及出汗后用冷水沐浴，就会使肾脏受伤。

黄帝问：五脏为风邪所侵袭，其情形是怎样的呢？

岐伯说：一定是属阴的五脏内有所伤，属阳的六腑外有所感，以致内外俱虚的情形下，风邪才能内侵五脏。

黄帝说：说得真好。

黄帝问于岐伯说：人的头面和全身上下各部，所有筋骨密切相连，气血相合运行。但是当天气寒冷的时候，大地冻裂，冰雪凌人，此时若是天气猝然变冷，人们往往都是缩手缩脚，懒于动作，而面部却能露出在外面，并不用像身体那样必须穿上衣服才能御寒，这是什么缘故？

岐伯回答说：周身的十二经脉以及与之相通的三百六十五络脉，其所有的血气都是上达于头面部而分别入于各个孔窍之中的。其阳气的精微上注于眼目，而使眼能够视其旁行的经气从两侧上注于耳，而使耳能够听；其积于胸中的宗气上出于鼻，而使鼻能够嗅；还有胃腑之谷气，从胃上达于唇舌，而使舌能够辨别五味。尤其是各种气化所产生的津液都上行熏蒸于面部，加之面部的皮肤较厚，肌肉也坚实，所以即使在极冷的天气里，它也仍能抗拒寒气而不畏寒冷。

黄帝内经

原文

黄帝曰：邪之中人，其病形何如？

岐伯曰：虚邪①之中身也，洒淅动形。正邪②之中人也微，先见于色，不知于身，若有若无，若亡若存，有形无形，莫知其情。

黄帝曰：善哉。

注释

①虚邪：指四时不正之邪，即所谓四时八节的虚邪贼风。伤于这种邪气，发病较剧。②正邪：指四季正常的风，仅在人汗出而腠理开泄时侵袭人体。伤于这种邪气，发病较轻。

译文

黄帝问：外邪侵袭人体，其显露在外表上的病状情形是怎样的？

岐伯说：虚邪侵袭人体，发病比较严重，病人有恶寒战栗的病象在外表上表现出来。正邪侵袭人体，发病比较轻微，开始只在气色上略有所见，而在身体上是没有什么感觉的，就好像有病，又好像没有病，好像所感受的病邪早已消失，又好像仍存留在体内，同时在表面上可能有一些病症的形迹表现出来，但也有毫无形迹的，所以就不容易明了它的病情。

黄帝说：说得真好。

原文

黄帝问于岐伯曰：余闻之，见其色，知其病，命曰明；按其脉，知其病，命曰神；问其病，知其处，命曰工。余愿见而知之，按而得之，问而极之，为之奈何？

岐伯答曰：夫色脉与尺之相应也，如桴①鼓影响之相应也，不得相失也，此亦本末根叶之殊候也，故根死则叶枯矣。色脉形肉不得相失也,故知一则为工,知二则为神,知三则神且明矣。

黄帝曰:愿卒闻之。

岐伯答曰:色青者,其脉弦也;赤者,其脉钩也;黄者,其脉代也;白者,其脉毛也;黑者,其脉石。见其色而不得其脉,反得其相胜之脉②,则死矣;得其相生之脉③,则病已矣。

①桴:音fú,击鼓的槌子叫桴。②相胜之脉:相胜,就是相克的意思。比如,面色青,得弦脉,同应于肝,乃属色脉相符;如果色青却得毛脉,毛脉为肺脉,属金,此为金克木,则毛脉即为弦脉的相胜之脉。其余情况,以此类推。③相生之脉:生,就是生扶的意思。比如色青而得石脉,石脉为肾脉,属水,此为水生木,则石脉即为弦脉的相生之脉。其余情况,以此类推。

黄帝问于岐伯说:我听说,通过观察病人气色就能够知道病情的,叫做明;通过切按病人的脉象而知道病情的,叫做神;通过询问病人的病情而知道病痛所在的,叫做工。我希望听你说说为什么通过望诊就可以知道病情,通过切诊就可以晓得病况,通过问诊就可以彻底了解病痛的所在呢?

岐伯回答说:由于病人的气色、脉象和尺肤,都与疾病有一定的相应关系,这就好像看到木槌击鼓,随即就会听到响声一样,是不会有差错的;这也好似树木的根本与树木的枝叶之间的关系,树根死了,则枝叶也必然枯萎。病人的面色、脉象以及形体肌肉的变化,也是相一致的,它们都是内在疾病在体表上的反映。因此,在察色、辨脉和观察尺肤这三方面,能够掌握其中之一的就可以称为工,掌握了其中两者的就可以称为神,能够完全掌握这三方面并参合运用的就可以称为神而明的医生了。

黄帝说:有关面色脉象方面的问题,希望听你详尽地解释一下。

岐伯回答说:若病程中所呈现出的面色是青色,则与它相应的脉象应该是端直而长的弦脉;红色,与它相应的脉象应该是来盛去衰的钩脉;黄色,与它相应的脉象应该是软而弱的代脉;白色,与它相应的脉象应该是浮虚而轻的毛脉;黑色,与它相应的脉象应该是沉坚的石脉。以上是面色和脉象相应的关系,如果诊察到了面色,却不能诊得与之相应的脉象,反而诊得了相克的脉象,这就是死脉,预示着病危或是死亡;倘若诊得了相生的脉象,则即使有病也会很快痊愈的。

黄帝问于岐伯曰:五脏之所生,变化之病形何如?

岐伯答曰:先定其五色五脉之应,其病乃可别也。

黄帝曰:色脉已定,别之奈何?

岐伯曰:调其脉之缓急、小大、滑涩,而病变定矣。

黄帝曰:调之奈何?

岐伯答曰:脉急者,尺之皮肤亦急;脉缓者,尺之肤亦缓;脉小者,尺之皮肤亦减而少;脉大者,尺之皮肤亦贲①而起;脉滑者,尺之皮肤亦滑;脉涩者,尺之皮肤亦涩。凡此变者,有微有甚。故善调尺者,不待于寸;善调脉者,不待于色。能参合而行之者,可以为上工,上工十全九;行二者,为中工,中工十全七;行一者,为下工,下工十全六。

注释

①贲:音 fén,即大的意思。

黄帝问于岐伯说:五脏所发生的疾病,以及它的内在变化和反映于体表的病状,是怎样的?

岐伯回答说:首先要确定了五脏与五色、五脉的对应关系,五脏的病情才可以辨别。

黄帝问:确定了气色和脉象与五脏对应的关系之后,怎么就能够判别病情了呢?

岐伯说:只要再诊查出脉来的缓急、脉象的大小、脉势的滑涩等情况,就可以确定是什么病变了。

黄帝问:怎样来诊查这些脉象的情况呢?

岐伯回答说:脉来急促,则尺部的皮肤也显得紧急;脉来徐缓,则尺部的皮肤也显得松弛;脉象小,则尺部的皮肤也显得瘦薄而少气;脉象大,则尺部的皮肤也显得好像要隆起似的;脉象滑,则尺部的皮肤也显得滑润;脉象涩,则尺部的皮肤也显得枯涩。大凡这一类的变化,有显著的也有不甚显著的,所以善于观察尺肤的医生,有时可以不必诊察寸口的脉象;善于诊察脉象的医生,有时也可以不必察望面色。能够将察色、辨脉以及观察尺肤这三者相互配合而进行诊断的医生,就可以称为上工,上工治病,十个病人中可以治愈九个;对色、脉、尺肤这三方面的诊察,能够运用其中两种的医生称为中工,中工治病,十个病人中可以治愈七个;对色、脉、尺肤这三方面的诊察,仅能进行其中之一的医生称为下工,下工治病,十个病人中只能治愈六个。

黄帝曰:请问脉之缓、急、小、大、滑、涩之病形何如?

岐伯曰:臣请言五脏之病变也。心脉急甚者为瘛疭[1];微急为心痛引背,食不下。缓甚为狂笑;微缓为伏梁[2],在心下,上下行,时唾血。大甚为喉吤[3];微大为心痹引背,善泪出。小甚为善哕[4];微小为消瘅。滑甚为善渴;微滑为心疝引脐,小腹鸣。涩甚为瘖;微涩为血溢[5],维厥[6]耳鸣,巅疾。

①瘛疭:音 chì zòng,筋脉挛急叫瘛,筋脉弛长叫疭。瘛疭,也就是手足相引,一伸一缩地搐搦现象。②伏梁:病名,指心下的积聚,属五脏积病之一。③喉吤:吤,音 jiè,有芥蒂之意。喉吤,就是形容喉中如有物梗阻的感觉。④哕:音 yuě,指因气上逆而发出的声音,也就是有声无物的作呕,亦称呃逆。⑤血溢:即指吐血、衄血而言。⑥维厥:维,就是四维,也就是手足四肢。维厥,就是手足厥冷的意思。

黄帝说：请问缓、急、小、大、滑、涩这些脉象，它们所对应的病状情形是怎样的？

岐伯说：让我就五脏所对应的这些脉象的病变分别来说吧，心脉急甚的，会见到手足搐搦；微急的，会见到心痛牵引后背，饮食不下。心脉缓甚的，会见到神散而狂笑不休；微缓的，是气血凝滞成形，伏于心胸之下的伏梁病，其滞塞感或上或下，能升能降，有时出现唾血。心脉大甚的，会见到

心脏结构

喉中如有物阻而梗塞不利；微大的，是血脉不通的心痹病，心痛牵引肩背，并时时流出眼泪。心脉小甚的，会见到呃逆时作；微小的，是多食善饥的消瘅病。心脉滑甚的，是血热而燥，会时时口渴；微滑的，会见到热在于下的心疝牵引脐周作痛，并有少腹部的肠鸣。心脉涩甚的，会见到音哑而不能说话；微涩的，会见到血溢而发生吐血、衄血之类的病症、四肢逆厥以及耳鸣等头部疾患。

原文

肺脉急甚为癫疾；微急为肺寒热，怠惰，咳唾血，引腰背胸，若鼻息肉不通。缓甚为多汗；微缓为痿瘘，偏风，头以下汗出不可止。大甚为胫肿；微大为肺痹引胸背，起恶日光。

小甚为泄；微小为消瘅。滑甚为息贲①上气，微滑为上下出血。涩甚为呕血；微涩为鼠瘘，在颈支腋之间，下不胜其上，其应善痠矣。

①息贲：贲，音bēn。息贲，属五积病之一。因肺气郁结于胁下，而致喘息上贲气急，故名息贲。

肺脉急甚的，是癫疾的脉象表现；微急的，是肺中有寒热并存的病症，可见到倦怠乏力、咳而唾血，并牵引腰背胸部作痛，或是鼻中有息肉而导致鼻腔阻塞不通、呼吸不畅等症状。肺脉缓甚的，是表虚而多汗；微缓的，是手足软弱无力的痿证、瘘疮病、半身不遂以及头部以下汗出不止的症候。肺脉大甚的，会见到足胫部肿胀；微大的，是烦满喘息而呕吐的肺痹病，其发作时会牵引胸背作痛，且怕见日光。

肺脉小甚的，是阳气虚而腑气不固的泄病；微小的，是多食善饥的消瘅病。肺脉滑甚的，会见到喘息气急，肺气上逆；微滑的，会见到口鼻与二阴出血。肺脉涩甚的，会见到呕血；微涩的，主因气滞而形成的鼠瘘病，其病发于颈项及腋肋之间，同时还会伴有下肢轻而上肢重的感觉，此外患者还常常会感到下肢酸软无力。

肝脉急甚为恶言；微急为肥气①，在胁下若覆杯。缓甚为善呕；微缓为水瘕痹②也。大甚为内痈，善呕衄；微大为肝痹，阴缩，咳引小腹。小甚为多饮；微小为消瘅。滑甚为癀疝；③微滑为遗溺。涩甚为溢饮；微涩为瘈挛筋痹。

①肥气：属五积之一，是肝积的病名。肥气，是形容肝气聚于左胁之下，如倒扣的杯子，突出如肉，而显得肥盛的样子。②水瘕痹：瘕，指的是腹中聚散无常、时有时无的结块肿物。痹，是闭的意思。水瘕痹，就是水积于胸下而结聚成形，并见小便不利的病症。③癀疝：癀，音tuí，阴囊肿大叫做癀。癀疝，是疝气的一种。

肝脉急甚的,会见到口出愤怒的言语,易怒少喜;微急的,是肝气积聚于胁下所致的肥气病,其状隆起如肉,就好像倒扣着的杯子一样。肝脉缓甚的,会见到时时呕吐;微缓的,是水积胸胁所致的水瘕痹病,同时还会出现小便不利。肝脉大甚的,主肝气郁盛而内发痈肿,其病会见到时常呕吐和出鼻血;微大的,是肝痹病,其病会见到阴器收缩,咳嗽时牵引少腹部作痛。肝脉小甚的,主血不足而口渴多饮;微小的,主多食善饥的消瘅病。肝脉滑甚的,主阴囊肿大的癫疝病;微滑的,主遗尿病。肝脉涩甚的,是水湿溢于肢体的溢饮病;微涩的,主因血虚所致的筋脉拘挛不舒的筋痹病。

脾脉急甚为瘛疭;微急为膈中^①,食饮入而还出,后沃沫。缓甚为痿厥;微缓为风痿,四肢不用,心慧然若无病。大甚为击仆;微大为疝气,腹里大脓血,在肠胃之外。小甚为寒热,微小为消瘅。滑甚为癫癃;微滑为虫毒蛕蝎^②腹热。涩甚为肠癀;微涩为内癀,多下脓血。

---

①膈中:指肝旺侮脾以致脾不能运的病症,其主症是饮食入胃后又复吐出(食入即吐)。②蛕蝎:泛指肠中的各种寄生虫病。

译文

脾脉急甚的,主手足搐搦;微急的,是膈中病,会见到因脾气不能上通而致饮食入胃后复吐出,大便下涎沫等症状。脾脉缓甚的,会见到四肢痿软无力而厥冷;微缓的,是风痿,会见到四肢偏废,但因其病在经络而不在内脏,所以心里明白,神志清楚,就好像没有病一样。脾脉大甚的,主猝然昏仆的病症,其病状就好像突然被击而倒地一样;微大的,是疝气,其病乃是由脾气壅滞而导致的腹中有大脓血且在肠胃之外的病症。脾脉小甚的,主寒热往来的病症;微小的,是多食善饥的消瘅病。脾脉滑甚的,是阴囊肿大兼见小便不通的㿉癃病;微滑的,主腹中之湿热熏蒸于脾而生的各种虫病。脾脉涩甚的,是大肠脱出的肠㿉病;微涩的,是肠腑溃烂腐败的内㿉病,其病大便中会便下很多脓血。

肾脉急甚为骨癫疾①;微急为沉厥奔豚②,足不收,不得前后。缓甚为折脊;微缓为洞,洞者,食不化,下嗌还出。大甚为阴痿;微大为石水③,起脐已下至小腹腄腄然④,上至胃脘,死不治。小甚为洞泄;微小为消瘅。滑甚为癃㿉;微滑为骨痿,坐不能起,起则目无所见。涩甚为大痈,微涩为不月沉痔⑤。

①骨癫疾:是病邪深入至骨,邪气壅闭而胀满,伴有汗出于外,烦闷于内等现象的病症。属重证。②奔豚:是五积病之一,指肾脏积气。其病发自少腹,上至心下,似豚奔突,上下走窜,故名奔豚。③石水:是水肿病的一种。《金匮要略》中形容它的症状为脉沉、腹满而不喘。④腄腄然:腄,音 chuí,重而下坠之意。腄腄然,即形容腹大胀满,似要下坠的样子。⑤不月沉痔:月,即指月经;不月,就是月经不来,引申为月经不调。沉痔,即指日久不愈的痔疮。

译 文

肾脉急甚的,主病邪深入于骨的骨癫疾;微急的,主肾气沉滞以致失神昏厥的病症以及肾脏积气的奔豚证,还会见到两足难以屈伸,大小便不通等症状。肾脉缓甚的,主脊背痛不可仰的病症;微缓的,主洞病,这种洞病的症状,是食物下咽之后,还未消化即便吐出。肾脉大甚的,是火盛水衰的阴痿病;微大的,是气停水积的石水病,其病会见到肿胀起于脐下,其肿势下至少腹,而使少腹胀满下坠,上至胃脘,它是属于不易治疗的死证。肾脉小甚的,主直泻无度的洞泄病;微小的,是多食善饥的消瘅病。肾脉滑甚的,是小便癃闭,兼见阴囊肿大的癃㿉病;微滑的,主热伤肾气的骨痿病,其病能坐而不能起,起则双目昏黑,视物不清,若无所睹。肾脉涩甚的,会见到气血阻滞以致外发大痈;微涩的,主妇女月经不调的病症,或是日久不愈的痔疾。

黄帝曰:病之六变者,刺之奈何?

岐伯答曰:诸急者多寒;缓者多热;大者多气少血;小者血气皆少;滑者阳气盛,微有热;涩者多血少气,微有寒。是故刺急者,深内①而久留之。刺缓者,浅内而疾发针,以去其热。刺大者,微泻其气,无出其血。刺滑者,疾发针而浅内之,以泻其阳气而去其热。刺涩者,必中其脉,随其逆顺而久留之,必先按而循②之,已发针,疾按其痏③,无令其血出,以和其脉。诸小者,阴阳形气俱不足,勿取以针,而调以甘药④也。

①内:同"纳",即以针刺入皮肤的意思。②循:即指按摩。③痏:音 wěi,指针刺后皮肤上起的瘢痕,在此代指针孔。④甘药:是指性味甘温的药物。脾属土而喜甘,用甘药可补益脾气,脾旺则五脏之气俱盛,所以对阴阳形气俱不足的患者,不用针刺而用甘药来调理。

译文

黄帝问:对于在疾病变化过程中出现上述六种脉象时的情况,应该怎样进行相应的针刺治疗呢?

岐伯回答说:各种出现急脉的病症,大多是寒性的;出现缓脉的病症,大多是热性的;出现大脉的病症,属于阳盛而气有余,阴衰而血不足;出现小脉的病症,属于阳虚阴弱,气血皆少;出现滑脉的病症,属于阳气盛实而微有热;出现涩脉的病症,属于气滞,且阳气不足而微有寒。所以,在针刺治疗出现急脉的病症时,因其多寒,且寒从阴而难去,故要深刺,并长时间留针;在针刺治疗出现缓脉的病变时,因其多热,且热邪从阳而易散,故要浅刺,并迅速出针,而使热邪得以随针外泄;在针刺治疗出现大脉的病变时,因其阳盛而多气,故可以微泻其气,但不能出血；在针刺治疗出现滑脉的病变时，因其阳气盛实而微有热，故应当在进针后迅速出针，且进针亦宜较浅，以疏泄体表的阳气而宣散热邪；在针刺治疗出现涩脉的病变时，因其气滞而不易得气，故在针刺时必须刺中患者的经脉，并且要随着经气的运行方向行针，还要长时间的留针，此外在针刺之前还必须先按摩经脉的循行通路，使其气血流通以利经气运行，在出针之后，更要迅速地按揉针孔，不使它出血，从而使经脉中的气血调和。至于各种出现小脉的病变，因其阳虚阴弱，气血皆少，内外的形气都已不足，故不适宜使用针法进行治疗，而应当使用甘药来进行调治。

　　黄帝曰：余闻五脏六腑之气，荥输所入为合，令何道从入，入安连过？愿闻其故。

　　岐伯答曰：此阳脉之别入于内，属于腑者也。

　　黄帝曰：荥输与合，各有名乎？

　　岐伯答曰：荥输治外经，合治内腑。

　　黄帝曰：治内腑奈何？

　　岐伯曰：取之于合。

　　黄帝曰：合各有名乎？

　　岐伯答曰：胃合于三里，大肠合入于巨虚上廉，小肠合入于巨虚下廉，三焦合入于委阳，膀胱合入于委中央，胆合入于阳陵泉。

　　黄帝曰：取之奈何？

　　岐伯答曰：取之三里者，低跗；取之巨虚者，举足；取之委阳者，屈伸而索之委中者，屈而取之；阳陵泉者，正竖膝予之齐，下至委阳之阳取之；取诸外经者，揄申而从之。

　　黄帝曰：愿闻六腑之病。

　　岐伯答曰：面热者足阳明病，鱼络血者手阳明病，两跗之上脉竖陷者足阳明病，此胃脉也。大肠病者，肠中切痛而鸣濯濯，冬日重感于寒即泄，当脐而痛，不能久立，与胃同候，取巨虚上廉。胃病者，腹膜胀，胃脘当心而痛，上支两胁[①]，膈咽不通，食饮不下，取之三里也。小肠病者，小腹痛，腰脊控睾而痛，时窘之后，当耳前热，若寒甚，若独肩上热甚，及手小指次指之间热，若脉陷者，此其候也。手太阳病也，取之巨虚下廉。三焦病者,腹气满,小腹尤坚,不得小便,窘急,溢则水,留即为胀,候在足太阳之外大络,大络在太阳少阳之间,亦见于脉,取委阳。膀胱病者,小腹偏肿而痛,以手按之,即欲小便而不得,肩上热,若脉陷,及足小指外廉及胫踝后皆热,若脉陷,取委中央。胆病者,善太息②,口苦,呕宿汁,心下澹澹③,恐人将捕之,嗌中吩吩然,数唾,在足少阳之本末,亦视其脉之陷下者灸之,其寒热者取阳陵泉。

①上支两胁:支,乃支撑之意。②太息:就是长出气的意思。③心下澹澹:澹,就是动的意思。心下澹澹,就是形容心中跳动不安的样子。

译文

黄帝说:我听说五脏六腑的脉气,都出于井穴,而流注于荥、输等各穴,最后进入于合穴,那么,这些脉气是从什么通路上进入于合穴的,在进入合穴时又和哪些脏腑经脉象连属呢?我想听你讲讲其中的道理。

岐伯回答说:您所说的,是手足各阳经的别络入于体内,再连属于六腑的情况。

黄帝问:荥穴、输穴与合穴,都各有其特定的治疗作用吗?

岐伯回答说:荥穴、输穴,其脉气都浮显在较浅部位,故它们适用于治疗显现在体表和经脉上的病症;合穴的脉气深入于内,故它适用于治疗内腑的病变。

黄帝问:人体内腑的疾病,该怎样来进行治疗呢?

岐伯说:应当取用各腑之气与足三阳经相合的部位(即下合穴)来进行治疗。

黄帝说:六腑各自之腑气与足三阳经相合的部位都各有它自己的名称吗?

岐伯回答说:胃腑的腑气合于本经的合穴足三里穴;大肠腑的腑气合于足阳明胃经的上巨虚穴;小肠腑的腑气合于足阳明胃经的下巨虚穴;三焦腑的腑气合于足太阳膀胱经的委阳穴;膀胱腑的腑气合于本经的合穴委中穴;胆腑的腑气合于本经的合穴阳陵泉穴。

黄帝说:这些下合穴的取穴方法,是怎样的呢?

岐伯回答说:取足三里穴时,要使足背低平才能取之;取上、下巨虚穴时,要举足才能取之;取委阳穴时,要屈伸下肢以判断出腘窝横纹的位置后,再到腘窝横纹的外侧部去寻找它;取委中穴时,要屈膝才能取之;取阳陵泉穴时,要正身蹲坐,竖起膝盖,然后再沿着膝盖外缘直下,至委阳穴的外侧部(即腓骨小头前下方)取之。至于要取用浅表经脉上的荥输各穴来治疗外经的疾患时,也应在牵拉伸展四肢,而使经脉舒展、气血畅通之后,再行取穴。

黄帝说:希望听你讲讲六腑的病变情况。

岐伯回答说:颜面发热的,是足阳明胃腑发生病变的反映;手鱼际部位之络脉出现淤血的,是手阳明大肠腑发生病变的反映;在两足跗之上(冲阳穴处)的动脉出现坚实而竖或虚软下陷的,也都是足阳明胃腑病变的反映,这一动脉(冲阳脉)还是测候胃气的要脉所在。大肠腑病变的症状,表现为肠中阵阵切痛,并伴有因水气在肠中往来冲激而发响的肠鸣;在冬天寒冷的季节里,如果再感受了寒邪,就会立即引起泄泻,并在脐周发生疼痛,其痛难忍,不能久立。因大肠的症候与胃密切相关,所以应该取用大肠腑的下合穴,即足阳明胃经的上巨虚穴,来进行治疗。胃腑病变的症状,表现为腹部胀满,在中焦胃脘部的心窝处发生疼痛,且痛势由此而上,支撑两旁的胸胁作痛,胸膈与咽喉间阻塞不通,使饮食不能下咽,当取用胃腑的下合穴,即本经(足阳明胃经)的足三里穴,来进行治疗。小肠腑病变的症状,表现为少腹部作痛,腰脊牵引睾丸发生疼痛,并时常会见到小便窘急以及里急后重等大小便不利的情况,同时还会在小肠经的循行通路上出现耳前发热,或耳前发冷,或唯独肩部发热,以及手小指与无名指之间发热,或是络脉虚陷不起等现象。这些症候,都是属于小肠腑病变的症状表现。手太阳小肠腑的病变,当取用小肠腑在下肢的下合穴,即足阳明胃经的下巨虚穴,来进行治疗。三焦腑病变的症状,表现为气滞所致的腹气胀满,少腹部尤为满硬坚实,小便不通而尿意窘急;小便不通则水道不利,水道不利则水液无所出,若水液泛溢于肌肤就会形成水肿,若水液停留在腹部就会形成胀病。三焦腑的病候变化,会在足太阳膀胱经外侧的大络上反映出来,此大络在足太阳膀胱经与足少阳胆经之间;此外,其病候变化,亦会在其本经(手少阳三焦经)的经脉上反映出来。三焦腑有病,当取用三焦腑在下肢的下合穴,即足太阳膀胱经的委阳穴,来进行治疗。膀胱腑病变的症状,表现为少腹部偏肿且疼痛,若用手按揉痛处,就会立即产生尿意,却又尿不出来;此外还会在膀胱经循行通路上出现肩背部发热,或是肩背部的经脉所在处陷下不起,以及足小趾的外侧、胫骨与足踝后都发热,或是这些部位的经脉循行处陷下不起。这些病症,都可以取用膀胱腑的下合穴,即本经(足太阳膀胱经)的委中穴,来进行治疗。胆腑病变的症状,表现为时时叹息而长出气,口中发苦,因胆汁上溢而呕出苦水;心神不宁,胆怯心跳,就好像害怕有人要逮捕他一样;咽部如有物梗阻,多次想把它吐出来,却什么也吐不出。对于这些病变,可以在足少阳胆经循行通路的起点处或终点处取穴,来进行治疗;也可以找到因血气不足而致的经脉陷下之处,在那里施行灸法,来进行治疗;出现寒热往来症状的,就应当取用胆腑的下合穴,即本经(足少阳胆经)的阳陵泉穴,来进行治疗。

原文

黄帝曰:刺之有道乎?

岐伯答曰:刺此者,必中气穴[①],无中肉节[②]。中气穴,则针游于巷[③];中肉节,即皮肤痛。补泻反则病益笃。中筋则筋缓,邪气不出,与其真相搏,乱而不去,反还内著[④],用针不审,以顺为逆也。

注释

①气穴:即泛指全身的穴位。因穴位与脏腑经络之气相通,故称之为气穴。②肉节:即指皮肉之间、骨节相连的部位。③针游于巷:巷,就是街或道的意思。此句言针中气穴时,医者手下的感觉就好像人游行在街巷之中,毫无滞涩之感。④内著:就是邪气内陷的意思。

译文

黄帝问:针刺以上各穴,有一定的法度吗?

岐伯回答说:针刺这些穴位时,一定要刺中气穴

风池穴

才行,切不可刺到皮肉之间、骨节相连的地方。若是刺中了气穴,则医者手下就会感觉到针尖好像游行于空巷之中,针体进出自如;若是误刺在皮肉骨节相连之处,则不但医者手下会感觉到针体进出涩滞,而且患者也会有皮肤疼痛的感觉。倘若该用补法的却反用了泻法,而该用泻法的却反用了补法,就会使病情更加严重。倘若误刺在筋上,就会使筋脉受损,弛缓不收,而病邪也不能被驱出体外;邪气和真气在体内相互斗争,就会使气机逆乱,而邪气依然不能祛除,甚至反而深陷于体内,使病情更加深重。这些都是用针时不审慎、错识病性、乱用刺法而造成的恶果。

根结第五

国学经典

黄帝内经

原文

岐伯曰：天地相感，寒暖相移，阴阳之道，孰少孰多？阴道偶，阳道奇。发于春夏，阴气少，阳气多，阴阳不调，何补何泻？发于秋冬，阳气少，阴气多，阴气盛而阳气衰，故茎叶枯槁，湿雨下归，阴阳相移，何泻何补？奇邪离经①，不可胜数，不知根结②，五脏六腑，折关败枢，开阖而走，阴阳大失，不可复取。九针之玄，要在终始，故能知终始，一言而毕，不知终始，针道咸绝。

注释

①奇邪离经：奇邪，指不正的邪气。离经，指反常气候所生的病邪，由经络深入脏腑而流传不定。②根结：脉气所起的地方叫根，脉气所归的地方叫结。根，有根本之意；结，有终结之意。

译文

岐伯说：天地自然阴阳消长的变化，使得自然界气候时令的变化表现为寒热相互交替推移。就阴阳的属性而言，春夏秋冬各个季节所含的是阴多还是阳多？阴阳的象数各不相同，阴的法则是偶数（二、四、六、八、十），阳的法则是奇数（一、三、五、七、九），由此构成了阴阳盛衰的各种现象。发生在春夏的疾病，因春夏属阳，夜短昼长，是阴气少而阳气多的季节，故而其病性一般也是阴气少而阳气多。对于这类阴阳不能调和的病变，应该在哪一经用补法、在哪一经用泻法呢？发生在秋冬的疾病，因秋冬属阴，昼短夜长，是阳气少而阴气多的季节,故而其病性一般也是阳气少而阴气多。因为此时阴气旺盛而阳气偏衰,所以草木的茎叶(相对于根部而属阳)就会因得不到阳气的温煦而枯萎凋零,水湿和雨露就会下渗并滋养于它的根部(相对于茎叶而属阴)而使之更加粗壮,由此就顺应于自然界的阴阳消长而完成了阴阳相移的转化。根据这种阴阳盛衰相移的情况,发生在秋冬的疾病,又应该在哪一经用泻法、哪一经用补法呢?在感受了四季反常气候而生的异常邪气后,因治疗不当以致病邪离开经脉,流传无定,甚至深入脏腑,而造成各种疾病的情况真是数不胜数,这主要是因为不懂得经脉根结本末的含义,不了解五脏六腑之开、阖、枢的深浅出入的作用,以致机关折损,枢纽败坏,脏腑开阖失常,精气走泄不藏,体内的阴阳之气受到极大的损耗,而正气也不能再起而抗邪所致的。至于运用九针调和根结本末的玄妙机理,其大要就在于经脉本末根结开阖的情况。所以如果能够懂得经脉本末根结开阖有始有终的含义,那么一句话就可以把九针的奥妙说完;如果不懂得终始的含义,那么针刺的理论也就要消亡了。

太阳根于至阴,结于命门,命门者目也。阳明根于厉兑,结于颡①大者,颡大者钳耳也。少阳根于窍阴,结于窗笼,窗笼者耳中也。太阳为开,阳明为阖,少阳为枢。故开折则肉节渎而暴病起矣,故暴病者取之太阳,视有余不足,渎者皮肉宛膲②而弱也。阖折则气无所止息而痿疾起矣,故痿疾者,取之阳明,视有余不足,无所止息者,真气稽留,邪气居之也。枢折即骨繇③而不安于地,故骨繇者,取之少阳,视有余不足,骨繇者节缓而不收也,所谓骨繇者摇故也,当穷其本也。

①颡:大颡,音 sǎng。颡大,穴名,指头维穴。②宛膲:宛,音与义同"郁"。膲,音 jiāo,即肌肉不丰满的意思。③骨繇:繇,音 yáo,通"摇"。骨繇,形容骨节弛缓而不能收缩以致身体动摇不定的样子。

足太阳膀胱经的下端根部，在足小趾外侧的至阴穴，其上端结于面部的命门。所谓命门，就是指目内眦的睛明穴。足阳明胃经的下端根部，在足大趾外侧之次趾前端的厉兑穴，其上端结于额角处的颡大。所谓颡大，就是指钳束于耳之上方、额角部入发际处的头维穴。足少阳胆经的下端根部，在足小趾内侧之次趾前端的足窍阴穴，其上端结于耳部的窗笼。所谓窗笼，就是在耳孔前面、耳屏之前的凹陷中的听宫穴。太阳为三阳之表，主表而为开；阳明为三阳之里，主里而为阖；少阳介乎表里之间，转输内外，如门户之枢纽而为枢。由于太阳主表为开，敷布阳气以卫外，所以开的功能受损，就会使表阳不固、皮肤干枯，外邪易于侵袭人体而出现急暴发作的病症。所以对于这类暴发的病症，就可以取用足太阳膀胱经的腧穴，根据病情的虚实，泻其有余，补其不足，来进行治疗。所谓"肉节渎"的"渎"字，是皮肤肌肉干枯消瘦而萎弱的意思。阳明主里为阖，受纳阳气以供养内脏，倘若阖的功能受损，阳气就会"无所止息"而引起四肢痿软无力的痿疾。所以对于这类痿疾，就可以取用足阳明胃经的腧穴，根据病情的虚实，泻其有余，补其不足，来进行治疗。所谓"无所止息"的意思，是说胃

人体解剖之眼眶内神经

气不运，就会导致真气留滞不行，病邪盘踞不去而发生痿疾。少阳介乎表里之间，转输内外，可出可入而为枢，如果枢的功能受损，就会发生骨繇病而站立不稳。所以对于骨繇病，就可以取用足少阳胆经的腧穴，根据病情的虚实，泻其有余，补其不足，来进行治疗。骨繇病患者，骨节弛缓不收。之所以称它为"骨繇"，就是因为其患者骨节缓纵而会出现身体动摇不定的病状。对于以上各种病症，都要根据三阳经开、阖、枢的不同作用和相应的病候，从各种病症的具体病象中找出其致病的真正根源所在，才能给予正确的治疗。

太阴根于隐白，结于太仓①。少阴根于涌泉，结于廉泉。厥阴根于大敦，结于玉英②，络于膻中。太阴为开，厥阴为阖，少阴为枢。故开折则仓廪③无所输膈洞④，膈洞者取之太阴，视有余不足，故开折者气不足而生病也。阖折即气绝而喜悲，悲者取之厥阴，视有余不足。枢折则脉有所结而不通，不通者取之少阴，视有余不足，有结者皆取之不足。

注释

①太仓：就是位于脐上四寸处的中脘穴，其穴属于任脉。据《甲乙经》，中脘穴还有一个名字叫做太仓。②玉英：就是任脉的玉堂穴，其穴位于膻中穴上一寸六分处。据《甲乙经》，玉堂穴还有一个名字叫做玉英。③仓廪：贮藏谷的器具叫仓，贮藏米的器具叫廪。仓廪，在这里代指脾胃。④膈洞：膈，就是膈塞不通；洞，就是下泻无度。

译文

足太阴脾经的下端根部，在足大趾内侧端的隐白穴，其上端结于上腹部的太仓（即中脘穴）。足少阴肾经的下端根部，在足心的涌泉穴，其上端结于咽喉部的廉泉穴。足厥阴肝经的下端根部，在足大趾外侧端的大敦穴，其上端结于胸部的玉英穴（即玉堂穴），向下联络于膻中穴。太阴是三阴之表而为开；厥阴是三阴之里而为阖；少阴介于表里之间而为枢。由于足太阴主脾，在表为开，所以开的功能受损，就会导致脾失运化，不能转输水谷精气，而在上出现痞塞不通的膈塞，在下出现直泻无度的洞泄。对于这种膈塞以及洞泄的症候，应当取用足太阴脾经的腧穴，根据病情的虚实，泻其有余，补其不足，来进行治疗。所以说足太阴脾开的功能受到损伤，就会因阴中之阳气不足而发生此类疾病。足厥阴主肝，在里为阖，倘若阖的功能受损，就会导致肝气阻绝于内，精神抑郁而时常感到悲哀。对于这种时常有悲哀之感的病症，就应该取用足厥阴肝经的腧穴，根据病情的虚实，泻其有余，补其不足，来进行治疗。足少阴主肾，介于表里之间而为枢,如果枢的功能受损,就会导致肾经脉气有所郁结以致大小便不利。对于这种二便不通的病症,就应该取用足少阴肾经的腧穴,根据病情的虚实,泻其有余、补其不足来进行治疗。凡是这种有经气郁结不通的病症,都属于虚证,当取用补其不足的方法来进行治疗。

　　足太阳根于至阴,溜于京骨,注于昆仑,入于天柱、飞扬也。足少阳根于窍阴,溜于丘墟,注于阳辅,入于天容、光明也①**。足阳明根于厉兑,溜于冲阳,注于下陵**②**,入于人迎、丰隆也。手太阳根于少泽,溜于阳谷,注于少海,入于天窗、支正也。手少阳根于关冲,溜于阳池,注于支沟,入**

人体解剖之眼眶正面

于天牖、外关也。手阳明根于商阳,溜于合谷,注于阳溪,入于扶突、偏历也。此所谓十二经者,盛络皆当取之。

　　①入于天容、光明也:天容穴乃是属于手太阳小肠经的腧穴,而天冲穴才是属于足少阳胆经的腧穴,二者同在头颈部,故"天容"疑为"天冲"之误。②注于下陵:"下陵"有两解,一说指胃经合穴足三里穴;一说指胃经穴解谿穴。二者皆有其理,本篇取前者。

足太阳膀胱经的下端根部,在本经的井穴至阴穴,其脉气流于原穴京骨穴,注于经穴昆仑穴,上入于天柱穴,下入于飞扬穴。足少阳胆经的下端根部,在本经的井穴足窍阴穴,其脉气流于原穴丘墟穴,注于经穴阳辅穴,上入于天容穴,下入于光明穴。足阳明胃经的下端根部,在本经的井穴厉兑穴,其脉气流于原穴冲阳穴,注于合穴足三里穴,上入于人迎穴,下入于丰隆穴。手太阳小肠经的根部,在本经的井穴少泽穴,其脉气流于经穴阳谷穴,注于合穴小海穴,上入于天窗穴,下入于支正穴。手少阳三焦经的根部,在本经的井穴关冲穴,其脉气流于原穴阳池穴,注于经穴支沟穴,上入于天牖穴,下入于外关穴。手阳明大肠经的根部,在本经的井穴商阳穴,其脉气流于原穴合谷穴,注于经穴阳溪穴,上入于扶突穴,下入于偏历穴。以上所述,就是所谓手足三阳经左右共十二条经脉的根、流、注、入的部位,凡是属于血气在经络中满盛的病症,都可以取用这些穴位泻之。

一日一夜五十营,以营五脏之精,不应数者,名曰狂生①。所谓五十营者,五脏皆受气。持其脉口,数其至也,五十动而不一代②者,五脏皆受气;四十动一代者,一脏无气;三十动一代者,二脏无气;二十动一代者,三脏无气;十动一代者,四脏无气;不满十动一代者,五脏无气。予之短期③,要在《终始》。所谓五十动而不一代者,以为常也,以知五脏之期。予之短期者,乍数乍疏也。

注释

①狂生:是形容生理功能不正常,精神失于常态,生命已有危险的病理状态。②代:即更代的意思,用以泛指脉无定候,更变无常且时有歇止的脉象。③短期:在此指的就是死期。李中梓说短,就是近的意思,即指死期临近。

国学经典 黄帝内经

译文

经脉之气在一日一夜中周行于人体五十次,以运行五脏的精气。倘若其运行太过或不及,而不能恰好达到周行五十次的次数,就属于失常的状态,称做狂生。所谓运行五十周的主要作用,就是使五脏都能够得到精气的营养。这种内在的功能健全与否,可以通过切按寸口的脉象,计算其搏动的次数而知晓。如果在切按寸口脉时,脉搏在五十次跳动中,没有一次歇止,就说明五脏健全,精气充足,五脏都能够得到精气的

人体解剖之腋淋巴结

充养;如果脉搏在四十次跳动中,就有一次歇止,则说明其中已有一脏未能得到精气的充养而衰败;如果脉搏在三十次跳动中,就有一次歇止,则说明其中已有两脏未能得到精气的充养而衰败;如果脉搏在二十次跳动中,就有一次歇止,则说明其中已有三脏未能得到精气的充养而衰败;如果脉搏在十次跳动中,就有一次歇止,则说明其中已有四脏未能得到精气的充养而衰败;如果脉搏在不满十次的跳动中,就有一次歇止,则说明五脏都已得不到精气的充养,而五脏之气也就都已衰败了。由此,根据脉搏跳动歇止的情况,就可以预测患者的死期,其大要在本经《终始》篇中已有了详细的阐述。也就是说,脉搏在五十次跳动之内没有一次歇止的,就是五脏健全、脏气充盛的正常脉象;倘若出现脉搏跳动有歇止或脉搏跳动出现忽快忽慢而搏动不规则的现象,那么,就表示病人的死期临近了。

黄帝曰:逆顺五体^①者,言人骨节之小大,肉之坚脆,皮之厚薄,血之清浊,气之滑涩,脉之长短,血之多少,经络之数,余已知之矣,此皆布衣匹夫之士也。夫王公大人,血食之君,身体柔脆,肌肉软弱,血气慓悍^②滑利,其刺之徐疾浅深多少,可得同之乎?

岐伯答曰:膏粱菽藿^③之味,何可同也? 气滑即出疾,其气涩则出迟,气悍则针小而入浅,气涩则针大而入深,深则欲留,浅则欲疾。以此观之,刺布衣者深以留之,刺大人者微以徐之,此皆因气慓悍滑利也。

①逆顺五体:逆,异于平常的、形气不相称的;顺,一般或正常的、形气相称的。五体,指人的五种形体,代指五种不同类型的人。②慓悍:慓,音 piāo,迅疾的意思;悍,音旱,勇猛的意思。慓悍,在这里是形容血气运行急疾的样子。③膏粱菽藿:膏,就是指肥肉;粱,就是指好的粮食;膏粱,就是指肉食美味。菽,是豆的统称,又可用来统指粗粮;藿,统指蔬菜。

黄帝说:一般所说的,人之五种不同形体之间的差别以及正常形体和异常形体之间的差别,是指其骨节有小有大,肌肉有坚有脆,皮肤有厚有薄,血液有清有浊,气的运行有滑有涩,经脉有长有短,营血有多有少以及经络的数目等方面来说的,这些我都已经知道了。但这都是对平民百姓等体格强壮的人而言的。而那些地位显贵的人,他们都是饮食精美、养尊处优的人,其身体柔脆,肌肉软弱,血气的运行也急疾而滑利,和那些辛苦劳作的人在体质状况和生活情况上都迥然不同,那么,在给他们进行治疗时,针刺手法的快慢、进针的深浅、取穴的多少,也都可以相同的吗?

岐伯回答说:吃肥甘美味的人和吃粗粮豆菜的人所患疾病的治法怎么能相

同呢？一般针刺的原则是气行滑利的，出针就要早一些；气行涩滞的，出针要就迟一些。气行滑利的，针感出现快，所以应该用小针并浅刺；气行涩滞的，针感出现慢，所以应该用大针并深刺。深刺的需要留针，浅刺的则要尽快出针。根据以上所说的针刺原则来看，针刺平民百姓那一类形体壮实的病人，就要深刺并留针；针刺王公贵族那一类形体柔脆的病人，就适宜用细小的针徐缓轻刺并尽快出针，这都是因为这类人的经气运行急疾滑利的缘故。

黄帝曰：形气之逆顺，奈何？

岐伯曰：形气不足，病气有余，是邪胜也，急泻之。形气有余，病气不足，急补之。形气不足，病气不足，此阴阳气俱不足也，不可刺之，刺之则重不足，重不足则阴阳俱竭，血气皆尽，五脏空虚，筋骨髓枯，老者绝灭，壮者不复矣。形气有余，病气有余，此谓阴阳俱有余也，急泻其邪，调其虚实。故曰有余者泻之，不足者补之，此之谓也。故曰：刺不知逆顺，真邪相搏。满而补之，则阴阳四溢，肠胃充郭，肝肺内膜，阴阳相错。虚而泻之，则经脉空虚，血气竭枯，肠胃聂辟①，皮肤薄著，毛腠夭膲，予之死期。

①聂辟：形容肠胃正气不足，运化无力的状态。

黄帝问：形体的表现与受病脏腑的功能表现有时一致，有时不一致，对于这种情况，应该如何区分并加以治疗呢？

岐伯说：如果外表形体不显强健，而受病的脏腑却功能亢进，外似虚而内为实，就说明是邪气在体内占着优势，应该毫不犹豫地立即使用泻法来泻除邪气；相应的，如果外表形体魁伟强壮，而受病的脏腑却功能低下，外似实而内为虚，就应该毫不犹豫地立即使用补法来补益正气。倘若外表形体不显强健，而受病的脏腑也功能低下，这就属于阴阳表里血气都已经虚弱的情况。对于这种情况,就不可以再用针刺进行治疗,如果误用了针刺,就会导致虚上加虚,虚上加虚就会导致内外阴阳全都衰竭,血气也都耗尽,五脏精气空虚,筋骨痿弱、骨髓枯涸。老年人精气已衰的就会因此由衰而绝、甚至于死亡;壮年人精气充足的,也会因此耗损严重而难以恢复。倘若外表形体强健壮实,而受病的脏腑也功能亢

硬脑膜 —— 硬脑膜

上矢状窦 —— 上矢状窦

脑膜中动脉 —— 脑膜中动脉

横窦 —— 横窦

窦汇 —— 窦汇

人体解剖之硬脑膜

进,这就被称做阴阳表里血气都处于亢盛状态,应该立即使用泻法来泻除邪气,以达到排除病邪、调整正气的目的。所以说,病气有余的属于实证,应当用泻法来治疗;病气不足的,属于虚证,应当用补法来治疗,就是这个道理。所以说,施用针刺治病而不懂得形体病气顺逆的意义以及补泻的作用,就会导致正气和邪气相互搏争。倘若对邪气满盛的病症误用了补法,就会使阴阳各经的血气满溢于外,肠胃之气壅滞不通、充塞腹内而致腹部胀满,肝肺二脏的脏气不得宣通而致气机壅塞于内,阴阳运行失常而发生错乱。相应的,倘若对正气虚衰的病症误用了泻法,就会使经脉因得不到营养而空虚,血气因过分耗损而衰竭枯涸,肠胃运化软弱而无力,皮肤瘦薄而附骨,毛脱发折,腠理憔悴萎弱,见到这些症候,就可以预测到其死期不远了。

原文

　　故曰用针之要,在于知调阴与阳,调阴与阳,精气乃光①,合形与气,使神内藏。

　　故曰上工平气,中工乱脉,下工绝气危生。故曰下工不可不慎也。必审五脏变化之病,五脉之应,经络之实虚,皮之柔粗,而后取之也。

①精气乃光："光"字，《甲乙经》中作"充"字，可从。

译文

　　所以说运用针刺治疗疾病的要领，就是在于懂得要调和阴阳，使之达到平衡状态。调和了阴与阳的太过与不及，就可以使精神气血充沛，形体与神气内外合一，神气得以内藏而不散。

　　所以说医术高明的医生，就能够平复不正常的气血运行；医术一般的医生，诊断不够确切，治疗不够恰当，就往往会扰乱经气；医术低劣的医生，不分虚实，滥施补泻，就只会耗绝血气以致危及病人的

蛛网膜

蛛网膜颗粒

人体解剖之蛛网膜

生命。所以说使用最后那种治疗方法的医术低劣的医生，在诊治病患时是不能不特别谨慎的。在针刺之前，必需首先审察清楚五脏传变化生而出现的各种病候，五脏脉的脉象与五脏病候的相应情况，经络的虚实，皮肤的柔嫩粗糙，然后才可以取用适当的穴位来进行治疗。

寿夭刚柔第六

黄帝问于少师曰:余闻人之生也,有刚有柔,有弱有强,有短有长,有阴有阳,愿闻其方。

少师答曰:阴中有阴,阳中有阳,审知阴阳,刺之有方,得病所始,刺之有理,谨度病端,与时相应,内合于五脏六腑,外合于筋骨皮肤。是故内有阴阳,外亦有阴阳。在内者,五脏为阴,六腑为阳;在外者,筋骨为阴,皮肤为阳。故曰,病在阴之阴者,刺阴之荥输①;病在阳之阳者,刺阳之合②;病在阳之阴者,刺阴之经③;病在阴之阳者,刺络脉④。故曰,病在阳者命曰风,病在阴者命曰痹,阴阳俱病命曰风痹。

病有形而不痛者,阳之类也;无形而痛者,阴之类也。无形而痛者,其阳完而阴伤之也,急治其阴,无攻其阳;有形而不痛者,其阴完而阳伤之也,急治其阳,无攻其阴。阴阳俱动,乍有形,乍无形,加以烦心,命曰阴胜其阳,此谓不表不里,其形不久。

①阴之荥输:指手三阴经和足三阴经的荥穴(属火)及输穴(属土)。②阳之合:指手三阳经和足三阳经的合穴(属土)。③阴之经:指手三阴经和足三阴经的经穴(属金)。④络脉:即十五络脉,在此代指手三阳经和足三阳经的络穴。

译文

黄帝问于少师说:我听说人生在世,由于各人的禀赋不同,性情有刚有柔,体质有强有弱,形体有高有矮,一切生理病理的现象,就其性质来说,都是有阴有阳的。我想听你谈一谈这些差异的区别以及相应于这些差异而使用的不同针刺方法。

少师回答说:人体所含的阴阳,内容是多方面的,其属性也是相对而言的,阴之中还可以再分出阴,阳之中还可以再分出阳,只有明确了解和掌握了阴阳的规律,才能找到恰当的针刺方法来调其不和;只有知晓了开始发病时的病性,是属于阴的还是属于阳的,治疗起来才能有理有据;此外,还要认真诊察致病的原因,根据四季时令的变化来把握发病的性质和特点,同时,所选定的治疗方法,其功效在内要与五脏六腑的病候相

棘上韧带
椎外后静脉丛
椎内后静脉丛
椎内前静脉丛

人体解剖之椎静脉丛

合,其功效在外要与筋骨皮肤的病候相合,只有这样,才能取得良好的疗效。不仅身体的内部有阴阳之分,身体的外部也有阴阳之分。在体内,五脏属阴,六腑属阳;在体表,筋骨属阴,皮肤属阳。根据这种内外阴阳的关系,再由病候所发生的部位,就可以初步选定针刺治疗所要用的穴位。所以说内为阴,体内的五脏亦属阴,如果五脏有病,即所谓的病在阴中之阴,就应当针刺阴经的荥穴和输穴;相应的,外为阳,体表的皮肤亦属阳,如果皮肤有病,即所谓的病在阳中之阳,就应当针刺阳经的合穴;此外,外为阳,体表的筋骨却属阴,如果筋骨有病,即所谓的病在阳中之阴,就应当针刺阴经的经穴;相应的,内为阴,体内的六腑却属阳,如果六腑有病,即所谓的病在阴中之阳,就应当针刺阳经的络穴。至于疾病的症候,其发病的部位也可以用阴阳来分类。病邪在体表阳分的疾患叫做风;病邪在体表阴分的疾患叫做痹;体表的阴分和阳分都有病的疾患,叫做风痹。病患在外表有形态的变化而没有疼痛感的,是病在浅表、在皮肉筋骨,是属于阳的一类疾病;病患在外表没有形态的变化却有疼痛感的,是病在深处、在五脏六腑,是属于阴的一类疾病。在外表没有病形的表现却感到疼痛的这一类病症,其属阳的体表完好如常,只是属阴的五脏六腑有病,应该急速治疗其属阴的

五脏六腑,而不要治疗其属阳的皮肉筋骨。反之,在外表有病形的表现而不感到疼痛的这一类病症,其属阴的五脏六腑是没有病的,只是属阳的体表受到了损伤,应该急速治疗其属阳的皮肉筋骨,而不要治疗其属阴的五脏六腑。

人体解剖之锥体束

至于表里阴阳经都发生病患时,则有时会在体表出现病形的表现,有时就会因病在脏腑而在体表不出现病形的表现。倘若此时再感到心中烦躁不安,那就叫做阴病甚于阳病,即属阴的五脏受病比较厉害,这时的病情就是所谓的既不全是在表,又不全是在里,表里阴阳都已受病的情况,病患发展到了这个阶段,就难以治疗了,而离其形体的败坏也就不久远了。

黄帝问于伯高曰:余闻形气病之先后,外内之应,奈何? 伯高答曰:风寒伤形,忧恐忿怒伤气。气伤脏,乃病脏;寒伤形,乃应形;风伤筋脉,筋脉乃应。此形气外内之相应也。

黄帝曰:刺之奈何? 伯高答曰:病九日者,三刺而已;病一月者,十刺而已。多少远近,以此衰①之。久痹不去身者,视其血络②,尽出其血。

黄帝曰:外内之病,难易之治,奈何? 伯高答曰:形先病而未入脏者,刺之半其日,脏先病而形乃应者,刺之倍其日。此外内难易之应也。

①衰：在此是祛除的意思。②血络：即指浅部静脉。大的浅静脉，有肘部的曲池、腘部的委中等；小的浅静脉，有掌部的鱼际、跗部的然谷等。

黄帝问于伯高说：我听说外表的形体和体内的气机发生病变时，其发病之先后以及所发之在内在外的病症都是与其病因相应的，这之中的情形是怎样的？伯高回答说：风寒。病邪外袭，必先侵袭于在外的形体；忧恐愤怒等情志刺激，必先影响到体内气机的运行。气机的活动失于协调，就会造成五脏不和，而使五脏发病；寒邪侵袭形体，就会使在外的形体受伤，而在肌表出现相应的病症；风邪伤及筋脉，就会在筋脉

人体解剖之足部肌肉

出现相应的病症。这就是形体与气机受到了伤害，而相应地在外与内发病的情况。

黄帝问：根据病程的长短不同，怎样去合理使用针刺治疗呢？伯高回答说：得病已经九天的，针刺三次就可以痊愈；得病已经一个月的，针刺十次也可以痊愈。不论病程时日的多少长短，都可以根据这一病三日就针刺一次的原则，来估计出祛除病邪最适当的治疗次数。如果有久患痹病而不能治愈的，就应当诊察他的血络，在有淤血的地方用刺络放血的方法出尽恶血。

黄帝问：外因与内因所致的疾病，在针刺时有难治与易治的不同，其具体情况是怎样的？伯高回答说：外邪伤人，形体先病而尚未传入内脏的，是病在浅表，其针刺的次数可以按照一般的标准减去一半，即原来患病一个月而需要针刺十次的，现在只要针刺五次就可以了；内因所伤，内脏先病，再由里达表而影响到在外的形体也相应地出现病症的，是病在深处，这时其针刺的次数就要按照一般的标准加上一倍，即原来患病一个月而需要针刺十次的，现在需要针刺

二十次才可以。这些都是以患病一个月作为标准来说明外因与内因所致疾病在治疗上的难易区别。

黄帝问于伯高曰：余闻形有缓急，气有盛衰，骨有大小，肉有坚脆，皮有厚薄，其以立寿夭奈何？伯高答曰：形与气相任①则寿，不相任则夭。皮与肉相果②则寿，不相果则夭。血气经络胜形则寿，不胜形则夭。

①相任：就是相称、相互适应的意思。②相果："果"，就是"裹"的意思，因皮在外以裹肉而名。相果，在此指皮厚肉坚而言；皮厚肉脆或皮薄肉坚的，叫做"不相果"。

黄帝问于伯高说：我听说人的形体有缓有急，元气有盛有衰，骨骼有大有小，肌肉有坚有脆，皮肤有厚有薄，从这几方面去观察，怎样可以断定一个人是长寿还是短命？伯高回答说形体与元气相称，内外平衡的，就会长寿；反之，不相称、不平衡的，就会短命。皮厚肉坚，能够相称的，就会长寿；皮厚肉脆，互不相称的，就会短命。血气经络旺盛充实，胜过外表形体的，就会长寿；反之，血气经络衰退空虚，其情况还不及形体的，就会短命。

黄帝曰：何谓形之缓急？伯高答曰：形充而皮肤缓者则寿，形充而皮肤急者则夭。形充而脉坚大者顺也，形充而脉小以弱者气衰，衰则危矣。若形充而颧不起者骨小，骨小则夭矣。

形充而大肉①䐃②坚而有分者③肉坚，肉坚则寿矣；形充而大肉无分理不坚者肉脆，肉脆则夭矣。此天之生命，所以立形定气而视寿夭者。必明乎此立形定气,而后以临病人,决死生。

黄帝曰:余闻寿夭,无以度之。伯高答曰:墙基④卑,高不及其地⑤者,不满三十而死;其有因加疾者,不及二十而死也。

黄帝曰:形气之相胜,以立寿夭奈何?伯高答曰:平人而气胜形者寿;病而形肉脱,气胜形者死,形胜气者危矣。

①大肉:指人体腿、臂、臀等肌肉较肥厚之处的肌肉。②䐃:音 jùn,肌肉结聚之处叫做䐃,在此指人体肩、肘、髀、膝等肌肉突起的部位。③有分者:就是分肉明显的意思。④墙基:在此指耳边而言。⑤地:耳前之肉叫做地。

译 文

黄帝问:什么叫做形体的缓急?伯高回答说:形体充实而皮肤和缓的人,就会长寿;形体充实而皮肤紧张的人,就会短命。形体充实而脉气坚大的,属表里如一,内外俱强,就叫做顺;形体充实而脉气弱小的,属外实内虚,脉气不足,是气衰的征象,出现气衰就表明其寿命不长了。形体充实而面部颧骨低平不起的,是骨骼弱小,出现这种形体充实而骨骼弱小之情况的人,就会短命。形体充实而臀部肌肉丰满且在其肩、肘、髀、膝等肌肉突起的地方也都是肌肉坚实而肤纹清楚的,就叫做肉坚,像这样的肌肉坚实的人,就会长寿;形体充实而臀部肌肉瘦削,没有肤纹且不坚实的,就叫做肉脆,像这样的肌肉脆薄的人,就会短命。

这些都是由各人的先天禀赋不同所造成的,所以通过判定在外之形体和在内之元气的盛衰,以及形体与气血之间是否平衡统一,就可以观察、推测出人的生命寿夭。作为医生必须明了这个道理,知道如何确定形体的强弱,判定元气的盛衰,观察形与气之间平衡协调与否,然后才能在临床上诊察病人,决定治疗措施,判断生死预后。

黄帝说:我听说人的寿命长短可以通过观察某些部位而大致估计出来,但究竟能活到多少岁数,我还是无法测度。伯高回答说:就面部来说,如果耳边四周的骨骼塌陷,低平窄小,高度还不及耳前的肌肉,这样的人不满三十岁就会夭亡;倘若再加上因外感内伤等原因而患了其他疾病,那么不到二十岁就会夭亡了。

黄帝问：形体与气两者相比有过与不及之时，怎样用它来辨别一个人长寿还是短命？伯高回答说：平常之人，气足神全胜过形体的，即使外貌较为瘦小，也会长寿。得了病的人，如果形体肌肉已消瘦不堪而脱陷，即使气能胜形，即气还不衰，但由于形体恢复困难，形脱则气难独存，所以仍是会死亡的；倘若形能胜气，由于元气已经衰竭，气衰神衰，因此即使外表的形肉没有脱减，其病情也同样很危险，不会长寿。

黄帝曰：余闻刺有三变，何谓三变？伯高答曰：有刺营者，有刺卫者，有刺寒痹之留经者。

黄帝曰：刺三变者奈何？伯高答曰：刺营者出血，刺卫者出气，刺寒痹者内热[①]。

①内热：内，通"纳"。内热，就是纳热的意思，即纳热于内，驱散寒邪。

译文

黄帝说：我听说刺法中有"三变"的说法，什么叫做三变？伯高回答说：所谓三变，就是根据不同的病症而设立的三种不同的针刺方法。其中有刺病在营分的，有刺病在卫分的，还有刺寒痹留滞在经络之中的。

黄帝问：针刺这三种病的方法都是怎样的？伯高回答说：刺病在营分的，是用点刺放

人体解剖之足部神经与静脉

血的方法，使营分的病邪随淤血而外泄；刺病在卫分的，是用摇大针孔的方法，以疏泄卫气，并使卫分的病邪得以消散；刺寒邪留滞经络而形成痹证的，是用蟀刺的方法或是针后药熨的方法，使热气入内温煦经脉并驱散寒邪。

黄帝曰:营卫寒痹之为病奈何?伯高答曰:营之生病也,寒热少气,血上下行。卫之生病也,气痛时来时去,怫忾^①贲响^②,风寒客于肠胃之中。寒痹之为病也,留而不去,时痛而皮不仁。

黄帝曰:刺寒痹内热奈何?伯高答曰:刺布衣者,以火焠^③之。刺大人者,以药熨之。

黄帝曰:药熨奈何?伯高答曰:用淳酒二十斤,蜀椒一斤,干姜一斤,桂心一斤,凡四种,皆㕮咀^④,渍酒中。用绵絮^⑤一斤,细白布四丈,并内酒中。置酒马矢煴中^⑥,盖封涂,勿使泄。五日五夜,出布绵絮,曝干之,干复渍,以尽其汁。每渍必晬其日^⑦,乃出干。干,并用滓与绵絮,复布为复巾^⑧,长六七尺,为六七巾。则用之生桑炭炙巾,以熨寒痹所刺之处,令热入至于病所,寒复炙巾以熨之,三十遍而止。汗出以巾拭身,亦三十遍而止。起步内中,无见风。每刺必熨,如此病已矣。此所谓内热也。

①怫忾:怫,作郁讲;忾,作气满讲。怫忾,就是气满郁塞的意思。②贲响:即指腹鸣。③焠:音 cuì,用火烧灼的意思,可作灸讲。焠刺,就是指火针法,即将针用火烧热后,迅速刺入,随即拔出。④㕮咀:就是嚼的意思,古人把将药咬成粗块的过程叫做㕮咀。㕮咀是古人炮制药物的方法,那时候没有刀,所以就要用嘴把药物咬碎,使之变细,像芝麻豆粒一样大小。后世根据这个意思,虽然已经改用了刀锉,但对药物的相制,仍通称㕮咀。⑤绵絮:在此指用蚕茧制成的丝绵。⑥马矢煴中:指用燃烧的干马粪去煴,取其火煴。⑦晬其日:晬,音 zuì,就是一周的意思。晬其日,即指一日一夜。⑧复布为复巾:复布,就是双层布。巾,重布为巾,是指夹袋一类的东西;复巾,就是用双层布制成夹袋的意思。

人体解剖之足底神经

图中标注：
胫神经
跟内侧神经
趾短屈肌
足底外侧神经
足底方肌
足底内侧神经
蹈展肌
趾足底总神
趾足底固有神经

译文

黄帝问：营分病、卫分病以及寒痹的症状表现都是怎样的？伯高回答说：营和血是一体的，营分病的症状表现，主要是寒热往来，气弱无力，邪在营血而上下妄行的现象。卫和气是一体的，卫分病的症状，主要是因气机不畅所致的气痛，表现为无形而痛，时来时去，忽痛忽止，此外还有腹部胀满不舒，或腹中肠鸣作响等症状，这些都是因风寒外袭，客于肠胃之中，气机不通而导致的。寒痹的症状，是因寒邪停留于经络之间，血脉凝滞不行所产生的，故而其症状表现为久病难去，肌肉时常疼痛并伴有皮肤麻木不仁(不知痛痒)的感觉。

黄帝问：刺寒痹时使热气内入的方法是怎样的？伯高回答说：根据病人的体质不同，刺寒痹时使热气内入的方法会有所不同。对于普通劳动者，他们身体强健，皮厚肉坚，可以用火针或艾灸的方法来进行治疗；而对于那些王公贵族，他们养尊处优，皮薄肉脆，则适宜采用针后药熨的方法来进行治疗。

黄帝问：药熨的制法及其应用是怎样的？伯高回答说：药熨的疗法，是取醇酒二十升，蜀椒一升，干姜一斤，桂心一斤，共四种药料。将后三种药都用牙齿嚼碎成豆粒一样大小，然后一起浸泡在酒中；再取丝绵一斤，细白布四丈，也一起浸泡在酒中。此后再把盛有酒的酒器，放到燃烧的干马粪上去煨，不过酒器的盖子必须用泥土涂抹密封，不能让它露气。待到煨了五日五夜之后，将白布和丝绵取出晒干；晒干之后，再重复浸入酒中，不计次数，直到把酒吸尽为止。每浸泡一次，都要泡够一天一夜的时间，再取出晒干。待酒汁已被吸尽之后，就把药渣也取出来晒干，并将药渣与丝绵都放在夹袋内。这种夹袋，就是将双层的布再对折之后而制成的，每个夹袋都有六七尺长，一共要做六七个夹袋。使用的时候，先将夹袋放在生桑炭火上烤热，再用它来温熨寒痹局部施针的部位，使温热传入里面的病所；夹袋冷了，就放到生桑炭火上去烤热，烤热后再来熨，一共要熨三十次才能停止。熨后就会出汗，汗出来了，要用夹袋来擦拭身体，也是要擦三十次才能停止。擦干汗液之后,要在没有风的室内活动,切记不要受风。每次针刺都必须配合药熨,这样治疗,寒痹才能痊愈。这就是所谓的用药熨使热气内入的方法。

官针第七

凡刺之要,官针最妙。九针之宜,各有所为,长短大小,各有所施也,不得其用,病弗能移。疾浅针深,内伤良肉,皮肤为痈;病深针浅,病气不泻,支为大脓^①。病小针大,气泻太甚,疾必为害;病大针小,气不泄泻,亦复为败。失针之宜,大者泻,小者不移。已言其过,请言其所施。

①支为大脓:"支"字,《甲乙经》作"反"字,或作"皮"字,译从后者。

针刺的要点,在于以选用符合规格的针具为最好。九种针具之所以适合于临床应用,就在于它们各有其不同的治疗作用,长的、短的、大的、小的,都各有其不同的施用对象;如果使用不得法,病症就不能治愈。疾病在浅表,却用针深刺,就会损伤内部的肌肉,并导致皮肤上发生脓肿;疾病在深部,却用针浅刺,则非但病气不能泻除,而且皮肤上也会发生大的疮疡。病症轻微的,却用大针去刺,刺激过重,就会使元气泻伤太过而导致病情更加严重;病症严重的,却用小针微刺,邪气得不到疏泄,也难以获得一定的疗效。因此,如果不能选用适宜的针具进行针刺,应该用小针的时候却误用了大针,刺之过分,就会损伤正气;而应该用大针的时候却误用了小针,刺之不足,则病邪也不能祛除。以上我已经说明了误用针具的害处,下面再让我来谈一谈各种针具的合理施用方法。

病在皮肤无常处者,取以镵针于病所,肤白勿取。病在分肉间,取以员针于病所。病在经络痼痹者,取以锋针。病在脉,气少当补之者,取以锃针于井荥分输[①]。病为大脓者,取以铍针。病痹气暴发者,取以员利针。病痹气痛而不去者,取以毫针。病在中者,取以长针。病水肿不能通关节者,取以大针。病在五脏固居者,取以锋针。泻于井荥分输,取以四时[②]。

①井荥分输:取以四时分输,就是指各个经脉。井荥分输,就是指各经在肘膝以下的井、荥、输、经、合等特殊的输穴。②取以四时:就是说取用这些腧穴时,要根据四季时令的不同而分别使用相应的腧穴,如"春取络脉诸荥"等(详见《灵枢·本输》篇)。

译文

病在皮肤浅表而游走不定的,当取用箭头形的镵针在病痛的所在处进行针刺,以泻除风热;但如果患部的肤色苍白而并无红肿充血的迹象,则说明热邪已去,就不能再取用镵针来进行治疗。病在皮下浅层的肌肉或肌腱之间的,当取用针端呈卵圆形的员针在病痛的所在处施行推摩,以流通气血。病在经络、属于顽固性的痹证的,当取用三棱形的锋针来进行治疗,以作刺络放血之用。病在经脉、属气虚不足的虚证而应施用补法的,当取用不刺入皮肤的锃针分别按压在各经的井穴、荥穴等输穴上,以使其血气流通。病属于脓疡之类的,当取用剑形的铍针来进行治疗,以作切开排脓之用。病属痹证急性发作的,当取用既圆且锐的员利针来进行治疗,深刺之,以治暴痛。病属痹病疼痛日久不愈的,当取用形如毫毛的毫针来进行治疗,可较长时间地留针,以去痛痹。

病已在深部的,当取用长针来进行治疗,以去在内之邪。患水肿病而在关节间积水以致关节不通利的,当取用针锋微圆的大针来进行治疗,以排出关节内所积聚的水液。病在五脏而顽固盘踞、难以祛除的,也当取用锋针来进行治疗,在各经的井穴、荥穴等腧穴上施用泻法,并根据这些腧穴与四季时令的相应关系,灵活使用。

凡刺有九,以应九变。一曰输刺。输刺者,刺诸经荥输脏腧也。二曰远道刺。远道刺者,病在上,取之下,刺腑腧也。三曰经刺。经刺者,刺大经①之结络经分也。四曰络刺。络刺者,刺小络之血脉也。五曰分刺。分刺者,刺分肉之间也。六曰大泻刺。大泻刺者,刺大脓以铍针也。七曰毛刺。毛刺者,刺浮痹皮肤也。八曰巨刺。巨刺者,左取右,右取左。九曰焠刺。焠刺者,刺燔针②则取痹也。

①大经:就是指五脏六腑的经脉。②燔针:就是指用火烧过的针,即火针。

译文

一般而言,针刺有九种不同的方法,以适应于治疗九种不同的病情。第一种叫做输刺。输刺,就是针刺十二经在四肢部位的荥穴和输穴以及背部的在足太阳膀胱经上的五脏腧穴(即心俞、肺俞、肝俞、脾俞以及肾俞)。第二种叫做远道刺。远道刺,就是病在人体上部的,而取用距离病所较远的下部的腧穴,也就是针刺足三阳经所属的下肢的腧穴。第三种叫做经刺。经刺,就是针刺患病经络之经与络间结聚不通的地方。第四种叫做络刺。络刺,就是针刺皮下浅部小络脉所属的血脉(小静脉),使之出血以泻其邪。第五种叫做分刺。分刺,就是针刺肌和肉的间隙。邪在诸经分肉之间的用这种方法。第六种叫做大泻刺。大泻刺,就是用铍针切开排脓,以治疗较大的化脓性的痈疡。第七种叫做毛刺。毛刺,是浮浅的刺法,就是在皮肤上浅刺,仅入皮而不进肉,用以治疗皮肤表层的痹证。第八种叫做巨刺。巨刺,就是身体左侧的病症选取身体右侧的腧穴来进行针刺,身体右侧的病症选取身体左侧的腧穴来进行针刺的交叉针刺法。第九种叫做焠刺。焠刺,就是用烧热的针来治疗寒痹证。

凡刺有十二节①,以应十二经。一曰偶刺。偶刺者,以手直心若背,直痛所,一刺前,一刺后,以治心痹,刺此者傍针之也。二曰报刺。报刺者,刺痛无常处也,上下行者,直内无拔针,以左手随病所按之,乃出针复刺之也。三曰恢刺。恢刺者,直刺傍之,举之前后,恢筋急,以治筋痹也。四曰齐刺。齐刺者,直入一,傍入二,以治寒气小深者。或曰三刺。三刺者,治痹气小深者也。五曰扬刺。扬刺者,正内一,傍内四,而浮之,以治寒气之博大者也。六曰直针刺。直针刺者,引皮乃刺之,以治寒气之浅者也。七曰输刺。输刺者,直入直出,稀发针而深之,以治气盛而热者也。八曰短刺。短刺者,刺骨痹,稍摇而深之,致针骨所,以上下摩骨也。九曰浮刺。浮刺者,傍入而浮之,以治肌急而寒者也。十曰阴刺。阴刺者,左右率刺之②,以治寒厥,中寒厥,足踝后少阴也。十一曰傍针刺。傍针刺者,直刺傍刺各一,以治留痹久居者也。十二曰赞刺。赞刺者,直入直出,数发针而浅之出血,是谓治痈肿也。

①十二节:就是十二种刺法的意思。②左右率刺之:率,就是都的意思。

针刺方法还有十二种,以适应于治疗十二经之不同的病症。第一种叫做偶刺。偶刺法,就是用手直对着胸前和背后,当痛处之所在,一针刺在前胸,一针刺在后背的针刺法,用以治疗心气闭塞以致心胸疼痛的心痹证。不过在使用这种刺法时,必须斜刺进针,以防伤及内脏。第二种叫做报刺。报刺法,是用于治疗疼痛没有固定的部位,痛势上下游走不定的病症。针刺时,用右手在痛处直刺进针且不立即出针,再用左手随着疼痛的部位循按,等到按到新的痛处之后再将针拔出,并刺入新按到的疼痛部位。第三种叫做恢刺。恢刺法,就是直刺在筋的旁边,然后再或前或后地提插捻转,扩大针孔,步以舒缓筋脉拘急之症状的针刺法。这种刺法,适用于治疗筋脉拘挛而致疼痛的筋痹病。第四种叫做齐刺。齐刺法,就是在病变部位的正中直刺一针,在其左右两旁又各刺一针的针刺法,用以治疗寒气稽留范围较小而部位又较深的痹症。这种针刺法,三针齐下,所以也有称它为三刺的。运用三刺,主要就是为了治疗寒痹之气范围小且部位深的那一类疾病的。第五种叫做扬刺。扬刺法,就是在病变部位的正中刺一针,再在四周刺四针,且都用浅刺的针刺法,用以治疗寒气稽留面积较广而部位较浅的病症。第六种叫做直针刺。直针刺法,就是在针刺时将穴位处的皮肤提起,然后将针沿皮刺入,但不刺入肌肉的针刺法,用以治疗寒气稽留部位较浅的病症。第七种叫做输刺。输刺法,在操作时,进针和出针的动作都较快,直刺而入,直针而出,取穴较少且刺入较深,用以治疗气盛而有热的病症,主泻热。第八种叫做短刺。短刺法,适用于骨节浮肿,不能活动,局部发冷的骨痹病。进针时,要缓缓刺入,进针后,要稍稍摇动针体,再行深入,以使针尖达到骨的附近,再上下提插,以摩擦骨部。第九种叫做浮刺。浮刺法,就是从病所的旁边斜刺进针,浮浅地刺入肌表的针刺法,用以治疗肌肉挛急且属于寒性的病症。第十种叫做阴刺。阴刺法,就是左右并刺的针刺法,用以治疗阴寒内盛的寒厥证。因为寒厥证和足少阴肾经有关,所以患了寒厥证,就必须取足内踝后足少阴肾经的原穴太溪穴来进行治疗,且左右两边都要针刺。第十一种叫做傍针刺。傍针刺法,就是在病所直刺一针,再在其旁边刺一针的针刺法,用以治疗邪气久居不散的留痹证。第十二种叫做赞刺。赞刺法,其进针和出针的动作都较快,在患处快而浅地直刺几针,目的就在于使其出血以泄散局部的淤血,这也是消散痈肿的一种针刺法。

脉之所居深不见者,刺之微内针而久留之,以致其空脉气也。脉浅者勿刺,按绝其脉乃刺之,无令精出,独出其邪气耳。

所谓三刺则谷气①出者,先浅刺绝皮②,以出阳邪;再则阴邪出者,少益深,绝皮致肌肉,未入分肉间也;已入分肉之间,则谷气出。故《刺法》曰:始刺浅之,以逐邪气而来血气,后刺深之,以致阴气之邪;最后刺极深之,以下谷气。此之谓也。

故用针者,不知年之所加③,气之盛衰,虚实之所起,不可以为工也。

注释

①谷气：即水谷之气，一般用以代指胃气。此，代指由谷气运化而生成的经脉之气；经气至，则针感生。②绝皮：就是透过的意思。绝皮，就是指刺皮肤。③年之所加：即指五运六气的演变规律，在每一年中各有风、寒、暑、湿、燥、火六气的增加时期。

译文

脉络分布在深部而不显现于外、不能用肉眼看见的，在针刺时，要轻微地进针，刺入其内，并长时间留针，以使孔穴中的脉气上行而产生针感。脉络分布在浅部而现于外的，就不能直接针刺，必须先按压隔绝其脉，避开血管，然后才可以进行针刺。只有这样，才不致出血，也就不使精气外泄，而只将邪气去除。

所谓"三刺"就是可以使谷气出而产生针感的针刺法，就是浅刺进入皮肤，以宣泄卫分的阳邪；然后再刺入一些，以使阴邪能够外出，而其刺入的深度，也只是稍稍深一些，比皮肤的浅层略深，透过了皮肤，接近了肌肉，但还不能达到肌肉之间；最后再将针尖深入到分肉之间，这时就会使谷气出而产生酸麻肿胀等针感。所以古医书《刺法》中曾说"开始时浅刺皮肤，可以驱逐浅表的邪气，而使血气流通；此后再刺入较深，就可以宣散阴分的邪气；最后刺入极深，到了一定的深度，就可以通导谷气而产生针感。"其内容说的正是这种"三刺"的针刺法。

所以运用针法来治疗疾病的医者，不知道每年风、寒、暑、湿、燥、火六气增加的时期，每一节气中六气盛衰的情况，以及因气候变化而引起病情的虚实变化，就不能成为良医。

原文

凡刺有五，以应五脏。一曰半刺①。半刺者，浅内而疾发针，无针伤肉，如拔毛状，以取皮气，此肺之应也。二曰豹文刺。豹文刺②者，左右前后针之，中脉为故，以取经络之血者，此心之应也。三曰关刺③。关刺者，直刺左右，尽筋上，以取筋痹④，慎无出血，此肝之应也。

或曰渊刺,一曰岂刺。四曰合谷刺⑤。合谷刺者,左右鸡足,针于分肉之间,以取肌痹⑥,此脾之应也。五曰输刺⑦。输刺者,直入直出,深内之至骨,以取骨痹,此肾之应也。

①半刺:半,就是形容浅的样子。半刺,就是指只浅刺入皮,而不伤肌肉。相当于现代皮肤针的叩打刺激法。②豹文刺:就是形容针刺的部位较多,形如豹身上的斑纹。这是一种多针出血法。③关刺:关,就是指关节。本法以针刺关节附近的部位为主,故称关刺。④筋痹:就是一种以四肢拘挛,关节疼痛,不能活动为特征的病症。⑤合谷刺:在此并非指针刺大肠经的合谷穴,而是指针刺人体分肉之间的部位。⑥肌痹:就是因感受了寒湿之邪而使皮肤肌肉都发生疼痛的一种痹证。⑦输刺:输,就是输送通达的意思。此之"输刺"与上文十二节中的"输刺"意义相同,都是指用深刺法来输泄骨节间的病邪。

译文

针刺法中还有五种,可以适用于与五脏有关的病变。第一种叫做半刺。半刺法,就是浅刺进入皮肤后,很快就急速出针,而并不损伤肌肉的针刺法,其动作就好像拔去毫毛一样。其主要目的就在于使皮肤轻微地感受一下刺激,以疏泄皮肤浅表部的邪气。因为肺主皮毛,所以这是和肺脏相应的针刺法。第二种叫做豹文刺。豹文刺法,就是在病变部位的前后左右,针刺多下,而使刺点像豹的斑纹一样的针刺法。这种刺法,以刺中络脉、放出淤血为标准,用来消散经络中的淤血。因为心主血脉,所以这是和心脏相应的针刺法。第三种叫做关刺。关刺法,就是直刺两侧四肢关节附近之筋的尽端,用以治疗筋痹病。但在针刺时要注意不能使它出血。因为肝主筋,所以这是和肝脏相应的针刺法。这种刺法,也称为渊刺。此外,它还有一个名称,叫做岂刺。第四种叫做合谷刺。合谷刺法,就是在患处从中间向左右两侧各斜刺一针,形成"个"字形,就像鸡足一样,并将针刺入到分肉之间的针刺法,用以治疗肌痹病。因为脾主肌肉,所以这是和脾脏相应的针刺法。第五种叫做输刺。输刺法,在操作时,进针和出针的动作都较快,直刺而入,直针而出,且要将针深刺至骨的附近,用以治疗骨痹病。因为肾主骨,所以这是和肾脏相应的针刺法。

本神第八

黄帝问于岐伯曰：凡刺之法，先必本于神①。血、脉、营、气、精、神，此五脏之所藏也，至其淫泆②，离脏则精失、魂魄飞扬、志意恍乱、智虑去身者，何因而然乎？天之罪与？人之过乎？何谓德气生精、神、魂、魄、心、意、志、思、智、虑？请问其故。

注释

①神：广义的神指的是一切生命活动的表现，狭义的神指的是人的思想意识精神活动。此处的"神"，所指的含义主要为后者。②淫泆：淫，就是过分的意思；泆，音 yì，放纵的意思。淫泆，在此是指放纵过度。

译文

黄帝问于岐伯说：凡是使用针刺的治疗方法，首先都必须以病人的精神活动情况作为诊治的依据。血、脉、营、气、精和神气，这些都是由五脏所藏的用以维持生命活动的物质基础和动力，但其中以神的作用最为重要。若是过度放纵七情而使神气从五脏离散，就会使五脏的精气散失，魂魄飞荡飘扬，意志恍惚迷乱，并丧失智慧和思考能力，然而，是什么原因导致这样的病症产生的呢？是上天的惩罚，还是人为的过失呢？还有，什么叫做德气生精、神、魂、魄、心、意、志、思、智、虑，其中的过程是怎样的？请问其中的缘故。

岐伯答曰：天之在我者德①也，地之在我者气②也，德流气薄而生者也。故生之来谓之精，两精相搏谓之神，随神往来者谓之魂，并精而出入者谓之魄，所以任物者谓之心，心之所忆谓之意，意之所存谓之志，因志而存变谓之思，因思而远慕谓之虑，因虑而处物谓之智。故智者之养生也，必顺四时而适寒暑，和喜怒而安居处，节阴阳而调刚柔，如是则僻邪不至，长生久视。

①德：就是指天地万物的运动规律，诸如四季更替、万物盛衰等。②气：就是指天地之间的自然产物，诸如五谷果菜、江河溪泉等。

译 文

岐伯回答说：天所赋予我们的是生化之机，地所赋予我们的是长养之气，地之长养之气随天之生化之机而动，阴阳之气上下交感，才使万物化生而成形。所以，基于阴阳两气相交而产生的生命的原始物质，就叫做精；阴阳两精相互结合而形成的生命活力，就叫做神；伴随着神气往来存在的精神活动，叫做魂；依傍着精气的出入流动而产生的神气功能，叫做魄；能够使人主动地去认识客观事物的主观意识，叫做心；心里有所记忆并进一步形成欲念的过程，叫做意；欲念已经存留并决心贯彻的过程，叫做志；为了实现志向而反复考虑应该做些什么的过程，叫做思；因思考而预见后果的过程，叫做虑；因深谋远虑而有所抉择以巧妙地处理事务的过程，叫做智。所以明智之人的养生方法，必定是顺应四季的时令，以适应气候的寒暑变化；不过于喜怒，并能良好地适应周围的环境；节制阴阳的偏盛偏衰，并调和刚柔，使之相济。像这样，就能使病邪无从侵袭，从而延长生命，不易衰老。

黄帝内经

是故怵惕①思虑者则伤神,神伤则恐惧,流淫而不止。因悲哀动中者,竭绝而失生。喜乐者,神惮散②而不藏。愁忧者,气闭塞而不行。盛怒者,迷惑而不治。恐惧者,神荡惮而不收。

心,怵惕思虑则伤神,神伤则恐惧自失,破䐃脱肉,毛悴色夭,死于冬③。

脾,愁忧不解则伤意,意伤则悗乱④,四肢不举,毛悴色夭,死于春。

肝,悲哀动中则伤魂,魂伤则狂忘不精,不精则不正当人,阴缩而挛筋,两胁骨不举,毛悴色夭,死于秋。

肺,喜乐无极则伤魄,魄伤则狂,狂者意不存人,皮革焦,毛悴色夭,死于夏。

任 脉

肾,盛怒而不止则伤志,志伤则喜忘其前言,腰脊不可以俯仰屈伸,毛悴色夭,死于季夏⑤。

恐惧而不解则伤精,精伤则骨痠痿厥,精时自下。

是故五脏,主藏精者也,不可伤,伤则失守而阴虚,阴虚则无气,无气则死矣。是故用针者,察观病人之态,以知精神魂魄之存亡得失之意,五者以伤,针不可以治之也。

①怵惕:怵,音 chù,就是恐惧的意思。惕,音 tì,就是指惊恐不安的样子。

②惮散:惮,音 dàn,就是劳累的意思。惮散,在这里是形容神气耗散的样子。

③死于冬:在五行归类中,心属火,冬季属水;因为水能克火,所以心的病症到了

冬季就会加重，甚至使人死亡，故而说"死于冬"。以下之"死于春"等句，同理。④悗乱：悗，同"闷"字，就是胸中满闷的意思。乱，就是烦乱的意思。⑤季夏：即指农历六月，也就是一般所说的长夏，在五行归类中属土。

译文

所以怵惧、惊惕、思考、焦虑太过，就会伤损神气。神气被伤，就会时常使人产生惊恐畏惧的情绪，并使五脏的精气流散不止。因悲哀过度而伤及内脏的，就会使人神气衰竭消亡而丧失生命。喜乐过度的，神气就会消耗涣散而不得藏蓄。愁忧过度的，就会使上焦的气机闭塞而不得畅行。大怒的，就会使神气迷乱惶惑而不能正常运行。恐惧过度的，就会使神气流荡耗散而不能收敛。

心藏神，恐惧、惊惕、思考、焦虑太过，就会伤神。神被伤，就会使人感到恐慌畏惧而失去主宰自身的能力，并出现膝髌等处高起的肌肉陷败，遍体的肌肉消瘦等症状；再进一步发展，到了毛发憔悴凋零，皮色枯槁无华的程度，就会在冬季水旺的时候受克而死亡。

脾藏意，忧愁太过且长期不能解除，就会伤意。意被伤，就会使人感到心胸苦闷烦乱，并出现手足举动无力等症状；再进一步发展，到了毛发憔悴凋零，皮色枯槁无华的程度，就会在春季木旺的时候受克而死亡。

肝藏魂，悲哀太过而影响到内脏，就会伤魂。魂被伤，就会使人癫狂迷忘而不能清楚地认识周围环境，意识不清就会表现出异于常人的言行；此外，还会出现阴器萎缩，筋脉拘急，两胁肋处活动不利等症状；再进一步发展，到了毛发憔悴凋零，皮色枯槁无华的程度，就会在秋季金旺的时候死亡。

肺藏魄，喜乐太过而没有限制，就会伤魄。魄被伤，就会使人神乱发狂，发

手少阳三焦经

狂的人意识丧失,旁若无人;此外,还会出现皮肤枯焦等症状;再进一步发展,到了毛发憔悴凋零,皮色枯槁无华的程度,就会在夏季火旺的时候受克而死亡。

肾藏志,大怒太过而不能自止,就会伤志。志被伤,就会使人记忆力衰退,时常会忘记以前所说过的话;此外,还会出现腰脊转动困难,不能随意俯仰屈伸等症状;再进一步发展,到了毛发憔悴凋零,皮色枯槁无华的程度,就会在季夏土旺的时候受克而死亡。

恐惧太过且长期不能解除,就会伤精。精被伤,就会出现骨节酸痛、痿软无力而厥冷,时常遗精滑泄等症状。

综上所述,五脏是主管贮藏精气的,而精气又是生命活动的物质基础,属阴,所以每一脏的功能都不能受到损伤。倘若五脏的功能受到了损伤,就会使五脏所藏的精气失于内守,流散耗伤而形成阴虚;阴是阳的物质基础,精失阴虚,缺少营养物质,就无法化生阳气,也就无法进行气化活动;没有阳气及其气化作用,就不能吸收和转输营养,而生命也就停止了。所以运用针刺治疗疾病的医者,就必须观察病人的全身状况和表情神态,以了解病人之精、神、魂、魄的存亡得失情况;倘若发现五脏及其所藏的精气都已受到损伤,那么就不可以再妄用针刺来进行治疗。

肝藏血,血舍魂,肝气虚则恐,实则怒。脾藏营,营舍意,脾气虚则四肢不用,五脏不安,实则腹胀经溲不利①。心藏脉,脉舍神,心气虚则悲,实则笑不休。肺藏气,气舍魄,肺气虚则鼻塞不利少气,实则喘喝,胸盈仰息。肾藏精②,精舍志,肾气虚则厥,实则胀,五脏不安。必审五脏之病形,以知其气之虚实,谨而调之也。

①经溲不利:溲,音 sōu;经溲,就是指大小便。《素问·调经论》中曾说"形有余则腹胀,泾溲不利",故此之"经"字当作"泾"字。②肾藏精:这里的精,包括两个方面,一是指来源于五脏六腑的水谷精微;二是指人类生育繁殖的物质基础。

译文

肝贮藏血液,代表精神意识的魂就寄附在肝血之中。肝气虚陡,肝血不足,就会使人产生恐惧的感觉;肝气盛,就会使人变得容易发怒。脾贮藏营气,属于精神活动之一的意就寄附在营气之中。脾气虚弱,不能输布水谷精微所化生的营气,就会使手足不能运动,

切牙孔
腭正中缝
腭突
腭沟
腭横缝
水平板
腭大孔
腭小孔

中切牙
侧切牙
尖牙
第一前磨牙
第二前磨牙
第一磨牙
第二磨牙
腭嵴
第三磨牙
鼻后棘

上颌恒牙

五脏不能安和;脾气壅滞,运化不利,就会出现腹部胀满,大小便不利等症状。心主宰着人体周身血脉的运行,代表一切思维活动的神就寄附在血脉之中。心气虚弱,会使人产生悲忧的感觉;心气盛,就会使人大笑不止。肺贮藏人体的真气,代表器官活动功能的魄就寄附在真气之中。肺气虚弱,就会使人感到鼻孔阻塞,呼吸不利而气短;肺气壅逆,就会出现气粗喘喝,胸部胀满,仰面呼吸等症状。肾贮藏五脏六腑之阴精,属于精神活动之一的志就寄附在肾精之中。肾气虚弱,元阳不足,就会出现手足厥冷等症状;肾气壅滞,就会出现下腹胀满等症状,并使五脏都不能正常运行。所以在进行治疗的时候,必须首先审察五脏疾患的症状表现,以了解脏气的虚实,然后再根据病情慎重地加以调理,才能获得良好的疗效。

终始第九

黄帝内经

原文

凡刺之道,毕于《终始》。明知终始,五脏为纪,阴阳定矣。阴者主脏,阳者主腑,阳受气于四末,阴受气于五脏。故泻者迎之,补者随之,知迎知随,气可令和。和气之方,必通阴阳,五脏为阴,六腑为阳。传之后世,以血为盟①,敬之者昌,慢之者亡,无道行私,必得天殃。

注释

①以血为盟:就是歃血为盟的意思。歃血,就是把血涂于口唇旁边,是古代最郑重的一种订立法则的仪式,用以表示有坚定的决心绝不背信弃约。

译文

凡是关于针刺的理论和方法,都在《终始》篇中有了详尽而明了的阐述。明确掌握了终始篇的内容和含义,再以五脏为纲领,就可以确定阴阳各经的关系。手足三阴经为五脏所主,手足三阳经为六腑所主,阳经所禀受的脉气来自于四肢末梢,阴经所禀受的脉气来自于五脏。所以,泻法是迎着脉气的来向而进针,以夺其势;补法是随着脉气的去向而进针,以充其势。懂得迎随补泻的方法,就可以使脉气得以调和。但是要想掌握调和脉气的方法,就必须通晓阴阳的含义和规律,比如五脏在内而属阴,六腑在外而属阳等等。要将这种理论流传到后世,以造福百姓;而学习者也必须歃血盟誓,郑重地去对待它,痛下决心去钻研它,唯有如此,才能使它发扬光大。认真严肃地学习它、使用它,就可以取得良好的疗效;反之,不重视它,就会丧失其应有的疗效,甚至会使这种理论消亡。如果不遵循这些理论所提出的原则,自以为是,一意孤行,就必将危害患者的生命,而造成严重的后果。

谨奉天道，请言终始。终始者，经脉为纪，持其脉口人迎①，以知阴阳有余不足，平与不平，天道毕矣。

所谓平人者不病，不病者，脉口人迎应四时也，上下相应而俱往来也，六经之脉不结动也，本末之寒温之相守司也，形肉血气必相称也，是谓平人。

少气者，脉口人迎俱少而不称尺寸也。如是者，则阴阳俱不足，补阳则阴竭，泻阴则阳脱。如是者，可将以甘药，不可饮以至剂②。如是者，弗灸，不已者，因而泻之，则五脏气坏矣。

①脉口人迎：都是切脉的部位。脉口，亦称寸口、气口，在手腕内侧桡动脉的搏动处，属手太阴肺经，可测候五脏之阴气的盛衰；人迎，在颈部两侧颈动脉的搏动处，属足阳明胃经，可测候六腑之阳气的盛衰。②至剂：就是指药力猛烈且药量偏大的药剂。

译 文

世间万事万物的变化都遵循着自然界的演变法则。现在，就让我根据自然界的规律，来谈一谈终始的意义。所谓终始，是以人体的十二经脉为纲纪，通过切按寸口脉和人迎脉的脉象，来了解五脏六腑之阴阳有余或是不足的内在变化，以及人体之阴阳平衡或是失衡的状况。这样，自然界反映于人体的变化规律也就基本上能被掌握了。

所谓平人，就是没有得病的正常人。没有得病的正常人，其脉口和人迎的脉象都是与四季的阴阳盛衰相适应的；其脉气也是上下呼应而往来不息的；其手足六经的脉搏，既没有结涩不足，也没有动疾有余等病象；其属于本的内在脏气与属于末的外在肌肤，都能在寒温之性上保持协调一致；而其外表的形体肌肉与体内的血气也都能够均衡相称。这样的人就被称做"平人"。

元气虚少的病人，寸口和人迎之处都会出现虚弱无力的脉象，且脉搏的长度也达不到应有的尺寸。倘若出现这种情况，就说明患者的阴阳都已不足，这时，如果补其阳气，就会使阴气衰竭；如果泻其阴气，就会使阳气脱陷。对于这种情况，就只能用甘温的药物来调和它，而不能用大补大泻的汤剂去进行治疗。像这种情况的，也不能施行灸法，误用灸法就会耗竭真阴。倘若因为病患日久不愈，就改用泻法，那么就会使五脏的精气受到损坏。

人迎一盛①，病在足少阳；一盛而躁，病在手少阳。人迎二盛，病在足太阳；二盛而躁，病在手太阳。人迎三盛，病在足阳明；三盛而躁，病在手阳明。人迎四盛，且大且数，名曰溢阳②，溢阳为外格③。

脉口一盛，病在足厥阴；一盛而躁，在手心主。脉口二盛，病在足少阴；二盛而躁，在手少阴。脉口三盛，病在足太阴；三盛而躁，在手太阴。脉口四盛，且大且数者，名曰溢阴，溢阴为内关④。内关不通，死不治。人迎与太阴脉口俱盛四倍以上，名曰关格⑤，关格者，与之短期。

——副头静脉

——头静脉

贵要静脉——

上肢浅静脉

①盛：盛，就是旺盛而大的意思。一盛、二盛、三盛、四盛，就是大一倍、二倍、三倍、四倍的意思。②溢阳：溢，就是满而外流的意思。溢阳，就是指阳经的脉气偏盛而盈溢于外的意思。③外格：格，就是格拒。外格，就是指阳气偏盛，格拒阴气，以致阴阳不能相交的意思。④内关：关，就是关闭的意思。内关，就是指阴气偏盛，拒阳气于外，以致表里隔绝的意思。⑤关格：就是阴气与阳气俱盛，相互格拒，不能相交运动的意思，有阴阳离决之意。

人迎脉大于寸口脉一倍的，是病在足少阳胆经；大一倍且兼有躁动的，是病在手少阳三焦经。人迎脉大于寸口脉两倍的，是病在足太阳膀胱经；大两倍且兼有躁动的，是病在手太阳小肠经。人迎脉大于寸口脉三倍的，是病在足阳明胃经；大三倍且兼有躁动的，是病在手阳明大肠经。人迎脉大于寸口脉四倍，且其脉象大而且快的，是六阳经的脉气偏盛到了极点而盈溢于外的表现，这种情况就叫做溢阳；出现溢阳时，由于阳气偏盛至极，就会格拒阴气而使之不能外达，以致出现阳气不能与阴气相交的情况，所以此时的情形就称为外格。

寸口脉大于人迎脉一倍的，是病在足厥阴肝经；大一倍且兼有躁动的，是病在手厥阴心包络经。寸口脉大于人迎脉两倍的，是病在足少阴肾经；大两倍且兼有躁动的，是病在手少阴心经。寸口脉大于人迎脉三倍的，是病在足太阴脾经；大三倍且兼有躁动的，是病在手太阴肺经。寸口脉大于人迎脉四倍，且其脉象大而且快的，是六阴经的脉气偏盛到了极点而盈溢于内的表现，这种情况就叫做溢阴；出现溢阴时，由于阴气偏盛至极，就会使阳气不能内入，而出现阴气不能与阳气相交的情况，所以此时的情形就称为内关。出现内关，就说明阴阳表里已隔绝不通，这是难以治疗的死症。人迎处于手太阴经所属的寸口处所出现的脉象都大于平常脉象四倍以上的，是阴阳两气都偏盛到了极点以致阴阳隔绝相互格拒的表现，这种情况被称做关格；诊察到了关格的脉象，就可以断定患者将在短期内死亡。

人迎一盛，泻足少阳而补足厥阴，二泻一补，日一取之，必切而验之，疏取之上，气和乃止。人迎二盛，泻足太阳，补足少阴，二泻一补，二日一取之，必切而验之，疏取之上，气和乃止。人迎三盛，泻足阳明而补足太阴，二泻一补，日二取之，必切而验之，疏取之上，气和乃止。

脉口一盛，泻足厥阴而补足少阳，二补一泻，日一取之，必切而验之，疏而取之上，气和乃止。脉口二盛，泻足少阴而补足太阳，二补一泻，二日一取之，必切而验之，疏取之上，气和乃止。脉口三盛，泻足太阴而补足阳明，二补一泻，日二取之，必切而验之，疏而取之上，气和乃止。所以日二取之者,太、阳主胃①,大富于谷气,故可日二取之也。

注释

①太、阳主胃:即太阴经、阳明经主于胃的意思,也就是足太阴脾经和足阳明胃经的脉气都来源于中焦胃腑的意思。

译文

人迎脉大于寸口脉一倍的,是病在足少阳胆经,治之当泻足少阳胆经,而胆与肝相表里,胆实则肝虚,故当同补足厥阴肝经。取两个用泻法的穴位,同时再取一个用补法的穴位(即以泻穴的数目倍于补穴的数目作为取穴的标准)来进行治疗,每天针刺一次。此外,在治疗的同时还必须按切人迎与寸口的脉象以测验病势的进退,疗效的有无;倘若此时切按到了躁动不安的脉象,就要取用胆经和肝经之

舌会厌外侧襞
舌根
界沟
腭扁桃体
叶状乳头
菌状乳头
舌正中沟

会厌
舌会厌正中襞
会厌谷
舌扁桃体
舌盲孔
轮廓乳头
舌体
丝状乳头
舌尖

舌部背面

脉气所出部位的穴位来进行针刺,等到脉气调和了以后,针刺才能停止。人迎脉大于寸口脉两倍的,是病在足太阳膀胱经,治之当泻足太阳膀胱经,而膀胱与肾相表里,膀胱实则肾虚,故当同补足少阴肾经。取两个用泻法的穴位,同时再取一个用补法的穴位(即以泻穴的数目倍于补穴的数目作为取穴的标准)来进行治疗,每两天针刺一次。此外,在治疗的同时还必须按切人迎与寸口的脉象以测验病势的进退,疗效的有无;倘若此时切按到了躁动不安的脉象,就要取用膀胱经和肾经之脉气所出部位的穴位来进行针刺,等到脉气调和了以后,针刺才能停止。人迎脉大于寸口脉三倍的,是病在足阳明胃经,治之当泻足阳明胃

黄帝内经

经,而胃与脾相表里,胃实则脾虚,故当同补足太阴脾经。取两个用泻法的穴位,同时再取一个用补法的穴位(即以泻穴的数目倍于补穴的数目作为取穴的标准)来进行治疗,每天针刺两次。此外,在治疗的同时还必须按切人迎与寸口的脉象以测验病势的进退,疗效的有无;倘若此时切按到了躁动不安的脉象,就要取用胃经和脾经之脉气所出部位的穴位来进行针刺,等到脉气调和了以后,针刺才能停止。

寸口脉大于人迎脉一倍的,是病在足厥阴肝经,治之当泻足厥阴肝经,而肝与胆相表里,肝实则胆虚,故当同补足少阳胆经。取两个补法的穴位,同时再取一个泻法的穴位(即以补穴的数目倍于泻穴的数目作为取穴的标准)来进行治疗,每天针刺一次。此外,在治疗的同时还必须按切人迎与寸口的脉象以测验病势的进退,疗效的有无;倘若此时切按到了躁动不安的脉象,就要取肝经与胆经之脉气所出部位的穴位来进行针刺,等到脉气调和了以后,针刺才能停止。寸口脉大于人迎脉两倍的,是病在足少阴肾经,治之当泻足少阴肾经,而肾与膀胱相表里,肾实则膀胱虚,故当同补足太阳膀胱经。取两个补法的穴位,同时再取一个泻法的穴位(即以补穴的数目倍于泻穴的数目作为取穴的标准)来进行治疗,每两天针刺一次。此外,在治疗的同时还必须按切人迎与寸口的脉象以测验病势的进退,疗效的有无;倘若此时切按到了躁动不安的脉象,就要取肾经和膀胱经之脉气所出部位的穴位来进行针刺,等到脉气调和了以后,针刺才能停止。寸口脉大于人迎脉三倍的,是病在足太阴脾经,治之当泻足太阴脾经,而脾与胃相表里,脾实则胃虚,故当同补足阳明胃经。取两个补法的穴位,同时再取一个泻法的穴位(即以补穴的数目倍于泻穴的数目作为取穴的标准)来进行治疗,每天针刺两次。此外,在治疗的同时还必须按切人迎与寸口的脉象以测验病势的进退,疗效的有无;倘若此时切按到了躁动不安的脉象,就要取脾经和胃经之脉气所出部位的穴位来进行针刺,等到脉气调和了以后,针刺才能停止。之所以每天能够进行两次针刺治疗,主要是因为足太阴脾经和足阳明胃经的脉气都来源于位居中焦而主水谷之消化与吸收的胃,其所受纳的水谷精微之气最为丰富,而其脉气也最为充盛的缘故,因此在脾胃二经上每天可以进行两次针刺治疗。

人迎与脉口俱盛三倍以上,命曰阴阳俱溢,如是者不开,则血脉闭塞,气无所行,流淫于中,五脏内伤。如此者,因而灸之,则变易而为他病矣。

凡刺之道，气调而止，补阴泻阳，音气益彰，耳目聪明，反此者血气不行。

所谓气至而有效者，泻则益虚，虚者脉大如其故而不坚也，坚如其故者，适^①虽言快，病未去也。补则益实，实者脉大如其故而益坚也，夫如其故而不坚者，适虽言快，病未去也。故补则实，泻则虚，痛虽不随针，病必衰去。必先通十二经脉之所生病，而后可得传于《终始》矣。故阴阳不相移，虚实不相倾，取之其经。

注释

①适：在此作当时讲。

译文

人迎与寸口部位所出现的脉象都比平常的脉象大三倍以上的，是阴阳两气都偏盛至极而盈溢于脏腑的表现，叫做阴阳俱溢。出现这样的病症，就会内外不能开通；内外不能相通，就会使血脉闭塞，气机不通，真气无处可行而流溢于内，并内伤五脏。像这种情况，如果认为灸法可以开通内外，而妄用灸法进行治疗，就会使病机转化而形成其他的疾患。

大凡针刺的原则，都是以使阴阳之气调和为最终目的；通过治疗而已经使阴阳之气调和的，就要停止针刺，不能

舌部肌肉

太过，过则生变。内为阴，外为阳，补其内在的正气，泻其外来的邪气，就能使五脏精气充实、功能健全，而出现声音洪亮、中气充足、耳聪目明等身体健康的表现。相反的，如果泻其在内的正气，补其在外的邪气，或是治疗太过，都会使血气不能正常运行。

治疗实证时,在针下产生了感应而说明针刺已经有了疗效的时候,此时如果再用泻法去泻其病气,就会使患者的病气更加削弱,此时的脉象仍和患病时的脉象一样大,但却没有患病时的脉象那样坚实;倘若用了泻法之后而脉象仍显坚实,就和患病时的脉象一样,则即便患者说他感到已经恢复到了正常时的健康状态,其实他的病患也还未完全除去。治疗虚证时,在针下产生了感应而说明针刺已经有了疗效的时候,此时如果再用补法去补其正气,就会使患者的正气更加充实,此时的脉象仍和患病时的脉象一样大,但却比患病时的脉象更加坚实;倘若用了补法之后而脉象不显坚实,仍和患病时的脉象一样,则即便患者说他已经感到轻快舒适,其实他的病患也还未完全除去。所以能准确地施用补法,就必定能使正气充实;能准确地施用泻法,就必定能使病邪衰退,这样,即使病痛在当时并没有随着针刺治疗的进行而立即消除,但其病情还是必定会减轻乃至痊愈的。要取得这样满意的效果,就必须首先通晓有关十二经脉的理论及其发病时所出现的症状和病理机转,然后才能得到《终始》篇的精义,进而在临床上取得良好的疗效。阴经和阳经都各有其所联属的相应脏腑,这种对应的关系是不会改变的。虚实不同的脏腑病变,反映于体表肢节,也各有其相应的症候,而这种对应的关系也是不会错乱的。由此,要调整各种病理变化,只要根据其病候而确定出患病的脏腑,再取患病脏腑所属经脉上的腧穴来进行治疗,就可以了。

凡刺之属,三刺至谷气,邪僻安合,阴阳易居,逆顺相反,沉浮异处,四时不得,稽留淫泆,须针而去。故一刺则阳邪出,再刺则阴邪出,三刺则谷气至,谷气至而止。所谓谷气至者,已补而实,已泻而虚,故以知谷气至也。邪气独去者,阴与阳未能调,而病知愈也。故曰补则实,泻则虚,痛虽不随针,病必衰去矣。

阴盛而阳虚,先补其阳,后泻其阴而和之。阴虚而阳盛,先补其阴,后泻其阳而和之。

三脉动于足大指之间,必审其实虚。虚而泻之,是谓重虚,重虚病益甚。凡刺此者,以指按之,脉动而实且疾者则泻之,虚而徐者则补之,反此者病益甚。其动也,阳明在上,厥阴在中,少阴在下。

膺腧中膺,背腧中背。肩膊虚者,取之上。

重舌,刺舌柱①以铍针也。

手屈而不伸者,其病在筋;伸而不屈者,其病在骨。在骨守骨,在筋守筋。

①舌柱:即舌的根柱部分,其出有大筋(指静脉)。

译文

大凡使用针刺的治疗,都要采用"三刺法",即由浅至深地分三个步骤进行针刺,并由此引导谷气来复而产生针感,才能取得良好的疗效。如果出现邪僻不正之气与体内之气血相合而为患,或是应该居于内的阴僭越于外,而应该居于外的阳反沉陷于内,以致内外阴阳错乱;或是上下运行的气血,应该逆行的反而顺行,应该顺行的反而逆行,以致气血运行失常;或是经络之气运行部位的深浅发生了改变,以致内外经气各失其位,相杂而行;或是脉气不能与四时时令相应而出现升降浮沉的变化;或是外邪稽留于人体而使邪气满溢于脏腑经脉等病变,都应该用针刺去治疗,使之痊愈。运用"三刺法"时,初刺是将针刺入皮肤的浅表部位,以使阳分的病邪外出;再刺是将针刺到较深的部位,以使阴分的病邪外出;三刺是将针刺到更深的部位,到了一定的深度,就会使谷气出而产生针感,有了得气的感觉就表明已经取得了疗效,此时就可以出针了。所谓"谷气至"的情形,就是指用了补法,就会出现正气充实的表现,用了泻法,就会出现病邪衰退的表现;通过这些表现,医者就可以知道谷气已经到来了。倘若经过针刺而能使病邪得以排除,则即便此时人体的阴阳血气还没能得到调和,我们也能知道病患将要痊愈了。所以说,能准确地施用补法,就必定能使正气充实;能准确地施用泻法,就必定能使病邪衰退。这样,即使病痛在当时并没有随着针刺治疗的进行而立即消除,但其病情还是必定会减轻乃至痊愈的。

阴经邪气盛而阳经正气虚的,治疗时,应当首先补其阳经的正气,然后再泻其阴经的邪气,才能调和这种阴盛阳虚的病变;阴经正气虚而阳经邪气盛的,治疗时,应当首先补其阴经的正气,然后再泻其阳经的邪气,才能调和这种阴虚阳盛的病变。

足阳明胃经、足厥阴肝经和足少阴肾经这三条经脉的病变,都可以由其各自所属的在足大趾附近的动脉搏动情况反映出来。针刺时,必须首先审察清楚这三条经脉的病症是实证还是虚证,才能再进一步决定治疗的措施。如果属于虚证的而误用了泻法,以致使患者虚上加虚的,就叫做"重虚"。因误治而致"重虚"的,就会使病情更加严重。因此,凡是在针刺这三条经脉的病症时,都应该用手指去按切其所属的动脉,再由其脉象来决定治疗的方法。如果动脉的搏动坚实而迅疾,就应当立即用泻法去泻其实邪;如果动脉的搏动虚弱而徐缓,就应当用补法去补其不足。倘若误用了与此相反的针法,实证用补,虚证用泻,就只会使病情更趋严重。这三条经脉各自所属之动脉各有其不同的搏动部位,足阳明胃经的在足跗之上(冲阳脉),足厥阴肝经的在足跗之内(太冲脉),足少阴肾经的在足跗之下(太溪脉)。

阴经的循行经过膺部(胸之两侧),膺俞是分布在胸部两旁的腧穴,用之可以治疗症状出现于膺部的、属于阴经的病变。阳经的循行经过背部,背俞是分布在背部的腧穴,用之可以治疗症状出现于背部的、属于阳经的病变。当肩膊部出现酸胀麻木等属虚的症状时,可以取用循行经过肩膊部的上肢经脉所属之腧穴来进行治疗。

治疗重舌病,应当取用剑形的铍针,针刺舌下的大筋,并排出恶血。

手指弯屈而不能伸直的,它的病位在筋,是筋病;手指伸直而不能弯曲的,它的病位在骨,是骨病。病位在骨的,就应当治骨,而不可误治于筋;病位在筋的,就应当治筋,而不可误治于骨。

补①须一方实,深取之,稀按其痏②,以极出其邪气;一方虚,浅刺之,以养其脉,疾按其痏,无使邪气得入。邪气来也紧而疾,谷气来也徐而和。脉实者,深刺之,以泄其气;脉虚者,浅刺之,使精气无得出,以养其脉,独出其邪气。刺诸痛者,其脉皆实。

①补:在此指的是补泻方法。②稀按其痏:稀,在此是慢的意思;痏音 wěi,在此代指针孔。稀按其痏,就是出针后,不要立即按闭针孔的意思。

针刺时,施用补法还是泻法,都必须根据脉象的虚实来确定。脉象坚实有力的,治疗时,就应当用深刺的方法去针刺,出针后也不要立即按闭针孔,以使邪气尽量外泄。脉象虚弱无力的,治疗时,就应当用浅刺的方法去针刺,以调养脉气,使之不过于损耗,出针后还应急速地按闭针孔,不使邪气再行侵入。邪气侵袭,来势正盛的时候,脉象的表现是坚紧而疾速的;谷气到来,正气渐盛的时候,脉象的表现是徐缓而平和的。所以,脉象坚实的,就是邪气正盛的表现,应当用深刺的针法,以疏泄邪气;脉象虚弱的,就是正气虚弱的表现,应当用浅刺的针法,以使精气不得外泄,脉气得以滋养,而仅将邪气排出。针刺治疗各种疼痛的病症,都应当采用泻法,因为它们的脉象表现都是坚实的。

故曰:从腰以上者,手太阴阳明皆主之;从腰以下者,足太阴阳明皆主之。病在上者下取之,病在下者高取之,病在头者取之足,病在足[1]者取之腘。病生于头者头重,生于手者臂重,生于足者足重,治病者先刺其病所以生者也。

注释

①足:据《太素》《甲乙经》作"腰"。

译文

所以说根据循经近刺的取穴原则,腰部以上的各种病症,都在手太阴肺经和手阳明大肠经的主治范围之内;腰部以下的各种病症,都在足太阴脾经和足阳明胃经的主治范围之内。根据循经远刺的取穴原则,病患在身体上半部的,可以取用身体下半部的腧穴来进行治疗;病患在身体下半部的,可以取用身体上半部的腧穴来进行治疗;病患在头部的,可以取用足部的腧穴来进行治疗;病患在腰部的,可以取用腘窝部的腧穴来进行治疗。病患始生于头部的,其头必重;病患始生于手部的,其臂必重;病患始生于足部的,其足必重。在治疗这些疾病的时候,根据治病求本的治疗原则,都首先要针刺其病患最初发生的部位,以治其本。

春,气在毛;夏,气在皮肤;秋,气在分肉;冬,气在筋骨,刺此病者,各以其时为齐^①,故刺肥人者,以秋冬之齐;刺瘦人者,以春夏之齐。

病痛者阴也,痛而以手按之不得者阴也,深刺之。病在上者阳也,病在下者阴也。痒者阳也,浅刺之。

①各以其时为齐:齐,通剂,在此指的是针刺的数目与深浅程度,相当于用药剂量的大小。

译文

邪气侵袭人体,往往因季节不同而有深浅的差别。春天阳气生发,病邪伤人,多在表浅的皮毛;夏天阳气充盛,病邪伤人,多在浅层的皮下;秋天阳气收敛,病邪伤人,多在肌与肉之间;冬天阳气闭藏,病邪伤人,多在深部的筋骨。所以,在治疗以上这些与四季时令相关的病症时,针刺的深浅,就应该根据季节的变化及发病部位的深浅不同而有所变化。但同时,针刺的深浅也要因人而异,即使在同一季节,如果病人的体质不同,那么针刺的深浅也会有所不同。例如,对于体肥

舌体脏腑分布图

肉厚的患者,不论在哪个季节,都应采用一般在秋冬时才使用的深刺法;而对于体瘦肉薄的患者,则不论在哪个季节,都要采用一般在春夏时才使用的浅刺法。

患疼痛病症的,多因寒邪凝滞不散所致,其病性属阴;在疼痛的部位用手去按压而没有压痛感的,是病邪隐藏在深处,其病性也属阴,对于这些阴证,治疗时都应该深刺。阳主升,病患在身体上半部的,就属于阳证;阴主降,病患在身体下半部的,就属于阴证。患者感到痒的,是病邪居于皮肤的浅表,其病性属阳,治疗时应当浅刺。

病先起阴者,先治其阴而后治其阳;病先起阳者,先治其阳而后治其阴。

刺热厥者,留针反为寒;刺寒厥者,留针反为热。刺热厥者,二阴一阳;刺寒厥者,二阳一阴。所谓二阴者,二刺阴也;一阳者,一刺阳也。

久病者邪气入深,刺此病者,深内而久留之,间日而复刺之,必先调其左右,去其血脉,刺道毕矣。

凡刺之法,必察其形气,形肉未脱,少气而脉又躁,躁疾者,必为缪刺之,散气可收,聚气可布。深居静处,占神往来,闭户塞牖,魂魄不散,专意一神,精气之分,毋闻人声,以收其精,必一其神,令志在针。浅而留之,微而浮之,以移其神,气至乃休。男内女外,坚拒勿出,谨守勿内,是谓得气。

肾段动脉模式图

凡刺之禁:新内勿刺,新刺勿内。已醉勿刺,已刺勿醉。新怒勿刺,已刺勿怒。新劳勿刺,已刺勿劳。已饱勿刺,已刺勿饱。已饥勿刺,已刺勿饥。已渴勿刺,已刺勿渴。大惊大恐,必定其气,乃刺之。乘车来者,卧而休之,如食顷,乃刺之。出行来者,坐而休之,如行十里顷乃刺之。凡此十二禁者,其脉乱气散,逆其营卫,经气不次①,因而刺之,则阳病入于阴,阴病出为阳,则邪气复生,粗工勿察,是谓伐身,形体淫泆,乃消脑髓,津液不化,脱其五味②,是谓失气也。

①经气不次:就是经气不按次序运行的意思。②脱其五味:五味,就是指水谷饮食。脱其五味,就是身体极度衰弱,以致难以运化水谷精微,不能化生精气的意思。

译文

疾病先起于阴经而后传于阳经的,治疗时,应当先治阴经,以治其本,然后再治阳经,以治其标;反之,疾病先起于阳经而后传于阴经的,治疗时,应当先治阳经,以治其本,然后再治阴经,以治其标。

针刺治疗热厥病时,倘若留针过久,就反而会使病性由热转寒;针刺治疗寒厥病时,倘若留针过久,就反而会使病性由寒转热。针刺治疗热厥病时,为了能使阴气盛而阳邪退,就应当用补法针刺阴经二次,同时再用泻法针刺阳经一次;而针刺治疗寒厥病时,为了能使阳气盛而阴邪退,就应当用补法针刺阳经二次,同时再用泻法针刺阴经一次。所谓“二阴”的意思,就是指在阴经上针刺二次;“一阳”的意思,就是指在阳经上针刺一次。

患病日久的,病邪必深入于内。针刺治疗这类宿疾,必须深刺,并长时间地留针,才能消除隐伏于深层的病邪。同时还需每隔一日就再刺一次,连续地针刺,直到病患痊愈才能停止。此外,由于经脉之气是左右互贯的,所以还要审察病邪在人体左右的偏盛情况,并在治疗时首先使其调和;而对于有淤血存在的,还要在治疗时先使用泻血法,祛除其血脉中的郁结,只有这样,才能取得良好的疗效。熟悉了以上这些方法,针刺的道理也就大体上能够掌握了。

大凡针刺的法则,都要求医者必须要诊察患者形体的强弱与元气的盛衰。倘若患者的形体肌肉并未脱陷,只是元气衰少而脉象躁动,那么对于这种气虚脉躁而厥逆的病症,就必须采取左病刺右、右病刺左的缪刺法,由此才可以使耗散的精气收敛,聚积的邪气散去。在施用针法时,医者需要神定气静,就像深居于幽静的处所一样,以便能够体察到患者神气的活动情况。同时,医者还要精神内守,就像把门窗都关上而使内外隔绝一样,从而使医者的思想集中到一点而不分散,以便能够体察到患者精气的分合变化。在针刺时,医者不应去留意旁人的声音,以便能够收敛意念;意念收敛之后,就一定要使精神集中,并将注意力集中在针刺的操作上,此后才可以开始进行针刺的治疗。对于初次接受针刺治疗或是对针刺有畏惧心理的患者,要用浅刺并留针的方法来进行治疗。倘若患者仍有不适的感觉,就要更加轻微地捻针,并将针尖提至皮下,以转移患者的注意力,缓解其紧张情绪。此后,医者就要耐心行针,直到针下有了得气的感觉才能停止针刺。在针刺前后,病人都要谨守禁忌,即男子忌入内室,女子忌出外房;也就是指女子坚决地拒绝行房而不出内室,男子谨慎地固守精气而不入内室,以避免房事。倘若能这样谨守禁忌,就能使真气易于康复,也就是所谓的"得气"。

　　凡使用针刺进行治疗,都要遵守以下禁忌:行房后不久的,不可以针刺;而针刺后不久的,亦不可以行房。已经醉酒的,不可以针刺;而已经针刺完的,亦不可以醉酒。刚发完怒的,不可以针刺;而已经针刺完的,亦不可以发怒。刚劳累过的,不可以针刺;而已经针刺完的,亦不可以劳累。已经吃饱饭的,不可以针刺;而已经针刺完的,亦不可以吃得过饱。已经感到饥饿的,不可以针刺;而已经针刺完的,亦不可以受饥挨饿。已经感到口渴的,不可以针刺;而已经针刺完的,亦不可以挨受口渴。对于过度惊慌和恐惧的患者,必须要在使他的精神气血安定之后,才可以开始针刺。坐车来就诊的病人,要让他卧在床上休息大约吃一顿饭的时间之后,才可以开始针刺;从远处步行来就诊的病人,要让他坐着休息大约走十里路的时间之后,才可以开始针刺。凡是属于上述这十二种针刺禁忌范围内的病人,他们的脉气都是紊乱的,正气都是外散的,营卫运行也都是失常的,而其经脉气血也不能循经依次正常周流全身。此时,如果不加诊察就草率地依据病症而妄行针刺,就会使本属浅表的病症深入于内脏,或是使本属内脏的病症由里出表而产生浅表的病症;如此,就会使邪气复盛,

十二经脉流注次序图

正气益衰。医技粗率的医生,没有诊察这些禁忌,就妄用针刺,实际上就等于是在摧残病人的身体,这种情况就叫做"伐身";其结果就只能是使病人的形肉身体过度耗伤,脑髓被消损,津液不能化生,甚至于不能运化饮食五味之精微以生精气,而终使真气消亡,这就是所谓的"失气"。

太阳之脉,其终也,戴眼,①反折②,瘛疭③,其色白,绝皮乃绝汗④,绝汗则终矣。少阳终者,耳聋,百节尽纵,目系绝⑤,目系绝一日半则死矣,其死也,色青白乃死。阳明终者,口目动作,喜惊妄言,色黄,其上下之经盛而不行则终矣。少阴终者,面黑,齿长而垢,腹胀闭塞,上下不通而终矣。厥阴终者,中热嗌干,喜溺心烦,甚则舌卷,卵上缩而终矣。太阴终者,腹胀闭不得息,气噫善呕,呕则逆,逆则面赤,不逆则上下不通,上下不通则面黑皮毛燋而终矣。

①戴眼:就是指两目上视,不能转动的现象。②反折:即指角弓反张。③瘛疭:就是指手足牵引拘急,抽搐不已的现象。④绝汗:是指汗出如珠,着身即干的出汗方式。这是病人在将死时所出的汗,故称绝汗。⑤目系绝:目系,就是眼球联系于脑的脉络。目系绝,就是眼球与脑部相通之脉气已经断绝的意思。

译文

手足太阳经之脉气将绝之时,病人会出现两目上视不能转动,角弓反张,手足抽搐,面色苍白,皮肤不显血色,以及出绝汗等症状。绝汗一出,就表明病人将要死亡了。手足少阳经之脉气将绝之时,病人会出现耳聋,周身骨节松弛无力,以及眼球联系于脑的脉气断绝而使眼珠不能转动等症状。出现了这种眼珠不能转动的病象,就表明病人还有一天半的时间就会死亡;在病人临死的时候,倘若其面色由青而转白,那就表明其马上就要死亡了。手足阳明经之脉气将绝之时,病人会出现口眼抽动并牵引歪斜,时作惊惕,胡言乱语,以及面色发黄等症状。手阳明经所属之动脉在上,足阳明经所属之动脉在下,当这上下两处之动脉出现躁动而盛的脉象时,就表明其胃气已绝而脉气不行,此时病人就会死亡。手足少阴经之脉气将绝之时,病人会出现面色发黑,牙龈短缩而使牙齿露出的部分变长并积满垢污,腹部胀满,以及气机闭塞,上下不能相通等症状而死亡。手足厥阴经之脉气将绝之时,病人会出现胸中发热,咽喉干燥,小便频数,以及心中烦躁等症状;再严重的就会出现舌卷、睾丸上缩等症状而死亡。手足太阴经之脉气将绝之时,病人会出现腹部胀满闭塞以致呼吸不利,以及时常嗳气、呕吐等症状。呕吐就会使气上逆,气上逆就会有面色红赤的表现;倘若气不上逆,就表明上下不能交通,上下不能交通就会使病人面色发黑,皮毛枯燋而死亡。

经脉第十

原 文

雷公问于黄帝曰:《禁服》①之言,凡刺之理,经脉为始,营其所行,制其度量,内次五脏,外别六腑,愿尽闻其道。

黄帝曰:人始生,先成精,精成而脑髓生,骨为干,脉为营,筋为刚,肉为墙,皮肤坚而毛发长,谷入于胃,脉道以通,血气乃行。

雷公曰:愿卒闻经脉之始生。

黄帝曰:经脉者,所以能决死生,处百病,调虚实,不可不通。

肺手太阴之脉,起于中焦,下络大肠,还循胃口,上膈属肺,从肺系横出腋下,下循臑内,行少阴心主之前,下肘中,循臂内上骨下廉,入寸口,上鱼,循鱼际,出大指之端;其支者,从腕后直出次指内廉,出其端。

是动则病肺胀满,膨膨而喘咳,缺盆中痛,甚则交两手而瞀,此为臂厥。是主肺所生病者,咳,上气,喘渴,烦心,胸满,臑臂内前廉痛厥,掌中热。气盛有余,则肩背痛,风寒,汗出中风,小便数而欠。气虚则肩背痛,寒,少气不足以息,溺色变。为此诸病,盛则泻之,虚则补之,热则疾之,寒则留之,陷下则灸之,不盛不虚,以经取之。盛者,寸口大三倍于人迎,虚者,则寸口反小于人迎也。

大肠手阳明之脉,起于大指次指之端,循指上廉,出合谷两骨之间,上入两筋之中,循臂上廉,入肘外廉,上臑外前廉,上肩,出髃骨之前廉,上出于柱骨之会上,下入缺盆络肺,下膈属大肠。其支者,从缺盆上颈,贯颊,入下齿中,还出挟口,交人中,左之右,右之左,上挟鼻孔。

是动则病齿痛,颈肿。是主津液所生病者,目黄,口干,鼽衄,喉痹,肩前臑痛,大指次指痛不用。气有余则当脉所过者热肿;虚则寒栗不复。为此诸病,盛则泻之,虚则补之,热则疾之,寒则留之,陷下则灸之,不盛不虚,以经取之。盛者,人迎大三倍于寸口;虚者,人迎反小于寸口也。

①禁服:其意就是指《灵枢》的《禁服》篇;"凡刺之理"等六句皆载于此篇。因该篇记载了黄帝授书于雷公时所说的话"慎之慎之,吾为子言之。凡刺之理",故雷公在这里以此发问。

译文

雷公问黄帝道:"《禁服》(原"服"字作"脉",据《图经》及张注本改)篇上说,针刺治病的原理,首先应当懂得经脉系统,因为它是全身气血运行的通道,它循行的路线和长短都有一定的标准,在内依次与五脏相连,在外分别与六腑相通。希望听你详尽地讲讲其中的道理。

黄帝说:人在开始孕育的时候,首先是源自于父母的阴阳之气会合而形成精,精形成之后再生成脑髓,此后人体才会逐渐成形以骨骼作为支柱,以脉道作为营藏气血的处所,以筋的刚劲来约束和强固骨骼,以肌肉作为保护内在脏腑和筋骨血脉的墙壁;等到皮肤坚韧之后,毛发就会生长出来,如此,人的形体就长成了。人出生以后,五谷入胃,化生精微而营养全身,就会使全身的脉道得以贯通,从此血气才能在脉道中运行不息,濡养全身,而使生命维持不息。

雷公说:我希望能够全面地了解经脉的起始所在及其在周身循行分布的情况。

黄帝说:经脉不但能够运行气血,濡养周身,而且还可以决断死生,诊断百病,调和虚实,治疗疾病,所以不能不通晓有关它的知识。

肺的经脉手太阴经,起始于中焦胃脘部,向下行,联络于与本经相表里的脏腑——大肠腑,然后自大肠返回,循行环绕胃的上口,向上穿过横膈膜,联属于本经所属的脏腑——肺脏,再从气管横走并由腋窝部出于体表,沿着上臂的内侧,在手少阴心经与手厥阴心包络经的前面下行,至肘部内侧,再沿着前臂的内侧、桡骨的下缘,入于桡骨小头内侧、动脉搏动处的寸口部位,上至手大指本节后手掌肌肉隆起处的鱼部,再沿鱼部的边缘到达手大拇指的指端;另有一条支脉,从手腕后方分出,沿着食指拇侧直行至食指的桡侧前端,与手阳明大肠经相衔接。

十二经脉走向和交接规律示意图

手太阴肺经之经气发生异常的变动,就会出现肺部胀满,气喘,咳嗽,缺盆部疼痛等症状;在咳嗽剧烈的时候,病人常常会交叉双臂按住胸前,并感到眼花目眩、视物不清,这就是臂厥病,是由肺经之经气逆乱所导致的一种病症。手太阴肺经上的腧穴主治肺脏所发生的疾病,其症状是咳嗽气逆,喘促,口渴,心中烦乱,胸部满闷,上臂内侧前缘的部位疼痛、厥冷,手掌心发热。本经经气有余时,就会出现肩背部遇风寒而作痛,自汗出而易感风邪,以及小便次数增多而尿量减少等症状。本经经气不足时,就会出现肩背部遇寒而痛,呼吸气少不能接续,小便颜色改变等症状。治疗上面这些病症时,属于经气亢盛的就要用泻法,属于经气不足的就要用补法;属于热的就要用速针法,属于寒的就要用留针法;属于阳气内衰以致脉道虚陷不起的就要用灸法;既不属于经气亢盛也不属于经气虚弱,而仅仅只是经气运行失调的,就要用本经所属的腧穴来调治。属于本经经气亢盛的,其寸口脉的脉象要比人迎脉的脉象大三倍;而属于本经经气虚弱的,其寸口脉的脉象反而会比人迎脉的脉象小。

大肠的经脉手阳明经,起始于食指的指端,沿着食指拇侧的上缘,通过拇指、食指歧骨之间的合谷穴,向上行至拇指后方、腕部外侧前缘两筋之中的凹陷处，再沿前臂外侧的上缘，进入肘外侧，然后沿上臂的外侧前缘，上行至肩，出于肩峰的前缘，再向后上走到脊柱骨之上而与诸阳经会合于大椎穴，然后再折向前下方，进入缺盆，并下行而联络于与本经相表里的脏腑——肺脏，再向下贯穿隔膜，而联属于本经所属的脏腑——大肠腑；另有一条支脉，从缺盆处向上走至颈部，并贯通颊部，而进入下齿龈中，其后再从口内返出而挟行于口唇旁，左右两脉在人中穴处相交汇，相交之后，左脉走到右边，

时辰与脏腑流注图

右脉走到左边，再上行挟于鼻孔两侧，而在鼻翼旁的迎香穴处与足阳明胃经相衔接。

　　手阳明大肠经之经气发生异常的变动，就会出现牙齿疼痛，颈部肿大等症状。手阳明大肠经上的腧穴主治津液不足的疾病，其症状是眼睛发黄，口中干燥，鼻塞或出鼻血，喉头肿痛以致气闭，肩前与上臂疼痛，食指疼痛而不能活动。本经经气有余时，就会出现经脉所过之处发热而肿的病象。本经经气不足时，就会出现发冷颤抖，不易恢复温暖等病象。治疗上面这些病症时，属于经气亢盛的就要用泻法，属于经气不足的就要用补法；属于热的就要用速针法，属于寒的就要用留针法；属于阳气内衰以致脉道虚陷不起的就要用灸法；既不属于经气亢盛也不属于经气虚弱，而仅仅只是经气运行失调的，就要用本经所属的腧穴来调治。属于本经经气亢盛的，其人迎脉的脉象要比寸口脉的脉象大三倍；而属于本经经气虚弱的，其人迎脉的脉象反而会比寸口脉的脉象小。

　　胃足阳明之脉，起于鼻之交頞中[①]，旁纳太阳之脉[②]，下循鼻外，入上齿中，还出挟口环唇，下交承浆，却[③]循颐[④]后下廉，出大迎，循颊车，上耳前，过客主人，循发际，至额颅[⑤]；其支者，从大迎前下人迎，循喉咙，入缺盆，下膈，属胃，络脾；其直者，从缺盆下乳内廉，下挟脐，入气街[⑥]中；其支者，起于胃口，下循腹里，下至气街中而合以下髀关[⑦]，抵伏兔[⑧]，下膝膑中，下循胫外廉，下足跗，入中指内间；其支者，下廉三

寸而别,下入中指外间;其支者,别跗上,入大指间,出其端。

是动则病洒洒振寒⑨,善伸数欠,颜黑,病至则恶人与火,闻木声则惕然而惊,心欲动,独闭户塞牖而处,甚则欲上高而歌,弃衣而走,贲响腹胀,是为骭厥⑩。

是主血所生病者⑪,狂疟温淫,汗出,鼽衄,口㖞⑫,唇胗,颈肿喉痹,大腹水肿,膝膑肿痛,循膺、乳、气街、股、伏兔、骭外廉、足跗上皆痛,中指不用。

气盛则身以前皆热,其有余于胃,则消谷善饥,溺色黄。气不足则身以前皆寒栗,胃中寒则胀满。

为此诸病,盛则泻之,虚则补之,热则疾之,寒则留之,陷下则灸之,不盛不虚,以经取之。盛者,人迎大三倍于寸口;虚者,人迎反小于寸口也。

①頞中:頞,音è,即鼻梁。頞中,就是指鼻梁上端(鼻根部位)的凹陷处。
②旁纳太阳之脉:纳,《甲乙经》《千金方》《铜人经》《十四经发挥》、马莳本、张介宾本均作"约",也就是缠束的意思。《铜人经》的为"足太阳起目眦(睛明穴)而阳明旁行约之",其意思就是说足阳明胃经的经脉缠束旁侧之足太阳膀胱经的经脉。③环、却、过、直、合、抵、别:环绕于四周的叫做"环";不进反退的叫做"却";通过它经穴位所在部位的叫做"过";一直向前走而不转向的叫做"直";两脉象并的叫做"合";到达某处的叫做"抵";另行而发出分支的叫做"别"。下同。④颐:即口角后方、腮部之下的部位。⑤额颅:就是指前额处、发下眉上之间的部位。⑥气街:穴位名,其部位在少腹下方之毛际的两旁,也叫做气冲。⑦髀关:穴位名,其部位在大腿前方上端的皮肤交纹处。⑧伏兔:穴位名,其部位在大腿前方的肌肉隆起处,因其形如趴伏的兔子,故名。⑨洒洒振寒:指患者有阵阵发冷的感觉,就好像凉水洒在身上一样。⑩骭厥:骭,是胫骨在古时候的名称。骭厥,就是指足阳明之气自胫部而上逆的病症。古人认为贲响(肠中气体走动而发生鸣响)、腹胀都是因足胫部之气上逆所致,故称之为骭厥。⑪是主血所生病者:胃腑受纳水谷而使营血得以化生,是为营血之根,如果胃腑有病,则营血不生。足阳明经受纳胃腑之气,成为多气多血之经,而可调节营血之变,所以足阳明胃经上的腧穴可以主治有关血的各种病症。⑫口㖞,唇胗:㖞,音wāi,就是歪的意思;口㖞,就是指口角歪斜。胗,音真;唇胗,就是指口唇生出疮疡。

译文

胃的经脉足阳明经,起于鼻孔两旁(迎香穴),由此上行,左右相交于鼻根部,并缠束旁侧的足太阳膀胱经的经脉,到达内眼角(睛明穴)之后再向下行,沿鼻的外侧,入于上齿龈内,继而返出来挟行于口旁,并环绕口唇,再向下交会于口唇下方的承浆穴处,此后再沿腮部后方的下缘退行而出于大迎穴,又沿着下颌角部位的颊车,上行至耳的前方,通过足少阳胆经所属的客主人穴,沿着发际,上行至额颅部;它有一条支脉,从大迎穴的前

远节指骨
中节指骨
近节指骨
第1~5掌骨
小多角骨
钩骨钩
钩骨
三角骨
豌豆骨
月骨
头状骨
手舟骨
大多角骨
掌骨底
掌骨体
掌骨头
指骨底
指骨体
指骨粗隆

手 骨

方,向下走行至颈部的人迎穴处,再沿喉咙进入缺盆,向下贯穿横膈膜,而联属于本经所属的脏腑——胃腑,并联络于与本经相表里的脏腑——脾脏;其直行的经脉,从缺盆处下行至乳房的内侧,再向下挟行于脐的两侧,最后进入阴毛毛际两旁的气街部位(气冲穴);另有一条支脉,起始于胃的下口处(即幽门,大约相当于下脘穴所在的部位),再沿着腹部的内侧下行,到达气街的部位,而与前面所讲的那条直行的经脉象会合,再由此下行,沿着大腿外侧的前缘到达髀关穴处,而后直达伏兔穴,再下行至膝盖,并沿小腿胫部外侧的前缘,下行至足背部,最后进入足次趾的外侧间(即足中趾的内侧部);还有一条支脉,在膝下三寸的地方分出,下行到足中趾的外侧间;又有一条支脉,从足背面(冲阳穴)别行而出,向外斜走至足厥阴肝经的外侧,进入足大趾,并直行到大趾的末端,而与足太阴脾经相衔接。

足阳明胃经之经气发生异常的变动,就会出现全身一阵阵发冷战栗,就好像被冷水淋洒过一样,以及频频呻吟,时作呵欠,额部黯黑等症状。发病时怕见人和火光,听到木器撞击所发出的声音,就会神慌惊恐,心中跳动不安,因此病人喜欢关闭门窗而独处室内。在病情严重时,就会出现病人想要爬到高处去唱歌,脱了衣服而乱跑,以及腹胀肠鸣等症状,这时的病症就被称做骭厥病。

足阳明胃经上的腧穴主治血所发生的疾病，如高热神昏的疟疾，温热之邪淫胜所致的大汗出，鼻塞或鼻出血，口角歪斜，口唇生疮，颈部肿大，喉部闭塞，腹部因水停而肿胀，膝髌部肿痛，足阳明胃经沿着胸膺、乳部、气街、大腿前缘、伏兔、胫部外缘、足背等处循行的部位都发生疼痛，足中趾不能活动自如等。

足背示意图

本经经气有余时，就会出现胸腹部发热；若气盛而充于胃腑，使胃腑之气有余，就会出现胃热所导致的谷食易消而时常饥饿，以及小便颜色发黄等症状。本经经气不足时，就会出现胸腹部发冷而战栗；若胃中阳虚有寒，以致运化无力，水谷停滞中焦，就会出现胀满的病象。

治疗上面这些病症时，属于经气亢盛的就要用泻法，属于经气不足的就要用补法；属于热的就要用速针法，属于寒的就要用留针法；属于阳气内衰以致脉道虚陷不起的就要用灸法；既不属于经气亢盛也不属于经气虚弱，而仅仅只是经气运行失调的，就要用本经所属的腧穴来调治。属于本经经气亢盛的，其人迎脉的脉象要比寸口脉的脉象大三倍；而属于本经经气虚弱的，其人迎脉的脉象反而会比寸口脉的脉象小。

脾足太阴之脉，起于大指之端，循指内侧白肉际①，过核骨②后，上内踝前廉，上踹③内，循胫骨后，交出厥阴之前，上膝股内前廉，入腹属脾络胃，上膈，挟咽，连舌本，散舌下；其支者，复从胃，别上膈，注心中。

是动则病舌本强，食则呕，胃脘痛，腹胀善噫，得后与气④则快然如衰，身体皆重。是主脾所生病者，舌本痛，体不能动摇，食不下，烦心，心下急痛，溏、瘕泄⑤、水闭、黄疸，不能卧，强立，股膝内肿厥，足大指不用。为此诸病，盛则泻之，虚则补之，热则疾之，寒则留之，陷下则灸之，不盛不虚，以经取之。盛者，寸口大三倍于人迎；虚者，寸口反小于人迎也。

黄帝内经

①白肉际：手足之掌(或跖)与指(或趾)都有赤白肉际，掌(或跖)与指(或趾)的阴面为白肉，阳面(即生有毫毛的那一面)为赤肉，二者相交界的地方即为赤白肉际。②核骨：即指第一趾跖关节在足内侧所形成的圆形隆起，其状如圆骨，故名。③踹：在此为"腨"之误，即指小腿的腓肠肌部，俗称小腿肚。④得后与气：后，就是指大便；气，就是指矢气。得后与气，就是指排出了大便或矢气。⑤溏、瘕泄：泄溏，指大便稀薄。瘕泄，指痢疾。

译文

脾的经脉足太阴经，起始于足大趾的末端，沿着足大趾内侧的白肉处，通过足大趾本节后方的核骨，上行到达内踝的前缘，再上行至小腿的内侧，然后沿胫骨的后缘，与足厥阴肝经相交会并穿行至其前方，此后再上行经过膝部、大腿之内侧的前缘，进入腹内，而联属于本经所属的脏腑——脾脏，并联络于与本经相表里的脏腑——胃腑，然后再向上穿过横膈膜，挟行于咽喉两侧，连于舌根，并散布于舌下；它的支脉，在胃腑处分出，上行穿过隔膜，注入心中，而与手少阴心经相衔接。

指深屈肌腱
手指腱纤维鞘
指浅屈肌腱
掌骨深横韧带
腕掌掌侧韧带
掌骨间韧带
头状骨
钩骨
腕辐状韧带
豆钩韧带
桡腕掌侧韧带
豆掌韧带
腕豆骨
腕桡侧副韧带
腕尺侧副韧带
月骨
尺骨
桡骨

手关节

足太阴脾经之经气发生异常的变动，就会出现舌根强直，食则呕吐，胃脘疼痛，腹部胀满，时时嗳气等症状；在排出大便或矢气后，就会感到脘腹轻快，就好像病已祛除了一样。此外，还会出现全身上下均感沉重等病象。足太阴脾经上的腧穴主治脾脏所发生的疾病，如舌根疼痛，身体不能活动，食物不能下咽，心中烦躁，心下牵引作痛，大便溏薄,痢疾,水闭于内以致小便不通,面目皮肤发黄之黄疸,不能安静睡卧等。勉强站立时,就会出现股膝内侧经脉所过之处肿胀而厥冷的病象。此外,还有足大趾不能活动等症状。治疗上面这些病症时,属于经气亢盛的就要用泻法,属于经气不足的就要用补法;属于热的就要用速针法,属于寒的就要用留针法;属于阳气内衰以致脉道虚陷不起的就要用灸法;既不属于经气亢盛也不属于经气虚弱,而仅仅只是经气运行失调的,就要用本经所属的腧穴来调治。属于本经经气亢盛的,其寸口脉的脉象要比人迎脉的脉象大三倍;而属于本经经气虚弱的,其寸口脉的脉象反而会比人迎脉的脉象小。

心手少阴之脉,起于心中,出属心系①,下膈络小肠;其支者,从心系上挟咽,系目系;其直者,复从心系却上肺,下出腋下,下循臑内后廉,行手太阴心主之后,下肘内,循臂内后廉,抵掌后锐骨②之端,入掌内后廉,循小指之内出其端。

是动则病嗌干③心痛,渴而欲饮,是为臂厥④。是主心所生病者,目黄胁痛,臑臂内后廉痛厥,掌中热痛。为此诸病,盛则泻之,虚则补之,热则疾之,寒则留之,陷下则灸之,不盛不虚,以经取之。盛者,寸口大再倍于人迎;虚者,寸口反小于人迎也。

①心系:就是指心脏与其他脏腑相联系的脉络。②锐骨:就是指掌后尺侧部隆起的骨头。③嗌干:嗌,音yì,就是指食道的上口。嗌干,就是指食道上口之咽喉部有干燥的感觉。④臂厥:就是指因手臂的经脉之气厥逆上行而导致的病症。

译文

心的经脉手少阴经,起始于心中,从心出来以后就联属于心的脉络,然后就向下贯穿横膈膜,而联络于与本经相表里的脏腑——小肠腑;它的支脉,从心的脉络向上走行,并挟行于咽喉的两旁,此后再向上行而与眼球连接于脑的脉络相联系;它直行的经脉,从心的脉络上行至肺部,然后再向下走行而横出于腋窝下,此后再向下沿着上臂内侧的后缘走行,且循行于手太阴肺经和手厥阴心包络经的后方,一直下行而至肘内,再沿着前臂内侧的后缘循行,直达掌后小指侧高骨的尖端,并进入手掌内侧的后缘,再沿着小指内侧到达小指的前端,而与手太阳小肠经相衔接。

手少阴心经之经气发生异常的变动,就会出现咽喉干燥,头痛,口渴而想要喝水等症状,这样的病症就叫做臂厥证。手少阴心经上的腧穴主治心脏所发生的疾病,其症状是眼睛发黄,胁肋疼痛,上臂及下臂的内侧后缘处疼痛、厥冷,掌心处发热、灼痛。治疗上面这些病症时,属于经气亢盛的就要用泻法,属于经气不足的就要用补法;属于热的就要用速针法,属于寒的就要用留针法;属于阳气内衰以致脉道虚陷不起的就要用灸法;既不属于经气亢盛也不属于经气虚弱,而仅仅只是经气运行失调的,就要用本经所属的腧穴来调治。属于本经经气亢盛的,其寸口脉的脉象要比人迎脉的脉象大两倍;而属于本经经气虚弱的,其寸口脉的脉象反而会比人迎脉的脉象小。

小肠手太阳之脉,起于小指之端,循手外侧上腕,出踝①中,直上循臂骨下廉,出肘内侧两筋之间,上循臑外后廉,出肩解②,绕肩胛,交肩上,入缺盆,络心,循咽下膈,抵胃属小肠;其支者,从缺盆循颈上颊,至目锐眦,却入耳中;其支者,别颊上䪼③抵鼻,至目内眦,斜络于颧。是动则病嗌痛颔④肿,不可以顾,肩似拔,臑似折。是主液所生病者⑤,耳聋、目黄、颊肿、颈、颔、肩、臑、肘、臂外后廉痛。为此诸病,盛则泻之,虚则补之,热则疾之,寒则留之,陷下则灸之,不盛不虚,以经取之。盛者,人迎大再倍于寸口;虚者,人迎反小于寸口也。

①踝:即指手腕后方尺侧部隆起的骨头。②肩解:就是指肩关节后面的骨缝。③䪼:是指眼眶下的部位,其中还包括颧骨内所连及的上牙床的部位。④颔:音汗,指下颌骨正中下方的空软部位,即平常所说的下巴颏。⑤是主液所生病者:小肠为受盛之官,承接胃所腐熟醣水谷,并泌别清浊,使其精华营养全身,其糟粕归于大肠,其水液归于膀胱。小肠有病,则水谷不分,清浊难别。是

故小肠可以调节水液的产生,而其所络属
的经脉——小肠经也就可以调治水液方
面所发生的病症。

译 文

　　小肠的经脉手太阳经,起始于手小指
外侧的末端,沿着手的后缘循行而向上到
达腕部,并出于腕后小指侧的高骨,由此
再沿着前臂尺骨的下缘直行而上,出于肘
后内侧两筋的中间,再向上沿着上臂外侧
的后缘,出于肩后的骨缝处,绕行肩胛部,
再前行而相交于肩上,继而进入缺盆,深
入体内而联络于与本经相表里的脏
腑——心脏,此后再沿着食管下行并贯穿
横膈,到达胃部,最后再向下行而联属于
本经所属的脏腑——小肠腑;它的一条支
脉,从缺盆部分出,沿着颈部向上走行而
到达颊部,再从颊部行至外眼角,最后从
外眼角斜下而进入耳内。它的另一条支

手厥阴心包经

脉,从颊部别行而出,走向眼眶下方,并从眼眶下方到达鼻部,然后再抵达内眼
角,最后再从内眼角向外斜行并络于颧骨,而与足太阳膀胱经相衔接。手太阳
小肠经之经气发生异常的变动,就会出现咽喉疼痛,颌部发肿,颈项难以转动而
不能回顾,肩部就像在被人拉拔一样紧张疼痛,上臂部就像已被折断一样剧痛
难忍等症状。手大肠经上的腧穴主治液所发生的疾病,其症状是耳聋,眼睛发
黄,面颊肿胀,以及颈部、颌部、肩部、上臂、肘部、前臂等部位的外侧后缘处疼
痛。治疗上面这些病症时,属于经气亢盛的就要用泻法,属于经气不足的就要
用补法;属于热的就要用速针法,属于寒的就要用留针法;属于阳气内衰以致脉
道虚陷不起的就要用灸法;既不属于经气亢盛也不属于经气虚弱,而仅仅只是
经气运行失调的,就要用本经所属的腧穴来调治。属于本经经气亢盛的,其人
迎脉的脉象要比寸口脉的脉象大两倍;而属于本经经气虚的,其人迎脉的脉象
反而会比寸口脉的脉象小。

膀胱足太阳之脉，起于目内眦，上额交巅①；其支者，从巅至耳上角②；其直者，从巅入络脑，还出别下项，循肩髆③内，挟脊抵腰中，入循膂④，络肾属膀胱；其支者，从腰中下挟脊贯臀，入腘中；其支者，从髆内左右，别下，贯胛，挟脊内，过髀枢⑤，循髀外，从后廉下合腘中，以下贯踹内，出外踝之后，循京骨⑥，至小指外侧。是动则病冲头痛，目似脱，项如拔，脊痛腰似折，髀不可以曲，腘如结，踹如裂，是为踝厥⑦。是主筋所生病者⑧，痔、疟、狂、癫疾，头囟⑨项痛，目黄，泪出，鼽衄，项、背、腰、尻⑩，腘、踹（腨）、脚皆痛，小指不用。为此诸病，盛则泻之，虚则补之，热则疾之，寒则留之，陷下则灸之，不盛不虚，以经取之。盛者，人迎大再倍于寸口；虚者，人迎反小于寸口也。

①巅：是指头顶正中的最高处，也就是百会穴所在的位置。②耳上角：就是指耳尖上方所对之头皮的部位。③肩髆：髆音bó，即指肩胛骨。④膂：音lǚ，挟行于脊柱两旁的浅层肌肉叫做膂。⑤髀枢：髀，音bì，指大腿。髀枢，即指髋关节，又称大转子，为环跳穴所在的部位。⑥京骨：就是指足小趾本节后向外侧突出的半圆骨，也即京骨穴所在的部位。⑦踝厥：是指结等症状而言；这些症状都是由本经经气自外踝部向上逆行而导致的，故名踝厥。⑧是主筋所生病者：《素问·生气通天论》中说"阳气者，精则养神，柔则养筋。"即说明阳气可以濡养经筋。太阳经为阳气最充足的经脉，其阳气不足则经筋无以所养，所以足太阳膀胱经可以主治筋所发生的病症。⑨囟：音xìn，即指顶门。婴儿头顶骨缝未合之处称为囟门。⑩尻：即指骶骨的末端。自腰以下至骶尾骨（第十七至二十一节）通称为尻。

译文

膀胱的经脉足太阳经，起始于内眼角，向上经过额部而交会于头部的最高处——巅顶；它的一条支脉，从巅顶走行至耳的上角；它直行的经脉，从顶巅向内深入而络于脑髓，然后返还出来，再下行到达颈项的后部，此后就沿着肩胛的内侧，挟行于脊柱的两旁，抵达腰部，再沿着脊柱旁的肌肉深入腹内，而联络于与本经相表里的脏腑——肾脏，并联属于本经所属的脏腑——膀胱腑；另有一条支脉，从腰部分出，挟着脊柱的两侧下行并贯穿臀部，而直入于膝部的腘窝中；还有一条支脉，从左右的肩胛骨处分出，向下贯穿肩胛骨，再挟着脊柱的两侧，在体内下行，通过髀枢部，然后再沿着大腿外侧的后缘向下走行，而与先前进入腘窝的那条支脉在腘窝中相会合，由此再向下走行，通过小腿肚的内部，出于外踝骨的后方，再沿着足小趾本节后的圆骨，到达足小趾外侧的末端，而与足少阴肾经相衔接。足太阳膀胱经之经气发生异常的变动，就会出现伴有气上冲之感觉的头痛，眼睛疼痛得就好像要从眼眶中脱出似的，颈项就好像在被牵拔一样紧张疼痛，脊柱和腰部就好像已被折断一样疼痛难忍，髋关节不能屈曲，膝腘部就好像已被捆绑住一样紧涩结滞、不能运动自如，小腿肚疼痛得就好像要裂开一样，以上这些病症就叫做踝厥病。足太阳膀胱经上的腧穴主治筋所发生的疾病，如痔疮、疟疾、狂病、癫病，头、囟与颈部疼痛，眼睛发黄，流泪，鼻塞或鼻出血，项、背、腰、尻、腘、小腿肚、脚等部位都发生疼痛，足小趾不能活动。治疗上面这些病症时，属于经气亢盛的就要用泻法，属于经气不足的就要用补法；属于热的就要用速针法，属于寒的就要用留针法；属于阳气内衰以致脉道虚陷不起的就要用灸法；既不属于经气亢盛也不属于经气虚弱，而仅仅只是经气运行失调的，就要用本经所属的腧穴来调治。属于本经经气亢盛的，其人迎脉的脉象要比寸口脉的脉象大两倍；而属于本经经气虚弱的，其人迎脉的脉象反而会比寸口脉的脉象小。

肾足少阴之脉，起于小指之下，邪走足心[1]，出于然谷之下，循内踝之后，别入跟中，以上踹内，出腘内廉，上股内后廉，贯脊，属肾，络膀胱；其直者，从肾上贯肝膈，入肺中，循喉咙，挟舌本；其支者，从肺出络心，注胸中。

是动则病饥不欲食，面如漆柴[2]，咳唾则有血，喝喝[3]而喘，坐而欲起，目肮肮[4]如无所见，心如悬，若饥状。气不足则善恐，心惕惕如人将捕之，是为骨厥。

是主肾所生病者，口热，舌干，咽肿，上气，嗌干及痛，烦心，心痛，黄疸，肠澼[5]，脊股内后廉痛，痿厥，嗜卧，足下热而痛。为此诸病，盛则泻之,虚则补之,热则疾之,寒则留之,陷下则灸之,不盛不虚,以经取之。灸则强食生肉,缓带披发⑥大杖重履⑦而步。盛者,寸口大再倍于人迎;虚者,寸口反小于人迎也。

①邪走足心:邪,其读音、意义均与"斜"字相同。邪走足心,就是指肾经的经脉从膀胱经经脉的终点出发后,斜行走向足心部的涌泉穴。②漆柴:漆,就是指黑色。漆柴,就是形容患者的面色黯黑无泽,就好像烧焦了的黑色木炭一样。③喝喝:是形容喘息之声。④脘脘:音 huāng huāng,是形容视物不清的样子。⑤肠澼:是指病邪瓣积于肠中,即指今天所说的痢疾。⑥缓带披发:缓带,就是放松衣带;披发,就是披散头发。其目的是使身体不受束缚,气血得以畅行无阻。⑦大杖重履:大杖,就是粗而结实的拐杖;重履,就是在睡鞋外面再套上一双鞋子。因古人睡觉时多需另换睡鞋,起床后再将睡鞋换下,但体弱的人起床后不脱换睡鞋,而是在睡鞋外面再套上一双鞋子,故称重履。大杖重履,在此用以形容动作徐缓的样子。

　　肾的经脉足少阴经,起始于足小趾的下方,斜行走向足心部,出于内踝前下方之然谷穴所在的部位,然后沿着内踝的后方,别行向下,入于足跟部,再由足跟部上行至小腿肚的内侧,并出于腘窝的内侧,此后再沿着大腿内侧的后缘,贯穿脊柱,而联属于本经所属的脏腑——肾脏,并联络于与本经相表里的脏腑——膀胱腑;其直行的经脉,从肾脏向上行,贯穿肝脏和横膈膜,而进入肺脏,再从肺脏沿着喉咙上行并最终挟傍于舌的根部;另有一条支脉,从肺脏发出,联络于心脏,并贯注于胸内,而与手厥阴心包络经相衔接。

　　足少阴肾经之经气发生异常的变动,就会出现虽觉饥饿却不想进食,面色像漆柴一样黯黑无泽,咳唾带血,喘息喝喝有声,刚坐下去就想站起来,视物模糊不清,就好像看不见东西一样,以及心中如悬挂在空中似的空荡不宁,其感觉就好像处于饥饿状态一样等症状;气虚不足的,就常常会有恐惧感,其病症发作时,患者心中怦怦跳动,就好像有人要来逮捕他一样,以上这些病症就叫做骨厥病。

　　足少阴肾经上的腧穴主治肾脏所生发的疾病,其症状是自觉口中发热,舌头干, 咽部肿胀, 气息上逆, 喉咙干燥而疼痛, 心中烦乱, 心痛, 黄疸, 痢疾, 脊柱及大腿内侧后缘疼痛, 足部痿软而厥冷, 嗜睡, 足底发热并疼痛。治疗上面这些病症时, 属于经气亢盛的就要用泻法, 属于经气不足的就要用补法; 属于热的就要用速针法, 属于寒的就要用留针法; 属于阳气内衰以致脉道虚陷不起的就要用灸法, 既不属于经气亢盛也不属于经气虚弱, 而仅仅只是经气运行失调的, 就要用本经所属的腧穴来调治。要使用灸法的患者, 都应当增强饮食以促进肌肉生长, 同时还要结合适当的调养——放松身上束着的带子, 披散头发而不必扎紧, 从而使全身气血得以舒畅; 此外, 即使病患尚未痊愈, 也要经常起床——手扶较粗的拐杖, 足穿重履, 缓步行走, 做轻微的活动, 从而使全身筋骨得以舒展。属于本经经气亢盛的, 其寸口脉的脉象要比人迎脉的脉象大两倍; 而属于本经经气虚弱的, 其寸口脉的脉象反而会比人迎脉的脉象小。

心主手厥阴心包络之脉, 起于胸中, 出属心包络, 下膈, 历络三焦①; 其支者, 循胸出胁, 下腋三寸, 上抵腋下, 循臑内, 行太阴、少阴之间, 入肘中, 下臂, 行两筋之间, 入掌中, 循中指, 出其端; 其支者, 别掌中, 循小指次指②出其端。

是动则病手心热, 臂肘挛急, 腋肿, 甚则胸胁支满, 心中澹澹大动, 面赤目黄, 喜笑不休。

是主脉所生病者③, 烦心心痛, 掌中热。

为此诸病, 盛则泻之, 虚则补之, 热则疾之, 寒则留之, 陷下则灸之, 不盛不虚, 以经取之。盛者, 寸口大一倍于人迎; 虚者, 寸口反小于人迎也。

①历络三焦: 历, 就是经过的意思。历络三焦, 就是指心包络经自胸至腹, 顺次经过并联络上、中、下三焦。②小指次指: 即指小指旁侧的第二个手指, 也就是无名指。③是主脉所生病者: 心主血脉, 而心包络为心的外卫, 代心受邪并代心行令, 所以心包络经可以主治脉所发生的疾病。

译文

心主的经脉手厥阴心包络经,起始于胸中,向外走行而联属于本经所属的脏腑——心包络,然后再下行贯穿横膈膜,由此而经过并联络于与本经相表里的脏腑——三焦;它的一条支脉,从胸中横出至胁部,再走行到腋下三寸处,此后再向上循行,抵达腋窝部,然后再沿着上臂的内侧,在手太阴肺经与手少阴心经这两条经脉的中间向下循行,进入肘中,再沿着前臂内侧两筋的中间下行,入于掌中,再沿着中指直达其末端;它的另一条支脉,从掌心别行而出,沿着无名指到达其末端,而与手少阳三焦经相衔接。

手厥阴心包络经之经气发生异常的变动,就会出现掌心发热,臂肘关节拘挛,腋下肿胀等症状;更严重的还会出现胸部、胁肋部支撑满闷,心中惊恐不安以致心脏跳动剧烈,面色发赤,眼睛发黄,大笑不止。

手厥阴心包络经上的腧穴主治脉所发生的疾病,其症状是心中烦躁,心痛,掌心发热。

治疗上面这些病症时,属于经气亢盛的就要用泻法,属于经气不足的就要用补法;属于热的就要用速针法,属于寒的就要用留针法;属于阳气内衰以致脉道虚陷不起的就要用灸法;既不属于经气亢盛也不属于经气虚弱,而仅仅只是经气运行失调的,就要用本经所属的腧穴来调治。属于本经经气亢盛的,其寸口脉的脉象要比人迎脉的脉象大一倍;而属于本经经气虚弱的,其寸口脉的脉象反而会比人迎脉的脉象小。

原文

三焦手少阳之脉,起于小指次指之端,上出两指之间,循手表腕①,出臂外两骨之间②,上贯肘,循臑外,上肩,而交出足少阳之后,入缺盆,布膻中,散落心包③,下膈,循属三焦;其支者,从膻中上出缺盆,上项,系耳后直上,出耳上角,以屈下颊至𫓧;其支者,从耳后入耳中,出走耳前,过客主人前,交颊,至目锐眦。

是动则病耳聋浑浑焞焞④,嗌肿,喉痹。是主气所生病者⑤,汗出,目锐眦痛,颊痛,耳后肩臑肘臂外皆痛,小指次指不用。为此诸病,盛则泻之,虚则补之,热则疾之,寒则留之,陷下则灸之,不盛不虚,以经取之。盛者,人迎大一倍于寸口;虚者,人迎反小于寸口也。

①手表腕:即手腕的外侧,也就是指手背。在此是指手背上从小指与无名指的分叉处到腕部阳池穴处的部分。②两骨之间:在此指的是桡骨与尺骨的中间。③散落心包:当为"散络心包"之误。④浑浑焞焞:形容听不清楚声音的样子。⑤是主气所生病者:因为三焦腑具有气化功能以通行水液,故其所络属的经脉——三焦经也就可以调治气所发生的病症。

译文

三焦的经脉手少阳经,起始于无名指的末端,向上走行而出于小指与无名指的中间,再沿着手背到达腕部,并出于前臂外侧两骨的中间,再向上循行,穿过肘部,沿着上臂的外侧,上行至肩部,而与足少阳胆经相交叉,并出行于胆经的后方,此后再进入缺盆,分布于两乳之间的膻中处,并散布联络于与本经相表里的脏腑——心包络,再向下穿过横膈膜,而依次联属于本经所属的脏腑——上、中、下三焦。它的一条支脉,从胸部的膻中处上行,出于缺盆,并向上走行到颈项,连接于耳后,再直上而出于耳上角,并由此屈折下行,绕颊部,而到达眼眶的下方;它的另一条支脉,从耳的后方进入耳中,再出行至耳的前方,经过足少阳胆经所属之客主人穴的前方,与前一条支脉交会于颊部,由此再上行至外眼角,而与足少阳胆经相衔接。

手少阳三焦经之经气发生异常的变动,就会出现耳聋,听声模糊,咽喉肿痛,喉咙闭塞等症状。手少阳三焦经上的腧穴主治气所发生的疾病,其症状是自汗出,外眼角疼痛,面颊疼痛,耳后、肩部、上臂、肘部、前臂等部位的外缘处都发生疼痛,无名指不能活动。治疗上面这些病症时,属于经气亢盛的就要用泻法,属于经气不足的就要用补法;属于热的就要用速针法,属于寒的就要用留针法;属于阳气内衰以致脉道虚陷不起的就要用灸法;既不属于经气亢盛也不属于经气虚弱,而仅仅只是经气运行失调的,就要用本经所属的腧穴来调治。属于本经经气亢盛的,其人迎脉的脉象要比寸脉的脉象大一倍;而属于本经经气虚弱的,其人迎脉的脉象反而会比寸口脉的脉象小。

胆足少阳之脉，起于目锐眦，上抵头角①，下耳后，循颈行手少阳之前，毛际②至肩上，却交出手少阳之后，入缺盆；其支者，从耳后入耳中，出走耳前，至目锐眦后；其支者，别锐眦，下大迎，合于手少阳，抵于䪼，下加颊车，下颈合缺盆，以下胸中，贯膈络肝属胆，循胁里，出气街，绕毛际②，横入髀厌③中；其直者，从缺盆下腋，循胸过季胁④，下合髀厌中，以下循髀阳⑤，出膝外廉，下外辅骨⑥之前，直下抵绝骨⑦之端，下出外踝之前，循足跗上，入小指次指之间；其支者，别跗上，入大指之间，循大指歧骨⑧内出其端，还贯爪甲，出三毛⑨。

是动则病口苦，善太息，心胁痛不能转侧，甚则面微有尘，体无膏泽⑩，足外反热，是为阳厥⑪。是主骨所生病者⑫，头痛，颔痛，目锐眦痛，缺盆中肿痛，腋下肿，马刀侠瘿⑬，汗出振寒，疟，胸胁、肋、髀、膝外至胫绝骨外踝前及诸节皆痛，小指次指不用。为此诸病，盛则泻之，虚则补之，热则疾之，寒则留之，陷下则灸之，不盛不虚，以经取之。盛者，人迎大一倍于寸口；虚者，人迎反小于寸口也。

①头角：就是指前额之上缘的两端处，即额角。②毛际：就是指耻骨部阴毛的边缘。③髀厌：就是髀枢，即髋关节，俗称大转子，为环跳穴所在的部位。④季胁：就是指两侧胸胁下方的软肋部。⑤髀阳：髀，就是股，俗名大腿。内为阴，外为阳；髀阳，就是指大腿的外侧。⑥外辅骨：即指腓骨。胫骨为内辅骨。⑦绝骨：外踝上方之崩骨，但骨在此处似乎有所中断，故名。它又是悬钟穴的别名。⑧歧骨：足之大趾与次趾本节后方的骨缝处叫做歧骨。⑨三毛：是指足大趾背面，趾甲后方，第一趾关节处，有毛的部位。⑩膏泽：膏，就是指膏脂；泽，就是润泽的意思。膏泽，就是形容油润有光泽的样子。⑪阳厥：是指由少阳之气上逆所导致的病症。古人认为凡是足少阳胆经之经气发生异常变动而出现的病症，都是由胆木生火，火气冲逆所致，故其病症都称为阳厥病。⑫是主骨所生病者：胆之味为苦，苦味入骨；又骨为干，其质刚，胆为中正之官，其气亦刚，故胆

腑有病,可伤及于骨。所以胆腑所络属的经脉——胆经也就可以调治骨所发生的病症。⑬马刀侠瘿:就是指瘰疬,相当于现在所说的淋巴结核,俗称疬串;其生于腋下,状似马刀形者,叫做马刀;而其生于颈部者,叫做侠瘿。

译文

胆的经脉足少阳经,起始于外眼角,向上循行至额角,再折而下行,绕至耳的后方,然后沿着颈部,在手少阳三焦经的前方向下走行,到达肩上,再与手少阳三焦经相交叉并出行到其后方,而进入缺盆;它的一条支脉,从耳的后方进入耳中,再出行至耳的前方,最后到达外眼角的后方;它的另一条支脉,从外眼角处别出,下行至大迎穴处,再由此上行而与手少阳三焦经相合,并到达眼眶的下方,折行,到达颊车的部位,再向下循行至颈部,并与前述之本经的主干会合于缺盆部,然后再由缺盆部下行至胸中,穿过横膈膜,而联络于与本经相表里的脏腑——肝脏,并联属于本经所属的脏腑——胆腑,此后再沿着胁部的里面向下走行,出于少腹两侧的气街部,再绕过阴毛的边缘,而横行进入环跳穴所在的部位;其直行的经脉,从缺盆部下行至腋部,再沿着胸部通过季胁,并与前一支脉象合于环跳穴所在的部位,由此向下行,沿着大腿的外侧到达膝部的外缘,再下行到腓骨的前方,然后一直下行,抵达外踝上方之腓骨末端的凹陷处,再向下行而出于外踝的前方,并由此沿着足背,进入足之第五趾与第四趾的中间;还有一条支脉,从足背别行而出,进入足之大趾与次趾的中间,并沿着足大趾的外侧(靠近次趾的那一侧)行至其末端,然后再回转过来,穿过足大趾的爪甲部分,出于趾甲后方的三毛部位,而与足厥阴肝经相衔接。

足少阳胆经之经气发生异常的变动,就会出现口苦,时常叹气,胸胁部作痛以致身体不能转动等症状;病情严重时,还会出现面部像有灰尘蒙罩着一样黯无光泽,全身皮肤干燥而失去润泽之色,以及足外侧反觉发热等症状,以上这些病症就叫做阳厥病。足少阳胆经上的腧穴主治骨所发生的疾病,其症状是头痛,颔部疼痛,外眼角痛,缺盆中肿痛,腋下肿胀,腋下或颈部病发瘰疬,自汗出而战栗怕冷,疟疾,胸胁、肋部、大腿、膝盖等部位的外侧,直至小腿外侧、绝骨、外踝前等部位以及胆经经脉循行所经过的各个关节都发生疼痛,足小趾旁侧之足趾(即第四足趾)不能活动。治疗上面这些病症时,属于经气亢盛的就要用泻法,属于经气不足的就要用补法;属于热的就要用速针法,属于寒的就要用留针法;属于阳气内衰以致脉道虚陷不起的就要用灸法;既不属于经气亢盛也不属于经气虚弱,而仅仅只是经气运行失调的,就要用本经所属的腧穴来调治。属于本经经气亢盛的,其人迎脉的脉象要比寸口脉的脉象大一倍;而属于本经经气虚弱的,其人迎脉的脉象反而会比寸口脉的脉象小。

肝足厥阴之脉,起于大趾丛毛①之际,上循足跗上廉,去内踝一寸,上踝八寸,交出太阴之后,上腘内廉,循股阴②入毛中,过阴器,抵小腹,挟胃属肝络胆,上贯膈,布胁肋,循喉咙之后,上入颃颡③,连目系,上出额,与督脉会于巅;其支者,从目系下颊里,环唇内;其支者,复从肝别贯膈,上注肺。

是动则病腰痛不可以俯仰,丈夫㿉疝,妇人少腹肿,甚则嗌干,面尘脱色。是主肝所生病者,胸满呕逆飧泄,狐疝④遗溺闭癃。为此诸病,盛则泻之,虚则补之,热则疾之,寒则留之,陷下则灸之,不盛不虚,以经取之。盛者,寸口大一倍于人迎;虚者,寸口反小于人迎也。

①丛毛:指足大趾背面第一趾关节处多毛的部位,也就是前文所提到的"三毛"。②股阴:即大腿的内侧部。③颃颡:音háng sǎng,即鼻腔后部之鼻后孔所在的部位,它是鼻腔与咽部相通的部位,也是鼻的内窍。④狐疝:是疝气的一种。睾丸时大时小,时上时下,如狐之出入无常者,叫做狐疝,又名偏坠。

肝的经脉足厥阴经,起始于足大趾趾甲后方之丛毛的边缘,然后沿着足背的上缘向上走行,到达内踝前一寸的地方,再向上循行至内踝上方八寸的部位,而与足太阴脾经相交叉并出行到其后方,此后再上行至膝部腘窝的内缘,并沿着大腿的内侧,进入阴毛之中,然后环绕并通过阴器,而抵达少腹部,由此再挟行于胃的两旁,并联属于本经所属的脏腑——肝脏,再联络于与本经相表里的脏腑——胆腑,此后再向上走行,贯穿横膈膜,并散布于胁肋,然后再沿着喉咙的后方,向上进入于鼻腔后部之鼻后孔的地方,由此再向上走行,而与眼球连接于脑的脉络相联系,再向上行,出于额部,与督脉会合于头顶的最高处(即百会穴所在的部位）；它的一条支脉，从眼球连接于脑的脉络处别行而出，向下行至颊部魄里面，再环绕口唇的内侧；它的另一条支脉，从肝脏别行而出，贯穿横膈膜，再向上走行并注于肺脏，而与手太阴肺经相衔接。

足厥阴肝经之经气发生异常的变动，就会出现腰部作痛以致不能前后俯仰，男子病发㿉疝，女子少腹肿胀等症状；病情严重时，还会出现喉咙干燥，面部像蒙着灰尘一样黯无光泽等症状。足厥阴肝经上的腧穴主治肝脏所发生的疾病，如胸中满闷，呕吐气逆，完谷不化的泄泻，睾丸时上时下的狐疝，遗尿，小便不通等。治疗上面这些病症时，属于经气亢盛的就要用泻法，属于经气不足的就要用补法；属于热的就要用速针法，属于寒的就要用留针法；属于阳气内衰以致脉道虚陷不起的就要用灸法；既不属于经气亢盛也不属于经气虚弱，而仅仅只是经气运行失调的，就要用本经所属的腧穴来调治。属于本经经气亢盛的，其寸口脉的脉象要比人迎脉的脉象大一倍；而属于本经经气虚弱的，其寸口脉的脉象反而会比人迎脉的脉象小。

手太阴气绝则皮毛焦。太阴，行气温于皮毛者也。故气不荣则皮毛焦，皮毛焦则津液去皮节①，津液去皮节者，则爪枯毛折，毛折者则毛先死，丙笃丁死，火胜金也。手少阴气绝则脉不通，脉不通则血不流；血不流，则髦②色不泽，故其面黑如漆柴者，血先死，壬笃癸死，水胜火也。足太阴气绝者，则脉不荣肌肉，唇舌者，肌肉之本也，脉不荣则肌肉软，肌肉软则舌萎，人中满，人中满则唇反，唇反者肉先死，甲笃乙死，木胜土也。

足少阴气绝则骨枯，少阴者冬脉也，伏行而濡骨髓者也，故骨不濡则肉不能著也，骨肉不相亲则肉软却③，肉软却故齿长而垢，发无泽，发无泽者骨先死，戊笃己死，土胜水也。

足厥阴气绝则筋绝，厥阴者肝脉也，肝者筋之合也，筋者聚于阴气④，而脉络于舌本也，故脉弗荣则筋急，筋急则引舌与卵，故唇青、舌卷、卵缩则筋先死，庚笃辛死，金胜木也。五阴气俱绝，则目系转，转则目运⑤，目运者为志先死，志先死则远一日半死矣。六阳气绝，则阴与阳相离，离则腠理⑥发泄，绝汗乃出，故旦占夕死，夕占旦死。

①津液去皮节：就是津液丧失以致皮肤中缺少液体物质的意思。②髦：音 máo，就是指头发。③却：在此是短缩的意思。④聚于阴气：阴气，在《难经》及各家中，均作"阴器"，也就是生殖器。聚于阴器的筋，主要为经筋。⑤目运：是指眼睛的黑睛上翻，仅露出白睛的现象。⑥腠理：腠，就是指汗孔；理，就是指皮肉的纹理。

译文

手太阴肺经之经气竭绝，就会出现皮毛焦枯的病象。因为手太阴肺经能够运行气血而温润肌表的皮肤和毫毛，所以倘若肺经之经气不足，不能运行气血以营养皮肤和毫毛，就会使皮毛焦枯。出现了皮毛焦枯的病象，就表明皮毛已经丧失了津液；皮毛丧失了津液的润泽，进而就会出现爪甲枯槁，毫

手太阳小肠经

毛断折等现象。出现了毫毛折断脱落的现象，就表明毫毛已经先行凋亡了。这种病症，逢丙日就会加重，逢丁日就会死亡。这都是因为丙、丁属火，肺属金，火能克金的缘故。手少阴心经之经气竭绝，就会使血脉不通；血脉不通，就会使血液不能流行，血液不能流行，头发和面色就会没有光泽。所以倘若病人的面色黯黑，就好像烧焦的木炭一样，那就表明其营血已经先行衰败了。这种病症，逢壬日就会加重，逢癸日就会死亡。这都是因为壬、癸属水，心属火，水能克火的缘故。足太阴脾经之经气竭绝，就会使经脉不能输布水谷精微营养肌肉。脾主肌肉，其华在唇，其脉连于舌本、散于舌下，因此由唇舌就能够观察出肌肉的状态，所以说唇舌为肌肉的根本。经脉不能输布水谷精微以营养肌肉，就会使肌肉松软；肌肉松软，就会导致舌体萎缩，人中部肿满；人中部肿满，就会使口唇外翻。出现了口唇外翻的病象，就表明肌肉已经先行衰痿了。这种病症，逢甲日就会加重，逢乙日就会死亡。这都是因为甲、乙属木，脾属土，木能克土的缘故。

足少阴肾经之经气竭绝,就会出现骨骼枯槁的病象。因为足少阴肾经是应于冬季的经脉,它走行于人体深部而濡养骨髓,所以足少阴肾经之经气竭绝,就会使骨髓得不到濡养,进而就会导致骨骼枯槁。倘若骨骼得不到濡养而枯槁,那么肌肉也就不能再附着于骨骼上了;骨与肉分离而不能相互结合,就会使肌肉松软短缩;肌肉松软短缩,就会使牙齿显得长长了一些,并使牙齿上积满污垢,同时,还会出现头发失去光泽等现象。出现了头发枯槁无泽的病象,就表明骨骼已经先行衰败了。这种病症,逢戊日就会加重,逢己日就会死亡。这都是因为戊、己属土,肾属水,土能克水的缘故。

足厥阴肝经之经气竭绝,就会出现筋脉挛缩拘急、不能活动的病象。因为足厥阴肝经,是络属于肝脏的经脉,且肝脏外合于筋,所以足厥阴肝经与筋的活动有着密切的联系;再者,各条经筋都会聚于生殖器部,而其脉又都联络于舌根,所以倘若足厥阴肝经之经气不足,以致不能营养筋脉,就会使筋脉拘急挛缩。筋脉拘急挛缩,就会导致舌体卷屈以及睾丸上缩。所以如果出现了唇色发青、舌体卷屈以及睾丸上缩等病象,那就表明筋脉已经先行败绝了。这种病症,逢庚日就会加重,逢辛日就会死亡。这都是因为庚、辛属金,肝属木,金能克木的缘故。五脏所主的五条阴经之经气都已竭绝,就会使眼球内连于脑的脉络扭转;眼球连接于脑的脉络扭转,就会使目睛上翻。出现了这种目睛上翻的病象,就表明病人的神志已经先行败绝了。倘若病人的神志已经败绝,那么他离死亡也就只剩下一天半的时间了。六腑所主的六条阳经之经气都已竭绝,就会使阴气和阳气相互分离;阴阳分离,就会使皮表不固,精气外泄,而流出大如串珠、凝滞不流的绝汗;这是人体精气败绝的病象,所以如果病人在早晨出现了这种病象,那就表明他将在当天晚上死亡,如果病人在晚上出现了这种病象,那就表明他将在第二天早晨死亡。

经脉十二者,伏行分肉之间,深而不见;其常见者,足太阴过于外踝之上①,无所隐故也。诸脉之浮而常见者,皆络脉也。六经络手阳明少阳之大络,起于五指间,上合肘中。

饮酒者,卫气先行皮肤,先充络脉,络脉先盛,故卫气已平②,营气乃满,而经脉大盛。脉之卒然动者,皆邪气居之,留于本末;不动则热,不坚则陷且空,不与众同,是以知其何脉之动也。

①足太阴过于外踝之上:张介宾认为"足太阴"应为"手太阴","踝"与"髁"通,本从张氏之说。②平:在此作"满盛"解。

手足阴阳十二经脉,大都是隐伏在里而循行于分肉之间的,其位置都较深而不能在体表看到;通常可以看见的只有手太阴肺经之脉经过于手外踝骨之上的那一部分,这都是因为该处的皮肤细薄,使经脉无所隐匿的缘故。所以大多数浮现在浅表以致平常可以看见的经脉,都是络脉。在手之阴阳六经的络脉之中,最明显突出而易于诊察的就是手阳明大肠经和手少阳三焦经这两条经脉的大络,它们分别起于手部五指之间,由此再向上会合于肘窝之中。

饮酒之后,因为酒气具有剽疾滑利之性,所以它就会先随着卫气行于皮肤,充溢于浅表的络脉,而使络脉首先满盛起来。此后,倘若在外的卫气已经充溢有余,就会使在内的营气也随之满盛,进而就会使经脉中的血气也大大地充盛起来。倘若没有饮酒,经脉就突然充盛起来,发生异常的变动,那么就说明有邪气侵袭于内,并停留在了经脉自本至末的循行通路上。因为外邪侵袭人体,都是先入络后入经,所以如果经脉没有出现异常的变动,那就说明外邪尚在浮浅的络脉,此时的邪气不能走窜,就会郁而发热,从而使脉形变得坚实;如果络脉的脉形不显坚实,那就说明邪气已经深陷于经脉,并使络脉之气空虚衰竭了。凡是被邪气所侵袭了的经脉,都会出现与其他正常经脉不同的异常表现,由此我们也就可以测知是哪一条经脉感受到了邪气而发生了异常的变动。

雷公曰:何以知经脉之与络脉异也?
黄帝曰:经脉者常不可见也,其虚实也,以气口知之,脉之见者,皆络脉也。
雷公曰:细子无以明其然也。
黄帝曰:诸络脉皆不能经大节之间,必行绝道①而出,入复合于皮中,其会皆见于外。故诸刺络脉者,必刺其结上。甚血者虽无结,急取之以泻其邪而出其血,留之发为痹也。凡诊络脉,脉色青则寒且痛,赤则有热。胃中寒,手鱼之络多青矣;胃中有热,鱼际络赤;其暴黑者,留久痹也;其有赤有黑有青者,寒热气也;其青短者,少气也。凡刺寒热者皆多血络,必间日而一取之,血尽而止,乃调其虚实;其小而短者少气,甚泻之则闷,闷甚则仆,不得言。闷则急坐之也。

①绝道:就是"别道"的意思,也就是指与经脉循行路径不同的循行道路。

译文

雷公问:怎样才能知道经脉或是络脉之中发生了病变呢?

黄帝说:经脉隐伏在内,因此即使其发生了病变,在体表常常也是看不到的,其虚实的变化情况只能从气口部位的脉象变化来测知。而在体表可以看到的那些经脉的病变,其实都是络脉的病变。

雷公说:我还是不能明白这样做的道理。

黄帝说:所有的络脉都不能通过大关节所在的部位,因此在走行到大关节的部位时,络脉都要经过经脉所不到的地方,出于皮表,越过大关节后,再入里而与经脉象合于皮中,此外,它们相合的部位还都会在皮表部显现出来。因此,凡是针刺络脉的病变,都必须刺中其有淤血结聚的地方,才能取得良好的疗效。而对于血气郁积的病症,虽然它还没有出现淤血结聚的现象,但也应该尽快采用刺络的方法去进行治疗,以泻除其病邪而放出其恶血;如果把恶血留在体内,就会导致血络凝滞、闭塞不通的痹证。在诊察络脉病变的时候,如果络脉所在的部位呈现青色,那就表明它是寒邪凝滞于内、气血不通而痛的病症;如果络脉所在的部位呈现红色,那就表明它是体内有热的病症。例如,胃中有寒的病人,其手鱼部的络脉大多都会呈现出青色;而胃中有热的病人,其鱼际部的络脉就会呈现出红色。络脉所在部位突然呈现出黑色的,那就说明它是留滞已久的痹病。络脉所在部位的颜色时而发红、时而发黑、又时而发青的,那就说明它是寒热相兼的病症。颜色发青且脉络短小的,那是元气衰少的征象。一般在针刺邪在浅表以致寒热并作的病症时,因为病邪尚未深入于经,所以就应该多刺浅表的血络,同时还必须隔日一刺,直到把恶血完全泻尽才能停止,然后才可以再根据病症的虚实来进行调治。络脉色青且脉形短小的,是属于元气衰少的病症。如果对元气衰少很严重的病人使用了泻法,就会使他感到心胸烦闷,烦闷至极就会出现昏厥倒地、不能言语等症状;因此,对于这种病人,在他已有烦闷感而尚未昏仆的时候,就应该立即将他扶起,成半坐半卧位,再施以急救。

手太阴之别,名曰列缺①。起于腕上分间②并太阴之经直入掌中,散入于鱼际。

其病实则手锐③掌热,虚则欠�④,小便遗数,取之去腕半寸⑤,别走阳明也。

手少阴之别,名曰通里,去腕一寸半⑥,别而上行,循经入于咽中,系舌本,属目系。其实则支隔⑦,虚则不能言。取之掌后一寸,别走太阳也。

手心主之别,名曰内关,去腕二寸,出于两筋之间,循经以上系于心包络,心系实则心痛,虚则为头强,取之两筋间也。

手太阳之别,名曰支正,上腕五寸,内注少阴;其别者,上走肘,络肩髃。实则节弛肘废,虚则生肬⑧,小者如指痂疥⑨,取之所别也。手阳明之别,名曰偏历,去腕三寸,别入太阴;其别者,上循臂,乘肩髃,上曲颊⑩偏齿;其别者,入耳合于宗脉⑪。实则龋齿耳聋,虚则齿寒痹隔⑫,取之所别也。

手少阳之别,名曰外关,去腕二寸,外绕臂,注胸中,合心主。病实则肘挛,虚则不收,取之所别也。

①手太阴之别,名曰列缺:每经之络脉,都以其从正经分出之处的腧穴的名字来命名。②分间:就是指分肉之间。③手锐:即指手的锐骨部,也就是指手掌后方之小指侧的高骨。④欠㿗:欠,就是呵欠;㿗,是形容张口的样子。欠㿗,就是形容呵欠时张口伸腰的样子。⑤去腕半寸:列缺穴在手掌后方距离腕关节一寸五分的地方,因此原文中之"去腕半寸"当为"去腕寸半"之误。⑥去腕一寸半:通里穴在手掌后方距离腕关节一寸的地方,因此原文中之"去腕一寸半"当

为"去腕一寸"之误。⑦支膈：就是指胸膈间支撑作胀以致感觉不舒畅的病症。⑧肬：音 yóu，通"疣"字，即指赘肉。⑨痂疥：是古代的一种皮肤病。⑩曲颊：即指下颌后方之下颌骨的弯曲处，在耳垂的下方。因其形状屈曲，故名。⑪宗脉：即指聚结于耳中的经脉。⑫痹膈：痹，就是闭塞不通的意思。痹膈，就是胸膈间闭塞不通的意思。

译文

　　手太阴肺经别出的络脉，名叫列缺。它起始于手腕上部的分肉之间，由此而与手太阴肺经的正经并行，直入于手掌内侧，并散布于鱼际的部位。

　　倘若它发生病变，其属于实证的，就会出现腕后之锐骨部与手掌部发热的症状；而其属于虚证的，就会出现张口呵欠，小便失禁或频数等症状。对于以上这些病症，都可以取用位于腕后一寸半处的列缺穴来进行治疗。这条络脉就是手太阴肺经走向并联络于手阳明大肠经的主要分支。

　　手少阴心经别出的络脉，名叫通里。它从手掌后方距离腕关节一寸处别行分出，由此而沿着手少阴心经的正经向上走行，并进入心中，然后再向上循行而联系于舌根，并连属于眼球内连于脑的脉络。倘若它发生病变，其属于实证的，就会出现胸膈间支撑不舒的症状；而其属于虚证的，就会出现不能言语的症状。对于以上这些病症，都可以取用位于手掌后方一寸处的通里穴来进行治疗。这条络脉就是手少阴心经走向并联络于手太阳小肠经的主要分支。

　　手厥阴心包络经别出的络脉，名叫内关。它在距离腕关节两寸处，从两筋的中间别行分出，由此再沿着手厥阴心包络经的正经向上走行，而联系于心，并包绕联络于心脏与其他脏腑相联系的脉络。倘若它发生病变，其属于实证的，就会出现心痛的症状；而其属于虚证的，就会出现头颈部僵硬强直的症状。对于以上这些病症，都可以取用位于手掌后方、两筋之间的内关穴来进行治疗。

　　手太阳小肠经别出的络脉，名叫支正。它从腕关节上方五寸的地方别行分出，由此再向内走行而注于手少阴心经之中；它有一条别行的支脉，在支正穴处别行而出，此后就向上走行，到达肘部，然后再向上循行，而联络于肩髃穴所在的部位。倘若它发生病变，其属于实证的，就会出现骨节弛缓，肘关节痿废而不能活动等症状；而其属于虚证的，就会在皮肤上生出赘疣，其中小的就像指头中间干结作痒的痂疥一样大小。对于以上这些病症，都可以取用手太阳小肠经的络脉从其本经所别出之处的络穴——支正穴来进行治疗。手阳明大肠经别出的络脉，名叫偏历。它在手掌后方距离腕关节三寸的部位从本经分出，由此而别行并进入于手太阴肺经的经脉;它的一条别行的支脉,在偏历穴处别行而出,然后就沿着手臂上行,经过肩髃穴所在的部位,再向上走行,而到达曲颊的部位,进而斜行到牙根部并联络之;它的另一条别出的支脉,走入耳中,而与耳部的宗脉象会合。倘若它发生病变,其属于实证的,就会发生龋齿、耳聋等病症;而其属于虚证的,就会出现牙齿发冷,胸膈间闭塞不畅等症状。对于以上这些病症,都可以取用手阳明大肠经的络脉从其本经所别出之处的络穴——偏历穴来进行治疗。

手少阳三焦经别出的络脉,名叫外关。它在手掌后方距离腕关节两寸的部位从本经分出,由此而向外绕行于臂部,然后再向上走行,注于胸中,而与手厥阴心包络经相会合。倘若它发生病变,其属于实证的,就会出现肘关节拘挛的症状;而其属于虚证的,就会出现肘关节弛缓不收的症状。对于以上这些病症,都可以取用手少阳三焦经的络脉从其本经所别出之处的络穴——外关穴来进行治疗。

原文

足太阳之别,名曰飞阳,去踝七寸,别走少阴。实则鼽窒头背痛,虚则鼽衄,取之所别也。

足少阳之别,名曰光明,去踝五寸,别走厥阴,下络足跗。实则厥,虚则痿躄①,坐不能起,取之所别也。

足阳明之别,名曰丰隆,去踝八寸,别走太阴;其别者,循胫骨外廉,上络头项,合诸经之气,下络喉嗌。其病气逆则喉痹瘁喑②,实则狂巅③,虚则足不收,胫枯,取之所别也。

足太阴之别,名曰公孙,去本节之后一寸,别走阳明;其别者,入络肠胃。厥气上逆则霍乱④,实则肠中切痛,虚则鼓胀⑤,取之所别也。

足少阴之别,名曰大钟,当踝后绕跟,别走太阳;其别者,并经上走于心包,下外贯腰脊。其病气逆则烦闷,实则闭癃⑥,虚则腰痛,取之所别者也。

足厥阴之别,名曰蠡沟,去内踝五寸,别走少阳;其别者,经股,上睾,结于茎。其病气逆则睾肿卒疝,实则挺长,虚则暴痒,取之所别也。

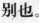

注释

①痿躄：痿，就是痿软无力的意思；躄，就是足不能行的意思。痿躄，就是指一种以下肢痿软无力，以致不能行走为特征的病症。②瘖痪：马蒔认为"瘖"字应该作"猝"字解，也就是突然的意思。瘖痪，就是突然失音，不能言语的意思。③巅：同"癫"字。④霍乱：病名。其发作时上吐下泻，挥霍缭乱，故名霍乱。⑤鼓胀：就是腹胀如鼓的意思。⑥闭癃：闭，就是指大便闭结；癃，就是指小便不通。

译文

足太阳膀胱经别出的络脉，名叫飞阳。它在足之上方、距离外踝七寸的部位从本经分出，由此而别行并走向足少阴肾经的经脉。倘若它发生病变，其属于实证的，就会出现鼻塞不通，头背部疼痛等症状；而其属于虚证的，就会出现鼻塞或鼻出血。对于以上这些病症，都可以取用足太阳膀胱经的络脉从其本经所别出之处的络穴——飞阳穴来进行治疗。

足少阳胆经别出的络脉，名叫光明。它在足之上方、距离外踝五寸的部位从本经分出，由此而别行并走向足厥阴肝经的经脉，然后再向下走行，而联络于足背部。倘若它发生病变，其属于实证的，就会出现下肢厥冷的症状；而其属于虚证的，就会出现下肢痿软无力以致难以步行，以及坐下后就不能再起立等症状。对于以上这些病症，都可以取用足少阳胆经的络脉从其本经所别出之处的络穴——光明穴来进行治疗。

足阳明胃经别出的络脉，名叫丰隆。它在足之上方、距离外踝八寸的部位从本经分出，由此而别行并走向足太阴脾经的经脉；它有一条别行的支脉，在丰隆穴处别行而出，然后就沿着胫骨的外缘向上走行，一直走到头顶部，与其他各经的经气相会合，然后再向下走行，并最终联络于咽喉部。如果它的脉气向上逆行，就会导致咽喉肿闭，突然失音而不能言语等病症。如果它的经脉发生病变，其属于实证的，就会出现神志失常的癫狂症；而其属于虚证的，就会出现两足弛缓不收、小腿部肌肉枯萎等症状。对于以上这些病症，都可以取用足阳明胃经的络脉从其本经所别出之处的络穴——丰隆穴来进行治疗。

足太阴脾经别出的络脉，名叫公孙。它在足大趾本节后方一寸远的地方从本经分出，由此而别行并走向足阳明胃经的经脉；它有一条别行的支脉，向上走行，进入腹部而联络于肠胃。如果它的脉气厥逆上行，就会导致吐泻交作的霍乱证。如果它的经脉发生病变，其属于实证的，就会出现腹部痛如刀绞的病症；而其属于虚证的，就会出现腹胀如鼓的病症。对于以上这些病症，都可以取用足太阴脾经的络脉从其本经所别出之处的络穴——公孙穴来进行治疗。

足少阴肾经别出的络脉，名叫大钟。它从足内踝的后方别行分出，由此再环绕足跟至足的外侧，而走向足太阳膀胱经的经脉；它有一条别行的支脉，与足少阴肾经的正经并行而上，抵达心包络，然后再向外下方走行，贯穿腰脊。如果它的脉气上逆，就会出现心烦胸闷的症状。如果它的经脉发生病变，其属于实证的，就会出现二便不通的症状；而其属于虚证的，就会出现腰痛的症状。对于以上这些病症，都可以取用足少阴肾经的络脉从其本经所别出之处的络穴——大钟穴来进行治疗。足厥阴肝经别出的络脉，名叫蠡沟。它在足之上方、距离内踝五寸的部位从本经分出，由此而别行并走向足少阳胆经的经脉；它有一条别行的支脉，经过胫部而上行至睾丸，并聚结于阴茎。如果它的脉气上逆，就会导致睾丸肿大，突发疝气。如果它的经脉发生病变，其属于实证的，就会导致阴茎勃起而不能回复；其属于虚证的，就会出现阴部奇痒难忍等症状。对于以上这些病症，都可以取用足厥阴肝经的络脉从其本经所别出之处的络穴——蠡沟穴来进行治疗。

任脉之别，名曰尾翳①，下鸠尾，散于腹。实则腹皮痛，虚则痒搔，取之所别也。

督脉之别，名曰长强，挟膂上项，散头上，下当肩胛左右，别走太阳，入贯膂。实则脊强，虚则头重，高摇之，挟脊之有过者②，取之所别也。

①尾翳：是鸠尾穴的别名。②挟脊之有过者：过，在此就是发生病变的意思。挟脊之有过者，就是指挟行于脊柱两侧部位的络脉发生病变而引起的病症。

任脉别出的络脉,名叫尾翳。它起始于胸骨下方的鸠尾处,由此再向下散于腹部。倘若它发生病变,其属于实证的,就会出现腹部皮肤疼痛的症状;而其属于虚证的,就会出现腹部皮肤瘙痒的症状。对于以上这些病症,都可以取用任脉的络脉从其本经所别出之处的络穴——尾翳穴来进行治疗。

督脉别出的络脉,名叫长强。它起始于尾骨尖下方的长强穴处,由此再夹着脊柱两旁的肌肉向上走行到顶部,并散于头上,然后再向下走行到肩胛部的附近,此后就别行走向足太阳膀胱经,并深入体内,贯穿脊柱两旁的肌肉。倘若它发生病变,其属于实证的,就会出现脊柱强直以致不能俯仰的症状;而其属于虚证的,就会出现头部沉重、振摇不定等症状。以上这些症状都是由本条络脉之挟行于脊柱两侧的部分发生病变而引起的;对于这些病症,都可以取用督脉的络脉从其本经所别出之处的络穴——长强穴来进行治疗。

脾之大络,名曰大包,出渊腋^①下三寸,布胸胁。实则身尽痛,虚则百节尽皆纵,此脉若罗络之血者,皆取之脾之大络脉也。

凡此十五络者,实则必见,虚则必下,视之不见,求之上下,人经不同,络脉异所别也。

注释

①渊腋:穴位名。其穴在腋下三寸处,属于足少阳胆经。因为大包穴在腋下六寸处,正好位于渊腋穴下方三寸的地方,所以就用"渊腋下三寸"来作为寻取大包穴的标准。

译文

脾脏的大络,名叫大包。它起始于渊腋穴下方三寸处,由此再散布于胸胁。倘若它发生病变,其属于实证的,就会出现全身各处都疼痛的症状;而其属于虚

黄帝内经

证的,就会出现周身骨节都弛纵无力的症状。此外,当它发生病变时,还会使大包穴附近出现网络状的血色斑纹。对于以上这些病症,都可以取用脾之大络从其本经所别出之处的络穴——大包穴来进行治疗。

以上所说的十五条络脉,它们在发病时,凡是属于脉气壅盛所致之实证的,其脉络都必然会变得明显突出而容易看到;凡是属于脉气虚弱所致之虚证的,其脉络都必然会变得空虚下陷而不易察知。如果在络穴所在部位的体表处看不到任何异常的现象,那么就应当到该穴所在部位的附近去仔细观察。人的形体有高矮胖瘦的区别,因而其经脉就会有长短的不同,而其络脉所别行分出的部位也就多少会有一些差异,所以医者在诊察病情时,都应当灵活变通,而不能执一而求。

经别第十一

黄帝问于岐伯曰:余闻人之合于天道也,内有五脏,以应五音、五色、五时、五味、五位也;外有六腑,以应六律,六律建阴阳诸经,而合之十二月、十二辰、十二节、十二经水、十二时、十二经脉者,此五脏六腑之所以应天道。夫十二经脉者,人之所以生,病之所以成,人之所以治,病之所以起,学之所始,工之所止也,粗之所易,上之所难也。请问其离合出入奈何?

岐伯稽首再拜曰:明乎哉问也!此粗之所过,上之所息也,请卒言之。

译文

黄帝问岐伯道:我听说人身与自然界的现象是相合的,内有属阴的五脏分别对应着五音、五色、五时、五味、五方;外有属阳的六腑以对应六律,六律分六阴六阳，合于人体诸经，以应时令的十二月、十二辰、十二节、十二经水、十二时和十二经脉。这就是五脏六腑所适应自然界现象的概况，十二经脉在人体内是气血运行的通路，与人的生存，疾病的形成，以及人的健康，疾病的痊愈，都有着密切的关系。所以初学医者必须从十二经脉学起，就是知识渊博的医生，也要进一步研究它。粗劣的医生觉得经脉容易掌握，而高明的医生却认为经脉难以精通。请问，经脉在人体内的离合出入是怎样的呢？

岐伯恭敬地行礼后说：问得很高明，关于经脉的学问，粗劣的医生容易忽略，而高明的医生却尽心研究，让我详尽地说一下吧。

足太阳之正①，别入于腘中，其一道下尻五寸，别入于肛，属于膀胱，散之肾，循膂当心入散；直者，从膂上出于项，复属于太阳，此为一经也。

足少阴之正，至腘中，别走太阳而合，上至肾，当十四椎，出属带脉；直者，系舌本，复出于项，合于太阳，此为一合。或以诸阴之别，皆为正也。

①足太阳之正：正，就是指正经，其意思就是说这条经脉并非支络，而是十二经脉在其主要循行通路之外的那些别道而行的部分。虽然它们和其经脉的主要循行路线略有不同，但仍属于正经，只不过是别行的正经罢了。下同。

译文

足太阳膀胱经别行的正经，一条别行进入于腘窝之中，与足少阴肾经的经脉象合而上行；另一条上行到尻下五寸处，再向上别行进入于肛门，并向内行于腹中，而联属于本经所属的脏腑——膀胱腑，散行至肾脏，此后再沿着脊柱两旁肌肉的内部向上走行，到达心脏所在的部位，然后就进入于心并分散于心的内部；其直行的部分，从脊柱两旁的肌肉处向上走行并出于项部，此后再联属于足太阳膀胱经本经的经脉，从而使内外合为一经。这就是足太阳膀胱经在本经之外别行的一条正经。

足少阴肾经别行的正经,走行到膝部腘窝中,再别行走向足太阳膀胱经并与之相会合,继而向上走行到肾脏,并在十四椎处向外走行而联属于带脉;其直行的部分,从肾脏上行而系于舌根部,然后再向外走行至顶部,而与足太阳膀胱经的经脉象会合。这就是足太阳膀胱经与足少阴肾经这两条互为表里的经脉在六合

腋窝的血管

之中所形成的第一合。这种表里两经相合的关系,都是由各条阴经之经别上行并联系于与其相表里之阳经的正经而形成的;其他表里经的相配关系也莫不如此。所谓的经别,其实也都是正经,只不过是别道而行的正经罢了。

原文

足少阳之正,绕髀入毛际,合于厥阴;别者,入季胁之间,循胸里属胆,散之,肝上贯心,以上挟咽,出颐颔中,散于面,系目系,合少阳于外眦也。足厥阴之正,别跗上,上至毛际,合于少阳,与别俱行,此为二合也。

译文

足少阳胆经别行的正经,在气街部从本经分出之后,就绕过髀部,入于阴毛的边缘之中,而与足厥阴肝经相会合;其别行的分支,进入季胁之间,然后再沿着胸壁的内侧,入内联属于本经所属的脏腑——胆腑,由此再散行至肝脏,并向上贯穿心部,此后再向上挟行于咽喉的两侧,出于腮部与颔部的中间,散于面部,联系于眼球内连于脑的脉络,最后与足少阴胆经的本经相合于外眼角处。足厥阴肝经别行的正经,从足背部别行分出,上行到达阴毛的边缘,而与足少阳胆经的经脉象会合,此后它就会与足少阳胆经之别行的正经一同向上走行。这就是足少阳胆经和足厥阴肝经这两条互为表里的经脉在六合之中所形成的第二合。

原文

　　足阳明之正，上至髀，入于腹里，属胃，散之脾，上通于心，上循咽出于口，上頞颡，还系目系，合于阳明也。足太阴之正，上至髀，合于阳明，与别俱行，上结于咽，贯舌中，此为三合也。

　　手太阳之正，指地①，别于肩解，入腋走心，系小肠也。手少阴之正，别入于渊腋两筋之间，属于心，上走喉咙，出于面，合目内眦，此为四合也。

　　①指地：就是向下的意思，在此是指手太阳小肠经之别行正经的走行方向是自上而下的。

译文

　　足阳明胃经别行的正经，上行至髀部，再向上进入腹中，而联属于本经所属的脏腑——胃腑，由此再散行至脾脏，并上行连通于心，此后再沿着咽喉部向上走行，从口部出来，上行到鼻梁和眼眶部，环绕联系于眼球内连于脑的脉络，然后再与足阳明胃经的本经相会合。足太阴脾经别行的正经，也上行至髀部，而与足阳明胃经的经脉象会合，此后它就与足阳明胃经之别行的正经同向走行，并最终结络于咽喉部，贯穿于舌中。这就是足阳明胃经和足太阴脾经这两条互为表里的经脉在六合之中所形成的第三合。

　　手太阳小肠经的正经，自下而上循行，并从肩后关节另行，进入腋下，经过心脏，下行入属于小肠本腑。手少阴心经的正经，另行而入腋下渊腋穴的两筋之间，入属心脏，再上行于喉咙，出于面部，与手太阳经的一条支脉会合于眼内角。这就是阴阳表里相配的第四合。

手阳明大肠经

黄帝内经

手少阳之正,指天①,别于巅,入缺盆,下走三焦,散于胸中也。手心主之正,别下渊腋三寸,入胸中,别属三焦,出循喉咙,出耳后,合少阳完骨②之下,此为五合也。

①指天:天,在此是上方、上部的意思。指天,就是指手少阳三焦经之别行的正经是从人体的头顶部别行分出的。②完骨:是指耳后的高骨,也就是乳突部。

译文

手少阳三焦经的正经,自上而下循行,起于巅部别行进入缺盐,向下行入三焦本腑,再散行于胸中。手厥阴心包经的正经,另起于渊腋下三寸处,进入胸中,再行入属于三焦,上沿喉咙,出于耳后,与手少阳三焦经会合于完骨之下,这就是阴阳表里相配的第五合。

原文

手阳阴之正,从手循膺乳,别于肩髃,入柱骨,下走大肠,属于肺,上循喉咙,出缺盆,合于阳明也。手太阴之正,别入渊腋少阴之前,入走肺,散之太阳①出缺盆,循喉咙,复合阳明,此六合也。

脚内侧穴位

①散之太阳：杨上善、张介宾等本作"散之大肠"。本文从之。

手阳明大肠经的正经，起于手并上行而沿侧胸部之间，另行出于肩髃穴处，进入大椎，再向下行至于大肠本腑，上属于肺脏，然后向上沿喉咙，出于缺盆，与手阳明本经相会合。手太阴肺经的正经，另行而入渊腋穴，行于手少阴经的前方，进入肺脏，散行至大肠，再上行出于缺盆，沿喉咙，再与手阳明大肠经相合，这就是阴阳表里相配的第六合。

经水第十二

黄帝问于岐伯曰：经脉十二者，外合于十二经水①，而内属于五脏六腑。夫十二经水者，其有大小、深浅、广狭、远近各不同，五脏六腑之高下、小大、受谷之多少亦不等，相应奈何？夫经水者，受水而行之；五脏者，合神气魂魄而藏之；六腑者，受谷而行之，受气而扬之；经脉者，受血而营之。合而以治，奈何？刺之深浅，灸之壮数，可得闻乎？

①十二经水：就是指古代版图上十二条较大的河流。《管子·水地》认为，水就是大地的血气；其相对于大地的意义，就像经脉之中流通的气血相对于人

体的意义一样。十二水，在此主要是以其川流不息的样子，来比喻经脉受血而周流于人体的状态，因此称为经水。

黄帝问岐伯道：人体的十二经脉，外合于地面上十二条河流，内则连属于五脏六腑。这十二条河流，每条的大小、深浅、广狭和远近各不相同；五脏六腑也有上下、大小和容纳饮食多少的不同，那么两者相应的关系是怎样的呢？经水受纳地面的水而流行于各地；五脏主管神、气、魂、魄等功能活动；六腑受纳水谷，经消化吸收水谷精气，输送布散于全身；经脉受纳血液，营运于周身。把以上这些内容相应地配合起来，运用在治疗上是怎样的呢？针刺的深浅，施灸壮数的多少，能说给我听吗？

　　岐伯答曰：善哉问也！天至高，不可度，地至广，不可量，此之谓也。且夫人生于天地之间，六合之内①，此天之高、地之广也，非人力之所能度量而至也。若夫八尺之士②，皮肉在此，外可度量切循而得之，其死可解剖而视之，其脏之坚脆，腑之大小，谷之多少，脉之长短，血之清浊，气之多少，十二经之多血少气③，与其少血多气，与其皆多血气，与其皆少血气，皆有大数。其治以针艾，各调其经气，固其常有合乎？

　　①六合：东南西北上下六个方向合起来就称作六合。六合之内，就是在天地之间的意思。②八尺之士：就是指人体。八尺，在此是泛指人体的长度，《周礼·考工记》之中就有"人长八尺"的记载。③十二经之多血少气：《素问·血气形志》中说"太阳常多血少气，少阳常少血多气，阳明常多气多血，少阳常少血多气，厥阴常多血少气，太阴常多气少血。"这里所指出的十二经之气血多少的差别，虽然不是指实质之气和血的分量，但它却可以作为针刺补泻以及治疗宜忌的标准。

岐伯回答说：你问得很好！天很高难以计算，地很广难以度量，就是讲的这个道理。人生活在天地之间，六合之内，这就说明天高地广，不是用人力所能计量准确的。但是人的身体，皮肉俱在，可从外部计算测量，用手指直接而获得各部的情况，死了以后可以通过解剖来观察内在的情况。人体五脏的坚脆，六腑的大小，纳谷的多少，脉道的长短，血液的清浊，气的多少，以及十二经是多血少气，少血多气，气血皆多，还是气血皆少等情况，都有一般的标准。运用针刺艾灸治病，调节各经的经气，也都有一定规律的。

手穴位对应图

黄帝内经

原文

黄帝曰：余闻之，快于耳，不解于心，愿卒闻之。

岐伯答曰：此人之所以参天地而应阴阳也，不可不察。足太阳外合清水，内属膀胱，而通水道焉。足少阳外合于渭水，内属于胆。足阳明外合于海水，内属于胃。足太阴外合于湖水，内属于脾。足少阴外合于汝水，内属于肾。足厥阴外合于渑水，内属于肝。手太阳外合淮水，内属于小肠，而水道出焉。手少阳外合于漯水，内属于三焦。手阳明外合于江水，内属于大肠。手太阴外合于河水，内属于肺。手少阴外合于济水，内属于心。手心主外合于漳水，内属于心包。凡此五脏六腑十二经水者，外有源泉而内有所禀，此皆内外相贯，如环无端，人经亦然。故天为阳，地为阴，腰以上为天，腰以下为地。故海以北者为阴①，湖以北者为阴中之阴②，漳以南者为阳③，河以北至漳者为阳中之阴④，漯以南至江者为阳中之太阳⑤，此一隅之阴阳也，所以人与天地相参也。

黄帝曰：夫经水之应经脉也，其远近浅深，水血之多少各不同，合而以刺之奈何？

岐伯答曰：足阳明，五脏才腑之海也，其脉大血多，气盛热壮，刺此者不深弗散，不留不泻也。足阳明刺深六分，留十呼。足太阳深五分，留七呼。足少阳深四分，留五呼。足太阴深三分，留四呼。足少阴深二分，留三呼。足厥阴深一分，留二呼。手之阴阳，其受气之道近，其气之来疾，其刺深者皆无过二分，其留皆无过一呼。其少长大小肥瘦，以心撩之，命曰法天之常。灸之亦然。灸而过此者得恶火，则骨枯脉涩；刺而过此者，则脱气。

黄帝曰：夫经脉之小大，血之多少，肤之厚薄，肉之坚脆，及䐃之大小，可为量度乎？

岐伯答曰：其可为度量者，取其中度也，不甚脱肉而血气不衰也。若夫度之人，痟瘦而形肉脱者，恶可以度量刺乎。审、切、循、扪、按，视其寒温盛衰而调之，是谓因适而为之真也。

注释

①海以北者为阴：古人将河流所在的区域，由位置的不同而分出阴阳的差别，然后再将人体的经脉与之相对应，而推出人体经脉所在部位的阴阳属性。"海以北者为阴"等句就由此而来。海水相应于胃经，根据古代伏羲八卦的方位（左东右西，上南下北），我们可以知道，海以北者，就是指仰卧时，位于腿部胃经循行路径下方的经脉——胆经和膀胱经。又根据腰以下为阴的原则，我们就可以知道，海以北者为阴，就是指胃经及位于其下方的胆经和膀胱经，都是自头部下行至足部，而分布于属阴的下肢的。②湖以北者为阴中之阴：湖水相应于脾经。湖以北者，就是指仰卧时，位于腿部脾经循行路径下方的经脉——肝经和肾经。下肢的内侧为阴中之阴；湖以北者为阴中之阴，就是指脾经及位于其下方的肝肾二经，都分布在属于阴中之阴的下肢的内侧。③漳以南者为阳：漳水相应于心包络经。漳以南者，就是指仰卧时，位于上肢部心包络经循行路径上方的经脉——肺经。腰以上者为阳，这里就是指上肢；漳以南者为阳，就是指心包络经及位于其上方的肺经，都分布在腰以上位于属阳的上肢部位。④河以北至漳者为阳中之阴：河水相应于肺经。河以北至漳者，就是指仰卧时，上肢部之肺经以下，到位于其循行路径下方、与漳水相应的心包络经以上的部位。上肢的内侧为阳中之阴；河以北至漳者为阳中之阴，就是指肺经及位于其下方的、与

漳水相应的心包络经,都分布在属于阳中之阴的上肢的内侧。⑤漯以南至江者为阳中之太阳:漯水相应于三焦经。漯以南至江者,就是指仰卧时,上肢部之三焦经以上,到位于其循行路径上方、与江水相应的大肠经以下的部位。上肢的外侧为阳中之太阳;漯以南至江者为阳中之太阳,就是指在三焦经及位于其上方的、与江水相应的大肠经,都分布在属于阳中之太阳的上肢的外侧。

腰眼穴位

译文

黄帝说:方才你讲的这些道理,听起来让人觉得很爽快,但心里仍是不能清楚地了解,我希望能听你更详尽地说一说。

岐伯说:这是人与自然界相配合而与阴阳规律相适应的道理,不可不详细识别。足太阳经外合于清水,内联属于膀胱腑,主要功能是通利水道;足少阳经外合于渭水,内联属于胆腑;足阳明经外合于海水,内联属于胃腑;足太阴经外合于湖水,内联属于脾脏;足少阴经外合于汝水,内联属于肾脏;足厥阴经外合于渑水,内联属于肝脏;手太阳经外合于淮水,内联属于小肠,水道由此而出;手少阳经外合于漯水,内联属三焦;手阳明经外合于江水,内联属于大肠;手太阴经外合于河水,内联属于肺脏;手少阴经外合于济水,内联属于心脏;手厥阴经外合于漳水,内联属于心包络。以上所说的五脏六腑和十二经水,显现于外各有源泉,在内各有秉承,这都是内外相互贯通,如圆环一样周而复始无有尽头,人的经脉循行也是如此。天气轻清属阳,地气重浊属阴;人体腰以上为天属阳,腰以下为地属阴。以十二经水分阴阳,海水以北属阴,湖水以北属阴中之阴;漳水以南属阳,河水以北至漳水之间属阳中之阴;漯水以南至江水之间属阳中之太阳。这是举大地一部分区域河流的阴阳属性,用来说明人与自然界密切相应的情况。

黄帝说:我已了解了自然界之十二条河流与人体之十二经脉之间的相应关系,但是,每条河流的远近浅深及其水量的多少都各不相同,而与之相应的经脉也有远近浅深以及气血多少等方面的差别,怎样才能把两者相结合起来,并应用于针刺治疗呢?

岐伯回答说:足阳明胃经,为五脏六腑之海,它是十二经之中最大的经脉,其所受盛的营血也最多，如果其经气亢盛而发病，则其热势也必然炽盛，所以在针刺治疗足阳明胃经的实证时，不深刺，就不能疏散邪气，不留针，就不能泻尽病邪。一般而言，在针刺足阳明胃经时，其针刺的深度应该是六分，留针的时间应该是十呼；在针刺足太阳膀胱经时，其针刺的深度应该是五分，留针的时间应该是七呼；在针刺足少阳胆经时，其针刺的深度应该是四分，留针的时间应该是五呼；在针刺足太阴脾经时，其针刺的深度应该是三分，留针的时间应该是四呼；在针刺足少阴肾经时，其针刺的深度应该是两分，留针的时间应该是三呼。在针刺足厥阴肝经时，其针刺的深度应该是一分，留针的时间应该是两呼。至于手三阴经和手三阳经，因为它们都循行于人体的上半部，与输播血气的心肺两脏距离较近，且其循行经过部位的皮肉都较薄、穴位都较浅，此外其脉气的运行还比较快，所以在对它们进行

左手手背反射区　　　右手手背反射区

双手反射区

肝　脾　胆囊　胃　大肠　小肠

腹部主要结构图

针刺时，其针刺的深度一般都不会超过二分，而留针的时间一般也都不会超过一呼。然而，人还有年龄少长、身材大小、体格肥瘦等方面的不同，因而其体质也就会有所差异，对于这些方面，医者都必须做到心中有数，以根据各种不同的情况选择不同的处理方法；能够根据病人的不同体质而灵活选择治疗措施，那就叫做顺应了自然之理。灸法的运用也是如此——施灸壮数的多少，艾炷的大小，也应该因人而异，灵活运用。倘若不顾病人的具体情况而妄用针灸，那么，当灸的壮数超过了一定的限度时，就会使患者受到具有危害性的"恶火"的侵

袭,而出现骨节枯痿,血脉涩滞等症状;当针刺的深度和留针的时间超过了一定的限度时,就会使元气虚脱。

黄帝问:人体经脉的大小,营血的多少,皮肤的厚薄,肌肉的坚脆,以及腘窝部位的大小等等,都可以制定出一个统一的衡量标准吗?

岐伯回答说:对于这些方面,都是可以制定出一个统一的衡量标准的,但它们都是以身材适中且肌肉不很消瘦、血气没有衰败的健康人作为标准而测量出来的。所以,对于那些身材、体质都与中等水平不相近的人,如形体消瘦且肌肉脱陷者,就不能用这种标准去量度分寸,进行针刺。因而,医者在临诊时,都应该首先仔细地按切脉象,循按肌肉,触摸皮肤,按压筋骨,以辨别患者的体质类型,然后再诊察病性的温寒、血气的盛衰,之后才可能进行适当的调治。只有做到了这一点,医生才算是掌握了因人制宜的治疗法则。

经筋第十三

足太阳之筋,起于足小指,上结于踝,邪上结于膝,其下循足外踝,结于踵,上循跟,结于腘;其别者,结于腨①外,上腘中内廉,与腘中并上结于臀,上挟脊上项;其支者,别入结于舌本;其直者,结于枕骨,上头下颜,结于鼻;其支者,为目上网,下结于頄;其支者,从腋后外廉,结于肩髃;其支者,入腋下,上出缺盆,上结于完骨;其支者,出缺盆,邪上出于頄②。其病小指支跟肿痛,腘挛,脊反折,项筋急,肩不举,腋支,缺盆中纽痛,不可左右摇。治在燔针③劫刺④,以知⑤为数,以痛为输⑥,名曰仲春痹也。

①腨:小腿肚。②頄:音 kuí,眼眶下的高骨,即颧骨。③燔针:即火针,指烧红的针。④劫刺:是一种针刺的手法,即快速地进针和出针的刺法。⑤知:通

"至"，指达到治疗的效果，即病愈。
⑥以痛为输：在痛处取穴，即取天
应穴、阿是穴。

 译 文

皮骨细胞超微结构图

足太阳膀胱经的筋，起于足的
小拇指，上行并结聚于足的外踝，
再斜行向上结聚于膝部；循行于足
跗下，沿足外踝的外侧，结聚于足
跟，又沿足跟上行而结聚于膝腘
内。它另行的一条支筋，结聚于腿
肚的外侧，上行进入腘窝的内侧
缘，与前一支筋并行，上结于臀部，
再上行经过脊柱两旁，至头项；由此分出的支筋，另行入内并结聚于舌根。其直
行的支筋，由项上行而结聚于枕骨，再至头顶，然后下至眉上，结聚于鼻的两旁。
由鼻分出的支筋，像网络一样围绕而上至眼胞，然后向下结聚于颧骨处；又一支
筋，由腋后外侧，上行而结聚于肩髃穴处；另一条支筋，由腋窝，向上出于缺盆处
结聚于耳后完骨部；还有一条支筋，由缺盆部另出，斜行向上出于颧骨部。由本
经筋所引起的病症表现为：足小拇指及足跟疼痛，膝腘部挛急，脊背反张，项筋
发紧，肩不能抬举，腋部牵扯缺盆部辗转疼痛，肩部不能左右摇动；治疗时应用
火针速刺疾出的方法。针刺的次数以病情好转为度，以痛处作为针刺的穴位。
这种病称为仲春痹。

原 文

足少阳之筋，起于小指次指，上结外踝，上循胫外廉，结于膝外
廉；其支者，别起外辅骨，上走髀①，前者结于伏兔之上，后者结于尻；
其直者，上乘䏚②季胁，上走腋前廉，系于膺乳，结于缺盆；直者，上出
腋，贯缺盆，出太阳之前，循耳后，上额角，交巅上，下走颔，上结于頄；
支者，结于目眦为外维。其病小指次指支转筋，引膝外转筋，膝不可
屈伸，腘筋急，前引髀，后引尻③，即上乘䏚季胁痛，上引缺盆、膺乳、
颈，维筋急。从左至右，右目不开，上过右角，并跷脉而行，左络于右，

故伤左角,右足不用,命曰维筋相交。治在燔针劫刺,以知为数,以痛为输,名曰孟春痹也。

①髀:指大腿或者大腿外侧。②胁:音 miǎo,指胁下空软处。③尻:指尾骶部。

译 文

足少阳经的经筋,起于足第四趾趾端,沿足背上行结聚于外踝,再沿着胫骨外侧,向上结聚在膝部的外缘。足少阳经筋的一条分支,从外辅骨处分出,向上行至大腿部,在此又分为两支。行于前面的一支,结聚在伏兔之上;行于后面的一支,结聚在尾骶部;其直行的一支,向上行至胁下空软处及季肋部位,再向上行于腋部的前缘,横过胸旁,连接乳部,向上结聚于缺

头面部正面穴位

百会 囟门 攒竹 眉弓 太阳 迎香 眉弓 太阳 迎香

盆;它的另一直行支线,出腋部,穿过缺盆,穿出后行于足太阳经筋的前面,沿耳后绕至上额角,交会于巅顶,从头顶侧面向下走至颔部,又转向上结聚于颧部;还有一条支筋,从颧部发出,结聚在外眼角,成为眼的外维。足少阳经的经筋发病时,见足第四趾掣引转筋,并牵扯膝部外侧转筋,膝部不能屈伸;腘窝部位筋脉拘急,前面牵引髀部疼痛,后面牵引尻部疼痛,向上则牵引胁下空软处及软肋部作痛,向上牵引缺盆、胸侧乳部、颈部所维系的筋发生拘急。若是从左侧向右侧维络的筋拘急,则右眼不能张开,因为经筋上过右额角与跷脉并行,而阴阳跷脉在这里互相交叉,左右经筋也是互相交叉的,左侧的筋维络右侧,所以左额角筋伤,会引起右足不能活动,这就是"维筋相交"。治疗这一病症应当用火针疾刺疾出的方法,针刺的次数以病愈为度,针刺的穴位就是感觉疼痛的地方。这种病症就叫做孟春痹。

足阳明之筋，起于中三指，结于跗上，邪外上加于辅骨，上结于膝外廉，直上结于髀枢，上循胁，属脊，其直者，上循骭①，结于膝；其支者，结于外辅骨，合少阳；其直者，上循伏兔，上结于髀，聚于阴器，上腹而布，至缺盆而结，上颈，上挟口，合于頄，下结于鼻，上合于太阳，太阳为目上网，阳明为目下网；其支者，从颊结于耳前。其病足中指支，胫转筋，脚跳坚，伏兔转筋，髀前肿，㿉疝，腹筋急，引缺盆及颊，卒口僻，急者目不合，热则筋纵，目不开。颊筋有寒，则急引颊移口；有热则筋弛纵，缓不胜收，故僻。治之以马膏，膏其急者，以白酒和桂，以涂其缓者，以桑钩钩之，即以生桑灰置之坎中，高下以坐等，以膏熨急颊，且饮美酒，啖美炙肉，不饮酒者，自强也，为之三拊而已。治在燔针劫刺，以知为数，以痛为输，名曰季春痹也。

注释

①骭：小腿骨。

译文

足阳明经之筋，起于足次趾与中趾之间，结聚于足背上；斜行的一支，从足背的外侧向上至辅骨，结聚于膝外侧，再直行向上结聚于髀枢，又向上沿着胁部络属于脊柱；直行的一支，从足背向上沿胫骨，结聚在膝部；由此分出的支筋，结聚于外辅骨，与足少阳的经筋相合；其直行的支筋，沿辅骨上行，结聚在大腿部，并结聚于阴器，又向上行，散布在腹部，上行至缺盆部结聚，然后上行通过颈部，环绕在口的周围，再汇合于颧部，向下结于鼻，从鼻旁上行与太阳经筋相合。太阳经的小筋网维于眼的上胞，阳明经的小筋网维于眼的下胞；另一条从颧部发出的支筋，通过颊部结聚于耳前。足阳明经的经筋发病，可见足中趾、胫部转筋，足部有跳动感并有强直的感觉，伏兔部转筋，髀前肿，㿉疝，腹部筋脉拘急。向上牵引到缺盆及颊部，突然发生口角歪斜，筋脉拘急的一侧眼睑不能闭合，如有热则筋脉弛纵眼不能睁开。颊筋如果有寒就发生拘急、牵引颊部而致口角歪斜；有热则筋脉弛缓、收缩无力，发生口部歪向一侧。治疗口角歪斜的方法，是用马脂油涂在拘急一侧的面颊上，以润养其拘急之筋，再以白酒调和桂末，涂在弛缓一侧的面颊上，使筋脉温通，然后再用桑钩钩住病人的口角，以调整其歪斜，使其复位。另外，用桑木炭火放入地坑，坑的高低以患者坐着时，能烤到颊部为宜，同时用马脂温熨拘急一侧的面颊，令患者喝一些酒，吃些烤肉之类的美味，不能饮酒的病人也要勉强喝一些，并再三地用手抚摩患处，以舒筋活络。其他病的治疗，可应用燔针，以疾进疾出的手法治疗，针刺的次数以病愈为度，以疼痛的部位为针刺的穴位，这种病叫做季春痹。

原文

足太阴之筋，起于大指之端内侧，上结于内踝；其直者，络于膝内辅骨[1]，上循阴股，结于髀，聚于阴器，上腹，结于脐，循腹里，结于肋，散于胸中；其内者，著于脊。其病足大指支内踝痛，转筋痛，膝内辅骨痛，阴股引髀而痛，阴器纽痛，上引脐两胁痛，引膺中脊内痛。治在燔针劫刺，以知为数，以痛为输，命曰孟秋痹也。

注释

①辅骨：即腓骨。

译文

足太阴经的经筋，起于足大趾趾端的内侧，上行结聚于内踝；其直行的支线，向上结聚于膝内的腓骨，沿股内侧上行，结聚于髀部，继而结聚在前阴，再上行至腹部，结聚于脐部，沿腹内上行，然后结于两胁，散布于胸中。其行于内侧的一支附着于脊柱两旁。足太阴经的经筋发病，可见足大趾牵引内踝作

胃经图

痛,转筋,膝内辅骨疼,股内侧牵引至髀部作痛,阴器像扭转一样紧缩疼痛,并向上牵引脐部及两胁作痛,进而牵引胸及脊内作痛。治疗本病应采取燔针,用速刺疾出法,针刺的次数以病愈为度,以痛处为针刺的穴位。这种病症叫做孟秋痹。

手太阳之筋,起于小指之上,结于腕,上循臂内廉,结于肘内锐骨^①之后,弹之应小指之上,入结于腋下;其支者,后走腋后廉,上绕肩胛,循颈出走太阳之前,结于耳后完骨;其支者,入耳中;直者,出耳上,下结于颔,上属目外眦。其病小指支,肘内锐骨后廉痛,循臂阴入腋下,腋下痛,腋后廉痛,绕肩胛引颈而痛,应耳中鸣痛,引颔目瞑良久乃得视,颈筋急,则为筋瘘颈肿^②。寒热在颈者,治在燔针劫刺,以知为数,以痛为输,其为肿者,复而锐之,本支者,上曲牙,循耳前,属目外眦,上颔,结于角,其痛当所过者支转筋。治在燔针劫刺,以知为数,以痛为输,名曰仲夏痹也。

①锐骨:高骨之意。此处指肘内的高骨。②筋瘘颈肿:张介宾注"即鼠瘘之属"。即瘰疬。

手太阳经的经筋,起始于手小指的上部,结聚于手腕,沿前臂内侧上行,结聚于肘内高骨的后边。如果用手指弹拨此处的筋,酸麻的感觉能反映到小指上,再上行入结于腋下;其分支,向后行至腋窝的后缘,上绕肩胛,沿颈部行于足太阳经筋的前面,结聚在耳后的完骨;由此又分出一条支筋,进入耳中;它的直行部分,从耳出,上行,又向下结聚于腮部,再折上行,联属外眼角。手太阳经的经筋发病,可见手小指掣引肘内高骨后缘疼痛,沿手臂侧至腋下及腋下后侧的部位,都感到疼痛,环绕肩胛并牵引到颈部也发生疼痛,并出现耳中鸣响疼痛,同时牵引额部、眼部,眼睛闭合后,须经过较长时间,才能看清物体,恢复视力。颈筋拘急时,可发生筋瘘、颈肿等证;寒热发生于颈部的,应采用燔针,以速刺急出的方法针刺,刺的次数以病愈为度,以痛处为穴。刺后颈肿不消退的,再改用锐利的针刺治。这种疾病称为仲夏痹。

原文

手少阳之筋,起于小指次指之端,结于腕,中循臂,结于肘,上绕臑外廉,上肩、走颈,合手太阳;其支者,当曲颊①入系舌本;其支者,上曲牙①,循耳前,属目外眦,上乘颔,结于角。其病当所过者,即支转筋,舌卷。治在燔针劫刺,以知为数,以痛为输,名曰季夏痹也。

注释

①曲颊:指下颌角。②曲牙:颊车穴别名。

译文

手少阳经的经筋,起始于无名指靠近小指的一侧,上行结聚在腕部,再沿着手臂上行结聚于肘部,向上绕着大臂的外侧,经过肩部行至颈部,与手太阳的经筋相合。从颈部分出的一支,在下颌角的部位深入于里,联系舌根;另一分支,向下走至颊车穴,沿着耳向前行进,联属外眼角,向上经过额部,最终结聚在额角。手少阳经的经筋发病,可见本经的经筋循行部位发生掣

髁突
冠突
下颌切迹
下颌孔
下颌支
下颌头
下颌颈
翼肌粗隆
牙槽部
斜线
牙槽轭
咬肌粗隆
颏隆凸
下颌角
颏结节
下颌体
颏孔

下颌骨

引、转筋和舌体卷曲的现象。治疗时，应采用火针，采用速刺急出法，针刺的次数以病愈为度，以痛处为穴。这种病称为季夏痹。

　　手阳明之筋，起于大指次指之端，结于腕，上循臂，上结于肘外，上臑，结于髃；其支者，绕肩胛，挟脊；直者，从肩髃上颈；其支者，上颊，结于顺；直者，上出手太阳之前，上左角，络头，下右颔。其病当所过者，支痛及转筋，肩不举，颈不可左右视。治在燔针劫刺，以知为数，以痛为输，名曰孟夏痹也。

　　手太阴之筋，起于大指之上，循指上行，结于鱼后，行寸口外侧，上循臂，结肘中，上臑内廉，入腋下，出缺盆，结肩前髃，上结缺盆，下结胸里，散贯贲，合贲下，抵季胁。其病当所过者，支转筋痛，甚成息贲，胁急吐血。治在燔针劫刺，以知为数，以痛为输，名曰仲冬痹也。

　　手心主之筋，起于中指，与太阴之筋并行，结于肘内廉，上臂阴，结腋下，下散前后挟胁；其支者，入腋，散胸中，结于臂①。其病当所过者，支转筋，前及胸痛息贲。治在燔针劫刺，以知为数，以痛为输，名曰孟冬痹也。

　　手少阴之筋，起于小指之内侧，结于锐骨，上结肘内廉，上入腋，交太阴，挟乳里，结于胸中，循臂，下系于脐。其病内急，心承伏梁，下为肘网。其病当所过者，支转筋，筋痛。治在燔针劫刺，以知为数，以痛为输。其成伏梁唾血脓者，死不治。名曰季冬痹也。经筋之病，寒则反折筋急，热则筋弛纵不收，阴痿不用。阳急则反折，阴急则俯不伸。焠刺者，刺寒急也，热则筋纵不收，无用燔针。

　　足之阳明，手之太阳，筋急则口目为噼，眦急不能卒视，治皆如右方也。

①臂：根据《甲乙经》《太素》作"贲"，指胸膈部。

译文

手阳明经的经筋,起始于食指靠近大指的侧端,结聚于腕部,沿着手臂上行,结聚在肘的外侧,沿大臂上行,进而结聚于肩髃。它的分支,绕过肩胛,挟于脊柱的两侧;它的直行部分,从肩髃上行至颈部;从这里分出的一支,上行至颊部,结聚在颧部;直行的分支,从颈部向上,出于手太阳经筋的前方,上行至左额角,网络头部,再下行进入右腮部。手阳明经的经筋发病,可见该经筋所循行和结聚的部位掣引转筋及疼痛,肩部不能抬举,颈部不能左右转动、顾视。治疗这种病症,应采取火针,速刺急出法,针刺的次数以病愈为度,以疼痛处为针刺的穴位。这种病称为孟夏痹。

手太阴经的经筋,起始于手大指的末端,沿大指上行,结聚在手小鱼际之后,继续上行于寸口部位的外侧,再沿手前臂上行,结聚在肘中,再上行至臂部的内侧,进入腋下,出于缺盆,结聚在肩髃之前,又返回,向上结于缺盆,自腋下行的一支进入胸中,结于胸内,散布于横膈部,与手厥阴经的经筋合于膈部,继而下行抵达季胁部位。手太阴经的经筋发病,可见本经筋所循行结聚的部位掣引、转筋、疼痛,严重的,可发展为息贲病,呼吸急促,气逆喘息,或胁下拘急,吐血。治疗该病时,应采取火针,速刺急出,针刺次数以病愈为度,痛处为穴。这种病症叫做仲冬痹。

手厥阴心包经的经筋,起始于手中指端,沿指,上行,通过掌后与手太阴经筋并行,结聚于肘的内侧,向上行经过肘的内侧而结聚于腋下,从腋下前后布散,挟两胁分布;它的分支,入于腋下,散布于胸中,结聚于膈部。手厥阴心包经的经筋发病,可见本经筋所循行、结聚的部位掣引、转筋,以及胸痛或成息贲病,出现呼吸迫促、上逆喘息的病状。治疗时应采取燔针,用速刺疾出法,针刺次数以病愈为度,以痛处为穴。这种病就叫孟冬痹。

手少阴心经的筋,起于手的小拇指的内侧,结聚于掌后高骨,再上行而结于肘部内侧,进入腋下,与手太阴肺经的筋相交叉,夹乳的内侧而结聚于胸中,然后沿着贲门,向下与脐部相连。本经筋所发生的病症表现为:胸内拘急、心下有积块坚伏而成伏梁(伏梁:五脏积病之一,起于心经气血凝滞,久治不愈,以致脐旁或脐上突起如手臂之物,伏而不动,如屋梁。——译注)、肘部拘急,本经筋所循行经过的部位,都会抽筋,疼痛。治疗时,应采取火针速刺疾出的方法。针刺的次数,以见效为度,以痛处作为针刺的穴位。如果已成,伏梁之证而吐脓血的,为不治之症,这种病称为季冬痹。凡是经筋所发生的病症,遇寒则筋拘急;

遇热就会使筋弛缓不收，阴痿不举。背部的筋拘急就会使身体向后反张，腹部的筋拘急就会使身体前俯而不能伸直。火针是用于刺治因寒而致筋急的，若因热而致筋弛缓，就不能再用火针了。

而足阳明胃经和手太阳小肠经的筋拘急时，就会出现口眼歪斜、眼角拘急、视物模糊的症状，治疗时就能够采用以上的办法。

骨度第十四

黄帝问于伯高曰：《脉度》言经脉之长短，何以立之？

伯高曰：先度其骨节之大小、广狭、长短，而脉度定矣。

黄帝曰：愿闻众人之度。人长七尺五寸者，其骨节之大小长短各几何？

伯高曰：头之大骨围二尺六寸，胸围四尺五寸，腰围四尺二寸。发所覆者，颅至项尺二寸。发以下至颐，长一尺，君子终折。

结喉以下至缺盆中，长四寸。缺盆以下至𩩲骭①，长九寸，过则肺大，不满则肺小。𩩲骭以下至天枢，长八寸，过则胃大，不及则胃小。天枢以下至横骨，长六寸半，过则回肠广长，不满则狭短。横骨，长六寸半。横骨上廉以下至内辅之上廉，长一尺八寸。内辅之上廉以下至下廉，长三寸半。内辅下廉，下至内踝，长一尺三寸。内踝以下至地，长三寸。膝腘以下至跗属，长一尺六寸。跗属以下至地，长三寸。故骨围大则太过，小则不及。角以下至柱骨，长一尺。行腋中不见者，长四寸。腋以下至季胁，长一尺二寸。季胁以下至髀枢，长六寸，髀枢以下至膝中，长一尺九寸。膝以下至外踝，长一尺六寸。外踝以下至京骨，长三寸。京骨以下至地，长一寸。

耳后当完骨者，广九寸。耳前当耳门者，广一尺三寸。两颧之间,相去七寸。两乳之间,广九寸半。两髀之间,广六寸半。足长一尺二寸,广四寸半。肩至肘,长一尺七寸,肘至腕,长一尺二寸半。腕至中指本节,长四寸。本节至其末,长四寸半。

项发以下至背骨,长二寸半^②[②],膂骨^③[③]以下至尾骶,二十一节,长三尺,上节长一寸四分分之一,奇分在下,故上七节至于膂骨,九寸八分分之七。此众人骨之度也,所以立经脉之长短也。是故视其经脉之在于身也,其见浮而坚,其见明而大者,多血;细而沉者,多气也。

小肠经经穴总图

注释

①髑骬:音 hé yú,指胸骨下端的剑突。
②长二寸半:根据《太素》《甲乙经》作"长三寸半"。③膂骨:即脊椎骨。

译文

黄帝问于伯高说:《脉度》篇中所说的人身经脉的长短是依照什么标准确定的呢?

伯高回答说:先量出各骨节的大小、宽窄、长短,然后用这个标准来确定脉的长度。

喉部结构

黄帝说:我想了解普通人骨度的情况,如果人的身高为七尺五寸,全身骨节的大小、长短是多少呢?

伯高说:头围最大处是二尺六寸,胸围是四尺五寸,腰围是四尺二寸。头发覆盖的部分称为颅,从前发际到后发际,整个头颅是一尺二寸;从前发际至腮的下部是一尺。五官端正的人，面部上、中、下三部分的长度相等。

从结喉至缺盆中（指天突穴处）四寸，从缺盆到胸骨剑突长九寸，如果超过九寸，则肺脏大，不足九寸则肺脏小。从剑骨至天枢穴之间（脐中）八寸，超过八寸的胃大，不足八寸的胃小。从天枢穴至横骨长六寸半，超过的大肠粗而长，不足的大肠细而短。横骨的长度是六寸半，从横骨上缘到股骨内侧下缘长一尺八寸，胫骨突起上缘至下缘长三寸半，胫骨突起

骶骨后观

的下缘到足内踝长一尺三寸，从内踝至地长三寸，从膝部的腘窝至足长一尺六寸，从足背至地三寸，所以骨围大的骨也粗大，骨围小的，骨也细小。从额角至锁骨长一尺，从颈根下至腋窝长四寸，从腋至季胁长一尺二寸，从季胁至大转子长六寸，从大转子至膝长一尺九，膝至外踝长一尺六寸，从外踝至京骨的突起处长三寸，从京骨的突起至地长一寸。

耻骨下角

耳后两高骨之间长九寸，耳前的两耳门之间长一尺三寸，两颧之间距离七寸，两乳之间宽九寸半，两股骨之间距离六寸半。足的长度是一尺二寸，宽四寸半。肩至肘长一尺七寸，肘至腕长一尺二寸半，手腕至中指指掌关节长四寸，掌指关节跟部至手指尖长四寸半。

从项部后发际至第一椎骨长二寸半，大椎到尾骶骨共二十一椎，总长度是三尺，上七椎每节长一寸四分一厘，共长九寸八分七厘，其余的不尽之数都在以下诸节平均计算。这就是普通人的骨度情况，可以用这个标准确定经脉的长度。在观察人体经脉的时候，如果呈现于体表浮浅坚实或明显粗大的，是多血的经脉；细而深伏的，是多气的经脉。

五十营第十五

黄帝曰：余愿闻五十营奈何？

岐伯答曰：天周二十八宿，宿三十六分；人气行一周，千八分，日行二十八宿。人经脉上下、左右、前后二十八脉，周身十六丈二尺，以应二十八宿。漏水下百刻，以分昼夜。故人一呼，脉再动，气行三寸。一吸，脉亦再动，气行三寸，呼吸定息，气行六寸；十息，气行六尺，日行二分。二百七十息，气行十六丈二尺，气行交通于中，一周于身，下水二刻，日行二十五分。五百四十息，气行再周于身，下水四刻，日行四十分。二千七百息，气行十周于身，下水二十刻，日行五宿二十分。一万三千五百息，气行五十营于身，水下百刻，日行二十八宿，漏水[1]皆尽，脉终矣。所谓交通者，并行一数也。故五十营备，得尽天地之寿矣，凡行八百一十丈也。

①漏水：计时用到铜壶水漏。

译文

黄帝说：我想了解经脉之气在体内运行五十个周次的情况。

岐伯回答说：周天有二十八星宿，每个星宿之间的距离是三十六分。人体的经脉之气一昼夜运行五十次，合一千零八分。在一昼夜中太阳的运行周历了二十八星宿，分布在人体上下、左右、前后的经脉，有二十八条，周身经脉的长度是十六丈二尺，与二十八星宿相对应。用铜壶漏水下百刻为标准来划分昼夜，计算经气在经脉中运行所需的时间。人一呼气，脉跳动两次，经气运行三寸；一吸气，脉又跳动两次，经气又运行三寸，一个呼吸过程，经气运行六寸，十次呼吸，经气运行六尺，太阳运行二分。二百七十次呼吸，经气运行十六丈零二尺，其间气行上下，贯通八脉，运行一周，水下二刻，太阳运行二十五分。五百四十次呼吸，脉气在全身运行两周，水下四刻，太阳运行四十分。二千七百次呼吸，经气运行十次，水下二十刻，太阳运行五个星宿零二十分。一万三千五百次呼吸，经气在体内运行五十周次，水下一百刻，太阳运行遍二十八星宿，铜壶里的水都滴漏尽了，经气也正好运行五十个周次。前面所谈经气的相互交通，就是指经气在二十八脉运行一周。如果人的经气保持一昼夜运行五十个周次，人就能够享尽天然的寿命。经气在人体运行五十周次的总长度是八百一十丈。

营气第十六

黄帝曰：营气之道，内谷为宝。谷入于胃，乃传之肺，流溢于中，布散于外，精专者，行于经隧，常营无已，终而复始，是谓天地之纪①。

①纪：道理，纲纪。

译文

黄帝说：营气能在人体发挥重要的作用，人们摄入的食物是其关键。食物入胃，经过脾胃运化之后，其中的水谷精微之气传到肺，通过肺的输布作用流动并充溢在体内，营养脏腑。同时，还分散地充溢在四肢百骸及皮肤肌表。而水谷精微中精纯的精华物质则运行于人体的经脉通路之中，流动不息。人体摄入的水谷滋养周身的过程就这样终而复始地循环，就像天地日月的规律一样。

原文

故气从太阴出，注手阳明，上行注足阳明，下行至跗上，注大指间，与太阴合；上行抵髀，从脾注心中，循手少阴，出腋下臂，注小指，合手太阳；上行乘腋出项内，注目内眦，上巅，下项，合足太阳；循脊，下尻，下行注小指之端，循足心，注足少阴；上行注肾，从肾注心，外散于胸中。循心主脉，出腋，下臂，出两筋之间，入掌中，出中指之端，还注小指次指之端，合手少阳，上行注膻中，散于三焦，从三焦注胆，出胁，注足少阳下行至跗上，复从跗注大指间，合足厥阴，上行至肝，从肝上注肺，上循喉咙，入颃颡之窍，究于畜门①。其支别者，上额，循巅，下项中，循脊入骶，是督脉也；络阴器，上过毛中，入脐中，上循腹里，入缺盆，下注肺中，复出太阴。此营气之所行也，逆顺之常也。

注释

①畜门：畜，同嗅，畜门指鼻的外孔道。

译文

营气的运行，起始于手太阴经，流注到手阳明经，沿手阳明经上行到面部，在面部进入足阳明经，沿着足阳明经下行，到达足背，行至足大趾间后，与起始于这里的足太阴经相合。沿足太阴脾经向上行，到达脾脏。从脾注入心中，沿着手少阴心经从腋下循小臂注入小指尖，合于手

舌 部

太阳经，然后沿着手太阳经上行，越过腋窝，向上出项的内侧，经过眼睛的内眼角，上行至头顶，再向下行至颈项部，在此与足太阳经相合。沿着脊柱向下经过

尻部,向下一直到达足小趾尖,行至足注入足少阴经,并沿着足少阴经到达肾脏。经过肾脏注入心包络中,并向外散布于胸中,沿着心包经的主脉从腋下出,循臂下行,从小

心包经经穴总图

臂内侧的两条大筋之间注入掌中,达到中指的指端和无名指的指端,并在此合于手少阳经,上行注入两乳正中的膻中穴,并散布于三焦,从三焦注入胆,出胁部,注入足少阳经,向下行至足背上,又从足背注入足大趾间,合于足厥阴经,上行至肝,从肝再上行注入肺中,向上沿着喉咙,进入鼻的内窍,终止于鼻的外孔道。而其循行的支别,再向上沿着额部上行至巅顶,向下沿颈项部下行,循脊柱两侧继续下行,进入骶骨,这正是督脉的循行路线,继而环绕阴器,再向前向上经过阴阜部的毛际之中,上行进入脐中,再向上进入腹中,上行进入缺盆之中,再向下注入肺中,再次进入手太阴经,也就是下一个循环的开始。这就是营气的循行路线,是气血循行的常规。

脉度第十七

原　文

　　黄帝曰:愿闻脉度。

　　岐伯答曰:手之六阳,从手至头,长五尺,五六三丈。手之六阴,从手至胸中,三尺五寸,三六一丈八尺,五六三尺,合二丈一尺。足之六阳,从足上至头,八尺,六八四丈八尺。足之六阴,从足至胸中,六尺五寸,六六三丈六尺,五六三尺,合三丈九尺。跷脉从足至目,七尺五寸,二七一丈四尺,二五一尺,合一丈五尺。督脉、任脉,各四尺五寸,二四八尺,二五一尺,合九尺。凡都合一十六丈二尺,此气之大经隧也。经脉为里,支而横者为络,络之别者为孙,盛而血者疾诛之[①],盛者泻之,虚者饮药以补之。

注释

①疾诛之:疾,快、迅速;诛,消灭、去除。疾诛之,是指用放血等方法祛除邪气。

译文

黄帝说:我想知道人体经脉的长度。

岐伯回答说:手的六条阳经,从手至头,每条经脉长为五尺,六条经一共是三丈长。手的六条阴经,从手至胸中,每条是三尺五寸长,三六一丈八尺,五六三尺,六条一共是二丈一尺长。足的六条阳经,从足向上至头是八尺,六条经共为四丈八尺长。足的六条阴经,从足至胸中,每条六尺五寸

心经经穴总图

长,六六三丈六尺,五六三尺,六条共三丈九尺长。跷脉每一条从足至目的长度为七尺五寸,左右两条,二七一丈四尺,二五一尺,共为一丈五尺长。督脉、任脉各为四尺五寸,二四八尺,二五一尺,两条合为九尺。所有这些经脉合起来一共是一十六丈二尺长,这就是人体营气通行的主要通路。经脉的循行为里,其间分支出来并在经脉之间横行联络的叫做络脉,别出络脉的细小脉络叫做孙络。孙络中气盛而且血多的,应该立即用放血等方法快速地除去邪气,邪气盛的用泻的方法治疗,虚的服用药物来调补。

原文

　　五脏常内阅①于上七窍也。故肺气通于鼻,肺和②则鼻能知臭香矣;心气通于舌,心和则舌能知五味矣;肝气通于目,肝和则目能辨五色矣;脾气通于口,脾和则口能知五谷③矣;肾气通于耳,肾和则耳能闻五音矣。五脏不和则七窍不通,六腑不合则留为痈。故邪在腑则阳脉不和,阳脉不和则气留之,气留之则阳气盛矣。阳气太盛则阴脉不利,阴脉不利则血留之,血留之则阴气盛矣。阴气太盛则阳气不能

荣也,故曰关。阳气太盛,则阴气弗能荣④也,故曰格。阴阳俱盛,不得相荣,故曰关格。关格者,不得尽期而死也。

①阅:检察、查检之意。在文中指反映、察觉到。②和:这里指通和、和利。也就是指脏器的功能正常。③五谷:五谷为麦、黍、稷、稻、豆五谷,这里泛指各种食品。④荣:这里有繁荣、施展的意思。

　　五脏精气的盛衰常常可以从人体头面七窍反映出来。肺气通鼻窍,肺的功能正常,鼻子才能闻到各种气味;心气通舌窍,心的功能正常,舌才能辨别出各种滋味;肝气通眼窍,肝的功能正常,眼睛才能辨别各种颜色;脾气通于口,脾的功能正常,口中才能辨别食物的各种味道;肾气通耳窍,肾的功能正常,双耳才能听见各种声音。五脏的功能失于调和,与其对应的七窍就不能正常地发挥功能;六腑的功能失于调顺,那邪气就会滞留结聚而生成痈。因此,若是邪气留在六腑之中,那么属阳的经脉就不能和顺通利,阳脉不和顺,阳气就会发生停歇、留滞,阳气留滞,就会相对的偏盛。阳气太盛就会导致阴脉不通利,阴脉不通利,会导致血流停滞,血流停滞则阴气过盛。如阴气过盛,就会影响阳气不能营运入内,这就叫做关。如阳气太盛,就会影响阴气不能外出与阳气相交,这就叫格。阴阳二气皆过盛,不能阴阳调和、互相营养,就叫做关格。关格是阴阳离决、不相交通的表现,出现关格,预示着病人不能尽其天年而早亡。

原　文

　　黄帝曰:跷脉安起安止,何气荣水?
　　岐伯答曰:跷脉者,少阴之别,起于然骨之后,上内踝之上,直上循阴股,入阴,上循胸里,入缺盆,上出人迎之前,入顽,属目内眦,合于太阳、阳跷而上行,气并相还,则为濡目,气不荣,则目不合。
　　黄帝曰:气独行五脏,不荣六腑,何也?
　　岐伯答曰:气之不得无行也,如水之流,如日月之行不休,故阴脉荣其脏,阳脉荣其腑,如环之无端,莫知其纪,终而复始。其流溢之气,内溉脏腑,外濡腠理。

黄帝曰:跷脉有阴阳,何脉当其数①?

岐伯答曰:男子数其阳,女子数其阴,当数者为经,其不当数者为络也。

①当其数:数,指计算。当其数,阴阳跷脉在人体经脉总长度的计算中,只计算一条经脉的长度。

译 文

黄帝说:跷脉起于何处,止于何处? 是哪一条经的经气像水一样地滋润、濡养而形成这一条经脉的呢?

岐伯回答说:跷脉是足少阴经脉的支别,起于然骨之后的照海穴,向上经过足内踝的上方,直行向上沿大腿内侧进入前阴,再向上到达胸部进入缺盆,继续上行出于人迎的前面,进入颧骨连属内侧的眼角,合于太阳、阳跷脉而继续上行,阴阳跷脉二气相合,可以滋润目睛,若是脉气不能营养眼睛,就会出现目张不合的现象。

黄帝说:阴跷之脉气只是行于五脏之间,而不能荣养六腑,是什么原因呢?

岐伯回答说:脏气的运行是不停息的,就像水的流动,日月的运行,永无休止。因此,阴脉营养其对应脏的精气,阳脉营养其对应腑的精气,也是这样如环无端的运行,没有起点,也无法计算它的转流次数。跷脉之气不停地流动运行着,行在内则营养五脏六腑,溢在外则濡养肌肉皮肤。

黄帝说:跷脉有阴阳之分,那么用哪一条来计算它的长度呢?

岐伯回答说:男子计算其阳跷脉的长度,而阴跷为络;女子计算其阴跷脉的长度,而阳跷为络。一般计算的跷脉的长度为经脉,络脉的长度不在计算之内。

黄帝内经

营卫生会第十八

黄帝问于岐伯曰：人焉受气？阴阳焉会？何气为营？何气为卫？营安从生？卫于焉会？老壮不同气，阴阳异位，愿闻其会。

岐伯答曰：人受气于谷，谷入于胃，以传于肺，五脏六腑，皆以受气。其清者为营，浊者为卫。营在脉中，卫在脉外。营周不休，五十而复大会，阴阳相贯，如环无端。卫气行于阴二十五度，行于阳二十五度，分为昼夜，故气至阳而起，至阴而止。故曰日中而阳陇为重阳，夜半而阴陇为重阴。故太阴主内，太阳主外，各行二十五度，分为昼夜。夜半为阴陇，夜半后而为阴衰，平旦阴尽，而阳受气矣。日中为阳陇，日西为阳衰，日入阳尽，而阴受气矣。夜半而大会，万民皆卧，命曰合阴，平旦阴尽而阳受气，如是无已，与天地同纪。

黄帝曰：老人之不夜瞑者，何气使然？少壮之人不昼瞑者，何气使然？

岐伯答曰：壮者之气血盛，其肌肉滑，气道通，营卫之行不失其常，故昼精而夜瞑。老者之气血衰，其肌肉枯，气道涩，五脏之气相搏[1]，其营气衰少而卫气内伐，故昼不精，夜不瞑。

①搏：原作"博"，据医统本、金陵本等改作"搏"。

译文

黄帝问岐伯说:人是从什么地方得到的精气?阴阳是在哪里交会?什么气为营气?什么气为卫气?营卫二气是从哪里生成的?卫气又是如何与营气交会的?老人和壮年人气的盛衰不相同,营卫二气的运行部位也不同,我想知道他们是如何会合的。

岐伯回答说:人身的营卫之气是由水谷产生的,水谷进入胃中,化生为水谷精气,水谷精气传至

胸锁关节

肺,再借肺气的输布功能传送周身,从而五脏六腑皆可接受水谷精气。其水谷精气中清轻而富于营养作用者为营气,其中重浊而慓悍者为卫气,营气循行在经脉之中,卫气行于经脉之外,营卫二气没有休止地循行运转,一昼夜运行人体五十周次,然后会合一次。由此,沿着阴经阳经交替循环运转,没有终止。卫气的循行是夜间行于内脏二十五周,白天循行于阳经也是二十五周,以此而分出了昼夜。卫气行于阳经时,人便醒来开始活动;夜间气行于内脏时,人体就进入睡眠状态了。中午的时候,因为卫气都从内脏运转到了阳经,阳经的卫气最盛,故称为重阳;夜半时因为卫气都从阳经转运到了内脏,内脏的卫气最盛而称为重阴。营气行于脉中,起于手太阴肺经又终于手太阴肺经,因此说太阴主持营气的运行;卫气行于脉外,始于足太阳膀胱经又止于足太阳膀胱经,所以说太阳主持卫气的运行。营气周流十二经,昼夜各二十五周次,卫气昼行于阳,夜行于阴,亦各二十五周次,划分昼夜各半。夜半阴气最盛为阴陇,夜半过后则阴气渐衰,待到黎明时阴气已衰尽,而阳气渐盛。中午阳气最盛为阳陇,夕阳西下时阳气渐衰,黄昏之时阳气已衰尽,而阴气渐盛。夜半时,营气和卫气皆在阴分运行,正是二者相互会合的时候,人在这时都已经入睡了,因此称为合阴。到黎明的时候内脏卫气衰尽,而阳经卫气开始运行。就是这样没有中止,如同天地日月一样有规律。

黄帝说:老人在夜里睡眠不安是什么原因造成的?年轻人白天精力充沛,

又是什么原理？

岐伯回答说：年轻力壮的人气血盛满，肌肉滑利，气道就通畅，营气和卫气就能很正常地运行，因此白天能精力充沛，夜里睡眠也安稳。而老年人气血衰弱，肌肉枯槁，其气道就艰涩不通，五脏之气不能相互沟通和协调，营气衰少，卫气内扰，营卫失调，不能以正常规律运行，因此表现为白天精力不充沛，而夜里难以入睡。

黄帝曰：愿闻营卫之所行，皆何道从来？

岐伯答曰：营出于中焦，卫出于下焦①。

黄帝曰：愿闻三焦之所出。

岐伯答曰：上焦出于胃上口，并咽以上，贯膈而布胸中，走腋，循太阴之分而行，还至阳明，上至舌，下足阳明，常与营俱行于阳二十五度，行于阴亦二十五度，一周也。故五十度而复大会于手太阴矣。

黄帝曰：人有热，饮食下胃，其气未定，汗则出，或出于面，或出于背，或出于身半，其不循卫气之道而出，何也？

岐伯曰：此外伤于风，内开腠理，毛蒸理泄，卫气走之，固不得循其道。此气慓悍滑疾，见开而出，故不得从其道，故命曰漏泄②。

①卫出于下焦：按张志聪注，应为"卫出上焦"之误。②漏泄：皮腠为风邪所伤，卫气不能固表所导致的大汗出。以其汗出如漏，故名漏泄。

译文

黄帝说：我想知道营气和卫气，都是从什么地方发出的？

岐伯回答说：营气出自于中焦，卫气出自于上焦。

黄帝说：我想听您说说三焦从何而起，又是如何运行的。

岐伯回答说：上焦起于胃的上口，走咽部上行并布散于胸中，经过腋下，沿手太阴经的走向向手的方向运行，在手交会于手阳明经，向上到达舌，又交于足阳明经,循足阳明经运行。上焦之气常与营气并行于阳二十五度,行于阴也是二十五度,一个昼夜是一个循环,共五十度,而后又回到手太阴经,为一周。

黄帝说:有的人食用很热的饮食,刚刚吃下,还没有转化为水谷精气(即认为尚未转化为营卫之气),就已经出汗了,有的是面部出汗,有的是背部出汗,有的是半身出汗,都不是按照卫气的化生和循行路线,是什么原因呢?

岐伯说:这是由于在外受到了风邪的侵袭,在内又受食热之气的影响导致腠理开泄,毛孔张大而汗液蒸腾,在肌表腠理疏松的地方,卫气流泄,也就不能按照原来的路线循行了。卫气的性质为慓悍滑利,行走迅速,遇到开放的孔道就会流泄而出,这种情况下就不能沿卫气本来循行的路线运行,这就命名为漏泄。

原文

黄帝曰:愿闻中焦之所出。

岐伯答曰:中焦亦并胃中,出上焦之后。此所受气者,泌糟粕,蒸津液,化其精微,上注于肺脉,乃化而为血。以奉生身,莫贵于此。故独得行于经隧,命曰营气。

黄帝曰:夫血之与气,异名同类。何谓也?

岐伯答曰:营卫者,精气也;血者,神气也。故血之与气,异名同类焉。故夺血者无汗,夺汗者无血,故人生有两死而无两生。

译文

黄帝说:我想知道中焦之气是从什么地方发出的。

岐伯回答说:中焦也是出自胃的上口,在上焦之下,中焦所受的水谷之气,经过排泌糟粕、蒸发津液,而将化生出精微的物质,上行注于肺脉,同时将水谷化生的精微物质化为血液,以濡养全身。这种气是人身上最珍贵的物质,能够独自通行于十二经脉之中,名为营气。

黄帝说:血和气,虽然名字不同,但是是同一类物质,这是什么意思呢?

岐伯回答说:营气和卫气都是源自水谷精气,血是神气的物质基础,也是水谷精气化生,因此血与营卫之气,只是不同名,却是同一类的物质。因此说血液耗伤过度的人不能再发其汗,因为汗脱则卫气亦伤;脱汗而伤卫气的人也不能再用活血放血疗法。所以如果既脱汗又失血则死,仅有脱汗或仅有失血则尚有生机。

黄帝曰:愿闻下焦之所出。

岐伯答曰:下焦者,别回肠^①,注于膀胱,而渗入焉;故水谷者,常并居于胃中,成糟粕而俱下于大肠,而成下焦。渗而俱下,济泌别汁^②,循下焦而渗入膀胱焉。

黄帝曰:人饮酒,酒亦入胃,谷未熟而小便独先下,何也?

岐伯答曰:酒者,熟谷之液也。其气悍以清^③,故后谷而入,先谷而出焉。

黄帝曰:善。余闻上焦如雾,中焦如沤,下焦如渎,此之谓也。

①别回肠:张介宾注"别回肠者,谓水谷并居于胃中,传化于小肠,当脐上一寸水分穴处,糟粕由此别行回肠,从后而出,津液由此别渗膀胱,从前而出"。在这里,就是别行于回肠之中的意思。②济泌别汁:济,过滤的意思。济泌别汁,即将水液经过精密的过滤,分出清浊,清者渗入膀胱,浊者归入大肠。③清:《太素》《甲乙经》均作"滑",可从。

译 文

黄帝说:我想请教下焦是从什么地方发出的。

岐伯回答说:下焦是沿回肠曲折下行,至膀胱又将水液渗入其中的。人食入饮食水谷,一般是在胃中消化的,经脾胃的运化之后,其糟粕全部向下行至大肠,从而形成下焦,糟粕全部下行,同时其中还有水液在不断地过滤,清者即水液渗入膀胱,浊者就是糟粕而归入大肠。

黄帝说:人饮酒的时候,酒也是与水谷一起入胃的,但是为什么水谷尚未运化完,而小便已经先下来了呢?

岐伯回答说:酒是粮食酿造出来的液体(即已经经过了人为的腐熟),其气强劲而且滑利(类似于卫气),所以即使是在水谷之后食入,但在食物消化完之前就成为水液排出了。

黄帝说：太好了。我明白了上焦心肺宣散营卫之气像雾露一样，轻清弥漫，灌溉全身；中焦脾胃腐熟消化饮食水谷就像沤浸食物一样使之发生变化；下焦肾、膀胱、大肠就像沟渠一样，不断地将水液和糟粕排出体外，这就是三焦的功能和特点。

四时气第十九

黄帝问于岐伯曰：夫四时之气，各不同形，百病之起，皆有所生，灸刺之道，何者为定？

岐伯答曰：四时之气，各有所在，灸刺之道，得气穴为定。故春取经、血脉、分肉之间，甚者深刺之，间者浅刺之；夏取盛经孙络，取分间，绝皮肤；秋取经腧，邪在腑，取之合；冬取井荥，必深以留之。

译文

黄帝问于岐伯说：四季气候各不相同，各种疾病的发生大都与四时的气候有关，针灸治疗的方法，也因各个季节的气候而各不相同，其中有什么规律呢？

岐伯回答说：每一个季节都有自己的气候特点，灸刺的方法，也是要以这一季节的气候特点为依据的。因此，春天灸刺，宜取经脉、血脉和分肉之间的气道，病重的用刺深法，病轻的用刺浅法。夏季针刺应取在这一季节偏盛经脉的孙络，或者用只刺透皮肤而到达分肉之间的浅刺法。秋季应取经脉的腧穴，病邪在六腑就取六阳经的合穴。冬季宜取所病脏腑对应经脉的井穴和荥穴，而且一定要深刺并留针时间长些。

温疟汗不出，为五十九痏①。风痝②肤胀，为五十七痏。取皮肤之血者，尽取之。飧泄，补三阴之上，补阴陵泉，皆久留之，热行乃止。转筋于阳，治其阳；转筋于阴，治其阴。皆卒刺③之。

①痏：音wěi，一般指伤疤，这里指腧穴。②风痝：痝，《太素》《甲乙经》均作"水"。痝是一种外感风邪引起的水气病。③卒刺：在此是指使用火烧过的针治疗。

译文

温疟病，没有汗出症状的，可用热病的五十九个腧穴进行治疗。患风水病肌肤肿胀的，可以用五十七个治疗水病的腧穴治疗，如果是使用针刺放血的治疗方法，就应该将该穴位的恶血放干净。脾胃虚寒所致的飧泄症，应该取三阴交穴，使用补的手法，再补阴陵泉，都要久留针，直至针下有热感的时候才能起针。转筋病，其部位在外侧就取阳经的穴位针刺，在内侧就取阴经的穴位针刺，都使用火针针刺。

穴位针刺图背部

黄帝内经

原文

　　徒疢①，先取环谷②下三寸，以铍针③针之，已刺而筩④之，而内之。入而复之，以尽其疢，必坚。来⑤缓则烦悗，来急则安静，间日一刺之，疢尽乃止。饮闭药⑥，方刺之时徒饮之，方饮无食，方食无饮，无食无他食，百三十五日。著痹不去，久寒不已，卒取其三里。骨为干⑦肠中不便，取三里，盛泻之，虚补之。疠风者，素刺其肿上。已刺，以锐针针其处，按出其恶气，肿尽乃止。常食方食，无食他食。

注释

　　①徒疢：指水肿病。与风水相比较，只有水气，没有风邪。②环谷：穴位名，现已无从考证该穴的位置。③铍针：铍音 pī，古代九针中的一种，针的尖端形似宝剑，两面有刃，多用于外科肿胀部位的刺、割等方法，出脓血。④筩：通筒。指中空如筒的针。⑤来：据《甲乙经》为"束"，可从。⑥闭药：用于治疗闭证的药物，这里指利小便的药。⑦骨为干：《甲乙经》无此三字，且文意与上下文不和，疑为误入。

牙　齿

牙釉质
牙本质
牙髓
牙骨质
根管
牙周膜
根尖孔
牙龈
牙槽骨

译文

　　只是水肿病而没有风邪的，先取环谷穴之下三寸的穴位，用铍针刺，然后用中空如筒的针刺入，将水抽出后放掉，反复进行几次，抽空其中的水，然后用布带将腰腹部捆束。如果束得过松就会使患者感到烦闷，绑紧就能舒适、安静，每隔一天治疗一次，直到水肿退尽为止。同时服用通闭的药物以利小便，防止再肿。就在开始针刺的时候服药,用了药物不要进食,刚吃过饭也不能服药,并保持饮食清淡,不能食用伤脾助湿的食物。这样的治疗及饮食,要坚持一百三十五天。湿邪为主的邪气造成的著痹长久不愈,是寒湿邪气久留体内所致,使用疾进疾出的针刺方法取足三里穴。湿邪在肠中造成肠胃不调的病症,治疗也取足三里穴,邪气盛的泻实,正气虚的补虚。麻风病,一般都用针刺其肿胀的部位,针刺之后,再用锋利的针刺这一部位,再用手挤按该处以压出毒气和恶血,直到消肿为止。要常食用些普通的食物,不要吃其他刺激性和油腻的食物。

腹中常鸣,气上冲胸,喘不能久立,邪在大肠,刺肓之原①、巨虚上廉、三里。小腹控睾,引腰脊,上冲心,邪在小肠者,连睾系,属于脊,贯肝肺,络心系。气盛则厥逆,上冲肠胃,熏肝,散于肓,结于脐。故取之肓原以散之,刺太阴以予之,取厥阴以下之,取巨虚下廉以去之,按其所过之经以调之。善呕,呕有苦,长太息,心中憺憺,恐人将捕之,邪在胆,逆在胃,胆液泄则口苦,胃气逆则呕苦,故曰呕胆。取三里以下胃气逆,刺少阳血络以闭胆逆,却调其虚实,以去其邪。饮食不下,膈塞不通,邪在胃脘。在上脘,则刺抑而下之,在下脘,则散而去之。小腹痛肿,不得小便,邪在三焦②约,取之太阳大络,视其络脉与厥阴小络结而血者,肿上及胃脘,取三里。

①肓之原:穴位别名,《灵枢·九针十二原》"肓之原出于脖胦",就是现在的气海穴。②邪在三焦:根据《灵枢·本输》,当指邪在膀胱的病变。

译文

腹中常有鸣响,腹中有气向上冲至胸中,喘息急促而不能久立,这些都是邪气在大肠的表现,应该针刺肓之原、巨虚上廉、足三里几个穴位。小腹牵引睾丸疼痛,并牵及腰背和脊骨,向上冲至心胸部位,这是邪在小肠的表现。小肠连于睾系,向后附属于脊,其经脉贯通肝肺,络于心系。所以小肠邪气盛就会出现气

机上逆的表现,上冲肠胃,熏蒸肝脏,布散于
肓膜,结聚于脐。所以要取肓原穴以散肓之
邪气,针刺手太阴经以补肺虚,刺厥阴经以泻
肝实,取巨虚下廉以祛邪气,同时又要按压小
肠经脉所过之处来调和气血。病人经常呕
吐,且呕吐物中挟有苦水,并常常叹气,心中
恐惧不安,害怕有人将会逮捕他,这是邪气在
胆腑,阳气上逆于胃的病症。胆中的汁液外
泄,所以口苦,胃气上逆所以呕吐苦水,这叫
做呕胆。治疗应当取足三里穴来和降胃气,
并针刺足少阳胆经的血络以消除胆气上逆的
症状。根据病邪和正气的虚实状况斟酌以祛
其邪气。饮食不能下咽或者感觉胸膈阻塞不

咽　腔

通,这是病邪留于胃脘的病症。邪在上脘,就用针刺的方法抑制邪气的上逆而
使气下行;邪在下脘,就用散法以祛除积滞。小腹疼痛、肿胀、小便不利,是邪在
膀胱,针刺取太阳大络,观察足太阳经之络脉与厥阴经的小络,如有淤血结聚
的,针刺以祛其淤血。如果小腹部肿痛向上连及胃脘的,取足三里。

　　睹其色,察其目①,知其散复者,视其目色,以知病之存亡也。一
其形,听其动静者,持气口人迎以视其脉,坚且盛且滑者,病日进;脉
软者,病将下,诸经实者,病三日已。气口候阴,人迎候阳也。

①目:原作“以”,据《太素》改。

译　文

　　诊断疾病时看病人的面色,观察患者的眼神,就能知道正气的散失或恢复
的情况;观察眼睛的颜色,可以知道病邪是存在还是已经消失。审查病人的形
态、动静,再诊察气口、人迎的脉象,脉象坚实、滑利且洪大的,是病症日渐加重

的表现；如果脉象软弱和缓，就是病邪将要衰退的表现。各经脉诊候的部位实而有力的，是正气旺盛的表现，三天左右就能痊愈了。气属肺脉，主候人体的阴气，人迎属胃脉，主候人体的阳气。

五邪第二十

邪在肺，则病皮肤痛，寒热，上气喘，汗出，咳动肩背。取之膺中外腧，背三节五脏之傍，以手疾按之，快然，乃刺之，取之缺盆中以越之。

邪在肝，则两胁中痛，寒中，恶血在内，行善掣，节时脚肿。取之行间，以引胁下，补三里以温胃中，取血脉以散恶血，取耳间青脉，以去其掣。

邪在脾胃，则病肌肉痛，阳气有余，阴气不足，则热中善饥；阳气不足，阴气有余，则寒中肠鸣、腹痛；阴阳俱有余，若俱不足，则有寒有热，皆调于三里。

邪在肾，则病骨痛，阴痹。阴痹者，按之而不得，腹胀，腰痛，大便难，肩、背、颈、项痛，时眩。取之涌泉、昆仑，视有血者，尽取之。

邪在心，则病心痛，喜悲，时眩仆[1]，视有余不足而调之其输也。

①眩仆：忽然头目眩晕而跌倒。

译文

　　病邪在肺，则表现为皮肤疼痛，恶寒发热，气逆而喘，出汗，剧咳引动肩背作痛。治疗时应取胸部中、外侧的腧穴，以及背部的第三胸椎旁的腧穴，进针之前先用手快速地按压，患者有了舒适感以后再进针。取缺盆正中间的天突穴，以散解肺中的邪气。

　　病邪在肝，表现为两胁疼痛，中焦脾胃寒气偏盛，肝藏血，肝病则淤血留滞体内，肝气不足以养筋，会出现小腿筋脉抽掣的现象，关节时有肿痛。治疗取足厥阴肝经的荥穴行间穴引气下行，以缓解胁痛；补足三里以温中焦脾胃，并针刺本经的络脉以除其中的淤血，并刺双耳间的青络，可以缓解掣痛的症状。

　　邪气在脾胃，表现为肌肉痛，如果阳气有余，阴气不足，则胃腑阳热之邪盛而感到胃中灼热、消食善饥；如果阳气不足，阴气有余，就会脾气虚寒，而出现肠鸣腹痛的症状；如果阴气和阳气都有余，就会表现为邪气偏盛；阴阳都不足，就表现为正气不足，而病发寒热。但不论是寒是热，都可以针刺足阳明经的足三里穴进行调治。

　　邪气在肾，表现为骨痛阴痹的病症。阴痹，就是身痛而无定处，即使用手按压也不能确定疼痛的部位，腹胀满，腰酸痛，大便难，肩、背、颈、项都出现屈伸不利的疼痛，有时感到眩晕。治疗取涌泉、昆仑穴，如有淤血的现象则针刺出血。

　　邪气在心，表现为心痛，情绪悲伤，时有眩晕甚至昏仆，治疗时根据其阴阳气血的有余和不足，来确定如何取本经的输穴用补虚泻实的方法进行调治。

黄帝内经

寒热病第二十一

原　文

皮寒热者,不可附席,毛发焦,鼻槁腊①,不得汗。取三阳之络②,以补手太阴。

肌寒热者,肌痛,毛发焦而唇槁腊,不得汗。取三阳于下,以去其血者,补足太阴以出其汗。骨寒热者,病无所安,汗注不休。齿未槁,取其少阴于阴股之

腰　椎

络;齿已槁,死不治。骨厥亦然。骨痹,举节不用而痛,汗注、烦心。取三阴之经,补之。

身有所伤血出多,及中风寒,若有所堕坠,四肢懈惰不收,名曰体惰。取其小腹脐下三结交。三结交者,阳明、太阴也,脐下三寸关元也。厥痹者,厥气上及腹。取阴阳之络,视主病也,泻阳补阴经也。

注　释

①槁腊:腊,干之意。"槁""腊"为同意复词,即干燥。②三阳之络:三阳指足太阳经。三阳之络是指足太阳经的络穴飞扬穴。

皮寒热病的表现为,皮肤疼痛甚至不能接近席子,肺主皮毛,开窍于鼻。肺病寒热,故津液无以输布,而毛发焦黄,鼻中干燥,汗不能出。治疗时应泻足太阳之络以去表热,兼补手太阴经。

肌寒热病,表现为肌肉痛,毛发焦且口唇干裂,无汗。治疗时取足太阳经在下肢的络穴以除其淤血,再补足太阴经,达到出汗而愈的效果。骨寒热病表现为病人焦虑不安,汗大出不止。如果牙齿尚未枯槁,说明阴气尚存,治疗可取足少阴经在阴股部位的络脉;若是牙齿已经枯槁了,就是死证,无法救治了。骨厥病也是这样来判断的。骨痹病,全身关节活动不自如,而且关节疼痛,汗出如注,心烦意乱。治疗应补三阴经。

受伤,出血较多,又受了风寒外邪,心中有一种像从高处坠下的感觉,四肢松散无力,这种病名为体惰。治疗应取病人小腹之下的三结交处。三结交就是足阳明胃经、足太阴脾经在脐下三寸处相交的关元穴。厥痹,是厥逆之气由下上行至腹部。治疗应该取阴经或阳经的络脉,根据主要的病症,以泻阳经补阴经为原则进行治疗。

原　文

颈侧之动脉人迎。人迎,足阳明也,在婴筋之前。婴筋之后,手阳明也,名曰扶突。次脉,足少阳脉也,名曰天牖。次脉,足太阳也,名曰天柱。腋下动脉,臂太阴也,名曰天府。

十二指肠上部

十二指肠降部

十二指肠水平部

十二指肠升部

胰腺

十二指肠空肠曲

胰　腺

阳迎头痛,胸满不得息,取之人迎。暴瘖气鞕,取扶突与舌本出血。暴聋气蒙,耳目不明,取天牖。暴挛痫眩,足不任身,取天柱。暴瘅内逆,肝肺相搏,血溢鼻口,取天府。此为天牖五部。

臂阳明有入颅遍齿者,名曰大迎。下齿龋取之。臂恶寒补之,不恶寒泻之。足太阳有入颅遍齿者,名曰角孙,上齿龋取之,在鼻与颅前。方病之时,其脉盛,盛则泻之,虚则补之。一曰取之出鼻外。

足阳明有挟鼻入于面者,名曰悬颅,属口,对入系目本,视有过者取之。损有余,益不足,反者益其^①。足太阳有通项入于脑者,正属目本,名曰眼系。头目苦痛,取之在项中两筋间。入脑乃别阴跷、阳跷,阴阳相交,阳入阴,阴出阳,交于目锐眦。阳气盛则瞋目,阴气盛则瞑目。

注释

①其:《太素》《甲乙经》作"甚"。

译文

颈部两侧的动脉是人迎脉。人迎脉上的穴位名,为人迎,属于足阳明经,位置在颈部两侧的筋脉之前。婴筋的后面是手阳明经的穴位,名为扶突。手阳明经之后是手少阳经的穴位,名为天牖。再后面是足太阳经的穴位,名为天柱。腋下的动脉是手太阴经的腧穴,名为天府。

阳热邪气上逆于阳经,会出现头痛、胸中满闷、呼吸不利的症状,治疗应取人迎穴。突然失音,喉舌强硬,应针刺扶突穴并点刺舌根出血。突然耳聋,经气蒙蔽不通,耳失聪、目不明,治疗取天牖穴。突然发生筋脉拘挛、癫痫、眩晕,两足软弱不能站立的,取天柱穴。突然患热病,胸腹气机上逆,肝肺二经火邪相搏,致口鼻出血,取天府穴。以上所取的五穴,天牖穴居中,其他四穴聚拢在其四周,因此称为天牖五部。

手阳明大肠经进入颅部而遍络齿龈的一支,穴名叫大迎,所以治疗下龋齿应取大迎穴。恶寒的当用补法,不恶寒的用泻法。足太阳膀胱经入于颅部而遍络齿龈的一支,穴名为角孙,治疗上龋齿应取角孙穴,也可取鼻与颅之前的穴位治疗。刚得病的时候脉象充盈,应当用泻法,脉象虚弱就用补法。另一种说法,也可以取鼻外侧的穴位治疗,在患病初期的时候,要遵循邪盛则泻,气虚则补的原则。

足阳明经脉循鼻的两侧行于面部,其穴名为悬颅,经脉下行联属于口,上行的部分进入对侧的目本之中,因此头痛引动腮部疼痛的,治疗时可以根据情况取悬颅穴,应实则泻之,虚则补之,否则便会加重病情。足太阳经通过项部的玉枕穴进入脑室,直接连属于目本,名为眼系,头目疼痛的应在项中两条筋之间取玉枕穴进行治疗,这条经脉由项进入脑,分别连属于阴跷、阳跷二脉,这两条脉阴阳相交,阳气入而阴气出,阴阳气交于目锐眦,阳气过盛时则两目张而不合,阴气盛时则两目合而不张。

原文

　　热厥取足太阴、少阳,皆留之;寒厥取足阳明、少阴于足,皆留之。舌纵涎下,烦悗,取足少阴。振寒洒洒,鼓颔,不得汗出,腹胀烦悗,取手太阴。刺虚者,刺其去也;刺实者,刺其来也。春取络脉,夏取分腠,秋取气口,冬取经输。凡此四时,各以时为齐①。络脉治皮肤,分腠治肌肉,气口治筋脉,经输治骨髓、五脏。

颈部穴位图

注释

①各以时为齐:"齐"通"剂",为方剂、调剂的意思,这里是指针刺的部位与浅深,应随四时气候变化而定。

译文

　　治疗热厥病应取足太阴脾经和足少阳胆经,针刺时应留针一段时间;治疗寒厥病应取足阳明胃经和足少阴肾经,也应该留针较长时间。舌纵缓不收,口角流涎,胸脘烦闷的,是肾阴不足的表现,应针刺足少阴肾经。畏寒战栗,两颔鼓动,汗不得出,腹部胀满,胸脘烦闷,是肺气不足之证,治疗应取手太阴肺经。在进行针刺治疗时,属于虚证的,应该补养其正气,属于实证的,应该祛除其邪气。四季针刺的规律是,春季刺络脉,夏季刺分肉、腠理间,秋季取气口,冬季刺经脉,一年四季的针刺治疗,各自以季节、时令为取穴的标准,不能混淆。刺络脉间的穴位可以治皮肤病,刺分腠之间的穴位可以治肌肉的病,刺气口的穴位可治筋脉的病,刺经脉的输穴可以治骨髓、五脏的病。

身有五部:伏兔一;腓二,腓者腨也;背三;五脏之腧四;项五。此五部有痈疽者死。病始手臂者,先取手阳明、太阴而汗出;病始头首者,先取项太阳而汗出;病始足胫者,先取足阳明而汗出。臂太阴可汗出,足阳明可汗出,故取阴而汗出甚者,止之于阳;取阳而汗出甚者,止之于阴。凡刺之害:中而不去则精泄,不中而去则致气。精泄则病甚而恇[1],致气则生为痈疽也。

①恇:音 kuāng,怯弱无力。

译文

人身有五处重要的部位:一是伏兔;二是小腿;三是背部;四是背部与五脏有密切关系的腧穴所居的部位;五是项部。这五个部位如果发生痈疽就很难治愈了。痈疽之类的病如果是从手臂发生的,就先取手阳明大肠经、手太阴肺经的穴位治疗,汗出而热散,病可得解;病从头面发生的,可以先取颈项部的足太阳膀胱经的穴位针刺治疗,汗出而愈;如果是从足胫部发生的,就先取足阳明胃经的腧穴,汗出而愈。手太阴肺经的穴位可以发汗,足阳明胃经的穴位也能发汗。由于阴阳二气的相互制约,因此,若是取阴经发汗而又出汗过多的,可以取阳经穴位来止汗;若是取阳经穴位发汗而汗出过多的,可以取阴经的穴位来止汗。针刺不当,其害处主要有以下几种:已经达到了针刺治疗的效果而仍留针不去的,就会导致人身精气的耗损;针刺时还没有刺中疾病就立即出针的,会使邪气聚而不散。精气耗散过多会使病情加重,形体羸瘦;邪气聚而不散则易引起痈疽。

癫狂第二十二

目眦外决于面者，为锐眦；在内近鼻者，为内眦。上为外眦，下为内眦。癫疾始生，先不乐，头重痛，视举目赤。甚作极，已而烦心。候之于颜，取手太阳、阳明、太阴，血变而止。癫疾始作，而引口啼呼喘悸者，候之手阳明、太阳。左强者，攻其右；右强者，攻其左，血变而止。

癫疾始作，先反僵，因而脊痛，候之足太阳、阳明、太阴、手太阳，血变为止。治癫疾者，常与之居，察其所当取之处。病至，视之有过者泻之，置其血于瓠①壶之中，至其发时，血独动矣。不动，灸穷骨二十壮。穷骨者，骶骨也。

耻骨结构

骨癫疾者，顑②、齿诸腧、分肉皆满，而骨居，汗出烦悗，呕多沃沫，气下泄，不治。筋癫疾者，身倦挛急大，刺项大经之大杼脉，呕多沃沫，气下泄，不治。脉癫疾者，暴仆，四肢之脉皆胀而纵，脉满，尽刺之出血；不满，灸之挟项太阳，灸带脉于腰相去三寸，诸分肉本输。呕多沃沫，气下泄，不治。癫疾者，疾发如狂者，死不治。

注释

①瓠：葫芦。②顑：音 kǎn，是指口外、颊前、颐上的部位，相当于腮部。

译文

骨头结构

眼角向外开裂于面颊一侧的，称为锐眦；内侧靠近鼻的，称为内眦，而上眼睑属于外眦，下眼睑属于内眦。癫病发作时，病人先是出现精神抑郁、闷闷不乐，感到头部沉重而疼痛，双目上视，眼睛发红。癫病患者在严重发作之后就会出现心中烦乱。诊断的时候，可以通过观察其天庭部位的色泽来预知其发作。治疗这一类型的癫病时应取手太阳经、手阳明经和手太阴经的穴位，针刺泻其恶血，待其血色由紫暗的颜色变为正常了以后止针。癫病开始发作时角牵引歪斜、啼哭、呼叫、喘喝、心悸等症状出现时，应取手阳明大肠经和手太阳小肠经的穴位治疗，观察病情的变化，掌握其牵引的方向，左侧痉挛就在右侧经脉的穴位上施针，右侧痉挛就在左侧经脉的穴位上施针，针刺出血，直到血色变正常之后才能止针。

骨头解剖

癫病开始发作的时候出现身体僵硬，脊柱疼痛的症状，治疗时选取足太阳膀胱经、足阳明胃经、足太阴脾经、手太阳小肠经的穴位，放血，血色变得正常之后才能止针。要想很好地治疗癫病，就应该常与患者居住在一起，观察其发病过程中的情况和变化，取得丰富的资料。在发病的时候，观察其症状特点，判断病邪之所在，并断定发病时当取何经穴治疗。到病发的时候，取邪气最盛的经脉，选适当的穴位以泻法针刺，并取其血置于一个葫芦里，下一次这个病人将要发病的时候，这个葫芦中的血就会动起来。如果不动，灸穷骨二十壮，穷骨就是骶骨，可以取得较好的治疗效果。

病位在骨的癫病，在腮、齿的各腧穴的分肉之间，因邪气壅滞而胀满，骨骼强直，汗出、胸中烦闷，吐大量的涎沫，气陷于下，这是难以治愈的病症。病位在筋的癫病，身体蜷曲，筋脉拘挛抽搐，脉大。治疗时可以针刺颈项部的足太阳膀胱经的大杼穴。若见呕吐大量涎沫，气泄于下，就是不能治愈的症候了。癫病的病位在脉，表现为突然仆倒，四肢经脉都表现为满胀而纵缓。要是经脉胀满的，就针刺放血，使恶血尽出；若经脉不满，可以灸颈项两侧的足太阳膀胱经，并灸带脉上距腰三寸的部位，这两个部位经脉上的分肉和腧穴，都是可以酌情取用的。如果吐大量涎沫，气泄于下，就是无法治愈的症候。另外，癫病在发作时像发狂一样的症候，也是不治的死证。

原文

狂始生，先自悲也，喜忘、苦怒、善恐者得之忧饥，治之取手太阴、阳明，血变而止，及取足太阴、阳明。狂始发，少卧不饥，自高贤也，自辩智也，自尊贵也，善骂詈，日夜不休。治之取手阳明、太阳、太阴、舌下、少阴，视之盛者，皆取之；不盛，释之也。狂言，惊，善笑，好歌乐，妄行不休者，得之大恐。治之取手阳明、太阳、太阴。狂，目妄见、耳妄闻、善呼者，少气之所生也；治之取手太阳、太阴、阳明、足太阴、头、两顑。狂者多食，善见鬼神，善笑而不发于外者，得之有所大喜。治之取足太阴、太阳、阳明，后取手太阴、太阳、阳明。狂而新发，未应如此者，先取曲泉左右动脉，及盛者见血，有顷已。不已，以法取之，灸骨骶二十壮。

风逆暴四肢肿，身漯漯①，唏然时寒②，饥则烦，饱则善变。取手太阴表里，足少阴、阳明之经，肉清③取荥，骨清取井、经也。

厥逆为病也，足暴清，胸若将裂，肠若将以刀切之，烦而不能食，脉大小皆涩。暖取足少阴，清取足阳明，清则补之，温则泻之。厥逆腹胀满，肠鸣，胸满不得息，取之下胸二胁，咳而动手者，与背腧以手按之立快者是也。内闭不得溲，刺足少阴、太阳与骶上以长针。气逆则取其太阴、阳明、厥阴，甚取少阴、阳明动者之经也。

少气，身漯漯也，言吸吸也，骨痠体重，懈惰不能动。补足少阴。短气，息短不属，动作气索，补足少阴，去血络也。

①身漐漐：形容身体颤抖如被水淋。②唏然时寒：寒战时发出唏嘘之声。③清：寒冷之意。

黄帝内经

狂病的发生，先见情绪低落，感到悲伤，善忘事，容易发怒，常常恐惧，得这种病大多是由过度的忧伤和饥饿所致。治疗时应针刺手太阴肺经、手阳明大肠经的腧穴放血，直到血色变为正常以后方可止针，还可以针刺足太阴经和足阳明经的穴位配合治疗。狂病开始发作的时候，病人睡眠很少，不感到饥饿，认为自己是十分贤德的圣人，是最聪明的人，并且以为自己极其尊贵，常常谩骂不休，日夜不停。治疗时应针刺手阳明经、手太阳经、手太阴经、舌下和手少阴经的腧穴，根据病情，以上各条中，凡是经脉气血充盛的，就可以点刺出血，不充盛的就不能放血。表现为言语狂妄、善惊、好笑、高声歌唱、行为狂妄没有休止的狂病，其患病原因一般是受到了极大的恐惧。治疗时应该针刺手阳明经、手太阳经和手太阴经的穴位。狂病的症状表现为总是看见异物，听到异常的声音，时常呼叫，是由于神气衰少而致。治疗时应取手太阳经、手太阴经、手阳明经、足太阴经及头部和两腮的穴位。狂病患者食量过大，幻视常似见鬼神，常笑但是不发出笑声，是由于大喜伤及心神所致。治疗时应取足太阴经、足太阳经、足阳明经的穴位，配以手太阴经、手太阳经和手阳明经的穴位。狂病属于新起的，还没有见到以上诸证，治疗时先取足厥阴经的左右曲泉穴两侧的动脉，邪气盛的经脉就用放血疗法，病很快就能痊愈。如果是仍然不好，就依照前述的治法针刺，并灸骶骨二十壮。

风逆病的表现为突发的四肢肿，全身像被水淋一样发冷战栗，口中发出唏嘘的声音，饥饿时心中烦闷，吃饱后动扰不宁。治疗的时候应该针刺手太阴肺经和与之相对应的手阳明大肠经，及足少阴肾经和足阳明胃经的腧穴。如果病人感到肌肉发冷，就选取上述经脉的荥穴治疗；如果病人感到寒冷入骨，就针刺上述经脉的井穴和经穴。

厥逆病的症状，是两足突然清冷，胸中痛得像要裂开一样，心中烦乱而不能进食，脉搏无论大小都兼涩象。如身体温暖的，可取足少阴经的腧穴；如身体清冷的，可取足阳明经的腧穴。身体清冷的当用补法，身体温暖的当用泻法。厥逆病的表现为腹部胀满,肠鸣,胸中满胀而呼吸不利,治疗时应针刺胸部之下的两胁部的穴位,取穴时让病人咳嗽,同时将手放在胁肋部,感到应手而动的地方就是穴位;再取背部的穴位,用手按压该穴时,患者马上感到畅快。若有小便不通、无尿的症状,就针刺足少阴经、足太阳经,并用长针刺尾骨之上的穴位;若感到气上逆,就针刺足太阴经、足阳明经的腧穴,气逆较严重的,还可以针刺足少阴肾经和足阳明胃经上利于行气的腧穴。

正气衰少的病人,全身战栗,说话时还发出唏嘘的声音,身体酸重,四肢乏力,不愿活动,治疗时应补足少阴肾经之气。短气的病人,呼吸急迫短促而不能连续,身体只要有动作就会使呼吸更加困难,治疗时应施针以补足少阴肾经,有血络淤阻的,就去其血络。

热病第二十三

偏枯,身偏不用而痛,言不变,志不乱,病在分腠之间。巨针取之,益其不足,损其有余,乃可复也。

痱①之为病也,身无痛者,四肢不收;智乱不甚,其言微知,可治;甚则不能言,不可治也。病先起于阳,后入于阴者,先取其阳,后取其阴,浮而取之。

①痱:音义同féi。痱又称为"风痱",同偏枯一样,皆有一侧肢体痿废不用,但二者有所区别,偏枯无意识障碍,风痱有意识障碍,相当于中风病中脏腑的阶段。

偏枯病，表现为半身不遂而疼痛，如果病人言语如常，神志清楚，表明病邪尚在分肉腠理之间，并未入里。治疗时可以让病人卧床并发汗，再用九针中的大针治疗。补其不足，泻其有余，就可以康复了。

痱病的症状，身上没有疼痛的感觉，四肢弛缓，不能屈伸，神志有些混乱，但不严重，语言虽然模糊，但令人可辨，是病情较轻，尚可以治疗；如果病情严重，已经不能言语的，就难以治疗了。如果痱病先起于阳分，而后深入阴分，治疗时应该先取阳经，后取阴经，对于痱病的治疗，针刺的程度应该比较浮浅。

热病三日，而气口静、人迎躁者，取之诸阳，五十九刺，以泻其热而出其汗，实其阴，以补其不足者。身热甚，阴阳皆静者，勿刺也；其可刺者，急取之，不汗出则泄。所谓勿刺者，有死征也。

热病七日、八日，脉口动，喘而眩者，急刺之，汗且自出。浅刺手大指间。

热病七日、八日，脉微小，病者溲血，口中干，一日半而死。脉代者，一日死。热病已得汗出，而脉尚躁，喘且复热，勿刺肤，喘甚者死。

热病七日、八日，脉不躁，躁不散数，后三日中有汗；三日不汗，四日死。未曾汗者，勿腠刺之。

热病先肤痛，窒鼻充面，取之皮，以第一针，五十九。苛轸鼻①，索皮于肺，不得索之火，火者，心也。热病先身涩，倚而热，烦悗，干唇口嗌，取之皮，以第一针，五十九；肤胀口干，寒汗出，索脉于心，不得，索之水，水者，肾也。

热病嗌干多饮，善惊，卧不能安，取之肤肉，以第六针，五十九。目眦青，索肉于脾，不得，索之木，木者，肝也。

热病面青，脑痛，手足躁，取之筋间，以第四针，于四逆，筋躄目浸，索筋于肝，不得，索之金，金者，肺也。

热病数惊，瘈疭而狂，取之脉，以第四针，急泻有余者，癫疾毛发去，索血于心，不得，索之水，水者，肾也。

热病身重骨痛,耳聋而好暝,取之骨,以第四针,五十九,刺骨病不食,啮齿耳青,索骨于肾,不得,索之土,土者,脾也。

注释

①苛轸鼻:苛,细小;轸,音zhěn。苛轸鼻,即鼻子上生细小的疹子。

译文

足背侧反射区

热病的第三天,如果气口的脉象平稳,而人迎部的脉象躁动,这是邪在表而未入里,治疗可选阳经上治疗热病的五十九个腧穴进行针刺,以达到祛除在表之热邪,使邪气随汗而解的作用。同时实其阴经,益阴精的不足。发热很严重的病人,气口和人迎的脉象都显得很沉静,此为阳病见阴证,一般不允许针刺;如果还有针刺的可能性,就必须用疾刺法,虽没有汗出,但依然可泻出热邪。所谓不能针刺,是由于脉证不符,而见死证的征象。

热病已经七八日,气的脉象躁动,病人气喘而头眩晕的,应马上针刺治疗,使汗出热散,应取手大指间的穴位浅刺。

热病已经七八天,若是脉象微小,是正气不足的表现,病人尿血,口中干燥,是阳盛阴竭,一天半即将死亡;若是见到代脉,是脏气已衰,一日就会死亡。热病已经出汗,可是脉象还是躁而不静,气喘,并且不久热势又起的,不可针刺。若是气喘加剧,就会死亡。

热病已经七八天,脉象已经不躁,或是有躁象但不散不疾者,是邪气犹在,在后面的三天之中,能发汗的,邪气随汗而解;若是三天后仍未汗出,是正气已衰,到第四日死亡。在没有得汗的情况之下是不能针刺的。

热病患者,先有皮肤痛、鼻塞、面部浮肿症状的,是热伤皮毛的症候,治疗的时候应该浅刺各经的皮部,由九针中的第一针(镵针)在热病的五十九腧穴中选穴针刺;若是鼻生小疹,也是邪在皮毛的表现,因肺合皮毛,因此治疗要从肺经入手。如治疗无效,应从属火的心经腧穴入手治疗,因为火热属心,心火克制肺金。热病初起,感到身体艰涩不爽,心中烦闷,唇燥咽干,应当刺其血脉,用九针中的第一针(镵针),在热病五十九穴中选穴施针。若是腹胀,口中干,出冷汗,是邪在血脉,因心主血脉,因此当治疗心经的腧穴。如治疗无效,应从属水的肾经腧穴入手,因为肾水能克心火。

热病,表现为咽中干,口渴喜饮,易受惊吓,不能安卧的,是邪客肌肉的病变,治疗时应用九针中的第六针(员利针)针刺热病五十九穴中的穴位。若眼角色青,属于脾经的病变,脾主肉,所以治疗时应当针刺至肌肉,从脾经入手。如治疗无效,应从肝主之木进行论治,因为肝木克脾土。

热病,面色青,头脑中痛,手足躁动等症,是邪客于筋的病变,治疗时应当针刺至筋。当用九针中的第四针(锋针),在手足四肢不利的地方施针。若是足不能行,泪出而不止,属于肝经的病患,肝主筋,所以刺至筋,也就是从肝论治。如无效,应从肺金论治,因为肺金克肝木。

热病,表现为惊痫多次发作,手足抽搐,精神狂乱,是邪热入心。治疗时应该深刺直至血络,用九针中的第四针(锋针),迅速泻其有余的邪热。若是时发癫病,毛发脱落,属于心经的病患,应治心所主之血脉。如无效,则应从肾水论治,因为肾水克制心火。

热病,表现为身体酸重,周身骨节疼痛,耳聋,双目常闭不欲开的症状,是邪热入肾,应刺深至骨,用九针中的第四针(锋针),在热病五十九穴中选穴施针。若是骨病而不能食,牙齿相磨,双耳色青,属于肾经的病患,应当刺骨,是肾经所主。如无效,则应从脾土论治,因为脾土克肾水。

原文

　　热病不知所痛,耳聋,不能自收,口干,阳热甚,阴颇有寒者,热在髓,死不可治。

　　热病头痛,颞颥①,目瘈脉痛,善衄,厥热病也。取之以第三针,视其有余不足,寒热痔。

　　热病体重,肠中热,取之以第四针,于其腧及下诸指间,索气于胃络,得气也。

　　热病挟脐急痛,胸胁满,取之涌泉与阴陵泉,取以第四针,针嗌里②。

　　热病而汗且出,及脉顺可汗者,取之鱼际、太渊、大都、太白。泻之则热去,补之则汗出,汗出太甚,取内踝上横脉以止之。

热病,已得汗,而脉尚躁盛,**此阴脉之极也,死**;其得汗而脉静者,生。热病者脉尚盛躁而不得汗者,**此阳脉之极也,死**;脉盛躁得汗静者,生。

①颞颥:指眉棱骨外后方的颞骨。②嗌里:即廉泉穴。

右足反射区　　　　　　　　左足反射区

足底反射区

译文

热病,表现为不知疼痛,耳聋,四肢不能灵活收放,口干,阳气偏盛的时候发热,阴气偏盛的时候发冷,这是邪热深入骨髓的症候,是死证,无可救治。

热病,表现为头痛,鬓骨的部位和眼睛周围的筋脉抽搐作痛,易出鼻血,这是厥热病,是热邪逆于上的病症,治疗时应用九针当中的第三针(锃针),根据其病情的虚实,以泻其有余,补其不足。热厥病当中还应该注意,常会有寒热痔疮的发生。

热病,表现为身体沉重,胃肠灼热的,为邪热在脾胃所致,可以用九针中的第四针,刺脾胃二经的输穴,并取在下部的各足趾间的穴位。同时还可以针刺胃经的络脉,得气为佳。

热病,表现为脐周围突然疼痛,胸胁满胀,是邪在足少阴、太阴二经的表现,治疗时应用九针中的第四针刺涌泉穴与阴陵泉穴,因肾、脾二经均上络于咽喉部位,故又可针刺舌下的廉泉穴。

热病,汗出后,脉象表现为安静的,为顺,是阳证;得阳脉,脉证相合,表明可以继续发汗,针刺手太阴肺经的鱼际、太渊、大都、太白穴,用泻法刺之则热去,若是用补法就可以继续发汗。汗出太过的,可以针刺内踝上的三阴交穴,泻之则汗止。

热病,虽然出了汗,但是脉象仍然躁盛的,这是阴气欲绝,孤阳不敛,为死证;出汗之后脉象即平静安顺的,是顺证,预后良好。热病脉象躁盛,但是已不能出汗的,这是阳气欲绝的死证;脉象躁盛,但发汗之后脉象马上表现为平静的,预后良好。

热病不可刺者有九:一曰汗不出,大颧发赤哕者死;二曰泄而腹满甚者死;三曰目不明,热不已者死;四曰老人婴儿热而腹满者死;五曰汗不出,呕下血者死;六曰舌本烂,热不已者死;七曰咳而衄,汗不出,出不至足者死;八曰髓热者死;九曰热而痉者死。腰折,瘛疭,齿噤齘也。凡此九者,不可刺也。

所谓五十九刺者,两手外内侧各三,凡十二痏。五指间各一,凡八痏,足亦如是。

头入发一寸傍三分各三,凡六痏。更入发三寸边五,凡十痏。耳前后口下者各一,项中一,凡六痏。巅上一,囟会一,发际一,廉泉一,风池二,天柱二。

气满胸中喘息,取足太阴大指之端,去爪甲如薤叶,寒则留之,热则疾之,气下乃止。

心疝①暴痛,取足太阴、厥阴,尽刺去其血络。喉痹②舌卷,口中干,烦心,心痛,臂内廉痛,不可及头,取手小指次指爪甲下,去端如韭叶。

目中赤痛,从内眦始,取之阴跷。

风痉身反折,先取足太阳及腘中及血络出血,中有寒,取三里。

癃,取之阴跷及三毛上及血络出血。

男子如蛊,女子如怚③,身体腰脊如解,不欲饮食,先取涌泉见血,视跗上盛者,尽见血也。

①心疝:是一种由心气郁积引起的疝病,以少腹部疼痛、有积块为症候特点。②喉痹:是咽喉部因气血淤阻或者痰火上泛而闭塞不通的疾病。③怚:《甲乙经》作"阻"。

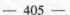

热病有九种情况是禁用针刺疗法的:第一,不出汗,两颧发红、呃逆,是虚阳上越的死证;第二,泄泻、腹中胀满严重的,为脾气败绝的死证;第三,双目视物不清、发热不退,是精气衰竭的死证;第四,老人和婴儿,发热而腹中满胀,这是邪热伤脾的死证;第五,不出汗,呕血、下血,为阴血耗伤的死证;第六,舌根已烂,热仍不止,为阴气大伤的死证;第七,咳血衄血,不出汗,即使是出汗,也达不到足部的,为真阴耗竭的死证;第八,热邪已入骨髓,是肾阴衰竭的死证;第九,发热而出现痉病,是耗伤阴血,热极生风的死证,发热而出现痉病时,会出现腰背角弓反张、抽搐、口噤不开和牙齿切磨的表现。上述几种情况,都是热邪过盛、真阴耗竭的死证,故不可施针。

什么是热病针刺常用的五十九个穴位呢?两手指端外侧各三穴,内侧亦各三穴,左右共十二穴;在五指之间各有一穴,双手共为八穴,双足亦是如此。

头部入发际一寸处两旁开各三穴,共六穴,在入发际三寸处的两旁各五穴,双侧共十穴;耳前后各一穴,口下一穴,项中一穴,共为六穴;巅顶一穴,囟会一穴,前后发际各一穴,廉泉一穴,左右风池共二穴,左右天柱共二穴,共计九穴。上述各部位的穴位合起来一共是五十九穴。

胸中气满,喘息急促,治疗时应取足太阴大趾之端的穴位,位置在距爪甲角如韭菜叶宽的地方。若是寒证,就用留针的方法治疗;若是热证,就用疾刺法治疗,直到上逆之气下降,喘息停止为止。

心疝病,表现为腹中突然剧痛的,应针刺足太阴经和足厥阴经,使用放血的疗法,尽数祛除其经脉上的血络,以泻其邪。喉痹,舌卷曲不伸,口干,心烦、心痛,手臂内侧疼痛,不能上举到头部,治疗可针刺手无名指小指侧的指端穴位,据爪甲约有韭菜叶宽的位置上。

腰　际

双目红赤疼痛,从内眼角起,内眼角是阴阳跷脉会合之处,治疗时可以取用阴跷脉的起点照海穴施针。

风痉出现颈项强直,角弓反张等症状,应该先取足太阳经脉及腘窝中的委中穴施针,并在浅表的络脉上刺血络出血。内有寒的,应取足阳明经的足三里穴。

癃闭,治疗时可以取用阴跷脉的起点照海穴,和足厥阴经位于足大趾外侧三毛上的大敦穴,并在表浅的血络上放血以泻邪气。

男子患了像疝瘕一样的蛊病,女子患了月经阻隔的病,表现为腰脊如同要分解开一样疼痛,不思饮食,治疗时应先点刺涌泉穴出血,观察足背上有血络盛满的地方,也要全部点刺出血,以泻邪气。

厥病第二十四

　　厥头痛,面若肿起而烦心,取之足阳明、太阴。厥头痛,头脉痛,心悲善泣,视头动,脉反盛者,刺尽去血,后调足厥阴。厥头痛,贞贞头重而痛,泻头上五行,行五。先取手少阴,后取足少阴。厥头痛,意善忘,按之不得,取头面左右动脉,后取足太阴。厥头痛,项先痛,腰脊为应,先取天柱,后取足太阳。厥头痛,头痛甚,耳前后脉涌有热(另本云有动脉),泻出其血,后取足少阳。

真头痛,头痛甚,脑尽痛,手足寒至节,死不治。头痛不可取于腧者,有所击堕,恶血在于内,若肉伤,痛未已,可则刺,不可远取也。头痛不可刺者,大痹为恶,日作者,可令少愈,不可已。头半寒痛,先取手少阳、阳明,后取足少阳、阳明。

译文

出现经气上逆而头痛的病症,要是表现为面部浮肿、心烦等症状,可以选取足阳明胃经和足太阴脾经的穴位针刺治疗。经气上逆而头痛,若表现为头部血络胀痛,心情悲忧,常常哭泣,诊察其头部络脉搏动明显者,针刺放血,然后调治足厥阴肝经。经气上逆而头痛,若表现为头沉重而痛,痛处不移,应选取头上纵行排列的五条经脉中的穴位,每行中选取五个,针刺以泻其邪,泻手少阴心

足 骨

经,然后调补足少阴肾经。经气上逆而头痛,表现为记忆力减退,头痛时用手按头,却找不到疼痛的具体位置,治疗时可以取头面左右的动脉进行针刺,泻其邪气,然后可以再针刺足太阴脾经加以调理。经气上逆而头痛,表现为项部先痛,随后腰脊相应作痛,治疗时应先以泻法针刺足太阳膀胱经的天柱穴,然后再取足太阳经的其他相应穴位治疗。经气上逆而头痛,表现为头痛严重,耳前后的脉络发热,治疗时应先刺破脉络以放其血,然后取足少阳经调治。

真正的头痛,疼痛剧烈,整个脑袋被痛所占据,手足冰冷到肘膝关节的,这是不治之症的预兆。以下几种头痛是不能取远端的腧穴治疗的:撞击跌仆之类

的外伤,致使淤血内留的,不能远端取穴;若是因肌肉损伤而疼痛不止,只能在局部针刺止痛,不可远端取穴。不能使用针刺方法治疗的头痛,就是严重的痹证造成的头痛,若是每天都发作,针刺之后可以暂时缓解症状,但是不能根治。偏头痛,而且伴有半边发凉的,治疗时可以先选取手少阳三焦经、手阳明大肠经的腧穴,再选取足少阳胆经、足阳明胃经的腧穴针刺治疗逐渐来解决。

厥心痛,与背相控,善瘛,如从后触其心,伛偻者,肾心痛也,先取京骨、昆仑,发针不已,取然谷。厥心痛,腹胀胸满,心尤痛甚,胃心痛也,取之大都、太白。厥心痛,痛如以锥针刺其心,心痛甚者,脾心痛也,取之然谷、太溪①。厥心痛,色苍苍如死状,终日不得休息,肝心痛也。取之行间、太冲。厥心痛,卧若从居,心痛间,动作痛益甚,色不变,肺心痛也,取之鱼际、太渊。真心痛,手足清至节,心痛甚,旦发夕死,夕发旦死。

心痛不可刺者,中有盛聚,不可取于腧。

①取之然谷、太溪:然谷、太溪属足少阴肾经。按本段所述各种厥心痛,皆取所病脏腑经脉的穴位进行针刺,惟此脾气犯心的心痛,取足少阴肾经的穴位,其意难以解释。故张志聪认为"然谷当作漏谷,太溪当作天溪",可参。

足厥阴肝经

厥心痛牵引到后背,拘急抽掣,如同从背后撞击心脏一样,病人痛得弯腰曲背,这是肾经邪气上犯于心的心痛病,故名为肾心痛。治疗时应先取足太阳膀胱经的京骨穴和昆仑穴。若针后痛仍不止,就取足少阴肾经的然谷穴。厥心痛,腹胀,胸中满闷,心痛十分严重的,属于胃经的邪气犯心的病症,故名胃心痛。治疗应取足太阴脾经的大都、太白二穴。厥心痛,其痛如同锥子刺心一般剧烈,心痛十分严重,这是脾气犯心所致,故名为脾心痛。应该针刺足少阴肾经的然谷、太溪两穴。厥心痛,面色苍青如同死灰一般,不能深呼吸,这是肝气犯心所致,故名为肝心痛。治疗时应取足厥阴肝经的行间、太冲二穴。厥心痛,卧床休息或是闲暇安静的时候疼痛不堪,一旦有所动作,疼痛就会加剧,面色不变,这是肺气逆乱犯心所致,故名为肺心痛,治疗时应取手太阴肺经的鱼际、太渊穴。真心痛,发作的时候手足冰冷,直至肘膝部位,心痛极其严重,经常是早上发作,到晚上就死亡,或者晚上发作,早上就死亡了。

心痛病不能使用针刺疗法的症候是,体内有淤血和积聚的实证,为有形的实邪,不能用针刺腧穴以调理经气的方法来治疗。

肠中有虫瘕及蛟蛕,皆不可取以小针;心肠痛,憹作痛,肿聚,往来上下行,痛有休止,腹热喜渴涎出者,是蛟蛕也。以手聚按而坚持之,无令得移,以大针刺之,久持之,虫不动,乃出针也。恶①腹憹痛,形中上者。

耳聋无闻,取耳中;耳鸣,取耳前动脉。耳痛不可刺者,耳中有脓,若有干耵聍②,耳无闻也。耳聋,取手小指次指爪甲上与肉交者,先取手,后取足;耳鸣取手中指爪甲上,左取右,右取左,先取手,后取足。

髀不可举,侧而取之,在枢合中,以员利针,大针不可刺。病注下血,取曲泉。

风痹淫泺,病不可已者,足如履冰,时如入汤中,股胫淫泺③,烦心头痛,时呕时悗眩已汗出,久则目眩,悲以喜恐,短气不乐,不出三年死也。

黄帝内经

注　释

①怹：满之意。②耵聍：耳垢。③淫泺：泺，音 luò，形容疾病浸淫发展，直到成为痼疾。

译　文

肠中有虫聚集成瘕，或有寄生虫者，治疗的时候不能使用小针；虫病引起的心腹疼痛，表现为心中烦闷不舒，或者腹中有积聚之肿块，可以上下移动，时痛时止，腹内发热，口渴而流涎，是肠中有寄生虫活动所致。治疗时，用手按住肿块或者疼痛的地方，使之不能移动，用大针刺入，直到虫不动了的时候，再拔出针。只要出现满腹疼痛，烦闷不舒，腹中肿物上下移动的虫病，就用这种方法治疗。

足内侧反射区

耳聋，听不到声音，针刺位于耳中的穴位；耳鸣，针刺耳前动脉；耳朵疼痛不能针刺，耳中有脓液，好像有耳垢充塞。治疗耳聋应针刺手无名指指甲上方与肉交界处的穴位，先刺手上的穴位，后刺足部的穴位；耳鸣应取手中指的指甲上方的穴位，左耳鸣取右侧手足穴位，右耳鸣取左侧手足穴位，先取手上的穴位，后取足部的穴位。

大腿不能屈伸活动，令病人侧卧，取大转子处的环跳穴，使用九针中的员利针，不要使用大针。因肝不藏血而下血的，针刺曲泉穴治疗。

风痹病发展到严重的阶段，甚至到了不可治疗的情况下，有时像足踏冰块一样寒冷,有时又像双足浸泡在滚烫的汤水中一样。下肢的严重病变向体内浸淫发展,就会出现心烦、头痛、呕吐、满闷的症状,还有目眩之后马上出汗,时间长了目眩更甚;情绪波动,有时悲伤,有时喜悦,有时恐惧,有时气短、心中不悦。这样发展下去,不出三年,就会死亡。

足外侧反射区

病本第二十五

先病而后逆者,治其本;先逆而后病者,治其本。先寒而后生病者,治其本;先病而后生寒者,治其本。先热而后生病者,治其本[1]。先病后泄者[2],治其本。先泄而后生他病者,治其本,必且调之,乃治其他病。先病而后生中满者,治其标;先中满而后烦心者,治其本。

有客气,有同气。大小便不利,治其标;大小便利,治其本。

病发而有余,本而标之,先治其本,后治其标;病发而不足,标而本之,先治其标,后治其本。谨详察间甚,以意调之,间者并行,甚者独行;先小大便不利而后生病者,治其本也。

①治其本:《甲乙经》此后有"先病而后生热者,治其本",可从。②先病后泄者:治其本《甲乙经》《素问》此句在"先泄而后生他病者"之前,又据《素问》补加"而"字,即"先病而后泄者"可从。

足少阳胆经

译文

如果一个人先患有某一种疾病,接着出现四肢厥逆的,首先应该先去治疗其原来的疾病;若是先有厥逆的症状,然后出现其他的病变,治疗时就应该先治疗厥逆;先有了寒病,再出现其他病症的,寒病为本,应先治疗寒病;先有了某种疾病而后产生寒证的,应该先治疗原来的疾病;先有了热病而后产生其他病变的,热病为本,治疗时应该先治疗热病;先有了某种疾病而后发生泄泻的,应该先治疗原来的本病;先有泄,而后转生其他病的,泄为本,应先调治泄,再治疗后来发生的其他的病变;先有某种疾病,而后发生中满的病症,应先治疗中满的标证;先患中满而后发生心烦的病变,中满为本,应当治疗其中满。

人体因为感染了非时令之气的六淫之气而发病的,也有因为不能适应按时而至的六气而发的,不管是哪一种情况,只要出现大小便不利的情况,虽然大小便不利为标,但应先救治这一个紧急的标证;只有在大小便通利的情况下,方可先治其他的本病。

疾病发作之后出现实证的,治疗时应以祛邪为主要的治法,先治其本,后治其标;疾病发作以后表现为虚证的,治疗时应该先扶正,一般应该先治其标,后治其本;治疗当中还要谨

胃部变化图

慎地观察病情变化的深浅轻重,根据客观的情况,治疗也随症状而变化,精心调

黄帝内经

治。病情轻缓的,可以标本同治,病情深重的,要抓住症结之所在,先从一个主要的方面下手治疗。如果先有大小便不利的症状,之后出现另外病症的,应先治疗大小便不利这个根本的病症。

杂病第二十六

厥,挟脊而痛者,至顶,头沉沉然,目䀮䀮然①,腰脊强。取足太阳腘中血络。

厥胸满面肿,唇累累然②,暴言难,甚则不能言,取足阳明。

厥气走喉而不能言,手足清,大便不利,取足少阴。

厥而腹响响然,多寒气,腹中榖榖,便溲难,取足太阴。

嗌干,口中热如胶,取足少阴。

膝中痛,取犊鼻③,以员利针,发而间之。针大如氂,刺膝无疑。

喉痹不能言,取足阳明;能言,取手阳明。

疟不渴,间日而作,取足阳明;渴而日作,取手阳明。

①目䀮䀮然:视物不清的样子。②唇累累然:张介宾注"唇漯漯,肿起貌";马莳注"唇漯漯然,有涎出唾下之意",综合二注,即为口唇肿起,口涎不收之意。③犊鼻:穴位名,在外膝眼凹陷中,属足阳明胃经。

厥病，也就是因为上逆之气而导致脊柱两侧疼痛，并且最后直达巅顶，表现为头部昏昏沉沉，双目视物不清，腰背强直，这是足太阳经的病变，治疗时应取足太阳经的委中穴处的血络，点刺出血以泻邪气。

厥病胸中满闷，面部肿胀，涎液不能收，突然出现言语困难，甚至不能言语的，这是足阳明胃经的病变，应取足阳明经的穴位。

厥气向上逆充塞咽喉，致使不能言语，手足清冷，大便不通，是足少阴肾经的病变，治疗时应取肾经的穴位。

厥气上逆而腹中胀满，寒气内盛，肠鸣，大小便不利等，病变在足太阴脾经，治疗时应取足太阴脾经的腧穴。

咽中干，口中燥热，口中津液稠粘似胶，是足少阴肾经的病变，应取足少阴肾经的穴位针刺治疗。

足膝中疼痛，应用员利针刺足阳明胃经的犊鼻穴，出针之后，间隔一段时间可以再次治疗，员利针是长似牛尾长毛的大针，十分适合针刺膝部。

喉痹，若是不能说话，就针刺足阳明胃经的腧穴；若是还能说话，就针刺手阳明大肠经。

疟病，不渴，隔一日发作，应针刺足阳明胃经的穴位；若是口渴，要是出现每天发作的情况，就取手阳明大肠经刺之。

齿痛，不恶清饮，取足阳明；恶清饮，取手阳明。

聋而不痛者，取足少阳；聋而痛者，取手阳明。

衄而不止，衄血流，取足太阳；衄血，取手太阳。不已，刺腕骨下；不已，刺腘中出血。

腰痛，痛上寒，取足太阳、阳明；痛上热，取足厥阴，不可以俯仰，取足少阳。中热而喘，取足少阴，腘中血络。

喜怒而不欲食，言益少，刺足太阴；怒而多言，刺足少阳。

颇痛，刺手阳明与颇之盛脉出血。

项痛不可俯仰，刺足太阳；不可以顾，刺手太阳也。

小腹满大，上走胃，至心，淅淅身时寒热，小便不利，取足厥阴。

腹满，大便不利，腹大，亦上走胸嗌，喘息喝喝然，取足少阴。

腹满食不化，腹响响然，不能大便，取足太阴。

心痛引腰脊，欲呕，取足少阴。

心痛，腹胀，啬啬然，大便不利，取足太阴。

心痛，引背不得息，刺足少阴；不已，取手少阳。心痛引小腹满，上下无常处，便溲难，刺足厥阴。心痛，但短气不足以息，刺手太阴。

心痛，当九节刺之，按，已刺按之，立已；不已，上下求之，得之立已。

颓痛，刺足阳明曲周动脉，见血，立已；不已，按人迎于经，立已。

气逆上，刺膺中陷者与下胸动脉。

腹痛，刺脐左右动脉，已刺按之，立已；不已，刺气街，已刺按之，立已。

痿厥为四末束悗，乃疾解之，日二不仁者，十日而知。无休，病已止。

岁①，以草刺鼻，嚏，嚏而已；无息，而疾迎引之，立已。大惊之，亦可已。

足少阴肾经

注 释

①岁：《太素》《甲乙经》作"哕"。

牙齿疼痛,不怕饮冷,治疗应针刺足阳明胃经穴位;若是怕冷饮,就取手阳明大肠经的穴位治疗。

耳聋但不疼痛的,应取足少阳经的穴位;耳聋而疼痛的,应取手阳明大肠经的穴位。

鼻出血不止,有血块的,治疗应取足太阳膀胱经的穴位;若是出血不多而兼有血块的,应针刺手太阳小肠经的穴位;仍不止血的,就针刺手太阳小肠经的腕骨穴;若还是不能止血,就针刺足太阳膀胱经的委中穴,采用针刺出血的方法治疗。

腰痛,若疼痛的部位发凉,就针刺足太阳膀胱经和足阳明胃经;若是疼痛的部位发热,就针刺足厥阴肝经;若是疼痛而不能俯仰身躯,就取足少阳胆经针刺。因感受热邪而发喘喝病的,治疗当取足少阴肾经,并在委中穴附近的血络处放血。

易怒而不欲饮食,言语很少的,应针刺足太阴脾经;常发怒且说话甚多的,治疗时应针刺足少阳胆经。

腮部疼痛,应针刺手阳明大肠经和腮部跳动明显的动脉,刺之出血。

项部疼痛而头不能俯仰的,应针刺足太阳经;项部疼痛而不能回头的,应针刺手太阳经的穴位。

小腹胀满,向上波及胃脘和心胸的,全身恶寒瑟缩而发热,小便不利,治疗时应取足厥阴经的穴位。

腹中胀满,大便不通,腹部胀大,中气上逆冲胸甚至咽喉,张口喘息并发出喝喝的声音,治疗时应该取足少阴肾经穴位进行针刺治疗。

腹中胀满,食谷不化,腹中有响声,大便不通利,治疗应当针刺足太阴脾经的腧穴。

心痛牵引腰脊作痛,恶心欲呕吐的,取足少阴经的穴位针刺治疗。

心痛,腹中胀满,大便涩而不通,取足太阴脾经的穴位针刺治疗。

足太阳膀胱经

心痛牵引至后背，致使喘息不利，应针刺足少阴肾经的穴位。若不愈，可以针刺手少阳三焦经的穴位。心痛，仅有气短而呼吸困难的，应针刺手太阴肺经。

心痛，应当针刺第九椎之下的筋缩穴，如果疼痛不能止，就在针刺之后用手按压，一般就可以马上止痛。如果这样还没有效果，就在筋缩穴的附近寻找位置，只要找到了正确的位置，用这种方法马上就可以奏效。

腮部疼痛，应针刺足阳明胃经颊车穴周围的动脉，针刺出血之后就会马上见效；若是不能止痛，用手按人迎穴旁边的动脉，很快就可止痛。

腹部图示

气逆上冲，针刺胸前足阳明胃经的膺窗穴或者屋翳穴，以及胸下的动脉。

腹中疼痛，针刺两侧的天枢穴处的动脉，刺过之后用手按压，马上就好；如果还不能好，就针刺足阳明胃经的气街穴，针刺过后用手按压，马上见效。

痿厥病，将四肢都缠束起来，就会感到闭闷不舒，于是迅速将其解开。这样的治疗方法每天做两次，四肢没有感觉的病人，十天之后就能有感觉了，然后坚持这样的治疗，不要半途而废，直至病愈为止。

呃逆的病，用草刺激病人的鼻腔，打喷嚏之后，呃逆可止；另外，屏住呼吸，到呃逆将至之时，迅速提气，然后呼气，使气下行，这样也很快能止住，或者当发作的时候，突然惊吓他一次，也能治愈。

周痹第二十七

黄帝问于岐伯曰：周痹之在身也，上下移徙，随脉，其上下左右相应，间不容空，愿闻此痛，在血脉之中邪？将在分肉之间乎？何以致是？其痛之移也，间不及下针，其熇痛①之时，不及定治，而痛已止矣，何道使然？愿闻其故。

岐伯答曰：此众痹也，非周痹也。

黄帝曰：愿闻众痹。

岐伯对曰：此各在其处，更发更止，更居更起，以右应左，以左应右，非能周也。更发更休也。

黄帝曰：善。刺之奈何？

岐伯对曰：刺此者，痛虽已止，必刺其处，勿令复起。

注释

①熇痛：熇，聚集之意。熇痛，即疼痛聚集在某一部位。

黄帝问于岐伯说：周痹这个病，病邪在人的身体中随着血脉上下的移动，疼痛的部位左右对称，时时在转移，又连续不断，我想知道这种疼痛是发生在血脉之中还是在分肉之间？又是怎样形成这种病的？这种疼痛转移得如此之快，以至于无法在疼痛的部位下针，当某一个部位的疼痛很明显的时候，还没有来得及决定怎样治疗，疼痛就已经停止了。这是什么样的机制呢？请您告诉我其中的缘故。

岐伯回答说：这是众痹病，而不是周痹病。

黄帝说：我也很想听你说一说众痹这个病。

岐伯回答说：众痹，其病邪分布于身体的各个部位，邪气随时发作，随时停止，随时转移，随时停滞，在症状上也表现为左右影响，左右对称，而不是全身都疼痛。只是这种发作是有时发作，有时休止的。

黄帝说：好。针刺治疗用什么方法呢？

岐伯回答说：一个部位的疼痛虽然很快就停止了，但还是要准确地针刺疼痛发作的那个部位，不要让它再发。

原 文

帝曰：善。愿闻周痹何如？

岐伯对曰：周痹者，在于血脉之中，随脉以上，随脉以下，不能左右，各当其所。

人体内脏

黄帝曰：刺之奈何？

岐伯对曰：痛从上下者，先刺其下以遏之，后刺其上以脱之。痛从下上者，先刺其上以遏之，后刺其下以脱之。

黄帝曰：善。此痛安生？何因而有名？

岐伯对曰：风寒湿气，客于外分肉之间，迫切而为沫，沫得寒则聚,聚则排分肉而分裂也,分裂则痛,痛则神归之,神归之则热,热则痛解,痛解则厥,厥则他痹发,发则如是。

黄帝曰:善。余已得其意矣。

岐伯曰:此内不在脏,而外未发于皮,独居分肉之间,真气不能周,故命曰周痹。故刺痹者,必先切循其上下之六经,视其虚实,及大络之血结而不通,及虚而脉陷空者而调之,熨而通之。其瘈坚①,转引而行之。

黄帝曰:善。余已得其意矣,亦得其事也。九者,经巽②之理,十二经脉阴阳之病也。

足太阴脾经

①瘈坚：指筋脉拘急而坚硬。②九者经巽：巽，音 xùn，顺达之意。九者，指九针。九者经巽，指使用九针使经气通达。

黄帝说：太好了。我还希望您再讲一讲周痹这个病是怎么一回事？

岐伯回答说：周痹的病邪存在于血脉之中，随着血液在身体中流动而遍及全身，所以，在发病的时候，并不是左右对称地发作，而是病邪随血液流动，停在什么地方就在什么地方发病。

黄帝说：那么针刺治疗又如何呢？

岐伯回答说：疼痛是从上至下发展的，就先针刺疼痛部位之下的穴位，使邪气不再继续下传，再针刺其上部疼痛的部位以祛除病邪本身。

黄帝说：好的。那么这种疼痛是怎样产生的呢？又为什么将这种疼痛称作周痹呢？

岐伯回答说：风寒湿的邪气，从外至内逐渐侵入人体的分肉之间，将肌肉之间的津液挤压为汁沫，汁沫因寒冷而凝聚，凝聚为有形之物后就更加排挤分肉而使之分裂，因此而生疼痛，疼痛发生之后，人的注意力就会集中在那个疼痛的部位上，心神集中在这个地方，就会使阳气聚敛，阳气聚而热生，痛因热解，疼痛解除之后，邪气就会继续流窜，在其他的部位聚集，于是疼痛也就随之转移到这一部位了，因此疼痛就会这样此起彼落。

黄帝说：好的。我已经明白这其中的道理了。

岐伯接着说：这种病邪在内并没有深入脏腑之中，在外也没有通过皮表发散出来，而是独留于分肉之间，致使人身的真气不能流畅地在周身贯通，因此叫做周痹。在针刺治疗时，首先要沿着发病的经络，用手指按切诊察，以判断其病是虚是实，以及大络的血脉是不是有淤结不通，以及经脉中有没有下陷空虚的情况，根据症候进行调治。或用熨蒸的方法通其经络，若有牵引疼痛，拘急坚劲的情况，就用按摩导引等方法行其气血。

黄帝说：对。我明白这个病的道理了，也知道了治疗的方法。今天我知道使用九针不但能够能使经气通畅，还能治疗十二经脉阴阳不调的其他很多疾病的。

口问第二十八

原文

黄帝闲居,辟①左右而问于岐伯曰:余已闻九针之经,论阴阳逆顺,六经已毕,愿得口问。

岐伯避席再拜曰:善乎哉问也！此先师之所口传也。

黄帝曰:愿闻口传。

岐伯答曰:夫百病之始生也,皆生于风雨寒暑,阴阳喜怒,饮食居处,大惊卒恐,则血气分离,阴阳破败,经络厥绝,脉道不通,阴阳相逆,卫气稽留,经脉虚空,血气不次,乃失其常。论不在经者,请道其方。

注释

①辟:《太素》作"避",避开之意。可从。

译文

黄帝在独自思考之余,一次他打发走身边所有的人,专门求教岐伯说:我已经学到了九针针术方面的知识,也能判断阴阳顺逆的问题了,对六经也很熟悉,我还想学到一些你从别人的口述中了解的知识。

岐伯听了赶紧从座位上起身,向黄帝跪拜行礼,对黄帝说:问得好啊！这些知识都是先师口授传给我的。

黄帝说:我想听到这些口授相传的知识。

腿部穴位

梁丘
外膝眼
4寸
3寸
足三里
阑尾穴
2寸
1寸
上巨虚

岐伯回答说：各种疾病的发生，大多是风雨寒暑侵袭于外，房事不节，或喜怒过度，饮食失调，起居无常，以及突受惊吓等原因造成体内血气分离而逆乱，阴阳失去平衡，经络闭塞、脉道不通，脉中之气阴阳逆乱，卫气不能如常地敷布于外而滞留于内，经脉虚空，气血循行紊乱，体内的一切平衡都失去正常的运转而造成疾病。在这里我给你讲一讲经典上没有记载的一些相关的医疗知识。

黄帝曰：人之欠①者，何气使然？

岐伯答曰：卫气昼日行于阳，夜半则行于阴。阴者主夜，夜者卧②。阳者主上，阴者主下。故阴气积于下，阳气未尽，阳引而上，阴引而下，阴阳相引，故数欠。阳气尽，阴气盛，则目瞑；阴气尽而阳气盛，则寤矣。泻足少阴，补足太阳。

黄帝曰：人之哕③者，何气使然？

岐伯曰：谷入于胃，胃气上注于肺。今有故寒气与新谷气，俱还入于胃，新故相乱，真邪相攻，气并相逆，复出于胃，故为哕。补手太阴，泻足少阴。

黄帝曰：人之唏④者，何气使然？

岐伯曰：此阴气盛而阳气虚，阴气疾而阳气徐，阴气盛而阳气绝，故为唏。补足太阳，泻足少阴。

①欠：俗称呵欠。②夜者卧：据《甲乙经》《太素》当为"夜者主卧"。③哕：即呃逆证。④唏：同"欷"，人在悲泣时的抽泣声。

译文

黄帝说：人为什么会出现打哈欠的现象？

岐伯回答说：卫气白天行于人身的阳分，夜间行于人身的阴分，阴气主于夜间，夜间人的主要生命活动是睡眠。阳气主生发而向上，阴气主沉降而向下。因此入夜之前，阴气沉积于下，阳气开始入于阴分，但还没有进入的时候，阳气

黄帝内经

引阴气向上,阴气引阳气向下,阴阳相引,于是不停地哈欠。入夜之后,阳气已进入于阴分,所以能够安静地睡眠;到黎明时阴气将尽,而阳气渐盛,就会清醒了。对于这样的病,应该泻足少阴经以抑其阴气,补足太阳经以助其阳气。

胃外部

黄帝说:人患呃逆证,是什么缘故呢?

岐伯说:食物水谷入于胃,经过了胃的腐熟、消化,在脾气的推动之下将精微物质上注于肺。如果胃中素有寒气,饮食水谷进入胃中之后,新生的水谷精微之气与素有的寒气相搏,正邪相攻,二气混杂而上逆,再从胃中逆行而出,而成为呃逆之证。治疗应该补手太阴经,泻足少阴经。

黄帝说:人有经常发生唏嘘抽咽的,是什么缘故呢?

岐伯回答说:这是阴气盛而阳气虚,阴气运行快速而阳气受阻、运行缓慢,甚至阴气亢盛而阳气衰微而造成的。治疗时采取补足太阳经并泻足少阴经的办法。

黄帝曰:人之振寒者,何气使然?

岐伯曰:寒气客于皮肤,阴气盛,阳气虚,故为振寒寒栗,补诸阳。

黄帝曰:人之噫[①]者,何气使然?

岐伯曰:寒气客于胃,厥逆从下上散,复出于胃,故为噫。补足太阴、阳明。

黄帝曰:人之嚏者,何气使然?

岐伯曰:阳气和利,满于心,出于鼻,故为嚏。补足太阳荣[②]、眉本。

①噫：即嗳气。②荣：据杨上善的《太素》当为"荥"。

黄帝说：人有时发生振寒是什么原因造成的？

岐伯回答说：那是阴寒之气留滞于皮肤，所以阴气盛而阳气不足，因此而产生振寒、寒栗的表现，治疗应采用温补或者采取振奋阳气的方法。

黄帝说：人有经常出现嗳气的现象，是什么原因？

岐伯回答说：寒气侵入胃中，扰乱了胃气，胃气不和导致发生上逆，就成为嗳气证。治疗应补足太阴和足阳明经。

黄帝说：人打喷嚏是什么原因呢？

岐伯回答说：阳气和利，满布于一中，并上出于鼻，成为喷嚏。治疗应该补足太阳经的荥穴通谷，并针刺眉根的攒竹。

原　文

黄帝曰：人之嚲^①者，何气使然？

岐伯曰：胃不实则诸脉虚；诸脉虚则筋脉懈惰；筋脉懈惰则行阴用力，气不能复，故为嚲。因其所在，补分肉间。

黄帝曰：人之哀而泣涕出者，何气使然？

岐伯曰：心者，五脏六腑之主也；目者，宗脉之所聚也，上液之道也；口鼻者，气之门户也。故悲哀愁忧则心动，心动则五脏六腑皆摇，摇则宗脉感，宗脉感则液道开，液道开，故泣涕出焉。液者，所以灌精濡空窍者也，故上液之道开则泣，泣不止则液竭；液竭则精不灌，精不灌则目无所见矣，故命曰夺精。补天柱经侠颈。

黄帝曰：人之太息者，何气使然？

岐伯曰：忧思则心系急，心系急则气道约，约则不利，故太息以伸出之。补手少阴、心主、足少阳留之也。

黄帝曰：人之涎下者，何气使然？

岐伯曰：饮食者皆入于胃，胃中有热则虫动，虫动则胃缓，胃缓则廉泉开，故涎下。补足少阴。

黄帝曰：人之耳中鸣者，何气使然？

岐伯曰：耳者，宗脉之所聚也，故胃中空则宗脉虚，虚则下，溜脉有所竭者，故耳鸣。补客主人，手大指爪甲上与肉交者也。

黄帝曰：人之自啮舌者，何气使然？

岐伯曰：此厥逆走上，脉气辈至也。少阴气至则啮舌，少阳气至则啮颊，阳明气至则啮唇矣。视主病者，则补之。

凡此十二邪者，皆奇邪之走空窍者也。故邪之所在，皆为不足。故上气不足，脑为之不满，耳为之苦鸣，头为之苦倾，目为之眩。中气不足，溲便为之变，肠为之苦鸣。下气不足，则乃为痿厥心悗。补足外踝下留之。

黄帝曰：治之奈何？

岐伯曰：肾主为欠，取足少阴。肺主为哕，取手太阴、足少阴；唏者，阴盛阳绝，故补足太阳，泻足少阴；振寒者，补诸阳；噫者，补足太阴、阳明；嚏者，补足太阳、眉本；亸①，因其所在，补分肉间。泣出，补天柱经侠颈，侠颈者，头中分也；太息，补手少阴、心主、足少阳留之；涎下，补足少阴；耳鸣，补客主人，手大指爪甲上与肉交者；自啮舌，视主病者则补之。目眩头倾，补足外踝下留之；痿厥心悗，刺足大指间上二寸，留之，一日足外踝下留之。

①亸：音 duǒ，下垂的样子。这里指全身无力，四肢酸困。

译文

黄帝说：人出现浑身乏力、四肢疲困的症状是什么原因？

岐伯回答说：胃气虚，人体经脉气血不足，因此筋骨肌肉也由于营养的缺失变得乏力，在这个时候，要是强行入房，元气大损，气不能马上恢复，就出现了亸病。因其病变主要发生在肌肉之间，治疗时就应该根据病症发生的具体部位，

足阳明胃经

在分肉之间用补法进行针刺治疗。

黄帝说:人在痛苦的时候鼻涕和眼泪都会流出,是什么原因?

岐伯回答说:心是五脏六腑的主宰;目是诸多经脉汇聚的地方,五脏六腑的经气上注于目,也是经气由上而外泻的通道;口鼻为气之门户。所以喜怒哀乐的情绪会牵动心神,心神不安就会使五脏六腑皆受影响,继而波及各经脉,经脉的波动使得各条排泄液体的通道尽皆开放,液道开放,所以鼻涕和眼泪会同时涌出;人体中的液体,有灌输精微物质以濡养各个孔窍的作用,所以当上液之道开放而流眼泪的时候,就会损耗精液,哭泣不止就可以耗竭精液使其无以输布,精液不能灌输孔窍则双目失明,名为夺精。治疗应补足太阳经侠颈部的天柱穴。

黄帝说:人常常有叹息的时候,是什么原因造成的?

岐伯回答说:过于忧思会造成心系拘急,心系拘急就会使气道受到约束,受到约束就会使气行不畅,因此深长地呼吸才能使得气机得以舒缓。治疗应补手少阴经、手厥阴经、足少阳经,并采用留针法。

黄帝说:流涎是什么原因造成的?

岐伯回答说:饮食水谷进入胃中,胃中有热,胃中的寄生虫因受热而蠕动,就会使胃气迟缓,胃通于口,胃气迟缓使得舌下的廉泉穴开张,口开而涎出不收。由于足少阴肾经结于廉泉,故治疗以针刺足少阴肾经以补肾水。

黄帝说:耳鸣的症状是什么原因造成的呢?

岐伯回答说:耳是人身宗脉聚集的地方,若胃中空虚,水谷精微供给不足,则宗脉无以为养,脉中亦空虚,宗脉虚则阳气不升,精微不得上达,入耳的经脉气血不得充养而耗伤,而致耳中鸣响。治疗时应在足少阳胆经的客主人穴及位于手大指爪甲角的手太阴肺经的少商穴,以补法针刺。

黄帝说:人有时自咬其舌,是什么原因?

岐伯回答说:这类疾病是由于厥气上逆,影响到各条经脉的脉气而分别上逆所致。若是少阴脉气上逆,因足少阴肾经通到舌的根部,所以会自咬其舌;若是少阳经脉气上逆,因少阳经脉行于两颊部位,就会自咬其颊;若是阳明经脉气上逆,因阳明经脉环绕口唇部,所以会咬唇。治疗应根据发病的部位,确定病在何经,施以扶正祛邪的方法针刺治疗。

上面所说到的十二种病邪,都是邪气侵入孔窍所致的病症。邪气之所以能侵入这些部位,都是由正气不足引起的。凡是上焦气不足的病症,就会使得脑髓不充,有空虚之感,耳鸣,头部支撑无力而低垂,双目晕眩;中焦气不足,二便不调,肠中鸣响;下焦气不足,两足微弱无力而厥冷,心中窒闷,治疗应该用留针的补益方法刺足太阳经位于足外踝后部的昆仑穴。

黄帝说:以上的这些疾病应该怎样来治疗?

岐伯回答说:上述的几种病,肾气所主的呵欠病,应补足少阴肾经的穴位;肺气所主的呃逆病,应补手太阴、足少阴经;唏嘘是阴盛阳衰的病症,应补足太阳、泻足少阴;身上发冷的振寒证,应补各条阳经上的穴位;嗳气病,补足太阴、足阳明经的穴位;时作喷嚏的,应补足太阳的攒竹穴;肢体懈惰无力,根据发病部位,补分肉间;哭泣而涕泪俱出的,当补位于颈项之后中行两旁的足太阳经的天柱穴;叹气时作的,应补手少阴心经、手厥阴心包经以及足少阳胆经,针刺留针;口角流涎,应补足少阴肾经;耳鸣,应补足少阳胆经的客主人穴,以及位于手大指爪甲角部的手太阴肺经的少商穴;自咬其舌的,应根据发病的部位所属经脉而分别使用补法;双目昏眩、头垂无力的,补足外踝足大指本节之后二寸处,用留针的方法针刺,还可以在足外踝后的昆仑穴处用留针刺。

师传第二十九

黄帝曰:余闻先师,有所心藏,弗著于方[1],余愿闻而藏之,则而行之,上以治民,下以治身,使百姓无病,上下和亲,德泽下流,子孙无忧,传于后世,无有终时,可得闻乎?

岐伯曰:远乎哉问也!夫治民与自治,治彼与治此,治小与治大,治国与治家,未有逆而能治之也,夫惟顺而已矣。顺者,非独阴阳脉论气之逆顺也,百姓人民皆欲顺其志也。

黄帝曰:顺之奈何?

岐伯曰:入国问俗,入家问讳,上堂问礼,临病人问所便[2]。

注释

①方:指古代记载文字的木板。②病人问所便:便,相宜之意。病人问所便,指对病人最为相宜的治法。

译文

黄帝说:我听说先师有些医学心得,没有记载到书籍中,我愿意听取这些宝贵经验,并把它铭记在心,以便作为准则加以奉行。这样,既可以治疗民众的疾病,又可以保养自己的身体。使百姓免受疾病之苦,所有的人都身体健康、精神愉快。并让这些宝贵经验永远造福于后代，使后世的人们不必担心疾病的困扰。你能把这些宝贵经验讲给我听吗？

岐伯说：你所提的问题意义很深远，无论治民、治身、治此、治彼，治理大事小事以及治国理家，没有违背常规而能治理好的，只有顺应其内在的客观规律，才能处理好各种事情。所谓的顺，不仅是指阴阳、经脉、气血循行的顺逆，还包括了广大人民的情志顺逆。

黄帝问：怎样才能做到顺应呢？

岐伯说：当进入一个国家，要首先了解当地的风俗习惯；到了一个家庭，应当首先了解人家有什么忌讳；进入别人的居室，要问清礼节；临证时，要问清病人的喜好，以便更好地诊治疾病。

黄帝曰：便病人奈何？

岐伯曰：夫中热消瘅①，则便寒；寒中之属，则便热。胃中热则消谷，令人县②心善饥，脐以上皮热。肠中热，则出黄如糜，脐以下皮寒。胃中寒，则腹胀。肠中寒，则肠鸣飧泄。胃中寒，肠中热，则胀而且泄；胃中热，肠中寒，则疾饥，小腹痛胀。

黄帝曰：胃欲寒饮，肠欲热饮，两者相逆，便之奈何？且夫王公大人，血食③之君，骄恣从欲轻人，而无能禁之，禁之则逆其志，顺之则加其病，便之奈何？治之何先？

岐伯曰：人之情，莫不恶死而乐生，告之以其败，语之以其善，导之以其所便，开之以其所苦，虽有无道之人，恶有不听者乎？

黄帝曰：治之奈何？

岐伯曰：春夏先治其标，后治其本；秋冬先治其本，后治其标。

黄帝曰：便其相逆者奈何？

岐伯曰：便此者，食饮衣服，亦欲适寒温，寒无凄怆④，暑无出汗。食饮者，热无灼灼⑤，寒无沧沧⑥。寒温中适，故气将持，乃不致邪僻也。

黄帝曰：《本脏》以身形支节腘肉，候五脏六腑之小大焉。今夫王公大人，临朝即位之君，而问焉，谁可扪循之，而后答乎？

岐伯曰：身形支节者，脏腑之盖也，非面部之阅也。

黄帝曰：五脏之气，阅于面者，余已知之矣，以肢节而阅之，奈何？

岐伯曰：五脏六腑者，肺为之盖，巨肩陷咽，候见其外。

黄帝曰：善。

岐伯曰：五脏六腑，心为之主，缺盆为之道，骺骨有余以候髑骬。

黄帝曰：善。

岐伯曰：肝者，主为将，使之候外，欲知坚固，视目小大。

黄帝曰：善。

岐伯曰：脾者，主为卫，使之迎粮，视唇舌好恶，以知吉凶。

黄帝曰：善。

岐伯曰：肾者，主为外，使之远听，视耳好恶，以知其性。

黄帝曰：善。愿闻六腑之候。

岐伯曰：六腑者，胃为之海，广骸、大颈、张胸，五谷乃容。鼻隧以长，以候大肠。唇厚、人中长，以候小肠。目下果大，其胆乃横。鼻孔在外，膀胱漏泄。鼻柱中央起，三焦乃约，此所以候六腑者也。上下三等，脏安且良矣。

注释

①消瘅：即消渴病，分为上、中、下三消，此处指中消表现为多食易饥。
②县：同悬。③血食：指吃荤而言。④凄怆：形容寒冷很重的样子。⑤灼灼：灼，烧炙也。在此指饮食物过烫。⑥沧沧：沧，沧凉寒冷之意。此处指饮食物过凉。

译文

黄帝说：怎样通过了解病人的好恶来诊察疾病的性质？

岐伯说：因内热而致多食易饥的消渴病，病人喜欢寒，得寒就会感到舒适；属于寒邪内侵一类的病，病人喜欢热，得到热就会感到舒适；胃中有热邪，则饮食物容易消化，使病人常有饥饿和胃中空虚难忍的感觉，同时感到脐以上腹部的皮肤发热；肠中有热邪积滞则排泄黄色如稀粥样的粪便，脐以下小腹部有发冷的感觉；胃中有寒邪，则出现腹胀；肠中有寒邪则出现肠鸣腹泻及粪便中有不消化的食物。胃中有寒邪而肠中有热邪的寒热错杂证，则表现为腹胀而兼见泄泻;胃中有热邪而肠中有寒邪的寒热错杂证,则表现为容易饥饿而兼见小腹胀痛。根据这些,就能大致判定疾病的性质。

黄帝说:胃中有热而欲得寒饮,肠中有寒而欲得热饮,二者相互矛盾。遇到这种情况怎样做才能顺应病情呢?还有那些有着高官厚禄、生活优裕的人,骄横自大,恣意妄行,轻视别人而不肯接受规劝,如果规劝他遵守医嘱就会违背他的意愿,但如果顺从他的意愿,就会加重其病情,在这种情况下,又应当如何处置呢?

岐伯说:愿意生存而害怕死亡,是人之常情,因此,应当对病人进行说服和开导,告诉他们不遵守医嘱的危害,说清楚遵从医嘱对恢复健康的好处。同时诱导病人接受适宜他的养生和保健方法,指明任何不适合恢复健康的行为都只会带来更大的痛苦,照这样去做的话,即使再不通情理的人也不会不听从吧!

黄帝说:那怎样进行治疗呢?

岐伯说:春夏之际,阳气充沛体表,应先治其在外的标病,后治其在内的本病;秋冬之际,精气敛藏于内,应先治其在内的本病,而后治其在外的标病。

黄帝说:对于那种性情与病情相矛盾的情况,应当如何处置才合适呢?

岐伯说:在这种情况下,要让病人调整饮食起居,顺应天气变化。天冷时,应当加厚衣服而不要着凉;天热时,应当减少衣服而不要热得出汗,饮食也不要过冷过热,而应寒热适中。由此人的正气就能固守于体内,邪气就不会进一步侵害人体了。

黄帝说:在《本脏》篇中提到,根据人的形体和四肢、关节及隆起的肌肉,可以测知五脏六腑的大小。但是如果在位的统治者以及地位显贵的王公大人想知道自己的身体情况,谁又敢抚摸他们的身体进行检查,然后再答复他们呢?

岐伯说:形体、四肢、关节是覆盖在五脏六腑的外围组织,和内脏有一定的关系,这与直接观察面部情况的方法不同,但对于这些人还是可以采用望面部的方法来进行推断。

黄帝说:通过诊察面部色泽来推测五脏精气的方法,我已经知道了。那怎样根据形体肢节的情况推测内脏的情况呢?

岐伯说:在五脏六腑中,以肺的位置最高,而为五脏六腑的华盖,则可通过肩部的上下动态,咽部的升陷情况,来测知肺的虚实。

黄帝说:对。

岐伯说:心为五脏六腑的主宰,缺盆为血脉运行的主要通路,观察缺盆两旁肩端骨距离的远近,再配合观察胸骨剑突的长短,就可以测知心脏的大小坚脆等情况;

黄帝说:对。

岐伯说:肝为将军之官,开窍于目,欲知肝脏的坚固情况,则可以通过观察眼睛的大小来进行判断。

黄帝说:对。

岐伯说:脾运化和输布水谷精微,从而具有充养人体而卫外的能力。它的强弱,可直接表现在食欲方面,所以通过观察唇舌口味的情况,可以推断脾病预后的好坏。

黄帝说:好。

岐伯说:肾脏的功能表现在外的就是人的听觉,因此根据耳朵听力的强弱,就可以判断肾脏的虚实。

黄帝说:对。我还想听你再讲一下测候六腑的方法。

岐伯说:测候六腑的方法如下。胃为水谷之海,是容纳水饮食物的器官,如果颊部肌肉丰满、颈部粗壮、胸部宽阔,胃容纳水谷的量就多。鼻道深长,可以推测大肠的功能正常。口唇厚,人中沟长,可推测小肠的功能正常。下眼睑大,胆气就强。鼻孔向外掀,则膀胱不能够正常的存储尿液而致小便漏泄。鼻梁中央高起的,则三焦固密功能正常。这些就是用来测候六腑情况的方法。总之,面部的上、中、下三部相等,则内脏功能正常而安定。

决气第三十

黄帝曰:余闻人有精、气、津、液、血、脉,余意以为一气耳,今乃辨为六名,余不知其所以然。

岐伯曰:两神相搏,合而成形,常先身生,是谓精。

何谓气?

岐伯曰:上焦开发,宣五谷味,熏肤、充身、泽毛,若雾露之溉,是谓气。

何谓津？

岐伯曰：腠理发泄，汗出溱溱①，是谓津。

何谓液？

岐伯曰：谷入气满，淖泽②注于骨，骨属屈伸，泄泽补益脑髓，皮肤润泽，是谓液。

何谓血？

岐伯曰：中焦受气，取汁变化而赤，是谓血。

何谓脉？

岐伯曰：壅遏③营气，令无所避，是谓脉。

注释

①溱：音 zhēn，这里形容汗出很多的样子。②淖泽：淖，音 nào，泥沼，这里引申为满溢的意思。泽，即润泽之意。③壅遏：指约束营血，使之行于一定的路径。

译文

黄帝说：我听说人体有精、气、津、液、血、脉的说法，我认为这些不过是一种气罢了，现在却把它分为六种，我不懂这是怎么回事。

岐伯说：男女交合之后，可以产生新的生命体，在形体出现以前，构成人体的基本物质，就叫做精。

黄帝问：什么是气？

岐伯说：上焦把饮食精微物质宣发布散到全身，可以温煦皮肤、充实形体、滋润毛发，就像雾露灌溉各种生物一样，这就叫做气。

黄帝问：什么是津？

岐伯说：肌腠疏泄太过，汗出过多。这样的汗就叫做津。

黄帝问：什么是液？

岐伯说：饮食入胃，水谷精微充满于周身，外溢部分输注于骨髓中，使关节曲伸灵活；渗出的部分可以补益脑髓，散布到皮肤，保持皮肤润泽的物质，就叫做液。

黄帝问：什么是血？

岐伯说：位于中焦的脾胃接纳饮食物，吸收其中的精微物质，经过气化变成红色的液体，这就叫做血。

黄帝问：什么是脉？

岐伯说：约束营血，使之不能向外流溢，就叫做脉。

黄帝曰：六气者，有余不足，气之多少，脑髓之虚实，血脉之清浊，何以知之？

岐伯曰：精脱者，耳聋；气脱者，目不明；津脱者，腠理开，汗大泄；液脱者，骨属屈伸不利，色夭[1]，脑髓消，胫酸，耳数鸣；血脱者，色白，夭然不泽，脉脱者其脉空虚，此其候也。

[1]色夭：指皮肤面色枯槁无华。

译文

黄帝问：上述精、气、津、液、血、脉六气的有余和不足各有什么表现？如何才能了解气的多少、脑髓的虚实、血脉的清浊呢？

岐伯说：精的大量耗损，会使人耳聋；气虚的，可使人的眼睛看不清东西；津虚的，腠理开泄，使人大量汗出；液虚的，四肢关节屈伸不利，面色枯槁没有光泽，脑髓不充满，小腿酸软，经常耳鸣；血虚的，面色苍白而不润泽；脉虚的，脉管空虚下陷，从这些就可以了解六气异常的表现。

黄帝曰：六气者，贵贱何如？

岐伯曰：六气者，各有部主[1]也，其贵贱善恶，可为常主，然五谷与胃为大海也。

①各有部主：即六气各有所主之部，如肾主精、脾主津液、肺主气、心主脉等。

黄帝问：六气对人体作用的重要性有何不同？

岐伯说：六气分别统领于各自的脏器，它们在人体中的重要性及功能的正常与否，都取决于其所归属的脏器的情况。但是，六气都是五谷精微所化生的，而这些精微物质又化生于胃，因此胃是六气化生的源泉。

肠胃第三十一

原　文

黄帝问于伯高曰：余愿闻六腑传谷者，肠胃之小大长短，受谷之多少奈何？

伯高曰：请尽言之，谷所从出入浅深远近长短之度：唇至齿长九分，口广二寸半。齿以后至会厌①，深三寸半，大容五合②。舌重十两，长七寸，广二寸半。咽门重十两，广一寸半，至胃长一尺六寸，胃纡曲屈，伸之，长二尺六寸，大一尺五寸，径五寸，大容三斗五升。小肠后附脊，左环回周迭积，其注于回肠者，外附于脐上。回运环十六曲，大二寸半，径八分分之少半，长三丈二尺。回肠当脐，左环回周叶积③而下，回运环反十六曲，大四寸，径一寸寸之少半，长二丈一尺。广肠傅脊④，以受回肠，左环叶积，上下辟，大八寸，径二寸寸之大半，长二尺八寸。肠胃所入至所出，长六丈四寸四分，回曲环反，三十二曲也。

注释

①会厌：在气管和食管的交汇处，是覆盖气管的一个器官。②合：古代容量单位，每十合为一升。③叶积：就是叠积的意思。④傅脊：在脊椎附近的意思。

译文

黄帝向伯高问道：我想了解一下六腑之中消化器官的状况，关于肠胃等脏器的大小、长短及容纳饮食物的数量的多少是怎样的情况？

伯高说：请让我详细地给你讲一下，饮食物的出入及深浅、远近、长短的度数是这样的：口唇到牙齿间的距离是九分，两口角的宽度是二寸半，从牙齿向后到会厌的距离是三寸半，整个口腔可容纳五合食物。舌的重量是十两，长七寸，宽二寸半，咽门的重量也是十两，宽一寸半。从咽门至胃的长度是一尺六寸，胃的形态是迂屈曲折的，伸直了长二尺六寸，外周长一尺五寸，直径五寸，能容纳饮食物三斗五升。小肠在腹腔依附于脊柱之前，向左环绕重叠，下口注于回肠，在外依附在脐的上方，小肠共计环绕重叠十六个弯曲，外周长二寸半，直径八分又三分之一分，长三丈二尺。回肠在脐部向左回环，环绕重叠向下延伸，也有十六个弯曲，外周长四寸，直径一寸又三分之一寸，共长二丈一尺。广肠附于脊前与回肠相接，向左环绕重叠于脊椎之前由上到下逐渐宽大，最宽处周长八寸，直径二寸又三分之二寸，长二尺八寸。整个消化道从食物入口至代谢物排出，总长度是六丈又四寸四分，共计有三十二个弯曲。

黄帝内经

平人绝谷第三十二

黄帝曰：愿闻人之不食，七日而死，何也？

伯高曰：臣请言其故。胃大一尺五寸，径五寸，长二尺六寸，横屈受水谷三斗五升，其中之谷，常留二斗，水一斗五升而满，上焦泄气，出其精微，慓悍滑疾，下焦下溉诸肠。小肠大二寸半，径八分分之少半，长三丈二尺，受谷二斗四升，水六升三合合之大半。回肠大四寸，径一寸寸之少半，长二丈一尺，受谷一斗，水七升半。广肠大八寸，径二寸寸之大半，长二尺八寸，受谷九升三合八分合之一。肠胃之长，凡五丈八尺四寸①，受水谷九斗二升一合合之大半，此肠胃所受水谷之数也。平人则不然，胃满则肠虚，肠满则胃虚，更虚更满，故气得上下，五脏安定，血脉和利，精神乃居，故神者，水谷之精气也。故肠胃之中，当留谷二斗，水一斗五升。故平人日再后②，后二升半，一日中五升，七日五七三斗五升，而留水谷尽矣。故平人不食饮七日而死者，水谷精气津液皆尽故也。

①五丈八尺四寸：此数加上上篇唇至齿长九分，齿至会厌长三寸半，咽门至胃长一尺六寸，共为六丈又四寸四分，这样与上篇之总数相符。②日再后：是一日两次大便的意思。

译文

黄帝说：正常的人七天不饮食就会死亡，我想知道这是什么原因？

伯高说：请允许我谈一谈其中的道理。胃的周长是一尺五寸，直径五寸，长二尺六寸，其形弯曲，能容纳三斗五升饮食，在通常情况下存留二斗食物和一斗五升水就满了。上焦具有输布精气的功能，也就是能够将中焦化生的精微物质布散全身，其中包括运行快速滑利的阳气，其余部分在下焦灌注到诸肠当中。小肠的周长是二寸半，直径八分又三分之一分，长三丈二尺，能容纳二斗四升食物和六升三合又三分之二合水。回肠的周长是四寸，直径一寸又三分之一寸，长二丈一尺，能容纳一斗食物和七升半水。直肠的周长是八寸，直径二寸又三分之二寸，长二尺八寸，能容纳食物九升三合又八分之一合。肠胃的总长度，共计五丈八尺四寸，能容纳九斗二升一合又三分之二合饮食物，这就是肠胃能容纳饮食物的总数量。健康的人并不是上面所讲的那样，而是在胃中充满饮食物的时候，肠中是空虚无物的，当肠中充满饮食物的时候，胃中又没有饮食物了。这样，肠胃总是处于充满和空虚交替的状态，这样气才能够布散全身上下畅行。五脏功能正常，血脉调和通畅，精神才能旺盛。所以说神就是由饮食物的精微物质所化生。在人的肠胃中，一般存留二斗食物和一斗五升的水。健康人每天大便二次，每次排泄约二升半，一天就排出五升，七天共排出三斗五升，这样原来存留在肠胃的饮食物都排泄完了。因此健康人七天不进饮食就会死亡，这是饮食物化生的精微物质以及津液消耗枯竭的缘故。

黄帝内经

海论第三十三

黄帝问于岐伯曰：余闻刺法于夫子，夫子之所言，不离于营卫血气。夫十二经脉者，内属于腑脏，外络于肢节，夫子乃合之于四海乎？

岐伯答曰：人亦有四海、十二经水。经水者，皆注于海，海有东西南北，命曰四海。

黄帝曰：以人应之奈何？

岐伯曰：人有髓海，有血海，有气海，有水谷之海，凡此四者，以应四海也。

黄帝曰：远乎哉！夫子之合人天地四海也，愿闻应之奈何？

岐伯答曰：必先明知阴阳表里荥输所在，四海定矣。

黄帝曰：定之奈何？

岐伯曰：胃者水谷之海，其输上在气街（冲），下至三里；冲脉者，为十二经之海，其输上在于大抒，下生于巨虚之上下廉；膻中者，为气之海，其输上在于柱骨之上下，前在于人迎。脑为髓之海，其输上在于其盖，下在风府。

黄帝曰：凡此四海者，何利何害？何生何败？

岐伯曰：得顺者生，得逆者败；知调者利，不知调者害。

黄帝曰：四海之逆顺奈何？

岐伯曰：气海有余者，气满胸中，悗息①面赤；气海不足，则气少不足以言。血海有余，则常想其身大，怫然②不知其所病；血海不足，亦常想其身小，狭然③不知其所病。水谷之海有余，则腹满；水谷之海不足，则饥不受谷食。髓海有余，则轻劲多力，自过其度④；髓海不足，则脑转耳鸣，胫痠眩冒，目无所见，懈怠安卧。

黄帝曰：余已闻逆顺，调之奈何？

岐伯曰：审守其输，而调其虚实，无犯其害，顺者得复，逆者必败。

黄帝曰：善。

 注 释

①悗息：悗，音 mán。悗息，即胸满喘息，是气海有实邪的主要症状之一。②怫然：怫，怫郁的意思。怫然形容重滞郁闷的样子。③狭然：狭，狭隘的意思。狭然形容自觉狭小的样子。④轻劲多力，自过其度：狂躁妄动，其动作显得轻巧敏捷，常较平素轻劲力大。

译 文

黄帝问岐伯说：我听您讲述刺法，所谈的内容总离不开营卫气血。那么运行营卫气血的十二经脉，在内部联属于脏腑，在外部维系着肢节，您能把十二经脉与四海结合起来谈一下吗？

岐伯说：自然界有东西南北四个海，称为四海，河水都要流注到海中。人也有像自然界那样的四海和十二条大的河流，称为四海和十二经脉。

黄帝说：人体四海是怎样与自然界的四海相应的呢？

岐伯说：人体有髓海、血海、气海和水谷之海，这四海与自然界的四海相对应。

黄帝说：这个问题真深远啊！您把人体的四海与自然界的四海联系起来，我想听一下它们之间到底是如何相应的呢？

岐伯说：必须首先明确地了解人身的阴阳、表里和经脉的流行输注的具体部位，然后才可以确定人身的四海。

黄帝说：四海及其重要经脉的部位是怎样确定的呢？

岐伯说：胃的功能是接受容纳饮食物，是气血生化之源，故称为水谷之海。它的输穴部位，在上部是气冲穴，下部是足三里穴。冲脉与十二经脉有密切联系，可以灌注五脏六腑和阴阳诸脉，故称为十二经之海。它的输穴部位，在上部是大抒穴，在下部是上巨虚和下巨虚。膻中是宗气汇聚的地方，所以称为气海。它的输穴部位，在上部是天柱骨（即第七颈椎）上边的哑门穴和天柱骨下边的大椎穴，在前部是人迎穴。髓充满于脑，所以称为髓海。它的输穴部位在上是头顶正中的百会穴,下边是风府穴。

黄帝说:以上这四海的功能,对于人体什么样算是正常?什么样才算是反常呢?怎样才能促进人的生命活动?怎样就会使人体虚弱衰败呢?

岐伯说:四海功能正常,就会促进人体的生命活动;四海功能失常,就会使生命活动受到损害。懂得调养四海的,就有利于健康,不懂得调养四海的,就有害于健康。

黄帝说:人身四海的正常、反常有什么样表现呢?

岐伯说:气海邪气亢盛,就会出现胸中满闷,呼吸喘促,面色红赤;气海不足,就会出现呼吸短浅,讲话无力。血海邪气亢盛,就会觉得自己身体胀大,郁闷不舒,但也不知道是什么病;血海不足,总是觉得自己身体狭小,意志消沉,但是也说不出患了什么病。水谷之海邪气亢盛,就会出现腹部胀满;水谷之海不足,就会出现即使感觉到饥饿也不愿意饮食。髓海邪气亢盛则狂躁妄动,举止失常,其动作显得轻巧敏捷,皆非平常所能达到;髓海不足。就会出现头晕耳鸣,腿疲软无力,眼目昏花而头昏闷,身体疲倦乏力嗜睡。

黄帝说:我已经了解四海正常、反常的表现了,那么又如何调理治疗四海异常呢?

岐伯说:应当仔细地审查并掌握四海的输注部位来调理治疗四海的偏虚偏实的病证,补虚泻实,切忌不要违背虚证用补法和实证用泻法的治疗原则。能够遵循这样的治疗法则,人体就能健康;违背这样的治疗规律,人体就会败坏无救。

黄帝说:说得好。

五乱第三十四

　　黄帝曰：经脉十二者，别为五行，分为四时，何失而乱？何得而治？

　　岐伯曰：五行有序，四时有分，相顺则治，相逆则乱。

　　黄帝曰：何谓相顺？

　　岐伯曰：经脉十二者，以应十二月。十二月者，分为四时。四时者，春秋冬夏，其气各异，营卫相随，阴阳已和，清浊不相干，如是则顺之而治。

　　黄帝曰：何谓逆而乱？

　　岐伯曰：清气在阴，浊气在阳，营气顺脉，卫气逆行[1]，清浊相干，乱于胸中，是谓大悗。故气乱于心，则烦心密嘿[2]，俯首静伏；乱于肺，则俯仰喘喝，接手以呼；乱于肠胃，则为霍乱；乱于臂胫，则为四厥；乱于头，则为厥逆，头重眩仆。

　　①卫气逆行：卫气属阳，日行于阳，夜行于阴。逆行即是应在阳而反入于阴，应在阴而反出于阳，不按常规运行。②密嘿：嘿，同默。密嘿，沉默、静寂的意思。

黄帝内经

黄帝说：人身的十二经脉，其属性分别与五行相合，又与四时相应，但不知因何失调而引起脉气运行的逆乱？又是什么原因使它正常运行？

　　岐伯说：木、火、土、金、水五行的生克有一定的内在顺序，春、夏、秋、冬四季的变化也是有一定的规律的，而人体经脉的运行，也要与五行四季的规律相适应，才可以保持正常的活动，如果违反了这些规律就会引起经脉的运行紊乱。

　　黄帝说：怎样才能做到相互顺应的呢？

　　岐伯说：人身十二经脉与一年的十二月相应。十二个月分为四季，就是春、夏、秋、冬四季，这四季的气候特点各不相同，人体与之相适应，也有相应的差别。人体营气与卫气是内外相随，运行有序，阴阳互相协调，清气与浊气的运行也不互相干扰侵犯，这样就能顺应自然界的变化而使经脉运行正常。

　　黄帝说：那逆乱的反常情况是什么样的呢？

　　岐伯说：清阳之气应上升居于上部外部，浊阴之气应沉降居于下部内部，如果清气不能上升反居于下部内部，浊气不能下降反居于上部外部就是经气逆乱。营气顺脉而行，而卫气运行却不循常规，这样清浊相扰，乱于胸中就叫做大愧。气乱于心，可见心中烦闷，沉默不言，低头静伏而不欲动；气乱于肺，使人俯仰不安，喘息喝喝有声，两手按于胸前而呼吸；气乱于肠就会发生吐泻交作的霍乱；气乱于手臂足胫部，就会见四肢厥冷；气乱于头，就会见厥气上逆，头重眩晕，甚至仆倒在地。

原文

　　黄帝曰：五乱者，刺之有道乎？

　　岐伯曰：有道以来，有道以去，审知其道，是谓身宝①。

　　黄帝曰：善。愿闻其道。

　　岐伯曰：气在于心者，取之手少阴心主之输。气在于肺者，取之手太阴荣，足少阴输。气在于肠胃者，取之足太阴，阳明，不下者，取之三里。气在于头者，取之天柱、大杼，不知，取足太阳荣输。气在于臂足，取之先去血脉，后取其阳明，少阳之荣输。

　　黄帝曰：补泻奈何？

岐伯曰：徐入徐出，谓之导气②。补泻无形，谓之同精。是非有余不足也，乱气之相逆也。

黄帝曰：允③乎哉道！明乎哉论！请著之玉版，命曰治乱也。

注释

①身宝：马莳释为"养生之宝"，含有养生要点的意思。②徐入徐出，谓之导气：即慢慢的进针和出针，以导引经气，俗称"平补平泻"。③允：恰当。

译文

黄帝说：对五乱的病证针刺有一定的规律吗？

岐伯说：疾病的发生发展是有规律的，其治疗方法也有一定的规律，因此探明疾病的发生发展规律以及治疗规律，这对维护人体功能正常是很重要的。

黄帝说：好，我想听你讲讲关于治疗方面的规律。

岐伯说：气乱于心的，应针刺手少阴心经的输穴神门和手厥阴心包经的输穴大陵；气乱于肺的，应针刺手太阴肺经的荥穴鱼际和足少阴肾经的输穴太溪；气乱于肠胃的，应针刺足太阴脾经和足阳明胃经的输穴，如果不能治愈，可以再针刺足三里穴；气乱于头的，应针刺足太阳膀胱经的天柱穴和大杼穴，如果不能奏效，可再针刺足太阳膀胱经的荥穴通谷和输穴束骨；气乱于手臂足胫部的，如有淤血可首先在相应部位的血脉上针刺放血，然后针刺再取手阳明大肠经的荥穴二间、输穴三间和手少阳三焦经的荥穴液门、输穴中渚治疗上肢的病变，取足阳明胃经的荥穴内庭、输穴陷谷和足少阳胆经的荥穴侠溪、输穴足临泣治疗下肢的病变。

黄帝说：如何运用补泻的手法呢？

岐伯说：慢慢地进针慢慢地出针，这种手法叫做导气。在不运用明显的补泻手法的情况下，这称为同精。因为上述五乱病既不是邪气有余的实证，也不是正气不足的虚证，只是气机逆乱形成的病变，所以采用这种手法。

黄帝说：这些治疗方法十分恰当！上面的分析也是明白确切！请把这些记在玉版上，就叫做治乱吧。

胀论第三十五

黄帝曰：脉之应于寸口，如何而胀？

岐伯曰：其脉大坚以涩者，胀也。

黄帝曰：何以知脏腑之胀也？

岐伯曰：阴为脏，阳为腑。

黄帝曰：夫气之令人胀也，在于血脉之中耶，脏腑之内乎？

岐伯曰：三者皆存焉，然非胀之舍也。

黄帝曰：愿闻胀之舍。

岐伯曰：夫胀者，皆在于脏腑之外，排脏腑而郭胸胁①，胀皮肤，故命曰胀。

黄帝曰：脏腑之在胸胁腹里之内也，若匣匮之藏禁器②也，各有次舍，异名而同处，一域之中，其气各异，愿闻其故。

黄帝曰：未解其意，再问③。

岐伯曰：夫胸腹，脏腑之郭也；膻中者，心主之宫城也；胃者，太仓也；咽喉、小肠者，传送也；胃之五窍者④，闾里⑤门户也；廉泉、玉英者，津液之道也。故五脏六腑者，各有畔界，其病各有形状。营气循脉，卫气逆为脉胀；卫气并脉循分，为肤胀。三里而泻，近者一下，远者三下，无问虚实，工在疾泻。

①郭胸胁：郭，《甲乙经》中作"廓"。郭胸胁，是充斥，扩张于胸廓之意。
②禁器：禁止随意观看的秘密物件。③"黄帝曰：未解其意，再问"：《甲乙经》中

无此九字,且此句与上下文不相衔接,疑是衍文,故不译。④胃之五窍:指咽门、贲门、幽门、阑门、魄门等五个胃气运行所经过的消化道的孔窍门户。⑤闾里:闾,音吕,古称二十五户为一闾,五十户为里。闾里,在此比喻胃肠中聚留的饮食物。

译文

黄帝说:在寸口出现什么脉象是发生了胀病呢?

岐伯说:脉象表现出大、坚而又带滞涩的,就是发生了胀病。

黄帝说:如何鉴别是五脏胀病或是六腑胀病呢?

岐伯说:出现阴脉是五脏胀,出现阳脉是六腑胀。

黄帝说:大凡气的运行不畅可以使人发生胀病,其病所是在血脉里面呢,还是在脏腑里面呢?

岐伯说:胀病与血脉、脏、腑三者都有关系,但是这些都不是胀病的发病部位。

黄帝说:我想听一听胀病的发病部位。

岐伯说:凡是胀病都是发生在脏腑之外,它向内压挤脏腑,向外扩张胸胁,使皮肤发胀,所以称为"胀病"。

黄帝说:脏腑在胸腔和腹腔里面,就好像禁止随意观看的秘密物件被收藏在匣柜中一样。它们在体腔内各有一定的位置。虽名称不同,但是都是居于胸腹腔之中。同在体腔中的脏腑,又有不同的功能,我想听一听其中的缘故。

岐伯说:胸腹是脏腑的外廓。膻中是心脏的宫城。胃容纳食物就像仓库一样。咽喉和小肠是传送饮食物的通路。咽门、贲门、幽门、阑门、魄门五窍是胃肠道的门户。廉泉、玉英是津液外泄的通路。五脏六腑有各自的边界,发病后也有不同的症状表现。营气在脉中顺符,卫气逆行于脉外,就会发生脉胀;卫气与经脉并行而循行于分肉之间,就会发生肤胀。治疗时可取足三里穴,施用泻法。如果胀病的部位离穴位近的,针一次就能治愈,如果病位远,病情重的,需针刺三次。不论是虚证是实证,胀病初起时,关键在于急用泻法以去其邪。

黄帝曰:愿闻胀形。

岐伯曰:夫心胀者,烦心短气,卧不安;肺胀者,虚满而喘咳;肝胀者,胁下满而痛引小腹;脾胀者,善哕,四肢烦悗,体重不能胜衣,卧不安;肾胀者,腹满引背央央然[1],腰髀痛。六腑胀:胃胀者,腹满,胃脘痛,鼻闻焦臭,妨于食,大便难;大肠胀者,肠鸣而痛濯濯[2],冬日重感于寒,则飧泄不化;小肠胀者,少腹䐜胀,引腰而痛;膀胱胀者,少腹满而气癃[3];三焦胀者,气满于皮肤中,轻轻然[4]而不坚;胆胀者,胁下痛胀,口中苦,善太息。凡此诸胀者,其道在一,明知逆顺,针数不失,泻虚补实,神去其室,致邪失正,真不可定,粗之所败,谓之天命。补虚泻实,神归其室,久塞其空,谓之良工。

①央央然:《甲乙经》作"怏怏然",即沉闷不畅的样子。②濯:音 zhuó,形容肠鸣的声音。③气癃:指膀胱气闭,而小便不通。④轻轻然:《甲乙经》作"壳壳然",即浮而不实的样子。

译文

黄帝说:我想听一听胀病的症状。

岐伯说:心胀病,心中烦乱,气短,睡眠不安;肺胀病,呼吸无力,胸部气胀而虚满,气喘咳嗽;肝胀病,胁下胀满疼痛而牵引至小腹。脾胀病,呃逆频频,四肢胀闷不舒,身体沉重不能胜衣,睡眠不安宁;肾胀病,腹胀满牵引背部胀闷不舒,腰部和大腿疼痛。六腑的胀病胃胀病,腹部胀满,胃脘疼痛,鼻中常觉得闻到焦煳的气味而妨碍正常的饮食,大便不通畅;大肠胀病,肠鸣有声而腹部疼痛,如果在冬季又感受寒邪,就会出现完谷不化的泄泻;小肠胀病少腹胀满,牵引腰部疼痛;膀胱胀病,少腹胀满而小便不利。三焦胀病,肢体胀满,气充满在皮肤之间,用手按时空而不坚实;胆胀病,胁下胀满疼痛,口苦,常作深呼吸而叹气。以上的这些胀病，它们的病机和治疗都有共同的规律，只要明确气血运行逆顺的道理，并且正确地运用针刺方法，就能够治愈。但如果虚证用了泻法、实证用了补法，就会使得神气耗散，邪气侵袭而正气损伤，真气不能安定，这种低劣的医术所造成的恶果，就会导致人的寿命缩短。如果做到虚证用补法、实证用泻法，就会使得神气内守，经常保持正气充足而肌肉腠理充实，这才是高明的医生。

黄帝曰：胀者焉生？何因而有？

岐伯曰：卫气之在身也，常并脉循分肉，行有逆顺，阴阳相随，乃得天和，五脏更始，四时循序，五谷乃化。然后厥气在下，营卫留止，寒气逆上，真邪相攻，两气相搏，乃合为胀也。

黄帝曰：善。何以解惑？

岐伯曰：合之于真，三合而得①。

帝曰：善。

注释

①三合而得：意即血脉、脏、腑三者所反映的症状相互对照，从而可以了解其病变的情况。

黄帝说：胀病是怎样发生的？是什么原因引起的呢？

岐伯说：卫气在体内运行，总是依傍着经脉而循行于分肉之间，它的运行有逆顺的不同，营气、卫气在脉内、脉外相互伴随，与自然界阴阳变化的规律相合，五脏之气的交替运行，就像四季变化一样有固定的次序，饮食物也可以正常地化生精微营养周身。如果阴阳失调气逆于下，营气、卫气稽留而不能流行，寒邪侵入人体而上逆，正气与邪气相互斗争而搏结在一起，就形成了胀病。

黄帝说：好。能不能再解释清楚一下呢？

岐伯说：邪气侵入人体与正气相搏结，分别停留在血脉、五脏、六腑三个地方,其反映出的症状就可以知道是否是发生胀病。

黄帝说:好。

黄帝问于岐伯曰:胀论言无问虚实,工在疾泻,近者一下,远者三下,今有其三而不下①者,其过焉在?

岐伯对曰:此言陷于肉、肓②而中气穴者也。不中气穴,则气内闭,针不陷肓,则气不行,上越中肉,则卫气相乱,阴阳相逐。其于胀也,当泻不泻,气故不下,三而不下,必更其道,气下乃止,不下复始,可以万全,乌有殆者乎? 其于胀也,必审其诊,当泻则泻,当补则补,如鼓应桴,恶有不下者乎?

①三而不下:即经过三次针灸治疗后,胀病仍未消除的意思。②肓:此处指肌肉间的间隙。

译文

黄帝问岐伯说:前面讲过,在胀病初起时不管虚证实证,关键在于迅速用泻法针刺,病邪近而轻的针刺一次,病邪远而重的刺三次,就可以治愈。但是,现在有针刺三次还不见效的,是什么缘故呢?

岐伯说:前面谈到的针刺一次就能治愈,是指针刺时能够深入肌肉的空隙,刺中了气血输注的穴位而言。如果没有刺中穴位,或没有深入肌肉的间隙,则经气依旧不能通畅而邪气仍停留在体内,若邪气上越,妄中肌肉,使得卫气更加逆乱,营气和卫气相互排斥更加不协调,对于胀病而言,当泻而未泻,厥逆之气不能下行,因此病不能愈。针刺三次,厥逆之气仍不下,胀病不减的,就要更换针刺的部位,使厥逆之气下行,才能治好胀病。如果胀病仍不好,可以调整部位重新再针刺,这样一来总会把病治愈,而且不会有什么害处。对于那些不是危急的胀病,要采取治本的方法,一定要先慎重诊察其脉象,当泻就泻,当补就补,这样就效如桴鼓,病邪哪里有不除的道理啊?

五癃津液别第三十六

原　文

　　黄帝问于岐伯曰：水谷入于口，输于肠胃，其液别为五，天寒衣薄，则为溺与气，天热衣厚则为汗，悲哀气并则为泣，中热胃缓则为唾。邪气内逆，则气为之闭塞而不行，不行则为水胀，余知其然也，不知其何由生？愿闻其道。

　　岐伯曰：水谷皆入于口，其味有五，各注其海①。津液各走其道，故三焦出气，以温肌肉，充皮肤，为其津，其留而不行者，为液。天暑衣厚则腠理开，故汗出，寒留于分肉之间，聚沫则为痛。天寒则腠理闭，气湿不行，水下于膀胱，则为溺与气。五脏六腑，心为之主，耳为之听，目为之候②，肺为之相③，肝为之将④，脾为之卫⑤，肾为之主外⑥。故五脏六腑之津液，尽上渗于目，心悲气并则心系急，心系急则肺举，肺举则液上溢。夫心系与肺，不能常举，乍上乍下，故咳而泣出矣。中热则胃中消谷，消谷则虫上下作。肠胃充郭，故胃缓，胃缓则气逆，故唾出。

注释

　　①海：指气海、血海、髓海、水谷之海四海，详见本书《海论》。一说指相应的五脏，可参。②候：测验之意。③相：《素问·灵兰秘典论》称肺为"相傅之官"，肺朝百脉而主治节，故为心之相即有相辅之意。④将：《素问·灵兰秘典论》称肝为"将军之官"，意指有谋虑。⑤卫脾：主肌肉，可以护卫内在脏腑。⑥主外肾：主骨而成立其形体，故主外。

黄帝问岐伯说：饮食物进入口以后，又被输送到胃和肠，其化生的津液分为五种，如果在天气寒冷和衣服单薄时，津液就会化为尿和气；天气炎热和衣服过厚时，津液就化为汗；情绪悲哀，气并于上，津液出于目就化为泪；中焦有热，胃体弛缓，津液出于口就化为唾液；邪气侵入体内，阻滞津液输布，阳气闭塞而津液不化，水气不能宣散就形成水胀病。我知道这些情况，但是不知道其化生的机理，想请你讲一下。

　　岐伯说：饮食物都是由口进入人体，饮食物中有酸、苦、甘、辛、咸五味，分别注入相应的脏器及人体四海。饮食物所化生的津液分别沿着一定的道路输布。由三焦布散的饮食物中的精微物质，能够温润肌肉、充养皮肤，就是津；那些流注于脏腑、官窍，补益脑髓而不布散的，就是液。天气炎热和穿衣太厚，腠理开泄而出汗。如果又感受寒邪，寒邪就会留滞在分肉里面，使得津液凝聚成沫，挤压分肉，阻碍阳气流行就会产生疼痛。天气寒冷，汗孔闭塞不能出汗，阳气不化，水液不得蒸化宣行则向下输注到膀胱，就形成尿液和气。在五脏六腑中，心主宰其他脏器的活动。耳听声音，眼看物体，都是为心服务。肺主气而朝百脉，起相辅的作用，犹如宰相。肝主谋虑，就像将军一样。脾主肌肉而护卫内在脏腑，就像卫士一样。肾主骨而支撑身体，所以可以主人体的外部。人体五脏六腑的津液都上达于目，人悲哀的时候气并于心，使心系拘急，心系拘急会使肺叶上举，肺叶上举就使得津液向上流溢。但是，心系不总是拘急，肺叶不总是上举，而是时发时止，所以发生咳嗽而流泪。中焦有热，胃中的饮食物就容易消化，食物消化以后，寄生虫追寻食物就会在胃肠中上下串行，导致肠胃扩张胃体迟缓，气因之上逆，津液随着上升，于是就出现了唾液从口外流的情况。

　　五谷之津液和合而为膏者，内渗入于骨空^①，补益脑髓，而下流于阴股^②。阴阳不和，则使液溢而下流于阴，髓液皆减而下，下过度则虚，虚故腰背痛而胫痠。阴阳气道不通，四海闭塞，三焦不泻，津液不化，水谷并行肠胃之中，别于回肠，留于下焦，不得渗膀胱，则下焦胀，水溢则为水胀，此津液五别之逆顺也。

①骨空：此处指骨髓藏精髓之处。②阴股：阴，指阴器。股，即指下肢。

饮食物所化生的津液，混合成脂膏样的部分，向内渗灌到骨腔中，并可以向上补益脑髓，向下流注到阴器。精属阴，气属阳，如阴阳不和，则阳气不能固摄，精液向下流溢，从阴窍外泄。从而使滋养骨髓的津液也随着向下溢出而减少，如果下溢过度，真阴虚损，就会出现腰背疼痛和足胫酸楚。阴阳气道阻滞不畅，四海闭塞不通，三焦不能疏泄，津液不能正常的布化到全身，饮食物相互混杂在肠胃中运行，积于回肠，水液停留在下焦，不能渗灌于膀胱，这样就会使下焦胀满，水流向外泛溢，就会发生水胀病。这些就是津液分为五条通路运行的正常和异常的情况下。

五阅五使第三十七

原　文

黄帝问于岐伯曰：余闻刺有五官五阅，以观五气。五气者，五脏之使也，五时之副也。愿闻其五使当安出？

岐伯曰：五官者，五脏之阅也。

黄帝曰：愿闻其所出，令可为常。

岐伯曰：脉出于气口，色见于明堂①，五色更出，以应五时，各如其常，经气②入脏，必当治理。

黄帝曰：善。五色独决于明堂乎？

岐伯曰：五官已辨，阙庭③必张，乃立明堂，明堂广大，蕃蔽④见外，方壁高基，引垂居外，五色乃治，平博广大，寿中百岁，见此者，刺之必已，如是之人者，血气有余，肌肉坚致，故可苦以针。

黄帝曰：愿闻五官。

岐伯曰：鼻者，肺之官也；目者，肝之官也；口唇者，脾之官也；舌者，心之官也；耳者，肾之官也。

黄帝曰：以官何候？

岐伯曰：以候五脏。故肺病者，喘息鼻张；肝病者，眦青；脾病者，唇黄；心病者，舌卷短，颧赤；肾病者，颧与颜黑。

黄帝曰：五脉安出，五色安见，其常色殆者如何？

岐伯曰：五官不辨，阙庭不张，小其明堂，蕃蔽不见，又埤⑤其墙，墙下无基，垂角⑥去外。如是者，虽平常殆，况加疾哉。

黄帝曰：五色之见于明堂，以观五脏之气，左右高下，各有形乎？

岐伯曰：腑脏之在中也，各以次舍，左右上下，各如其度也。

注释

①明堂：指鼻部，《灵枢·五色》云"明堂者，鼻也"。②经气：在此是指经脉中的邪气。③阙庭：阙，指眉间。庭，指颜面额部。④蕃蔽：蕃，指颊侧。蔽，指耳门。⑤埤：同卑，低小的意思。⑥垂角：垂，指耳垂珠。角，指耳上角。

译文

黄帝问岐伯说：我听说在针刺治疗疾病时，对内在五脏所反映于五官的五种气色变化的观察，可有助于病情的诊断。所谓五气，是指五脏内在的变化反映于体表的现象。五脏之气是由五脏产生和支配的，它的盛衰与春、夏、长夏、秋、冬五季相配合的。请问五脏之气是怎样表现在面部的？

岐伯说：五官的变化就是五脏在身体外部的反映。

黄帝说：我想听一听五官的表现与五脏之间是如何反映的，以便把它作为诊断的常规。

岐伯说：五脏的变化可以通过脉象的形式表现于寸口，也可以通过五色的形式表现在鼻部。五色交替出现，是与春、夏、长夏、秋、冬五季气候的变化相应，每一时令都有其正常现象即五季分别出现青、赤、黄、白、黑五色是有一定规律的。如果经脉的邪气循经络深入内脏，必然出现五色的异常，则一定要从内在脏腑治疗。

黄帝说：好。但诊察五色只是单独取决于鼻吗？

岐伯说：正常人的五官能辨别颜色、气味、味道、声音等，眉间、额部开阔饱满，就可以观察鼻部的情况。如果鼻部宽阔高大，颊侧至耳门部肌肉丰满凸起，下颚高厚，耳周肌肉方正，耳垂凸露于外，面部五色表现正常，五官宽阔高起，端正匀称，这样的人就能够活到一百岁。观察到以上的表现，即使发生疾病，施用针刺也一定能够治愈。因为像这样的人，气血充足，肌肉坚实致密，所以能适应针刺疗法。

黄帝说：我想了解一下什么是五官。

岐伯说：鼻是肺的官窍，眼睛是肝的官窍，口是脾的官窍，舌是心的官窍，耳是肾的官窍。

黄帝说：从五官的表现，如何推断疾病呢？

岐伯说：通过五官的表现，可以推断五脏的病变。肺的病变，出现呼吸喘急，鼻翼煽动；肝的病变，出现目眦发青；脾的病变，出现口唇发黄；心的病变，出现舌体卷曲短缩，两颧发红；肾的病变，出现两颧和额部发黑。

黄帝说：有的人平时脉象和五色都很正常，但一发生疾病就很危重，这是为什么呢？

岐伯说：五官的功能失常不能辨别颜色、气味、味道、声音等，眉间颜额的部位不开朗，鼻子也小，颊部和耳门瘦小而不饱满，面部无丰满的肌肉，下颚平陷，耳垂和耳上角尖窄而向外突出，像这样的人即使平时色和脉都正常，但禀赋薄弱也会发生危重的疾病。

黄帝说：五脏表现于鼻部，据此可以推断五脏之气的内在变化，那么在鼻的左右上下，有一定的反映部位吗？

岐伯说：脏腑深居于胸腹之中，各有一定的位置，所以反映五脏之气盛衰的五色，在面部的左右上下也有一定的位置。

逆顺肥瘦第三十八

黄帝问于岐伯曰：余闻针道于夫子，众多毕悉矣。夫子之道，应若失，而据未有坚然①者也。夫子之问学熟乎，将审察于物而心生之乎？

岐伯曰：圣人之为道者，上合于天，下合于地，中合于人事，必有明法，以起度数，法式检押②，乃后可传焉。故匠人不能释尺寸而意短长，废绳墨而起平木也，工人不能置规而为圆，去矩而为方。知用此者，固自然之物，易用之教，逆顺之常也。

黄帝曰：愿闻自然奈何？

岐伯曰：临深决水，不用功力，而水可竭也。循掘决冲，而经可通也。此言气之滑涩，血之清浊，行之逆顺也。

国学经典

黄帝内经

①坚然：此处形容病证顽固的样子。②法式检押：法式，方法方式；押，通 xiá，音"侠"。检押，指规则、规矩而言。

译文

黄帝问岐伯说：我从您那里已经了解到很多针刺规律。按照您所谈的这些道理运用时，经常手到病除，从来没有祛除不了的顽固病证。那您的知识是勤学好问得来的，还是通过仔细观察事物后而思考得来的呢？

岐伯说：圣人认识事物的规律，要符合天地自然与社会人事的变化规律，而且一定要有明确的法则,这就形成人们应该遵循的方式、方法和规则,这样才可以流传于后世。所以犹如匠人不能脱离尺寸而随意猜测物体的长短,放弃绳墨去寻求物体的平直,工人不能搁置圆规去制成圆形,放弃矩尺而制成方形。懂得了运用这些法则,就能了解事物本身固有的自然特性。灵活地运用这些法则,就能掌握事物正常和反常的变化规律。

黄帝说:我想听听是如何适应事物的自然特性?

岐伯说:从深处决堤放水,不用很大的气力就能把水放尽。只要循着地下的通道开决水道,水就很容易通行无阻。同样对于人体来说,气有滑涩的不同,血有清浊的区别,经脉运行有逆顺的变化,所以应当掌握其特点,因势利导地治疗。

黄帝曰:愿闻人之白黑肥瘦少长,各有数乎?

岐伯曰:年质壮大,血气充盈,肤革坚固,因加以邪,刺此者,深而留之,此肥人也。广肩腋项,肉薄厚皮而黑色,唇临临然①,其血黑以浊,其气涩以迟,其为人也,贪于取与,刺此者,深而留之,多益其数也。

黄帝曰:刺瘦人奈何?

岐伯曰:瘦人者,皮薄色少,肉廉廉然,薄唇轻言,其血清气滑,易脱于气,易损于血,刺此者,浅而疾之。

黄帝曰:刺常人奈何?

岐伯曰:视其白黑,各为调之,其端正敦厚者,其血气和调,刺此者,无失常数也。

黄帝曰:刺壮士真骨②者,奈何?

岐伯曰:刺壮士真骨,坚肉缓节监监然,此人重则气涩血浊,刺此者,深而留之,多益其数;劲则气滑血清,刺此者,浅而疾之。③

黄帝曰:刺婴儿奈何?

岐伯曰:婴儿者,其肉脆,血少气弱,刺此者,以毫刺,浅刺而疾发针,日再可也。

黄帝曰:临深决水,奈何?

岐伯曰:血清气浊,疾泻之,则气竭焉。

黄帝曰：循掘决冲，奈何？

岐伯曰：血浊气涩，疾泻之，则经可通也。

黄帝曰：脉行之逆顺，奈何？

岐伯曰：手之三阴，从脏走手；手之三阳，从手走头；足之三阳，从头走足；足之三阴，从足走腹。

①临临然：此处用来形容口唇肥大的样子。②真骨：指坚硬的骨骼。③重、劲：重，指喜静而不好动；劲，指轻劲好动而不喜静。均言人的性格。

译文

黄帝说：人有皮肤黑白、形体胖瘦、年龄长幼的不同，那在针刺的深浅和次数方面有一定的标准吗？

岐伯说：身体强壮的壮年人，气血充盛，皮肤坚固，感受外邪时，应采取深刺的方法，而且留针时间要长，这个方法适宜于肥壮的人。肩腋部宽阔，项部肌肉瘦薄，皮肤粗厚而色黑，口唇肥大的人，血液发黑而稠浊，气行滞涩缓慢，性格好胜而勇于进取，慷慨乐施，针刺的方法应是刺得深而留针时间长，并增加针刺的次数。

黄帝说：针刺瘦人的方法又是怎样的呢？

岐伯说：瘦人的皮肤薄而颜色浅淡，肌肉消瘦，口唇薄，说话声音小，这种人血液清稀而气行滑利，气容易散失，血容易消耗，针刺的方法应是浅刺而出针快。

黄帝说：针刺一般人的方法是怎样的呢？

岐伯说：这要辨别他肤色的黑白，并据此分别进行调治。对于端正敦厚的人，因血气调和，针刺时的方法不要违背一般常规的刺法。

黄帝说：针刺身体强壮、骨骼坚硬的人是怎样的呢？

岐伯说：身体强壮的人、骨骼坚硬，肌肉结实，关节舒缓，骨节突出显露。这样的人如果是稳重不好动的，多属气行滞涩而血液稠浊，针刺的方法应当深刺而留针时间长，并增加针刺的次数；如果是轻劲好动的，气行滑利而血液清稀，针刺的方法应当浅刺而迅速出针。

黄帝说：针刺婴儿是怎样的呢？

岐伯说：婴儿的肌肉脆薄而血少气弱，针刺的方法，应当选用毫针浅刺而快出，一天可以针刺两次。

黄帝说：运用针刺时如遇前面所说的"临深决水"相类似的情况应当怎么办？

岐伯说：血液清稀而气行滑利的人，如果采用疾泻法，就会使其真气耗竭。

黄帝说：那如遇前面所说的"循掘决冲"的那种情况，又应当怎么办？

岐伯说：血液稠浊的病人，如果急用泻法，就会使气能够畅通。

黄帝说：经脉循行的逆顺是怎样的呢？

岐伯说：手三阴经都是从胸部经上肢走向手指；手三阳经都是从手指向上经肩部走向头部；足三阳经都是从头部经躯干和下肢走向足部；足三阴经都是从足部经下肢走向腹部。

黄帝曰：少阴之脉独下行，何也？

岐伯曰：不然，夫冲脉者，五脏六腑之海也，五脏六腑皆禀焉。其上者，出于颃颡，渗诸阳，灌诸精；其下者，注少阴之大络，出于气街，循阴股内廉入腘中，伏行骭骨内，下至内踝之后属而别。其下者，并于少阴之经，渗三阴；其前者，伏行出跗属，下循跗，入大指间，渗诸络而温肌肉①。故别络结则跗上不动，不动则厥，厥则寒矣。

黄帝曰：何以明之？

岐伯曰：以言导之，切而验之，其非必动，然后乃可明逆顺之行也。

黄帝曰：窘乎哉！圣人之为道也。明于日月，微于毫厘，其非夫子，孰能道之也。

①渗诸络而温肌肉：本书《动输》篇作"注诸络以温足胫"，两说皆可。

黄帝说:足三阴经既然都是上行到腹的,而惟独足少阴经向下行,这是什么缘故呢?

岐伯说:不像您说的那样,那不是足少阴经而是冲脉。冲脉是五脏六腑经脉所汇聚的地方,五脏六腑都禀受冲脉气血的濡养。冲脉上行的部分,在咽上部上面的后鼻道附近出于体表,然后渗入阳经,向其灌注精气。冲脉下行的部分,注入足少阴肾经的大络,在气街出于体表,沿着大腿内侧下行,进入膝腘窝中,伏行于胫骨之内,再向下行到内踝后的跟骨上缘而分为两支。向下行的分支,与足少阴经相并行,同时将精气灌注于三阴经;其向前行的一支,从内踝后的深部出于跟骨结节上缘,向下沿着足背进入足大趾间,将精气渗注到络脉中而温养肌肉。所以当与冲脉象连的络脉淤结不通时,足背上的脉搏跳动就会消失,这是由于经气厥逆,从而发生局部的足胫寒冷。

黄帝说:怎样查明经脉气血的顺逆呢?

岐伯说:在检查病人的时候,首先要用言语开导问清症状,然后切足背部脉搏来验其是否跳动。如果不是经气厥逆,足背的动脉就一定会搏动,这样就可以明确经脉气血循行逆顺的情况了。

黄帝说:这些问题真是难解答啊!圣人所归纳的这些规律,比日月的光辉还明亮,比毫厘之物还细微,若不是先生您,谁还能阐明这样的道理呢。

血络论第三十九

原文

黄帝曰:愿闻奇邪①而不在经者。

岐伯曰:血络②是也。

黄帝曰:刺血络而仆者,何也?血出而射者,何也?血出黑而浊者,何也? 血出清而半为汁者,何也? 发针而肿者,何也? 血出若多若少而面色苍苍者,何也? 发针而面色不变而烦悗者,何也? 多出血而不动摇者,何也? 愿闻其故。

岐伯曰:脉气盛而血虚者,刺之则脱气,脱气则仆。血气俱盛而阴气多者,其血滑,刺之则射;阳气畜积,久留而不泻者,其血黑以浊,故不能射。新饮而液渗于络,而未合和于血也,故血出而汁别焉;其不新饮者,身中有水,久则为肿。阴气积于阳,其气因于络,故刺之血未出而气先行,故肿。阴阳之气,其新相得而未和合,因而泻之,则阴阳俱脱,表里相离,故脱色而苍苍然。刺之血出多,色不变而烦悗者,刺络而虚经,虚经之属于阴者,阴脱,故烦悗。阴阳相得而合为痹者,此为内溢于经,外注于络。如是者,阴阳俱有余,虽多出血而弗能虚也。

黄帝曰:相③之奈何?

岐伯曰:血脉者,盛坚横以赤,上下无常处,小者如针,大者如筋,则④而泻之万全也,故无失数矣。失数而反,各如其度。

黄帝曰:针入而肉著者,何也?

岐伯曰:热气因于针则针热,热则肉著于针,故坚焉。

①奇邪:此处指因络脉闭塞不通,外邪壅滞,不能深入经脉,而发生异常的病变,因此称引起此种奇病的外邪成为奇邪。②血络:此处泛指皮肤表面的络脉和孙脉而言。③相:观察的意思。④则:《甲乙经》作"刺"。

译文

黄帝说:我想听你讲一下那种未侵入经脉的奇邪的情况。

岐伯说:没有侵入经脉的奇邪,留滞在络脉,而引起的络脉淤血。

黄帝说:有时刺血络放血会使病人昏倒其原因是什么? 有时针刺放血其出血呈喷射状是为什么? 有时针刺放出的血量少,且色黑质浊是为什么? 有时血质清稀且其中一半像水液一样是为什么? 有的拔针后局部肿起是为什么? 有的无论出血量或多或少都出现面色苍白是为什么？有的拔针后面色不变但感觉心胸烦闷是为什么？有的虽然出血很多但病人没有任何不适是为什么？以上种种情况我想听听其中的道理。

岐伯说：经脉中气偏盛而血偏虚的，刺络脉放血则脱气，气脱失会出现昏倒；经脉中气血俱盛而阴气较多的，血也流行滑疾，刺络放血时血液就会喷射而出；阳气蓄积于络脉之内，停留已久而不能外泄，可导致血色黑暗而稠浊，所以血也就不会远射；刚刚饮过水而水渗入到血络中，尚未与血液完全混合，所以针刺放出的血中有水液夹杂；那些不是由于刚饮过水的，由于体内原本有水液，因为水液停留日久，则蓄积形成水肿病；阴气积聚在阳分，已经渗入到络脉，所以在刺络脉时血还没有流出而气先流出，所以使局部肿起；阴气和阳气刚刚相遇而尚未彼此协调，就刺络脉放血使阴气、阳气同时外泄，使阴气、阳气都虚，且表里失去联系，所以使面色无华而呈现苍白色；刺络脉出血过多，虽面色不变而心胸烦闷，这是因为刺络脉放血使经脉空虚，若属于阴经空虚，而引起五脏的阴经亏损，产生心胸烦闷；表里的邪气内外相合滞留在体内，就会形成痹证，在内泛滥于经脉，在外渗注到络脉，使得经脉和络脉中都充满邪气，刺络放血时即使出血很多但泻出的大多是邪气，也不会引起虚弱的现象。

黄帝说：怎样来观察血络呢？

岐伯说：血脉中邪气亢盛的，血络大而坚硬、充盈于皮下而色红，上下没有固定部位，小的像针，大的像筷子一样粗细，遇到这种情况，施用泻法刺络放血是安全的。但要注意在施治时，切不可违背治疗的常规，如果不按常规要求，非但没有疗效，还会出现各种不良反应。

黄帝说：进针以后，往往有肌肉紧紧地裹住针身的情况，这是为什么呢？

岐伯说：这是由于体内热气作用于针体，使针体随之而热，针体热则导致肌肉与针黏附在一起，所以出现针在肌肉中坚固而不能转动。

阴阳清浊第四十

黄帝曰：余闻十二经脉，以应十二经水者，其五色各异，清浊不同，人之血气若一，应之奈何？

岐伯曰：人之血气，苟能若一，则天下为一矣，恶有乱者乎？

黄帝曰：余问一人，非问天下之众。

岐伯曰：夫一人者，亦有乱气，天下之众，亦有乱人，其合为一耳。

黄帝曰：愿闻人气之清浊。

岐伯曰：受谷者浊，受气者清①。清者注阴，浊者注阳。浊而清者，上出于咽，清而浊者，则下行②。清浊相干，命曰乱气。

黄帝曰：夫阴清而阳浊，浊者有清，清者有浊，清浊别之奈何？

岐伯曰：气之大别，清者上注于肺，浊者下走于胃。胃之清气，上出于口；肺之浊气，下注于经，内积于海③。

黄帝曰：诸阳皆浊，何阳浊甚乎？

岐伯曰：手太阳独受阳之浊，手太阴独受阴之清，其清者上走空窍，其浊者下行诸经。诸阳皆清，足太阴独受其浊。

黄帝曰：治之奈何？

岐伯曰：清者其气滑，浊者其气涩，此气之常也。故刺阴者，深而留之；刺阳者，浅而疾之；清浊相干者，以数调之也。

①受谷者浊，受气者清：指饮食物所化生的稠厚精气为"浊"，稀薄精气为"清"。另外，张介宾云："人身之气有二曰清气，曰浊气。浊气者谷气也，故曰受

谷者浊;清气者,天气也,故曰受气者清。"认为浊气指谷气,清气指天气,其意也通,可参。②则下行:《甲乙经》作"下行于胃"可参。③海:此处指的是胸中气海。

译文

黄帝说:我听说人体的十二经脉与自然界十二条大河流相对应,自然界十二条大河流的颜色青赤黄白黑各不一样,还有清浊的区别,而人体经脉中的气血都是一样的,怎样把它们与之相对应呢?

岐伯说:假若人体经脉中的气血都是一样的,那么推及整个社会的人们就都一致了,那怎么还会发生紊乱呢?

黄帝说:我问的是表现在一个人身上的情况,并不是询问整个社会所有的人啊!

岐伯说:一个人体内有逆乱之气,就跟整个社会上众多人之内也总有作乱之人一样,总体的看来都是一个道理。

黄帝说:请你讲一讲人身之气的清浊情况。

岐伯说:人体受纳的饮食物所化生的气是浊的,与自然界之空气所化生成的是清的。清气注于阴分入脏,浊气输布于阳分入腑,饮食物所化生的浊气中的清气,向上出于咽部;而清气中的浊气则可以下行。如果清气和浊气相互干扰而不能正常的升降,就叫做乱气。

黄帝说:清气注于阴,浊气输布于阳,浊中有清,清中有浊,这些情况是怎样辨别呢?

岐伯说:辨别以上情况大致是这样清气先向上输注到肺脏,浊气向下行先入于胃腑。而胃内水谷浊气中的清气部分,可向上出于口;肺中清气的重浊部分,也可向下输注到经脉之中,并且在内积聚于胸中而成为气海。

黄帝说:所有的阳经都接受浊气的渗注,其中哪一经接受浊气最多呢?

岐伯说:在诸阳经中,小肠接受胃下输的饮食物,并分离清浊,所以惟独它所属的手太阳经浊气最多。在诸阴经中,肺主气而司呼吸运动,所以它所属的手太阴经接受的清气最多。大凡清气都向上到达头面部的孔窍,浊气都向下注入经脉之中。虽然说五脏都接受清气,但是由于脾主运化水谷精微所以惟独脾所属的足太阴经能够接受浊气。

黄帝说:人体的清气、浊气异常应当怎样治疗呢?

岐伯说:清气运行滑利,浊气运行滞涩,这是清气、浊气的正常表现。所以如果是由于浊气异常引起的病变,针刺时应当深刺而留针时间长;由于清气异常引起的病变,针刺时应当浅刺而快速出针。如果是由于清气与浊气相互干扰而导致升降失常的疯变,就应当察明病情,了解清气、浊气相互干扰的程度和部位,再结合清气、浊气的特性,根据具体情况采取适当的方法调治。

阴阳系日月第四十一

黄帝曰:余闻天为阳,地为阴,日为阳,月为阴,其合之于人,奈何?

岐伯曰:腰以上为天,腰以下为地,故天为阳,地为阴,故足之十二经脉,以应十二月,月生于水①,故在下者为阴;手之十指,以应十日,日主火,故在上者为阳。

黄帝曰:合之于脉,奈何?

岐伯曰:寅者,正月之生阳也,主左足之少阳;未者,六月,主右足之少阳。卯者,二月,主左足之太阳。午者,五月,主右足之太阳。辰者,三月,主左足之阳明。巳者,四月,主右足之阳明。此两阳合明,故曰阳明。申者,七月之生阴也,主右足之少阴。丑者,十二月,主左足之少阴。酉者,八月,主右足之太阴。子者,十一月,主左足之太阴;戌者,九月,主右足之厥阴;亥者,十月,主左足之厥阴;此两阴交尽,故曰厥阴。甲主左手之少阳,己主右手之少阳,乙主左手之太阳,戊主右手之太阳;丙主左手之阳明,丁主右手之阳明,此两火并合,故为阳明。庚主右手之少阴,癸主左手之少阴,辛主右手之太阴,壬主左手之太阴。故足之阳者,阴中之少阳也;足之阴者,阴中之太阴也。手之阳者,阳中之太阳也;手之阴者,阳中之少阴也。腰以上者为阳,腰以下者为阴。其于五脏也,心为阳中之太阳,肺为阴中之少阴,肝为阴中少阳,脾为阴中之至阴,肾为阴中之太阴。

①月生于水:故此句是说明月为阴的属性。

黄帝问:我听说天为阳,地为阴,日为阳,月为阴,它们与人体是怎样配合的呢?

岐伯答道:在人体,腰以上像天一样属阳,腰以下像地一样属阴。下肢的十二条经脉,同一年中的十二个月相对应,月是禀受水性而产生的,所以与十二个月相对应的下肢经脉属阴。在上肢,手有十指,同一句中的十日相对应,日是禀受火性而产生的,所以与十日相对应的上肢经脉属阳。

黄帝问:十二个月和十日怎样同经脉象配合呢?

岐伯答道:以十二地支纪十二月,与下肢十二条经脉的关系是:十二地支的寅纪正月,此时阳气初生,主身体左侧下肢的足少阳胆经;未纪六月,主身体右侧下肢的足少阳胆经。卯纪二月,主身体左侧下肢的足太阳膀胱经;午纪五月,主身体右侧下肢的足太阳膀胱经。辰纪三月,主身体左侧下肢的足阳明胃经;巳纪四月,主身体右侧下肢的足阳明胃经。正如前面所讲的那样,阳明处于太阳与少阳之间,两阳合明,所以称为阳明。申纪七月,此时阴气初生,主身体右侧下肢的足少阴肾经。丑纪十二月,主身体左侧下肢的足少阴肾经。酉纪八月,主身体右侧下肢的足太阴脾经;子纪十一月,主身体左侧下肢的足太阴脾经。戌纪九月,主身体右侧下肢的足厥阴肝经。亥纪十月,主身体左侧下肢的足厥阴肝经,厥阴处于少阴与太阴之间,足少阴经同足太阴经的经气交会,必须经过足厥阴经,所以称为厥阴。以十天干纪一旬的十日,同上肢十条经脉的关系是甲日主身体左侧上肢的手少阳三焦经。己日主身体右侧上肢的手少阳三焦经。乙日主身体左侧上肢的手太阳小肠经。戊日主身体右侧上肢的手太阳小肠经。丙日主身体左侧上肢的手阳明大肠经。丁日主身体右侧上肢的手阳明大肠经。在五行归类中丙、丁都属火,两火合并,所以称为阳明。庚日主身体右侧上肢的手少阴心经。癸日主身体左侧上肢的手少阴心经。辛日主身体右侧上肢的手太阴肺经。壬日主身体左侧上肢的手太阴肺经。因为腰以上为阳,腰以下为阴,所以位于下肢的足三阳经,为阴中的少阳,阳气微弱。位于下肢的足三阴经,是阴中的太阴,阴气最盛。位于上肢的阳经,是阳中的太阳,阳气最盛。位于上肢的阴经,是阳中的少阴,阴气微弱。运用这个规律来说明五脏的阴阳属性心位于膈上属火,为阳中之太阳,肺居于膈上而属金,为阳中之少阴,肝位于膈下属木,为阴中之少阳,脾位于膈下属土,阴中之至阴,肾位于膈下而属水,为阴中之太阴。

原文

黄帝曰:以治之奈何?

岐伯曰:正月、二月、三月,人气在左,无刺左足之阳;四月、五月、六月,人气在右,无刺右足之阳;七月、八月、九月,人气在右,无刺右足之阴;十月、十一月、十二月,人气在左,无刺左足之阴。

黄帝曰:五行以东方为甲乙木王①春。春者,苍色,主肝,肝者,足厥阴也。今乃以甲为左手之少阳,不合于数,何也?

岐伯曰:此天地之阴阳也,非四时五行之以次行也。且夫阴阳者,有名而无形,故数之可十,离之可百,散之可千,推之可万,此之谓也。

注释

①王:音义皆同旺。

译文

黄帝问:怎样把经脉与十二个月的阴阳相配规律运用到治疗之中呢?

岐伯答道:在一年十二个月中,正月、二月和三月,人体的阳气分别偏重于身体左侧下肢的足少阳胆经、足太阳膀胱经和足阳明胃经,所以不宜针刺这些经脉。四月、五月和六月,人体的阳气分别偏重于身体右侧下肢的足阳明胃经、足太阳膀胱经,足少阳胆经,所以不宜针刺这些经脉。七月、八月和九月,人体的阴气分别偏重于身体右侧下肢的足少阴肾经、足太阴脾经和足厥阴肝经,所以不宜针刺这些经脉。十月、十一月和十二月,人体的阴气分别偏重于身体左侧下肢的足厥阴肝经、足太阴脾经和足少阴肾经,所以不宜针刺这些经脉。

黄帝问:在五行归类中,方位的东方和天干中的甲、乙都属木,木气旺于春季,在五色中主青色,在五脏中主肝脏,隶属肝的经脉是足厥阴肝经,现在却把甲配属身体左侧上肢的手少阳三焦经,不符合天干配属五行的规律,这是为什么呢?

岐伯答道:这里所讲的,是根据自然界阴阳变化的规律来配合天干地支的,用来说明十二经脉的阴阳属性,不是按照四季的次序和五行属性来配合天干地支的。此外,阴阳是一个抽象概念,而不是一种具体事物,所以它的运用非常广泛,同一个阴阳可以指一种事物,也可以扩展到十种、百种、千种、万种乃至无数的事物。出现上述情况,就是因为这个道理。

病传第四十二

黄帝曰:余受九针于夫子,而私览于诸方,或有导引行气,乔摩、灸、熨、刺、焫①、饮药之一者,可独守耶,将尽行之乎?

岐伯曰:诸方者,众人之方也,非一人之所尽行也。

黄帝曰:此乃所谓守一勿失,万物毕者也。今余已闻阴阳之要,虚实之理,倾移之过,可治之属,愿闻病之变化,淫传绝败而不可治者,可得闻乎?

岐伯曰:要乎哉问!道,昭乎其如日醒,窘乎其如夜瞑,能被而服之,神与俱成,毕将服之,神自得之,生神之理,可著于竹帛,不可传于子孙。

黄帝曰:何谓日醒?

岐伯曰:明于阴阳,如惑之解,如醉之醒。

黄帝曰:何谓夜瞑?

岐伯曰:瘖乎其无声,漠乎其无形,折毛发理,正气横倾,淫邪泮衍,血脉传溜,大气入藏,腹痛下淫,可以致死,不可以致生。

黄帝曰:大气入藏奈何?

岐伯曰：病先发于心，一日而之肺，三日而之肝，五日而之脾，三日不已，死。冬夜半，夏日中。病先发于肺，三日而之肝，一日而之脾，五日而之胃，十日不已，死。冬日入，夏日出。病先发于肝，三日而之脾，五日而之胃，三日而之肾，三日不已，死。冬日入，夏早食。病先发于脾，一日而之胃，二日而之肾，三日而之膂、膀胱，十日不已，死。冬人定，夏晏食②。病先发于胃，五日而之肾，三日而之膂、膀胱，五日而上之心，二日不已，死。冬夜半，夏日昳③。病先发于肾，三日而之膂、膀胱，三日而上之心，三日而之小肠，三日不已，死。冬大晨，夏晏晡。病先发于膀胱，五日而之肾，一日而之小肠，一日而之心，二日不已，死。冬鸡鸣，夏下晡。诸病以次相传，如是者皆有死期，不可刺也，间一脏，及二、三、四脏者，乃可刺也。

注释

①焫：音 ruò，烧煨，此处指火针。②冬人定，夏晏食：人定，戌时，即 19 点到 21 点。晏食，晚餐，酉时，即 17 点到 19 点。③日昳：昳，音 dié，午后未时，即 13 点到 15 点。

译文

黄帝说：我从您那里学到了九针的知识，而自己在阅读医书时看到治疗疾病的方法，有的运用导引行气，有的运用按摩、灸法、温熨、针刺、火针和汤药等某一种方法。在运用这些方法的时候，是只采用一种方法呢，还是把所有的方法都使用上呢？

岐伯说：以上那些方法，是根据众多人所患多种疾病采用的不同方法，不是一个人患一种疾病就施用所有的方法。

黄帝说：这就是通常所说的，掌握了一个总的原则而不违就能够处理各种复杂而具体的事物。现在我已经懂得了阴阳的要点，虚实的道理，由阴阳气血盛衰导致疾病的病理及能够治愈的疾病，我还想了解一下疾病的变化，以及其演变导致脏气衰竭而成为不能治疗的疾病的情况，能讲给我听听吗？

岐伯回答说：您所问的问题很重要啊！对于医学道理，如果明白了，就好像白天醒着一样清楚，如果不明白，就好像夜间睡觉一样昏昧。能够全面掌握医

黄帝内经

学知识,并正确地应用于实际,在学习和实践中,认真研究体验,就能全部理解,医术自然会达到极高的水平,而达到极高水平的道理,应该写在竹帛上广泛流传,不应该只传给自己的后代据为己有。

黄帝问:什么是像白天醒着一样清楚呢?

岐伯答道:明白了阴阳的道理,就好像从迷惑中解脱出来,从酒醉中清醒过来一样。

黄帝又问:什么是像夜间睡觉一样昏昧呢?

岐伯回答说:不明医理,就好像安静得毫无声响,散漫得没有一丝形迹。其人人体毛发折断,腠理疏松开泄,正气外散而出现偏颇,亢盛的邪气蔓延扩散,通过血脉而内传到五脏,就会出现腹痛,精气下溢等病证。此时已到了邪盛正虚的严重阶段,即使施用正确方法也会死亡而不能救治了。

黄帝问:亢盛的邪气侵入五脏的情况是怎样呢?

岐伯答道:邪气首先侵入心而发病的,经过一天就会传到肺,再经过三天传到肝,再经过五天传到脾,如果再经过三天还不能治愈,就会死亡。发生在冬季的,半夜死亡。发生在夏季的,中午死亡。邪气首先侵入肺而发病的,经过三天就会传到肝,再经过一天传到脾,再经过五天传到胃,如果再经过十天还未能治愈,就会死亡。发生在冬季的,日没时死亡,发生在夏季,日出时死亡。邪气首先侵入肝而发病的,经过三天就能传到脾,再经过五天传到胃,再经过三天传到肾,如果再经过三天还不能治愈,就会死亡。发生在冬季的,日落时死亡。发生在夏季的,早饭时死亡。邪气首先侵入脾而发病的,经过一天就能传到胃,再经过二天传到肾,再经过三天传到脊背和膀胱,如果再经过十天还不能治愈,就会死亡。发生在冬季的,黄昏人们刚入睡时死亡。发生在夏季的,晚饭时死亡。邪气首先侵入胃而发病的,经过五天就能传到肾,再经过三天传到脊背和膀胱,再经过五天向上传到心,如果再经过二天还不能治愈,就会死亡。发生于冬季的,半夜死亡。发生在夏季的,午后死亡。邪气首先侵入肾而发病的,经过三天就会传到脊背和膀胱,再经过三天向上传到心,再经过三天传到小肠,如果再经过三天还不能治愈,就会死亡。发生在冬季的,天大亮时死亡。发生在夏季时,黄昏时死亡。邪气首先侵入膀胱而发病的,经过五天就会传到肾,再经过一天传到小肠,再经过一天传到心,如果再经过二天还不能治愈,就会死亡。发生在冬季的,早晨鸡鸣时死亡。发生在夏季的,午后死亡。以上各脏腑发生的疾病,都按照一定的次序传变,按照这个规律推算,各脏腑的病变都有特定的死亡时间,不能运用针刺方法治疗。如果间隔一脏,或者间隔二脏、三脏、四脏传变的,才能够运用针刺方法治疗。

淫邪发梦第四十三

黄帝曰：愿闻淫邪泮衍，奈何？

岐伯曰：正邪从外袭内，而未有定舍，反淫于藏，不得定处，与营卫俱行，而与魂魄飞扬，使人卧不得安而喜梦；气淫于府，则有余于外，不足于内；气淫于藏，则有余于内，不足于外。

黄帝曰：有余不足，有形乎？

岐伯曰：阴气盛，则梦涉大水而恐惧；阳气盛，则梦大火而燔焫；阴阳俱盛，则梦相杀。上盛则梦飞，下盛则梦堕；甚饥则梦取，甚饱则梦予；肝气盛，则梦怒；肺气盛，则梦恐惧、哭泣、飞扬；心气盛，则梦善笑恐畏；脾气盛，则梦歌乐、身体重不举；肾气盛，则梦腰脊两解不属。凡此十二盛者，至而泻之，立已。厥气客于心，则梦见丘山烟火；客于肺，则梦飞扬，见金铁之奇物；客于肝，则梦山林树木；客于脾，则梦见丘陵大泽，坏屋风雨；客于肾，则梦临渊，没居水中；客于膀胱，则梦游行；客于胃，则梦饮食；客于大肠，则梦田野；客于小肠，则梦聚邑冲衢；客于胆，则梦斗讼自刳[1]；客于阴器，则梦接内；客于项，则梦斩首；客于胫，则梦行走而不能前，及居深地窌[2]苑中；客于股肱，则梦礼节拜起；客于胞䐈[3]，则梦溲便。凡此十五不足者，至而补之，立已也。

①自刳：刳音 kū，剖割。自刳，自杀或自残。②窌：音 jiào，地窖。③䐈：音 zhí，直肠。

黄帝说：我想了解邪气在人体内流散的情况是怎样的。

岐伯回答说：邪从外侵入人体，有时没有固定的侵犯部位，却向内侵犯脏腑，而且与营气、卫气一起在体内流行，致使魂魄不能安定，使人睡卧不宁而多梦。如果邪气侵犯六腑，就会使在外的阳气过盛而在里的阴气不足。如果邪气侵犯五脏，就会使在里的阴气过盛而在外的阳气不足。

黄帝问：人体阴气和阳气的过盛、不足，有具体表现吗？

岐伯答道：如果阴气亢盛，梦见渡涉大水而感到恐惧。阳气亢盛，就会梦见大火烧灼的景象。阴气和阳气都亢盛，会梦见相互厮杀。人体上部邪气亢盛，梦见身体在天空飞腾。人体下部邪气亢盛，梦见身体向下坠堕。过度饥饿的时候，会梦见向人索取东西。过饱的时候，会梦见给予别人东西。肝气亢盛，做愤怒的梦。肺气亢盛，做恐惧、哭泣和飞扬腾越的梦。心气亢盛，梦见好喜笑或恐惧畏怯。脾气亢盛，梦见歌唱奏乐或身体沉重不能举动。肾气亢盛，会梦见腰脊分离而不相连接。以上所谈的这十二种气盛所形成的梦境，分别使用针刺泻法，很快就能痊愈。由于正气虚弱而邪气侵入于心，就会梦见山丘烟火弥漫。侵入肺的，梦见飞扬腾越或金石类奇形怪状的东西。侵入肝的，梦见山林树木。侵入脾的，梦见丘陵和大的湖泊，或者风雨中毁坏的房屋。侵入肾的，会梦见站在深渊的边沿或浸泡在水中。侵入膀胱的，梦见漂荡流行。侵入胃的，梦见食物。侵入大肠的，梦见田野；侵入小肠的，梦见许多人聚集在广场或要塞。侵入胆的，梦见同人争斗、诉讼或自杀。侵袭到生殖器的，梦见性交。侵袭到项部的，梦见被杀头。侵袭到小腿的，梦见想走路而不能前进，或被困在地下深处的窖园中。侵袭到大腿的，梦见行礼跪拜；侵袭到尿道和直肠的，梦见解大便、小便。以上所谈这十五种正气不足而邪气侵袭的梦境，分别运用针刺补法，很快就能痊愈。